Ferri 临床诊疗指南
——感染性疾病诊疗速查手册

Ferri's Clinical Advisor
Manual of Diagnosis and Therapy in Infectious Diseases

原　　著　Fred F. Ferri

丛书主审　王福生

分册主审　陈荣昌

分册主译　张　骅　徐国纲

北京大学医学出版社

Ferri LINCHUANG ZHENLIAO ZHINAN——GANRAN XING
JIBING ZHENLIAO SUCHA SHOUCE

图书在版编目（CIP）数据

Ferri 临床诊疗指南 . 感染性疾病诊疗速查手册 /
（美）弗雷德·费里（Fred F. Ferri）原著；张骅，徐国
纲主译 . —北京：北京大学医学出版社，2021.9
　　书名原文：Ferri's Clinical Advisor 2021
　　ISBN 978-7-5659-2508-5

　　Ⅰ. ① F… 　Ⅱ. ①弗… ②张… ③徐… 　Ⅲ. ①感染 -
疾病 - 诊疗 - 手册 　Ⅳ. ① R4-62

中国版本图书馆 CIP 数据核字（2021）第 195335 号

北京市版权局著作权合同登记号：图字：01-2021-1812

Ferri 临床诊疗指南——感染性疾病诊疗速查手册

主　　译：张　骅　徐国纲
出版发行：北京大学医学出版社
地　　址：（100191）北京市海淀区学院路 38 号　北京大学医学部院内
电　　话：发行部 010-82802230；图书邮购 010-82802495
网　　址：http://www.pumpress.com.cn
E - m a i l：booksale@bjmu.edu.cn
印　　刷：北京信彩瑞禾印刷厂
经　　销：新华书店
责任编辑：高　瑾 董　梁　责任校对：靳新强　责任印制：李　啸
开　　本：889 mm×1194 mm　1/32　印张：23.5　字数：760 千字
版　　次：2021 年 9 月第 1 版　2021 年 9 月第 1 次印刷
书　　号：ISBN 978-7-5659-2508-5
定　　价：115.00 元
版权所有，违者必究
（凡属质量问题请与本社发行部联系退换）

分册主译　张　骅　徐国纲
分册副主译　张自艳　柳　威　方年新　童　瑾　张小芳　刘凯雄
译　　者（按姓名汉语拼音排序）

陈　辉　湖北文理学院附属医院，襄阳市中心医院
陈俊文　湖北医药学院附属襄阳市第一人民医院
杜英臻　解放军总医院第二医学中心
方年新　南方医科大学附属东莞医院，东莞市人民医院
高　亭　咸阳市中心医院
高　炜　中国康复研究中心
高艳锋　河北省人民医院
高玉芝　浙江大学医学院附属第一医院
郭天芳　济南市中心医院
韩　飚　浙江大学医学院附属杭州市第一人民医院
何　芳　湖北文理学院附属医院，襄阳市中心医院
何　李　重庆医科大学附属第二医院
何正兵　益阳市中心医院
胡晶晶　重庆医科大学附属第二医院
胡煜东　南方医科大学附属东莞医院，东莞市人民医院
黄　勇　中国科学院大学重庆医院，重庆市人民医院
江　杰　南方医科大学附属东莞医院，东莞市人民医院
亢　锴　咸阳市第一人民医院
兰　霞　重庆大学附属肿瘤医院，重庆市肿瘤医院
雷　霆　四川绵阳四〇四医院
黎建文　南方医科大学附属东莞医院，东莞市人民医院
李爱民　山西医科大学第一医院
李云雷　乐清市人民医院
李子广　蚌埠医学院第二附属医院
林玉蓉　西安市北方医院
刘春华　四川绵阳四〇四医院
刘　岗　苏州工业园区星海医院
刘国梁　中日友好医院

刘红梅　河南省人民医院

刘凯雄　福建医科大学附属第一医院

刘荣梅　首都医科大学附属北京胸科医院

刘娅妮　华中科技大学同济医学院附属同济医院

刘孜卓　天津医科大学总医院

柳　威　湖南省人民医院，湖南师范大学附属第一医院

卢伟波　南方医科大学附属东莞医院，东莞市人民医院

卢　晔　厦门市第三医院

陆霓虹　昆明市第三人民医院

罗　力　成都市第三人民医院

罗　玲　重庆大学附属肿瘤医院，重庆市肿瘤医院

孟伟民　东莞广济医院

南　勇　浙江省人民医院，杭州医学院附属人民医院

蒲红斌　解放军总医院第二医学中心

秦　浩　上海长海医院

覃泳杰　广东省人民医院

屈亚莉　武汉市金银潭医院

盛　艳　湖北医药学院附属襄阳市第一人民医院

孙思庆　南京市第二医院

唐　飞　安徽省胸科医院

童　瑾　重庆医科大学附属第二医院

王　慧　成都市第一人民医院

王金威　福建中医药大学

王俊轶　成都市第三人民医院

王立刚　浙江省人民医院，杭州医学院附属人民医院

王　楠　郑州大学第二附属医院

王　鹏　宝鸡高新医院

王生成　儋州市人民医院

王孝宾　中南大学湘雅二医院

吴鹭龄　福建省福州肺科医院

邢西迁　云南大学附属医院

徐国纲　解放军总医院第二医学中心

徐　鹏　湖北医药学院附属襄阳市第一人民医院

徐文娟　武汉市金银潭医院

杨　姣　昆明医科大学第一附属医院

杨高怡　浙江大学医学院附属杭州市胸科医院
杨礼腾　深圳大学第三附属医院
尹　雯　武汉市中心医院
于鹏飞　烟台毓璜顶医院
余　婷　湖北文理学院附属医院，襄阳市中心医院
翟　哲　哈尔滨医科大学附属第四医院
战云飞　济南市中心医院
张　冬　内蒙古科技大学包头医学院第一附属医院
张　骅　北京市和平里医院
张科宏　长青藤编辑中国区编辑部
张龙举　遵义市第一人民医院
张小芳　成都市温江区人民医院
张自艳　湖北文理学院附属医院，襄阳市中心医院
赵　瑞　赤峰市医院
赵生涛　中国人民解放军联勤保障部队第920医院
钟　鸣　复旦大学附属中山医院

Allison Dillon

Thomas H. Dohlman

Stephen Dolter

David J. Domenichini

Kathleen Doo

James H. Dove

Andrew P. Duker

Shashank Dwivedi

Evlyn Eickhoff

Christine Eisenhower

Amani A. Elghafri

Pamela Ellsworth

Alan Epstein

Patricio Sebastian Espinosa

Danyelle Evans

Mark D. Faber

Matthew J. Fagan

Ronan Farrell

Timothy W. Farrell

Kevin Fay

Mariam Fayek

Jason D. Ferreira

Fred F. Ferri

Heather Ferri

Barry Fine

Staci A. Fischer

Tamara G. Fong

Yaneve Fonge

Michelle Forcier

Frank G. Fort

Glenn G. Fort

Justin F. Fraser

Gregory L. Fricchione

Michael Friedman

Daniel R. Frisch

Anthony Gallo

Mostafa Ghanim

Irene M. Ghobrial

Katarzyna Gilek-Seibert

Richard Gillerman

Andrew Gillis-Smith

Dimitri Gitelmaker

Alla Goldburt

Danielle Goldfarb

Jesse Goldman

Corey Goldsmith

Maheswara Satya Gangadhara Rao Golla

Caroline Golski

Helen B. Gomez

Avi D. Goodman

Paul Gordon

John A. Gray

Simon Gringut

Lauren Grocott

Stephen L. Grupke

Juan Guerra

Patan Gultawatvichai

David Guo

Priya Sarin Gupta

Nawaz K. A. Hack

Moti Haim

Sajeev Handa

M. Owais Hanif

Nikolas Harbord

Sonali Harchandani

Erica Hardy

Colin J. Harrington

Taylor Harrison

Brian Hawkins

Don Hayes

Shruti Hegde

Rachel Wright Heinle

Dwayne R. Heitmiller

Jyothsna I. Herek

Margaret R. Hines

Ashley Hodges

Pamela E. Hoffman

R. Scott Hoffman

Dawn Hogan

N. Wilson Holland

Siri M. Holton

Anne L. Hume

Zilla Hussain

Donny V. Huynh

Terri Q. Huynh

Sarah Hyder

Dina A. Ibrahim

Caitlin Ingraham

Nicholas J. Inman

Louis Insalaco

Ashley A. Jacobson

Koyal Jain

Vanita D. Jain

Fariha Jamal

Sehrish Jamot

Robert H. Janigian

Noelle Marie Javier

Michael Johl

Christina M. Johnson

Michael P. Johnson

Angad Jolly

Rebecca Jonas

Kimberly Jones

Shyam Joshi

Siddharth Kapoor

Vanji Karthikeyan

Joseph S. Kass

Emily R. Katz

Ali Kazim

Sudad Kazzaz

Sachin Kedar

A. Basit Khan

Bilal Shahzad Khan

Rizwan Khan

Sarthak Khare

Hussain R. Khawaja

Byung Kim

Robert M. Kirchner

Robert Kohn

Erna Milunka Kojic

Aravind Rao Kokkirala

Yuval Konstantino

Nelson Kopyt

Lindsay R. Kosinski

Katherine Kostroun

Ioannis Koulouridis

Timothy R. Kreider

Prashanth Krishnamohan

Mohit Kukreja

Lalathaksha Kumbar

David I. Kurss

Sebastian G. Kurz

Michael Kutschke

Peter LaCamera

Ann S. LaCasce

Ashley Lakin

Jayanth Lakshmikanth

Uyen T. Lam

Jhenette Lauder

Nykia Leach

David A. Leavitt

Kachiu C. Lee

Nicholas J. Lemme

Beth Leopold

Jian Li

Suqing Li

Donita Dillon Lightner

Stanley Linder

Kito Lord

Elizabeth A. Lowenhaupt

Curtis Lee Lowery III

David J. Lucier Jr.

Michelle C. Maciag

Susanna R. Magee

Marta Majczak

Shefali Majmudar

Gretchen Makai

Pieusha Malhotra

Eishita Manjrekar

Abigail K. Mansfield

Stephen E. Marcaccio

Lauren J. Maskin

Robert Matera

Kelly L. Matson

Maitreyi Mazumdar

Nadine Mbuyi

Russell J. McCulloh

Christopher McDonald

Barbara McGuirk

Jorge Mercado

Scott J. Merrill

Jennifer B. Merriman

Rory Merritt

Brittany N. Mertz

Robin Metcalfe-Klaw

Gaetane Michaud

Taro Minami

Hassan M. Minhas

Jared D. Minkel

Farhan A. Mirza

Hetal D. Mistry

Jacob Modest

Marc Monachese

Eveline Mordehai

Theresa A. Morgan

Aleem I. Mughal

Marjan Mujib

Shiva Kumar R. Mukkamalla

Vivek Murthy

Omar Nadeem

Catherine E. Najem

Hussain Mohammad H. Naseri

Uzma Nasir

Adrienne B. Neithardt

Peter Nguyen

Samantha Ni

Melissa Nothnagle

James E. Novak

Chloe Mander Nunneley

Emily E. Nuss

Gail M. O'Brien

Ryan M. O'Donnell

Adam J. Olszewski

Lindsay M. Orchowski

Sebastian Orman

Brett D. Owens

Paolo G. Pace

Argyro Papafilippaki

Lisa Pappas-Taffer

Marco Pares

Anshul Parulkar

Birju B. Patel

Devan D. Patel

Nima R. Patel

Pranav M. Patel

Saagar N. Patel

Shivani K. Patel

Shyam A. Patel

Brett Patrick

Grace Rebecca Paul

E. Scott Paxton

Mark Perazella

Lily Pham

Long Pham

Katharine A. Phillips

Christopher Pickett

Justin Pinkston

Wendy A. Plante

Kevin V. Plumley

Michael Pohlen

Sharon S. Hartman Polensek

Kittika Poonsombudlert

Donn Posner

Rohini Prashar

Amanda Pressman

Adam J. Prince

Imrana Qawi

Reema Qureshi

Nora Rader

Jeremy E. Raducha

Samaan Rafeq

Neha Rana

Gina Ranieri

Bharti Rathore

Ritesh Rathore

Neha P. Raukar

John L. Reagan

Bharathi V. Reddy

Chakravarthy Reddy

Snigdha T. Reddy

Anthony M. Reginato

Michael S. Reich

James P. Reichart

Daniel Brian Carlin Reid

Victor I. Reus

Candice Reyes

Harlan G. Rich

Rocco J. Richards

Nathan Riddell

Giulia Righi

Alvaro M. Rivera

Nicole A. Roberts

Todd F. Roberts

Gregory Rachu

Emily Rosenfeld

Julie L. Roth

Steven Rougas

Breton Roussel

Amity Rubeor

Kelly Ruhstaller

Javeryah Safi

Emily Saks

Milagros Samaniego-Picota

Radhika Sampat

Hemant K. Satpathy

Ruby K. Satpathy

Syeda M. Sayeed

Daphne Scaramangas-Plumley

Aaron Schaffner

Paul J. Scheel

Bradley Schlussel

Heiko Schmitt

Anthony Sciscione

Christina D. Scully

Peter J. Sell

Steven M. Sepe

Hesham Shaban

Ankur Shah

Kalpit N. Shah

Shivani Shah

Esseim Sharma

Yuvraj Sharma

Lydia Sharp
Charles Fox Sherrod IV
Jessica E. Shill
Philip A. Shlossman
Asha Shrestha
Jordan Shull
Khawja A. Siddiqui
Lisa Sieczkowski
Mark Sigman
James Simon
Harinder P. Singh
Divya Singhal
Lauren Sittard
Irina A. Skylar-Scott
John Sladky
Brett Slingsby
Jeanette G. Smith
Jonathan H. Smith
Matthew J. Smith
U. Shivraj Sohur
Vivek Soi
Rebecca Soinski
Maria E. Soler
Sandeep Soman
Akshay Sood
C. John Sperati
Johannes Steiner
Ella Stern
Philip Stockwell
Padmaja Sudhakar
Jaspreet S. Suri
Elizabeth Sushereba
Arun Swaminathan
Joseph Sweeney
Wajih A. Syed
Maher Tabba
Dominick Tammaro
Alan Taylor
Tahir Tellioglu
Edward J. Testa
Jigisha P. Thakkar
Anthony G. Thomas
Andrew P. Thome
Erin Tibbetts
Alexandra Meyer Tien
David Robbins Tien
Helen Toma
Iris L. Tong
Brett L. Tooley

Steven P. Treon
Thomas M. Triplett
Hiresh D. Trivedi
Vrinda Trivedi
Margaret Tryforos
Hisashi Tsukada
Joseph R. Tucci
Sara Moradi Tuchayi
Melissa H. Tukey
Junior Uduman
Sean H. Uiterwyk
Nicole J. Ullrich
Leo Ungar
Bryant Uy
Babak Vakili
Emily Van Kirk
Jennifer E. Vaughan
Emil Stefan Vutescu
Brent T. Wagner
J. Richard Walker III
Ray Walther
Connie Wang
Danielle Wang
Jozal Waroich
Emma H. Weiss
Mary-Beth Welesko
Adrienne Werth
Matthew J. White
Paul White
Estelle H. Whitney
Matthew P. Wicklund
Jeffrey P. Wincze
John P. Wincze
Marlene Fishman Wolpert
Tzu-Ching (Teddy) Wu
John Wylie
Nicole B. Yang
Jerry Yee
Gemini Yesodharan
Agustin G. Yip
John Q. Young
Matthew H. H. Young
Reem Yusufani
Caroline Zahm
Evan Zeitler
Talia Zenlea
Mark Zimmerman
Aline N. Zouk

中文版丛书序

Ferri's Clinical Advisor 2021 一书的主编 Fred F. Ferri 博士是美国布朗大学（Brown University）阿尔伯特医学院的社区卫生临床医学教授，也是众多医学院的客座教授。在过去的 25 年里，他一直是美国最畅销的医学作家，著有 30 多部医学著作，许多著作被翻译成多种语言，在国际上享有盛誉。此外，他在布朗大学曾获得多项杰出的学术荣誉，包括布朗大学卓越教学奖和迪恩教学奖。由于 Fred F. Ferri 博士对患者的奉献精神，获得了美国医学会颁发的医生认可奖和美国老年医学会颁发的老年医学认可奖。

Ferri's Clinical Advisor 2021 一书详细描述了 988 种医学障碍和疾病，涉及呼吸、感染、心血管、消化、肾病、免疫与风湿、血液、肿瘤、内分泌与代谢、妇产科、骨科、神经、精神、急诊等 10 余个学科，涵盖的医学主题总数超过了 1200 个，包括数以千计的插图、流程图、表格，足以称为医学百科全书，具有很强的可读性、适用性和实用性。

张骅和徐国纲作为丛书主译携手国内数十家大学附属医院、教学医院团队，在翻译过程中查遗补漏、学术纠错、规范用语、润色文字，努力做到信、达、雅。

"独立之精神，自由之思想"是中国现代集历史学家、古典文学研究家、语言学家、诗人于一身的陈寅恪先生的信仰，亦是他一生的追求，这也应成为我们每一位医者的信仰。

寰视宇内，唯有书香。我想，当我们的大学培育出像本书众多审译者一样的具有"独立之精神，自由之思想"信仰之人渐多时，其国家乃具有向前发展之希望。

在中文版 Ferri 临床诊疗指南系列丛书即将出版之际，我愿本书能为广大医学界同仁的临床诊疗工作带来极大裨益和提升。

王福生

中国科学院院士
解放军总医院第五医学中心感染病诊疗与研究中心主任
国家感染性疾病临床医学研究中心主任

2021 年 2 月

中文版丛书前言

由美国布朗大学阿尔伯特医学院 Fred F. Ferri 教授主编的 *Ferri's Clinical Advisor 2021* 一书详细描述了 988 种医学障碍和疾病，涉及呼吸、感染、心血管、消化、肾病、免疫与风湿、血液、肿瘤、内分泌与代谢、妇产科、骨科、神经、精神、急诊等 10 余个学科，涵盖的医学主题总数超过了 1200 个，包括数以千计的插图、流程图、表格，具有很强的可读性、适用性和实用性。由于其为广而博的医学专著，且受限于篇幅，故书中对一些疾病知识点以高度总结的形式展示，同时也给读者留下了自我拓展的空间，并且在每一章后都有推荐阅读以飨读者。

本书的审译者来自国内数十家大学附属医院、教学医院。翻译之初我们统一规范了翻译的整体基本要求、版式规范要求、内容规范要求，并制订了英文图书审校四大原则（查遗补漏、学术纠错、规范用语、润色文字），努力做到信、达、雅。诸位同道在临床、科研工作之余，耐心、细致地完成了翻译、审校工作，但在翻译中，由于英语和汉语表达方式的差异，瑕疵在所难免，恳请各位读者不吝赐教，以便审译者不断改进与提高。希望本书的中文版能够帮助到每一位渴望提高医疗质量、造福患者的临床医生。

感谢北京大学医学出版社、爱思唯尔（Elsevier）出版集团及原作者 Fred F. Ferri 教授对我们的信任，授予我们翻译的机会，以及翻译过程中给予我们的持续帮助。

感谢翻译团队每一位成员的努力付出，也感谢我们的家人给予我们的理解与支持。

张　骅　徐国纲

2021 年 1 月

译者序

感染性疾病的管理涉及的领域主要包括：不明原因的发热、脓毒血症、医院内重症和疑难感染、肝病及获得性免疫缺陷综合征与其他传染病的预防和治疗等，其内涵与外延在不断扩大，故全国多数医院都成立了专业的感染性疾病科。感染性疾病科虽属于医院里众多医学学科中的后起之秀，但近年来发展迅猛，在临床实践中也逐渐形成了自己的学科特色，为保障人民群众的健康做出了卓越的贡献。

虽就全球范围而言，慢性病的管理有了长足的进步，人均寿命也在不断突破，但同时越来越多的感染性疾病也引起了医务人员和卫生防控专家的关注，某些感染性疾病还呈现出耐药和扩散的趋势。有些曾经被认为没有感染性病因的疾病，现在也被证实与微生物病原体感染有关。感染性疾病再次成为世界卫生事业迫在眉睫的问题之一，2019 年底暴发并在全球蔓延的新型冠状病毒肺炎就是证明。为了满足 21 世纪医疗卫生工作的需要，不仅要求感染性疾病相关医务人员必须紧跟时代的发展，学习感染性疾病的变迁、新的监测和治疗方法，其他学科的卫生服务人员也必须具备扎实的临床感染性疾病的基础知识。

感染性疾病管理的迅猛发展离不开对外交流而带来知识与理念的更新，将国外先进的管理经验不断介绍给国内的医务工作者，促进了学科的发展。由美国布朗大学沃伦·阿尔伯特医学院 Fred F. Ferri 教授主编的 *Ferri's Clinical Advisor 2021* 是一部医学经典著作，此书的感染性疾病诊疗速查分册包含了近 100 种感染性疾病的相关内容，既对感染性疾病的诸多疾患做了系统的阐述，也对新的治疗手段进行了较为全面的介绍，简明扼要，便于理解和记忆。

感谢本书的审、译者，他们在繁忙的工作之余，牺牲休息时间，将本书翻译成中文介绍给国内的读者，相信本书的出版必将对我国感染性疾病管理起到极大的推动作用，愿开卷有益，是为序！

陈荣昌　教授

深圳市人民医院　深圳市呼吸疾病研究所

中华医学会呼吸病学分会前任主任委员

译者前言

《Ferri 临床诊疗指南——感染性疾病诊疗速查手册》是医学界享有盛誉的 Ferri's Clinical Advisor 2021 医学系列的一员，此次翻译本为中文首译。

本书是一本既简洁明了，又全面实用的临床感染性疾病书籍，全书共论述了近 100 种感染性疾病，涵盖临床上各个科室所遇到的常见的、与感染性疾病科交叉的感染性疾病，分别对感染性疾病的各个环节（定义、流行病学和人口统计学、体格检查和临床表现、病因学、诊断、治疗、预防以及预后）进行了精炼、实用的论述。每章内容都力求反映当前最新的研究进展与指南要求。

本书的编写思路简洁，书中采用了大量的临床病例图片、表格及相关诊断和治疗流程图等，系统、条理清晰又全面地总结了感染性疾病领域复杂而广泛的内容，易于理解和牢固掌握，是一本内容丰富、全面、实用的感染病学工具书。

感染性疾病防治近年来虽取得了长足的进步，但依然是各级医生面对的、常见的难治性的疾病之一。因此，对感染性疾病患者正确地诊断和治疗，不仅对其预后至关重要，也对防止耐药菌的生成及传播有深远意义。但掌握感染性疾病相关的知识并不是一件容易的事情，许多有关感染性疾病的书籍厚达一千多页令很多医师生畏。本书简明扼要的编写方式可使读者能够在最短的时间里掌握尽量多的知识要点，并能够对感染性疾病有一个全面深刻的了解，可供各级各类医疗机构感染性疾病科医生及其他临床科室医师阅读，是一本各科室临床工作者必备的实用临床手册。

需注意的是，本书是根据美国为主的临床研究证据制定的，由于我国和美国的医疗体系不同，疾病谱有所不同，以及有些药物商品名、注册适应证和个别药物的推荐剂量都不太相同，阅读时需要注意。总体来说，《Ferri 临床诊疗指南——感染性疾病诊疗速查手册》是一本抗感染方面的优秀著作，既适合系统学习，也可以供临床查阅，对各科临床医师和临床药师大有裨益。

我们的翻译团队成员都是来自全国各大医院的中青年学者，他们有热情、有动力，在翻译过程中虽多次校对反复修改，力求做到"信、达、雅"，然因水平有限，可能亦有表达不当之处，望各位读者批评指正。

译者团队

原著前言

本丛书旨在为医生和相关卫生专业人员提供一个清晰而简明的参考。其便于使用的体例可使读者能快速有效地识别重要的临床信息，并提供患者管理的实用指导。

多年来，前几版的巨大成功和众多同行的热情评论均为本丛书带来了积极的变化。每一部分都比之前的版本有了很大的扩展，使本丛书项目涵盖的医学主题总数已超过 1200 个。最新版本又增加了数百个新插图、表格和框，以增强对临床重要事件的记忆。所有主题中均提供了便于加快索赔提交和医保报销的国际疾病分类标准编码 ICD-10CM 编码。

各系统诊疗速查手册详细描述了 988 种医学障碍和疾病（最新版本新增 25 个主题），突出显示关键信息，并附有临床图片以进一步说明特定的医疗状况，以及列出相关的 ICD-10CM 编码。大多数参考文献均为当前同行评议的期刊文章，而不是过时的教科书和陈旧的综述文章。

各系统诊疗速查手册中的主题采用以下结构化方法展示：

1. 基本信息（定义、同义词、ICD-10CM 编码、流行病学和人口统计学、体格检查和临床表现、病因学）
2. 诊断（鉴别诊断、评估、实验室检查、影像学检查）
3. 治疗（非药物治疗、急性期治疗 / 常规治疗、慢性期治疗 / 长期管理、预后 / 处理、转诊）
4. 重点和注意事项（专家点评及推荐阅读）

《Ferri 临床诊疗指南——临床常见疾病诊疗流程图》包括 150 多种用以指导和加速评估及治疗的临床流程图，2021 年版我们继续更新流程，以提高可读性。医生们普遍认为这部分内容在当今的管理式医疗环境中特别有价值。

《Ferri 临床诊疗指南——实验室检查速查手册》包括正常的实验室检查参考值和对常用实验室检查结果的解释。通过提供对异常结果的解释，促进了对医学疾病的诊断，并进一步增加了本丛书全面的"一站式"性质，最新版还增加了新的插图和表格。

我认为我们已经创造了一个与现有图书有显著差别的先进的信息系统。这些内容为读者提供了巨大的价值。我希望本丛书便于使用的形式、众多独特的功能及不断更新的特点能够使其成为对初级保健医生、医学生、住院医师、专科医师和相关卫生专业人员均有价值的医学参考书籍。

Fred F. Ferri, MD, FACP

临床教授

布朗大学沃伦·阿尔伯特医学院

美国罗得岛州

原著致谢

感谢我的儿子 Vito F. Ferri 博士和 Christopher A. Ferri 博士，以及我的儿媳 Heather A. Ferri 博士的帮助和大力支持，感谢我的妻子 Christina，感谢她在书稿撰写过程中的耐心支持。特别感谢所有为本书提供宝贵意见的读者，是他们的建议帮助本书得以成为医学领域的畅销书。

Fred F. Ferri, MD, FACP

临床教授

布朗大学沃伦·阿尔伯特医学院

美国罗得岛州

目　录

第1章　甲型肝炎
Hepatitis A

Glenn G. Fort

王立刚　译　张骅　何芳　审校

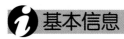 基本信息

定义

甲型肝炎（简称甲肝）通常是由肠道传播的小 RNA 病毒，即甲型肝炎病毒（hepatitis A virus，HAV）引起的肝急性自限性感染。感染可从无症状到急性重型肝炎。

同义词

传染性肝炎

短潜伏期肝炎

甲肝

HAV（甲型肝炎病毒）

ICD-10CM 编码

B15.9　无肝昏迷的甲肝

B15.0　甲肝伴肝昏迷

流行病学和人口统计学

发病率：

- 甲肝在全球范围内发生，每年影响 140 万人，占美国病毒性肝炎病例的 20% ～ 40%，是世界范围内最常见的病毒性肝炎
- 血清阳性率随年龄增长而增加，从 < 5 岁人群的 10% 到 > 50 岁人群的 74%
- 在美国，所有儿童常规接种疫苗前，某些州的平均发病率为每年 15/10 万。2005 年以后发病率约为 1/10 万
- 在美国的一些地区发病率相对较高，包括亚利桑那州、阿拉斯加州、加利福尼亚州、爱达荷州、内华达州、新墨西哥州、俄克拉荷马州、俄勒冈州、南达科他州和华盛顿州

- 高危人群包括：
  1. 集体之家的居民和工作人员
  2. 日托中心的儿童和雇员
  3. 无论性取向如何，进行口肛接触的人
  4. 静脉吸毒者
  5. 有疫区旅居史者
  6. 人口过密、卫生条件差、污水处理不充分地区的居民

患病率：
- 大约 3/4 的美国人口有先前感染的血清学证据
- 甲肝抗体阳性率与收入和家庭规模成反比

好发性别： 没有差异，但有口肛接触的男同性恋者的感染率更高

好发年龄 / 发病高峰：
- 在甲肝发病率高的地区，几乎所有 10 岁以下的儿童都受到感染，但发病少见
- 在甲肝发病率中等的地区，好发人群为大龄儿童和青年
- 在甲肝发病率低的地区，好发人群为青年

潜伏期： 平均 30 天（15 ～ 50 天）

体格检查和临床表现

- 甲肝病毒感染可有急性或亚急性表现，黄疸或无黄疸。疾病的严重程度似乎随着年龄的增长而增加（5 岁以下儿童中 90% 的感染可能是亚临床的）
- 甲型肝炎的潜伏期为 2 ～ 6 周
- 前驱期为 1 ～ 14 天；15% 无明显前驱症状。症状通常突然出现，可能包括厌食、疲劳、不适、恶心、呕吐、发热、头痛和轻微腹痛
- 不常见的症状有寒战、肌痛、关节痛、上呼吸道症状、便秘、腹泻、瘙痒、荨麻疹
- 70% 患者发生黄疸。年龄大于 30 岁的患者比更年轻患者更容易患黄疸
- 黄疸期前有尿色加深
- 通常在胆红素尿出现几天后，出现黏土色大便和黄疸

体格检查：
- 黄疸：发病后 2 周严重程度达到峰值
- 肝大

- 脾大
- 颈部淋巴结肿大
- 消失性皮疹
- 瘀点
- 心律失常

并发症：

- 胆汁淤积
- 急性重型肝炎
- 关节炎
- 心肌炎
- 视神经炎
- 横贯性脊髓炎
- 血小板减少性紫癜
- 再生障碍性贫血
- 红细胞再生障碍
- 过敏性紫癜
- IgA 显性肾小球肾炎

病因学

- 由 27 nm，无包膜，二十面体，正链 RNA 病毒 HAV 引起
- 传播途径是人与人之间粪-口传播。传播发生在密切接触或饮用及食用疾病暴发地区未充分纯化的水与熟食。最近的疫情涉及大葱和西红柿
- 肠外传播被认为是罕见的
- 垂直传播也有报道

Dx 诊断

鉴别诊断

- 其他肝炎病毒（HBV、HCV、HDV、HEV）：表 1-1 总结了血清学和 PCR 检测结果
- 传染性单核细胞增多症
- 巨细胞病毒感染
- 单纯疱疹病毒感染

表 1-1 血液诊断试验：血清学和病毒聚合酶链式反应

HAV	HBV	HCV	HDV	HEV
急性感染				
HAV 抗体 IgM（+） 血清 PCR 阳性 *	HBc 抗体 IgM（+） HBsAg（+） HBs 抗体（−） HBV DNA（+）（PCR）	HCV 抗体（+） HCV RNA（+）（PCR）	HDV 抗体 IgM（+） 血清 PCR 阳性 HBsAg（+） HBs 抗体（−）	HEV 抗体 IgM（+） 血清 PCR 阳性 *
感染后（恢复期）				
HAV 抗体 IgG（+）	HBs 抗体（+） HBc 抗体 IgG（+）†	HCV 抗体（−） 血清 PCR（−）	HDV 抗体 IgG（+） 血清 PCR（−）	HEV 抗体 IgG（+） 血清 PCR（−）
慢性感染				
N/A	HBc 抗体 IgG（+） HBsAg（+） HBs 抗体（−） PCR（+）或（−）	HCV 抗体（+） 血清 PCR（+）	HDV 抗体 IgG（+） 血清 PCR（−） HBsAg（+） HBs 抗体（−）	N/A
疫苗反应				
HAV 抗体 IgG（+）	HBs 抗体（+） HBc 抗体（−）	N/A	N/A	N/A

* 研究存在工具。
† 仍然存在重新激活的风险。HAV，甲型肝炎病毒；HBc，乙型肝炎病毒核心；HBs，乙型肝炎病毒表面；HBsAg，乙型肝炎病毒表面抗原；HBV，乙型肝炎病毒；HCV，丙型肝炎病毒；HDV，丁型肝炎病毒；HEV，戊型肝炎病毒；Ig，免疫球蛋白；N/A，不适用；PCR，聚合酶链式反应。
From Kliegman RM: Nelson textbook of pediatrics, ed 21, Philadelphia, 2020, Elsevier.

- 钩端螺旋体病
- 布鲁氏菌病
- 药物性肝病
- 缺血性肝炎
- 自身免疫性肝炎

评估

- 甲型肝炎特异性 IgM 抗体
- 肝功能测试；谷丙转氨酶（ALT）和谷草转氨酶（AST）升高是肝损伤的敏感指标，但对 HAV 无特异性
- 红细胞沉降率（ESR）升高
- 全血细胞计数可发现轻度淋巴细胞增多

实验室检查

- 经抗甲肝病毒抗体 IgM 确诊，在几乎所有感染患者中均可检测到，并在 3～6 个月内保持阳性
- 抗甲肝病毒总抗体（IgM 和 IgG）滴度上升 4 倍，证实急性感染
- 通过电子显微镜检测粪便和体液中的 HAV
- 粪便、体液、血清和肝组织中的 HAV RNA 检测
- 急性感染时 ALT 和 AST 通常是正常值的 8 倍以上
- 胆红素通常是正常值的 5～15 倍
- 碱性磷酸酶轻度升高，但胆汁淤积症患者的水平较高
- 白蛋白和凝血酶原时间通常正常。如果升高，可能预示着肝坏死
- 图 1-1 显示了甲肝的典型病程

影像学检查

- 很少有用
- 超声图（急性重型肝炎）

Rx 治疗

- 通常为自限性
- 支持性护理
- 急性重型肝炎患者可能需要住院治疗并治疗相关并发症

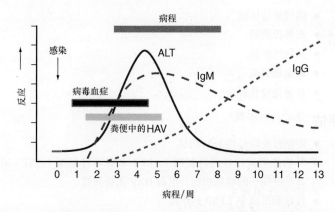

图 1-1 典型甲型肝炎病毒（HAV）感染过程中的免疫学、病毒学和生化事件。ALT，谷丙转氨酶；IgG，免疫球蛋白 G；IgM，免疫球蛋白 M。（From Cherry JD et al: Feigin and Cherry's pediatric infectious diseases, ed 8, Philadelphia, 2019, Elsevier.）

- 可适当活动
- 建议避免酒精和肝毒性药物
- 急性重型肝炎患者应进行肝移植评估

慢性期治疗

无慢性甲肝和慢性携带者状态。大多数患者在 3 个月内症状和肝异常得到缓解

预后

- 门诊随访
- 大多数患者在感染后 3 个月内恢复，但 5% ～ 10% 的患者在感染后 6 个月内会复发
- 甲肝是一种自限性感染，不会引起慢性肝炎

转诊

- 如果发展到严重的急性重型肝炎，需转诊至肝病学家
- 如果发展到重症肝炎和肝衰竭，则应转诊至外科医生考虑肝移植

重点和注意事项

- 所有甲肝病例都应向公共卫生管理部门报告，因为可能会发生食源性或水源性疫情，公共卫生工作（大规模疫苗接种或免疫球蛋白治疗）可预防继发性病例
- 甲肝是国际旅行和发展中国家的常见疾病。强烈建议对甲肝易感者进行旅行前疫苗接种。表 1-2 总结了暴露前使用甲型肝炎疫苗的建议。更新的剂量建议见表 1-3
- 洗手很重要，因为甲型肝炎病毒可能在指尖存活 4 h
- 美国近期发生了大量甲型肝炎疫情。2016—2018 年，与 2013—2015 年相比，病例增加了 294%。主要发生在无家可归者、静脉吸毒者、男同性恋者以及食用某些进口食品的人群

预防

- 改善个人卫生和环境卫生

表 1-2　甲型肝炎疫苗常规暴露前使用建议

组别	注释
儿童	所有 1 岁（12～23 个月）的儿童都应接种疫苗。* 2～18 岁的儿童也可接种疫苗[†]
国际旅行人员[‡]	可额外应用免疫球蛋白或代替疫苗；12 个月以下的儿童应注射免疫球蛋白
新到的国际收养者的密切接触者	在抵达后的头 60 天内，所有密切接触人员（如家庭接触或保姆）都应接种疫苗
男同性恋者	包括青少年
非法吸毒者	包括青少年
慢性肝病患者，如乙型肝炎或丙型肝炎患者	甲型肝炎病毒感染者发生急性重型肝炎的风险增加
接受凝血因子浓缩物的人员	
在研究实验室环境中从事甲型肝炎病毒研究工作的人员	

* 甲型肝炎疫苗不适用于 12 个月以下的儿童。
[†] 鼓励已有针对 2～18 岁儿童的疫苗接种计划的州和社区继续实施这些计划。在儿童疫情不断的情况下，可能需要在其他地方为这一年龄段儿童提供补种疫苗。
[‡] 前往加拿大、西欧、日本、澳大利亚或新西兰的患者的风险并不比美国高。
From Bennett JE et al：Mandell，Douglas，and Bennett's principles and practice of infectious diseases，ed 8，Philadelphia，2015，Saunders.

表 1-3　GamaSTAN S/D 人免疫球蛋白暴露前和暴露后预防甲型肝炎的
适应证和最新剂量推荐

适应证	最新剂量推荐
暴露前预防	
行程不超过 1 个月	0.1 ml/kg
行程不超过 2 个月	0.2 ml/kg
行程在 2 个月或以上	0.2 ml/kg（每 2 个月重复一次）
暴露后预防	0.1 ml/kg

From Kliegman RM: Nelson textbook of pediatrics, ed 21, Philadelphia, 2020, Elsevier.

- 加热食物
- 避开疫区的水和食物

被动免疫

- 通过被动接受免疫球蛋白抗体，得到抗甲肝病毒的保护
- 对于前往疫区但在出发前未接种或不能接种甲型肝炎疫苗的人，应使用免疫球蛋白（Ig 0.02 ml/kg 或 0.06 ml/kg，肌内注射）进行暴露前预防。低剂量有效期长达 3 个月，高剂量有效期长达 5 个月
- 暴露后预防（PEP）：对于近期接触过甲肝但未接种疫苗的个人，暴露后预防可使用免疫球蛋白［Ig 0.02 ml/kg，肌内注射（IM）］或在暴露后 2 周内单剂量注射甲肝疫苗。对于年龄在 12 个月至 40 岁之间的健康人，应注射单剂甲肝疫苗。儿童 < 12 个月、成人 > 40 岁、慢性肝病和免疫功能低下者应接受免疫球蛋白

主动免疫

- 有几种灭活和减毒肝炎疫苗，目前只有灭活疫苗可供使用，而且是安全和高免疫原性的：HAVRIX 或 VAQTA。这些药物可用于成人和 12 个月以上的儿童，两次给药间隔 6 个月至 1 年。一种名为 TWINRX 的甲型肝炎和乙型肝炎联合疫苗也已问世
- 在第一次给药后 1 个月，94% ～ 100% 的成人达到保护性抗体水平；儿童和青少年也发现了类似的结果

- 抗体水平的理论分析估计免疫持续时间为 10 ～ 20 年
- 有风险的人应考虑接种疫苗，如前往流行区或在疫区工作的人员、男同性恋者、非法吸毒者、慢性肝病患者、甲肝高发区儿童
- 免疫实践咨询委员会建议对月龄为 12 ～ 23 个月的所有儿童进行常规接种甲型肝炎疫苗。建议在国际旅行的 6 ～ 11 个月的婴儿同时接种麻疹-流行性腮腺炎-风疹活疫苗和 HCPA 疫苗。6 ～ 11 个月婴儿的旅行相关剂量不应计入常规 2 剂量系列

推荐阅读

Aggarwal R, Goel A: Hepatitis A: Epidemiology in resource-poor countries, *Curr Opin Infect Dis* 28:488-496, 2015.

Foster MA et al: Increase in hepatitis A virus infections - United States, 2013-2018, *MMWR Morb Mortal Wkly Rep* 68(18):413-515, 2019.

Lemon SM et al: Type A viral hepatitis: a summary and update on the molecular virology, epidemiology, pathogenesis and prevention, *J Hepatol* 2017. Available at https://doi.org/10.1016/j.jhep.2017.08.034.

Linder KA, Malani PN: Hepatitis A: *J Am Med Assoc* 318:2393, 2017.

Matheny SC, Kingery IF: Hepatitis A, *Am Fam Physician* 86(11):1027-1034, 2012.

Nelson N et al: Update: recommendations of the advisory committee on immunization practices for use of hepatitis A vaccine for postexposure prophylaxis and for pre-exposure prophylaxis for international travel, *MMWR (Morb Mortal)* 67(43):1216-1220, 2018.

Wu D, Guo CY: Epidemiology and prevention of hepatitis A in travelers, *J Travel Med* 20(6):394-399, 2013.

第 2 章　乙型肝炎
Hepatitis B

Glenn G. Fort

刘凯雄　译　刘岗　审校

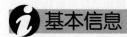 基本信息

定义

乙型肝炎（简称乙肝）是由乙型肝炎病毒（hepatitis B virus，HBV）引起的急性肝实质细胞感染。

同义词

血清肝炎

长潜伏期（30 ～ 180 天）乙型肝炎

HBV

ICD-10CM 编码

B16　急性乙型肝炎

B16.0　急性乙型肝炎合并丁型肝炎病毒感染及肝昏迷

B16.1　急性乙型肝炎合并丁型肝炎病毒感染不伴有肝昏迷

B16.2　急性乙型肝炎，无丁型肝炎病毒感染，伴肝昏迷

B16.9　急性乙型肝炎，无丁型肝炎病毒感染，无肝昏迷

B18.0　慢性乙型病毒性肝炎

B18.1　慢性乙型病毒性肝炎（无丁型肝炎病毒感染）

B19.1　未指明的乙型病毒性肝炎

B19.10　不明原因乙型肝炎无肝昏迷

B19.11　不明原因乙型肝炎伴肝昏迷

流行病学和人口统计学

发病率：

- 美国疾病控制与预防中心估计，2015 年急性乙型肝炎有 2.19 万例，总发病率为 1.1/10 万

- 欧洲（每年新发约 100 万例）及部分地区发病率要高得多

- 在美国的传播主要是水平传播［经皮和黏膜接触传染性血液和其他体液（如同性恋或异性恋的性传播）］；吸毒者共用针头；职业性接触受污染的血液和血液制品；接受输血和血液制品；血液透析患者

注：加强监测血液及血液制品虽然并未完全杜绝感染，但可大大降低输血后感染 HBV 的风险

- 在高发病率地区主要是垂直（围产期）传播的。HBV 存在于血液和体液中，除非采取免疫预防措施，否则 HBsAg 阳性母亲垂直传播率高达 90%

患病率：

- 世界卫生组织（WHO）估计全世界有 4 亿人（占人口的 6%）是慢性乙型肝炎病毒携带者。北美、西欧和澳大利亚的患病率较低，小于 2%。在美国，估计有 80 万～ 220 万人有慢性乙型肝炎病毒感染。大约 2/3 者不知道自己已被感染
- 非洲、亚洲和西太平洋地区患病率高，高于 8%
- 南欧和东欧的患病率为 2%～ 7%
- 慢性感染者，即 HBsAg 阳性超过 6 个月者，是主要传染源
- 高达 95% 的婴儿和 5 岁以下的儿童有亚临床急性感染，后成为慢性 HBV 携带者
- 成人更容易出现临床症状明显的急性感染，但只有 1%～ 5% 会发展成慢性感染
- 约 0.1% 的急性感染患者会发展成急性重型肝炎而导致死亡

好发性别：

- 因为静脉注射吸毒、同性恋增多，男性多见
- 女性更常见于慢性携带者状态

好发年龄： 20 ～ 45 岁

发病高峰： 30 ～ 45 岁，发病率 5%～ 20%

遗传学： 新生儿感染

- 在美国少见
- 疫区高发（高达 90%，只有 5%～ 10% 的围产期感染发生在子宫内）

体格检查和临床表现

- HBV 感染潜伏期为 4 ～ 24 周，少数患者表现为急性肝炎
- 非特异性症状多见

- 全身乏力（图 2-1）
- 较多患者无症状
- 前驱症状：
  1. HBsAg 早期有 15% ～ 20% 的血清病（荨麻疹、皮疹、关节痛）
  2. 乙型肝炎表面抗原抗体复合物病（结节性多动脉炎-关节炎、动脉炎、肾小球肾炎）
- 肝大（87%）伴有右上腹（right upper quadrant，RUQ）压痛：
  1. 肝叩击痛
  2. 脾大：罕见（10% ～ 15%）
- 黄疸（30% 的患者），尿色深，偶尔有瘙痒
- 波动热（出现时，一般先于黄疸，黄疸期开始后迅速下降）
- 蜘蛛痣：罕见，在恢复过程中消失
- 结节性多动脉炎、冷球蛋白血症罕见

病因学

- 由 HBV 引起［42 nm，具有一层表面衣壳（HBsAg），内有衣

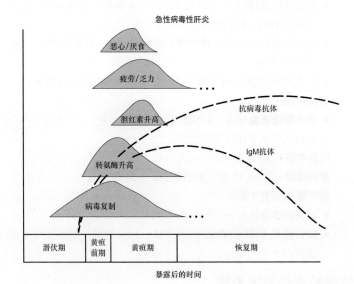

图 2-1　急性病毒性肝炎的典型病程。 IgM，免疫球蛋白 M。［From Goldman L，Ausiello D（eds）：Cecil textbook of medicine，ed 22，Philadelphia，2004，WB Saunders.］

壳核心（HBcAg、HBeAg）；DNA 聚合酶；部分双链 DNA 基因组）。根据核苷酸序列，有 8 种基因型（A—H）。各基因型的患病率差异大

- 经肠外途径传播（针头使用、文身、刺耳、针灸、输血和血液制品、血液透析、性接触）、围产期传播

- 感染可能由于受污染的物质与黏膜和破损皮肤接触［HBV 是稳定的，可以通过牙刷、器皿、剃须刀、婴儿玩具、各种医疗设备（如呼吸机、内镜等）传播］

- 口服感染性物质可能会通过破损的口腔黏膜而致感染

- 未发现食物或水是乙肝病毒感染的来源

- 感染主要发生在肝，坏死可能是由细胞毒性 T 细胞反应、HBcAg（乙型肝炎核心抗原）的直接细胞病变效应、高水平的 HBsAg（乙型肝炎表面抗原）表达或与 δ（D）型肝炎病毒（HBsAg 包膜内的 RNA δ 核心）共感染引起的

- 恢复（＞ 90%）：

  1. 急性重型肝炎发生率＜ 1%（尤其是与丁型肝炎同时感染时）；80% 致命

  2. 急性发病持续 4 ～ 12 个月后恢复不常见（5%）

  3. 总死亡率随着年龄增长和病毒总量（如输血）增加而上升

- 慢性乙型肝炎（chronic hepatitis B，CHB）感染（1% ～ 2%）的四个阶段：

  1. 免疫耐受期：高复制 / 低炎症期，HBV DNA 水平高（通常＞ 1 000 000 IU/ml），ALT 水平正常，活检无明显炎症或纤维化征象

     a. 这一阶段可以持续数年，尤其产前感染者

     b. 随着年龄增长可能转变为 HBeAg 阳性的免疫活动期

  2. HBeAg 阳性免疫活动期：ALT 升高、HBV DNA 水平与肝损伤相关（≥ 20 000 IU/ml），感染者发病年龄中位数为 30 岁。活检显示中度至重度炎症或纤维化

  3. 慢性乙型肝炎非活动期：HBV DNA 水平低或检测不到（＜ 2000 IU/ml），ALT 水平正常，存在 HBeAb。活检显示轻微坏死性炎症，但有不同程度纤维化

  4. HBeAg 阴性免疫再激活期：ALT 升高，HBV DNA 升高（≥ 2000IU/ml）。活检显示中度至重度坏死性炎症和纤维化

- 表 2-1 总结了慢性乙型肝炎患者肝炎暴发的原因

表 2-1　慢性乙型肝炎患者肝炎暴发的原因

暴发原因	注释
自发	促使病毒复制的因素尚不清楚
免疫抑制疗法	停药过程中常暴发；需先进行抗病毒治疗
HBV 的抗病毒治疗	
干扰素	30% 患者在治疗第 2～3 个月暴发，可能预示病毒反应
核苷类似物	
治疗期间	暴发并不比使用安慰剂更常见
抗药性 HBV	晚期肝病患者可能发生严重的后果
停药	暴发是由野生型 HBV 迅速复发引起，晚期肝病患者可能发生严重的后果
HIV 治疗	HAART 的直接毒性或免疫重建导致暴发，HBV 增加抗逆转录病毒药物肝毒性的风险
基因型变异	
前核心和核心启动子突变体	血清 ALT 波动在前核心突变体中很常见
其他肝炎病毒过度感染	可能与抑制 HBV 复制有关

ALT, 谷丙转氨酶；HAART, 高效抗逆转录病毒治疗；HBV, 乙型肝炎病毒；HIV, 人类免疫缺陷病毒。

From Feldman M et al（eds）: Sleisenger and Fordtran's gastrointestinal and liver disease, ed 10, Philadelphia, 2016, WB Saunders.

- 慢性乙型肝炎最严重的并发症是肝硬化和肝细胞癌（hepatocellular carcinoma, HCC），全球每年有超过 30 万人死于 HCC。1/4～1/3 的患者会出现这些并发症。在血清 HBV DNA 水平最高的人群中，发生 HCC 的风险最大

 诊断

鉴别诊断

- 急性疾病与其他病毒性肝炎感染（A、C、D、E）混淆
- 其他导致全身性疾病和肝炎的病毒性疾病（如黄热病毒、EBV、CMV、HIV、风疹病毒、麻疹病毒、柯萨奇病毒 B 组、

腺病毒、单纯疱疹病毒或带状疱疹病毒）

- 非病毒性肝炎［如钩端螺旋体病、弓形虫病、酒精性肝炎、药物性（如对乙酰氨基酚、异烟肼）、中毒性肝炎（四氯化碳、苯）］

评估

- 乙型肝炎血清学检查（HBsAg、HBsAb、HBcAb、HBeAg、HBeAb）、HBV DNA（PCR）
- 肝功能
- 全血细胞计数
- 肝活检：很少用于诊断急性重型病毒性肝炎、慢性肝炎、肝硬化、肿瘤

实验室检查

- 急性 HBV 感染诊断最好通过急性或早期恢复期血清中的 IgM-HBcAb 或 PCR 检测 HBV DNA 进行确认
  1. 通常在黄疸发作时出现 IgM
  2. 共存 HBsAg
- 急性黄疸期的 HBsAg 和 IgG-HBcAb 强烈提示远期 HBV 感染和当前疾病的另一个原因（图 2-2）
- 仅 HBsAb 提示免疫反应
- 随着机体恢复，HBeAg 在 2～3 个月内迅速被 HBeAb 取代，

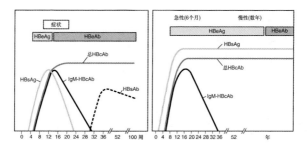

图 2-2　乙肝典型病程。左，急性乙型肝炎典型病程。右，慢性乙型肝炎。HBcAb，乙型肝炎核心抗体；HBeAb，乙型肝炎 e 抗体；HBeAg，乙型肝炎 e 抗原；HBsAb，乙型肝炎表面抗体；HBsAg，乙型肝炎表面抗原；IgM，免疫球蛋白 M。（From Mandell GL et al：Principles and practice of infectious diseases, ed 7, Philadelphia, 2010, WB Saunders.）

而 HBsAg 在 5 ～ 6 个月被 HBsAb 取代
- 慢性乙型肝炎 HBsAg 和 HBeAg 持续存在，无相应抗体
- 慢性携带者状态 HBsAg 持续存在，但 HBeAg 被 HBeAb 取代
- 各种状态下，HBcAb 均有增长
- HBeAg 提示传染性高，HBeAb 的出现预示着康复
- 肝功能：
  1. ALT 和 AST：一般在黄疸发作时超过正常值的 8 倍（通常为 1000 U/L，最低限度的急性 ALT/AST 升高常伴有慢性肝炎或肝细胞癌）
  2. 胆红素：黄疸性病毒性肝炎患者血清胆红素水平升高
  3. 碱性磷酸酶：轻度升高（正常值的 1 ～ 3 倍）
- 白蛋白和凝血酶原时间：
  1. 一般正常
  2. 异常提示即将发生肝坏死（急性重型肝炎）
- 白细胞和红细胞沉降率：一般正常

影像学检查

- 超声图记录显示急性重型肝炎或肝细胞癌时，肝迅速缩小
- 纤维扫描（瞬时弹性成像）：无创性的超声检查，无需肝活检就可量化肝纤维化

Rx 治疗

非药物治疗

- 必要时对症治疗
- 在允许范围内运动
- 首选高热量饮食，通常在早晨耐受性最好

急性期治疗

- 大多数急性 HBV 感染的病例不需要治疗，90% 以上的成人会自发清除感染
- 对于因口服不当而导致脱水的任何患者，其凝血酶原时间（PT）延长，胆红素水平升高 15 ～ 20 μg/dl，或有任何肝衰竭的临床证据，建议住院治疗。表 2-2 总结了及时或紧急治疗乙型肝炎的适应证

表 2-2　及时或紧急治疗乙型肝炎的适应证

	适应证	首选制剂	主要支持数据
肝硬化 *			
失代偿	临床稳定；移植后复发风险最小化	恩替卡韦（0.5 mg）或替诺福韦（300 mg）[†]	开放标签试验；多个大型病例系列
边界代偿	预防疾病进展；避免移植	恩替卡韦（0.5 mg）或替诺福韦（300 mg）	不明确
代偿良好	预防疾病进展；避免移植	恩替卡韦（0.5 mg）或替诺福韦（300 mg）	随机对照试验
急性肝衰竭			
HBV再激活	减少进一步肝损伤，必要时减少肝移植术后复发的风险	恩替卡韦（0.5 mg）或替诺福韦（300 mg）[†]	开放标签试验，历史对照比较
急性重型肝炎	减少进一步肝损伤，促进康复	考虑拉米夫定或替比夫定[‡]	小规模病例系列

* 作者（RP）的实践是对所有 HBsAg 阳性的肝硬化患者使用维持性抗病毒治疗，以防止乙肝复发。

[†] 每日剂量应根据患者的肾功能进行调整，如制造商建议所示。

[‡] 如果预期的治疗持续时间为 6 个月或更短，则可以使用任何一种药物。

From Feldman M et al：Sleisenger and Fordtran's gastrointestinal and liver disease, ed 10, Philadelphia, 2016, Elsevier.

- 严重呕吐（很少）时需要进行静脉补液治疗
- 避免肝代谢药物
- 无相关治疗措施是有益的
- 类固醇无临床获益

慢性期治疗

- 慢性 HBV 感染的治疗取决于病程阶段：
  1. 对慢性乙型肝炎免疫活动期（HBeAg 阴性或 HBeAg 阳性）的患者进行治疗以降低肝相关并发症的风险。治疗方案包括：
     a. 聚乙二醇干扰素 2a：每周皮下注射 180 μg，持续 48 周。血清转化率（HBeAg 转为 HBeAb）为 20% ～ 30%，65% 的患者将在 HBV DNA < 2000 IU/ml 时停止治疗，但治

愈率仍然很低，仅为 3% ～ 7%。并且有显著的副作用：骨髓抑制和现有神经精神症状加重，包括抑郁。干扰素治疗禁忌证包括严重的精神病、心脏病、细胞减少症、癫痫发作、自身免疫性疾病或妊娠

b. 恩替卡韦：一种核苷类似物。每日 0.5 ～ 1 mg，抑制 HBV DNA 复制，改善肝炎症和纤维化

c. 替诺福韦酯：每日 300 mg，是另一种核苷酸类似物。新配方药物替诺福韦-艾拉酚胺（Vemlidy）每天 25 mg，长期使用对肾和骨骼的毒性较小

d. 其他核苷酸制剂：拉米夫定、替比夫定和阿德福韦，由于耐药性问题较少使用

e. 核苷酸制剂治疗的治愈率在 1% ～ 12%，因此大多数患者需要终身治疗，但仍是一线治疗

2. 成人免疫耐受性慢性乙型肝炎患者不需要治疗。每 6 个月应检查一次肝功能，以查看是否转化为免疫活动或非活动状态。对于 ALT 正常、HBV DNA 升高（≥ 100 万 IU/ml）且肝活检显示明显坏死性炎症或纤维化的 40 岁以上的成人，可进行治疗

3. 无肝硬化的 HBeAg 阳性成人在使用恩替卡韦或替诺福韦酯治疗后血清转化为 HBeAb，治疗巩固一段时间后可以停止治疗

4. 若存在 HBeAg 阴性免疫活性期慢性乙型肝炎，建议患者接受恩替卡韦或替诺福韦酯的不定期治疗，除非药物存在相互竞争需中止治疗

5. 无论 ALT 水平如何，代偿性肝硬化和低水平病毒血症（< 2000 IU/ml）的成人应使用恩替卡韦或替诺福韦酯治疗以降低失代偿风险

预后

- 门诊随访
- 急性发病：90% 的成人患者感染会被清除（定义为 6 个月内 HBsAg 清除）
- 罕见死亡（急性重型肝炎）
- 可能出现慢性携带者状态、肝硬化、肝细胞肝癌

- 对于大多数慢性感染患者，治愈 HBV 无法实现，因为只有少数患者在目前治疗方式下会产生 HBsAb

转诊

急性重型肝炎、长期胆汁淤积症、病因不明患者或慢性活动性肝炎的治疗，需到感染科医师及肠胃科医师处进行咨询。

 重点和注意事项

专家点评

- 黄疸前 1 ～ 7 周血液中的病毒和 HBsAg 呈高滴度，并在黄疸后持续一段时间
- 对高危人群进行筛查（HBsAg、HBeAb、HBsAb）
- 整个血清 HBsAg 期间（尤其是 HBeAg 期间）都具感染性
- 对于所有接触血液或受污染的分泌物 / 排泄物的人群，应采取预防措施
- 若 HBsAg 阳性且 HBV DNA > 200 000 IU/ml，建议妊娠期进行抗病毒治疗以减少围产期传播。可以使用替诺福韦酯、拉米夫定或替比夫定。替诺福韦是首选药物，具有更好的抗病毒性，而且在乙型肝炎孕妇中有更多安全数据。图 2-3 描述了在孕期治疗 HBsAg 阳性母亲的流程
- 暴露前预防：
  1. 生活方式改变
  2. 对血液供应进行细致检测（尽管有些供体为慢性感染，但 HBsAg 为阴性）
  3. 通过蒸汽或次氯酸盐消毒
  4. 高危人群乙肝疫苗三角肌注射诱导 HBsAb（应确认应答）具有保护性（有效率 > 90%）。FDA 最近批准一种双剂量乙型肝炎病毒疫苗（HEPLISAV-B），用于年龄 ≥ 18 岁的成年人，在第 0 个月和 1 个月注射
  5. 建议在出生时、1 个月和 6 个月进行普及儿童免疫接种
- 暴露后预防：
  1. 受污染的针扎后即刻、性接触后 14 天内或出生时注射乙型肝炎超免疫球蛋白（HBIG）（0.06 ml/kg，肌内注射），然后

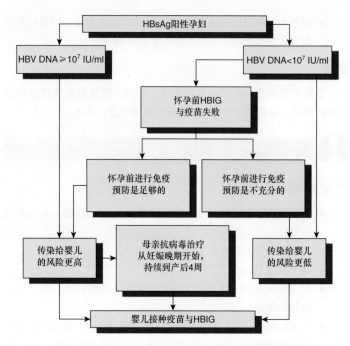

图 2-3　乙型肝炎表面抗原（HBsAg）阳性母亲妊娠期的治疗流程。高病毒血症母亲的治疗目标是分娩时将血清 HBV DNA 水平降低几个数量级，以减少新生儿感染的机会。若母亲不需要长期治疗，抗病毒药物选择不重要。如果分娩后需要继续治疗，患者应首先服用高基因屏障药物，或在分娩后立即改用高基因屏障药物。关于药物选择的更多细节见正文。HBIG，乙型肝炎超免疫球蛋白。[From Feldman M et al.（eds）: Sleisenger and Fordtran's gastrointestinal and liver disease, ed 10, Philadelphia, 2016, WB Saunders.]

　　　接种乙肝疫苗。拒绝接种疫苗或疫苗无应答者，28 天内给予第二剂 HBIG

　　2. 标准免疫球蛋白：几乎和 HBIG 一样有效

- 对 HBsAg 检测呈阳性且正在接受化疗的患者使用恩替卡韦或替诺福韦酯进行预防性治疗，可降低 HBV 再激活的风险和相关的发病率及死亡率
- 表 2-3 总结乙型肝炎血清标志物和血清 DNA 的解释

表 2-3 乙型肝炎血清标志物和血清 DNA 的解释

	HBsAg	HBeAg	IgM-HBcAb	IgG-HBcAb	HBsAb	HBeAb	HBV DNA*
急性肝炎	+	+/-	+				+
急性肝炎,窗口期			+				
急性肝炎恢复复期			+	+	+	+/-	+
慢性肝炎	+	+		+			+
慢性肝炎(前核心突变体)	+			+		+	+
非活动携带者	+					+/-	
疫苗接种后					+		

*HBV DNA > 10^5 IU/ml。

IgG-HBcAb, 乙型肝炎核心抗体 (IgG 型); IgM-HBcAb, 乙型肝炎核心抗体 (IgM 型); HBeAb, 乙型肝炎 e 抗体; HBsAb, 乙型肝炎表面抗体; HBeAg, 乙型肝炎 e 抗原; HBsAg, 乙型肝炎表面抗原; HBV DNA, 乙型肝炎病毒 DNA。

From Andreoli TE et al: Andreoli and Carpenter's Cecil essentials of medicine, ed 8, Philadelphia, 2010, WB Saunders.

推荐阅读

Brahmania M et al: New therapeutic agents for chronic hepatitis B, *Lancet Infect Dis* 16(2):e10-e21, 2016.

Chen GF et al: Treatment of chronic hepatitis B infection-2017, *Liver Int* 1(37 Suppl):59-66, 2017.

Han SH, Tran TT: Management of chronic hepatitis B: an overview of practice guidelines for primary care providers, *J Am Board Fam Med* 28:822-837, 2015.

Pan CQ et al: Tenofovir to prevent hepatitis B transmission in mothers with high viral load, *N Engl J Med* 374:2324-2334, 2016.

Tang LSY et al: Chronic hepatitis B infection: a review, *JAMA* 319:1801-1813, 2018.

Terrault NA et al: AASLD guidelines for treatment of chronic hepatitis B, *Hepatology* 63(1):261-283, 2016.

Wang Q et al: Chronic hepatitis B and C virus infection and risk for non-Hodgkin lymphoma in HIV-infected patients: a cohort study, *Ann Intern Med* 166(1):9-17, 2017.

Wilkins T et al: Hepatitis B: screening, prevention, diagnosis, and treatment, *Am Fam Physician* 99(5):314-323, 2019.

第3章 丙型肝炎
Hepatitis C

Glenn G. Fort

王立刚　译　戴聪　审校

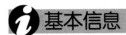 基本信息

定义

丙型肝炎（简称丙肝）是由丙型肝炎病毒（hepatitis C virus，HCV）引起的急性肝实质感染。

同义词

输血相关非甲、非乙型肝炎（潜伏期平均6周，介于甲肝和乙肝之间）

ICD-10CM 编码

B17.1　急性丙型肝炎

B18.2　慢性丙型病毒性肝炎

B17.10　无肝昏迷的急性丙型肝炎

B17.11　急性丙型肝炎伴肝昏迷

B19.20　不明原因丙型肝炎无肝昏迷

B19.21　不明原因丙型肝炎伴肝昏迷

流行病学和人口统计学

丙型肝炎感染是美国最常见的慢性血源性感染。大约3%的婴儿潮一代的病毒检测呈阳性。美国疾病控制与预防中心现在建议对1945—1965年出生的人进行丙肝检测。

发病率：丙型肝炎病毒感染全球超过1.85亿人。大约20%的慢性丙型肝炎病毒感染患者进展为肝硬化。

- 每年新增病例150 000例（37 500例有症状；93 000例晚期慢性肝病；30 700例肝硬化）。在过去的30年里，急性丙型肝炎的发病率大幅下降（从7.4/10万下降至0.7/10万）

- 其中 9000 人最终死于 HCV 感染，是美国非酒精性肝病最常见的（40%）死亡原因

患病率（美国）：

- 丙型肝炎病毒抗体（HCVAb）的总体存在率为 1%～1.2%（美国全国估计有 270 万人）
- 1987 年前输血的血友病患者和注射药物使用者的患病率最高，为 72%～90%。在过去的 30 年里，输血作为一个危险因素，比例从 15% 降至 1.9%
- 在低风险人群中，患病率为 0.6%

好发性别：男性略占优势

好发年龄：30～49 岁年龄组的患病率最高（65%）

发病高峰：

- 20～39 岁
- 非裔美国人和白人的急性病发病率相似；西班牙裔的发病率更高
- 非西班牙裔黑人的患病率明显高于非西班牙裔白人

遗传学：新生儿感染很少见；与母亲 HIV-1 混合感染的风险增加

体格检查和临床表现

- 症状通常在感染后 7～8 周（范围为 2～26 周）出现，但 70%～80% 的病例是亚临床的
- 有报道显示，10%～20% 的人急性起病，伴有黄疸和非特异性症状（腹痛、厌食、不适）
- 在此期间很少发生急性重型肝炎
- 急性感染后，15%～25% 的患者完全康复（血清中无 HCV RNA，ALT 正常）
- 进展为慢性感染（50%～84%）很常见。74%～86% 有持续性病毒血症；慢性感染时病毒血症的自发清除很少见。60%～70% 患者会有持续或波动的 ALT 水平；30%～40% 的慢性感染患者 ALT 水平正常
- 15%～20% 的慢性丙型肝炎患者会在 20～30 年的时间内发展成肝硬化；在大多数其他情况下，慢性感染会导致肝炎和不同程度的纤维化。表 3-1 总结了慢性 HCV 感染患者肝纤维化进展的相关因素。表 3-2 描述了丙型肝炎感染者与肝硬化的相关因素

表 3-1　慢性丙型肝炎病毒感染患者肝纤维化进展的相关因素分析

确定因素	可能因素	不相关因素
超过 40 岁	肝铁浓度升高	病毒基因型
饮酒	男性	病毒载量
HBV 同时感染	血清 ALT 水平	
HIV 同时感染		
免疫抑制状态		
胰岛素抵抗		
大麻使用		
肥胖		
血吸虫病		
严重肝坏死性炎症		
吸烟		
白色人种		

ALT, 谷丙转氨酶；HBV, 乙型肝炎病毒；HIV, 人类免疫缺陷病毒。

From Feldman M et al（eds）: Sleisenger and Fordtran's gastrointestinal and liver disease, ed 10, Philadelphia, 2016, Saunders.

表 3-2　丙型肝炎感染者肝硬化的相关因素

因素	影响	注释
环境		
饮酒	＋4	少量摄入酒精（＜20 克 / 天）的重要性尚未确定
宿主		
HIV 感染	＋4	随着 HIV 相关生存率的提高而变得越来越重要；可能被相互竞争的死亡率掩盖
HBV 感染	＋3	当 HBsAg 阳性时影响很强；相对少见
年龄	＋4	强影响；低于 40 岁会增加肝硬化风险。很难确定感染的持续时间
体重指数	＋2	与代谢综合征相关
丙型肝炎病毒感染持续时间	＋3	感染前 10 年肝硬化很少见
HLA 型	＋1?	HLA B54 与肝硬化风险增加相关；DRB1*0301 不会发生肝硬化
病毒		
种株复杂性	＋1	横断面研究无法评估因果关系，感染持续时间长可能会混淆复杂性

续表

因素	影响	注释
HCV 基因 1 型	＋1？	基因型 1b 在部分研究中，可能会因为 1b 感染持续时间较长而混淆
病毒血症的定量测定（血清或血浆 HCV RNA 水平）	＋2	在年龄或 HIV 的多变量分析中不总是检测到，或丢失

HCV，丙型肝炎病毒；HIV，人类免疫缺陷病毒；HLA，人类白细胞抗原；RNA，核糖核酸。

From Bennett JE et al：Mandell，Douglas，and Bennett's principles and practice of infectious diseases，ed 8，Philadelphia，2015，Saunders.

- 0.4% ～ 2.5% 的慢性感染患者发展为肝细胞癌（HCC）
- 25% 的慢性感染患者的病程持续无症状，肝功能试验正常，组织学良性
- 在慢性丙型肝炎病毒感染中，肝外后遗症包括各种免疫和淋巴增生性疾病（例如，冷球蛋白血症、膜增生性肾小球肾炎，可能还有干燥综合征、自身免疫性甲状腺炎、结节性多动脉炎、再生障碍性贫血、扁平苔藓、迟发性皮肤卟啉病、B 细胞淋巴瘤等）
- 图 3-1 显示了 HCV 的自然感染史

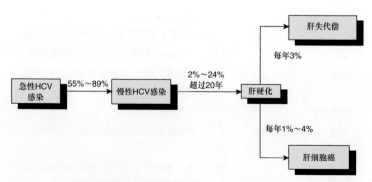

图 3-1 丙型肝炎病毒自然感染史。肝失代偿包括腹水、肝性脑病、静脉曲张出血、肝肾综合征或肝合成功能障碍。［From Feldman M et al（eds）：Sleisenger and Fordtran's gastrointestinal and liver disease，ed 10，Philadelphia，2016，Saunders.］

病因学

- 由 HCV（单链 RNA 黄病毒）引起。HCV 基因 1 型约占美国 HCV 感染的 75%，基因 2、3 型占感染的 20% ～ 25%，基因 4 型占 6%，基因 5、6 型约占 1%
- 大多数 HCV 传播是通过肠外途径传播的
- 在美国，血液和血液制品筛查的进展使得输血相关的 HCV 感染变得罕见（据估计，每单位输血的感染风险为 0.001%）
- 注射吸毒是美国 HCV 传播的主要原因（60% 为新感染病例，20% ～ 50% 为慢性感染者）
- 职业针刺接触 HCV 阳性来源的血清转化率为 1.8%（范围为 0 ～ 7%）
- 医院内传播率（来自手术、结肠镜检查和血液透析等）极低
- 性传播和母婴传播很少（估计为 5%）
- 在 40% ～ 50% 的社区获得性丙型肝炎中没有可识别的风险，但通过共用吸管或卷纸吸食可卡因已被确定为一个危险因素，因为它会导致鼻黏膜的微小出血
- HCV 感染可刺激细胞毒性 T 淋巴细胞和细胞因子（INF-γ）的产生，这可能介导肝坏死

Ⓓⓧ 诊断

鉴别诊断

- 其他肝炎病毒（甲、乙、丁、戊型）
- 其他导致全身性疾病的病毒性疾病（如黄热病毒、EBV、CMV、HIV、风疹病毒、麻疹病毒、柯萨奇病毒 B 组、腺病毒、单纯疱疹病毒或带状疱疹病毒）
- 非病毒性肝炎 [如钩端螺旋体病、弓形虫病、酒精性肝炎、药物性（如对乙酰氨基酚、异烟肼）肝炎、中毒性肝炎]

评估

- 急性丙型肝炎抗体，病毒基因分型，病毒滴度
- 肝功能检测；全血细胞计数

注：谷丙转氨酶（ALT）是监测感染和治疗效果的一种简单而廉价的检测方法。然而，ALT 水平在活动期或慢性感染甚至肝硬化患

者中可能会波动，甚至是正常的，即使在病毒血症清除后，ALT 可能仍然升高

- 组织学分期的肝活检是评估疾病活动程度和疾病进展可能性的金标准，也有助于排除肝病的其他原因
- 瞬时弹性成像（FibroScan）是一种非侵入性的专业超声评估，可量化肝纤维化，并与传统肝活检中使用的 METAVIR 评分系统相对应。在许多机构中，它越来越多地被用来代替肝活检

实验室检查

- 诊断通常使用排除法，因为产生 HCVab 需要 6 周到 12 个月的时间（6 周时 70% 呈阳性，6 个月后 90% 呈阳性）
- 诊断试验包括抗体的血清学分析和病毒颗粒的分子检测酶免疫分析检测 HCVAb：

  a. 目前的方法可以在感染后 4 ~ 10 周内检测到抗体

  b. 低风险人群的假阴性率为 0.5% ~ 1%

  c. 假阴性也发生在免疫低下者、HIV-1、肾衰竭、HCV 相关的原发性混合冷球蛋白血症

  d. 自身免疫性肝炎、副蛋白血症和无危险因素者的假阳性
- 先前推荐作为抗体阳性试验后续的重组免疫印迹分析不再可用。美国疾病控制与预防中心现在建议 HCVAb 阳性者接受后续的 HCV RNA 检测
- 使用 PCR 进行 HCV RNA 定性和定量检测：检测下限 < 43 IU/ml
- 用于确认病毒血症和评估治疗反应
- PCR 对怀疑感染的酶免疫分析阴性患者有用
- 定量测试使用支链 DNA 或逆转录 PCR，后者更敏感
- 病毒基因分型可以区分基因 1、2、3、4、5 和 6 型，这有助于选择治疗方法；这些测试大多使用 PCR。基因 1、2、3 和 4 型在美国和欧洲占主导地位［基因 1 型在北美尤其常见（占美国 HCV 感染的 60% ~ 75%）］
- FibroSure 评分综合使用六种肝功能血清标志物加上年龄和性别，以生成肝纤维化和坏死性炎症活动的测量值，作为相应 METAVIR 评分系统的定量替代标志物
- 肝功能：急性感染时 ALT 和 AST 可能升高到正常值的 8 倍

以上；慢性感染时，ALT 可能正常或波动

- 胆红素可能是正常值的 5 ～ 10 倍
- 白蛋白和凝血酶原时间通常正常；如果异常，可能预示着即将发生肝坏死
- 白细胞和红细胞沉降率（ESR）一般正常
- HIV 检测。由于共同的危险因素，15% ～ 30% 的 HIV 感染者感染了 HCV
- 所有感染 HCV 的患者都应该接受 HBV 的检测。对于易感人群，建议接种乙肝疫苗，因为在用直接抗病毒治疗 HCV 感染的过程中，可能会发生 HBV 的再激活

影像学检查

- 瞬时弹性成像（FibroScan）将肝纤维化量化为绝对值得分。一些保险公司将此分数作为确定治疗资格的依据
- 超声图：在急性重型肝炎或肝细胞癌肿块期间肝迅速缩小

Rx 治疗

非药物疗法

允许范围内活动和饮食；避免使用锯叶棕提取物和绿茶叶草药。

急性期治疗

- 支持性护理
- 避免肝代谢药物

慢性期治疗

治疗基于 HCV 基因分型。随着新疗法的上市，对成人丙型肝炎治疗的建议也在不断变化。直接作用抗病毒药物（direct-acting antiviral agent，DAA）的出现极大地改变了治疗方案，使治愈率提高到 95% 以上。最新指南可在网站 www.hcvguidelines.org 找到。以下是基于基因型的指南的简要总结。含有标准剂量 DAA 的新型药物已被批准用于非肝硬化或代偿性肝硬化患者由 6 种主要 HCV 基因型引起的 HCV 感染。这些试剂是 Mavyret（商品名艾诺全，一种 HCV NS3/4A 蛋白酶抑制剂 glecaprevir 和 NS5A 抑制剂 pibrentasvir 的组合）和 Vosevi（商品名沃士韦，NS5B 核苷酸聚合酶抑制剂 sofosbuvir、

NS5A 抑制剂 velpatasvir 和 NS3/4A 蛋白酶抑制剂 voxilaprevir 的组合）。这两种药物都被批准用于有治疗经验的患者，Mavyret 也被批准用于治疗新患者。目前，这些治疗方案的费用非常昂贵。

基因型 1a：根据证据等级列出的未经治疗的无肝硬化患者的治疗选择：

- 每日标准剂量联合使用 elbasvir（50 mg）/grazoprevir（100 mg）[Zepatier]，持续 12 周，以及那些没有基线 NS5A RAVs（28、30、31 或 93 的氨基酸替代导致对 elbasvir 产生抗药性）的患者中。推荐类别 I，证据等级 A
- 每日标准剂量联合使用 glecaprevir（300 mg）/pibrentasvir（120 mg）[Mavyret]，持续 8 周。推荐类别 I，证据等级 A
- 每日标准剂量联合使用 ledipasvir（90 mg）/sofosbuvir（400 mg）[Harvoni]，持续 12 周。推荐类别 I，证据等级 A（对于非黑人、HIV 未感染、HCV RNA 水平 < 6 000 000 IU/ml 的患者，也可使用该方案 8 周。推荐类别 I，证据等级 B）
- 每日标准剂量联合使用 sofosbuvir（400 mg）/velpatasvir（100 mg）[Epclusa]，持续 12 周。推荐类别 I，证据等级 A
- 替代方案：
  1. 作为缓释方案的一部分，每日标准剂量的 paritaprevir（150 mg）/利托那韦（100 mg）/ombitasvir（25 mg）与 dasabuvir（600 mg）或加每日 2 次的 dasabuvir（250 mg）与基于体重的利巴韦林联合治疗 12 周。推荐类别 I，证据等级 A
  2. 每日 simeprevir（150 mg）加 sofosbuvir（400 mg），持续 12 周。推荐类别 I，证据等级 A
  3. 每日 daclatasvir（60 mg）加 sofosbuvir（400 mg），持续 12 周。推荐类别 I，证据等级 B
  4. 每日标准剂量联合使用 elbasvir（50 mg）/grazoprevir（100 mg）[Zepatier]与基于体重的利巴韦林治疗有 elbasvir NS5A RADs 基线的患者，持续 16 周。推荐类别 II a，证据等级 B

基因型 1a：未经治疗的代偿性肝硬化患者的治疗选择：

- 每日标准剂量联合使用 elbasvir（50 mg）/grazoprevir（100 mg）[Zepatier]，以及在 12 周内未检测到 elbasvir 的基线 NS5A RAVs 的患者。推荐类别 I，证据等级 A
- 每日标准剂量联合使用 glecaprevir（300 mg）/pibrentasvir

（120 mg）［Mavyret］，持续 12 周。推荐类别Ⅰ，证据等级 A

- 每日标准剂量联合使用 ledipasvir（90 mg）/sofosbuvir（400 mg）［Harvoni］，持续 12 周。推荐类别Ⅰ，证据等级 A
- 每日标准剂量联合使用 sofosbuvir（400 mg）/velpatasvir（100 mg）［Epclusa］，持续 12 周。推荐类别Ⅰ，证据等级 A
- 替代方案：

对于有基线 NS5A RASs 的患者，elbasvir（50 mg）/grazoprevir（100 mg）［Zepatier］和基于体重的利巴韦林联合治疗 16 周。推荐类别Ⅱ a，证据等级 B

基因型 1b：未经治疗的无肝硬化患者的治疗选择：

- 每日标准剂量联合使用 elbasvir（50 mg）/grazoprevir（100 mg）［Zepatier］，持续 12 周。推荐类别Ⅰ，证据等级 A
- 每日标准剂量联合使用 glecaprevir（300 mg）/pibrentasvir（120 mg）［Mavyret］，持续 8 周。推荐类别Ⅰ，证据等级 A
- 每日标准剂量联合使用 ledipasvir（90 mg）/sofosbuvir（400 mg）［Harvoni］，持续 12 周。推荐类别Ⅰ，证据等级 A（对于非黑人、HIV 未感染、HCV RNA 水平＜ 6 000 000 IU/ml 的患者，也可使用该方案 8 周。推荐类别Ⅰ，证据等级 B）
- 每日标准剂量联合使用 sofosbuvir（400 mg）/velpatasvir（100 mg）［Epclusa］，持续 12 周。推荐类别Ⅰ，证据等级 A
- 替代方案：
  1. 作为缓释方案的一部分，每日标准剂量联合使用 paritaprevir（150 mg）/ 利托那韦（100 mg）/ombitasvir（25 mg）与 dasabuvir（600 mg），或加上每日 2 次 dasabuvir（250 mg），持续 12 周。推荐类别Ⅰ，证据等级 A
  2. 每日 simeprevir（150 mg）加 sofosbuvir（400 mg），持续 12 周。推荐类别Ⅰ，证据等级 A
  3. 每日 daclatasvir（60 mg）加 sofosbuvir（400 mg），持续 12 周。推荐类别Ⅰ，证据等级 B

基因型 1b：未经治疗的代偿性肝硬化患者的治疗选择：

- 每日标准剂量联合使用 elbasvir（50 mg）/grazoprevir（100 mg）［Zepatier］，持续 12 周。推荐类别Ⅰ，证据等级 A
- 每日标准剂量联合使用 glecaprevir（300 mg）/pibrentasvir（120 mg）［Mavyret］，持续 12 周。推荐类别Ⅰ，证据等级 A
- 每日标准剂量联合使用 ledipasvir（90 mg）/sofosbuvir（400 mg）

[Harvoni], 持续 12 周。推荐类别 I, 证据等级 A

- 每日标准剂量联合使用 sofosbuvir (400 mg) /velpatasvir (100 mg) [Epclusa], 持续 12 周。推荐类别 I, 证据等级 A
- 替代方案:

作为缓释方案的一部分, 每日标准剂量联合使用 paritaprevir (150 mg) / 利托那韦 (100 mg) /ombitasvir (25 mg) 与 dasabuvir (600 mg), 或加上每日 2 次 dasabuvir (250 mg), 持续 12 周。推荐类别 I, 证据等级 A

基因型 2: 未经治疗的无肝硬化患者的治疗选择:

- 每日标准剂量联合使用 glecaprevir (300 mg) /pibrentasvir (120 mg) [Mavyret], 持续 8 周。推荐类别 I, 证据等级 A
- 每日标准剂量联合使用 sofosbuvir (400 mg) /velpatasvir (100 mg) [Epclusa], 持续 12 周。推荐类别 I, 证据等级 A
- 替代方案: 每日 daclatasvir (60 mg) 加 sofosbuvir (400 mg), 持续 12 周。推荐类别 IIa, 证据等级 B

基因型 2: 未经治疗的代偿性肝硬化患者的治疗选择:

- 每日标准剂量联合使用 sofosbuvir (400 mg) /velpatasvir (100 mg) [Epclusa], 持续 12 周。推荐类别 I, 证据等级 A
- 每日标准剂量联合使用 glecaprevir (300 mg) /pibrentasvir (120 mg) [Mavyret], 持续 12 周。推荐类别 I, 证据等级 B
- 替代方案: 每日 daclatasvir (60 mg) 加 sofosbuvir (400 mg), 持续 16 ~ 24 周。推荐类别 IIa, 证据等级 B

基因型 3: 未经治疗的无肝硬化患者的治疗选择:

- 每日标准剂量联合使用 glecaprevir (300 mg) /pibrentasvir (120 mg) [Mavyret], 持续 8 周。推荐类别 I, 证据等级 A
- 每日标准剂量联合使用 sofosbuvir (400 mg) /velpatasvir (100 mg) [Epclusa], 持续 12 周。推荐类别 I, 证据等级 A
- 替代方案: 每日 daclatasvir (60 mg) 加 sofosbuvir (400 mg), 持续 12 周。推荐类别 I, 证据等级 A

基因型 3: 未经治疗的代偿性肝硬化患者的治疗选择:

- 每日标准剂量联合使用 glecaprevir (300 mg) /pibrentasvir (120 mg) [Mavyret], 持续 12 周。推荐类别 I, 证据等级 A
- 每日标准剂量联合使用 sofosbuvir (400 mg) /velpatasvir (100 mg) [Epclusa], 持续 12 周。推荐类别 I, 证据等级 A
- 替代方案:

1. 当 Y93H 氨基酸替代存在时，每日标准剂量联合使用 sofosbuvir（400 mg）/velpatasvir（100 mg）/voxilaprevir（100 mg）［Vosevi］，持续 12 周。推荐类别Ⅱa，证据等级 B

2. 每日 daclatasvir（60 mg）加 sofosbuvir（400 mg），加用或不加以体重为基础利巴韦林，持续 24 周。推荐类别Ⅱa，证据等级 B

基因型 4：未经治疗的无肝硬化患者的治疗选择：

- 每日标准剂量联合使用 glecaprevir（300 mg）/pibrentasvir（120 mg）［Mavyret］，持续 8 周。推荐类别Ⅰ，证据等级 A
- 每日标准剂量联合使用 sofosbuvir（400 mg）/velpatasvir（100 mg）［Epclusa］，持续 12 周。推荐类别Ⅰ，证据等级 A
- 每日标准剂量联合使用 elbasvir（50 mg）/grazoprevir（100 mg）［Zepatier］，持续 12 周。推荐类别Ⅱa，证据等级 B
- 每日标准剂量联合使用 ledipasvir（90 mg）/sofosbuvir（400 mg）［Harvoni］，持续 12 周。推荐类别Ⅱa，证据等级 B
- 替代方案：每日标准剂量联合使用 paritaprevir（150 mg）/利托那韦（100 mg）/ombitasvir（25 mg）和基于体重的利巴韦林，持续 12 周。推荐类别Ⅰ，证据等级 A

基因型 4：未经治疗的代偿性肝硬化患者的治疗选择：

- 每日标准剂量联合使用 sofosbuvir（400 mg）/velpatasvir（100 mg）［Epclusa］，持续 12 周。推荐类别Ⅰ，证据等级 A
- 每日标准剂量联合使用 glecaprevir（300 mg）/pibrentasvir（120 mg）［Mavyret］，持续 12 周。推荐类别Ⅰ，证据等级 B
- 每日标准剂量联合使用 elbasvir（50 mg）/grazoprevir（100 mg）［Zepatier］，持续 12 周。推荐类别Ⅱa，证据等级 B
- 每日标准剂量联合使用 ledipasvir（90 mg）/sofosbuvir（400 mg）［Harvoni］，持续 12 周。推荐类别Ⅱa，证据等级 B
- 替代方案：每日标准剂量联合使用 paritaprevir（150 mg）/利托那韦（100 mg）/ombitasvir（25 mg）和基于体重的利巴韦林，持续 12 周。推荐类别Ⅰ，证据等级 A

基因型 5 和 6：未经治疗的伴或不伴有肝硬化患者的治疗选择：

- 每日标准剂量联合使用 glecaprevir（300 mg）/pibrentasvir（120 mg）［Mavyret］，持续 8 周（无肝硬化）。推荐类别Ⅰ，证据等级 A；12 周（代偿性肝硬化）。推荐类别Ⅰ，证据等级 A

- 每日标准剂量联合使用 sofosbuvir（400 mg）/velpatasvir（100 mg）[Epclusa]，持续 12 周。推荐类别Ⅰ，证据等级 B
- 每日标准剂量联合使用 ledipasvir（90 mg）/sofosbuvir（400 mg）[Harvoni]，持续 12 周。推荐类别Ⅱa，证据等级 B

药物相互作用对这些治疗方案可能很重要（http://www.hepdruggestions.org）。在 DAA 方案中，在治疗的第 4 周测量病毒载量，以监测治疗成功与否以及治疗结束时的病毒载量。最终病毒载量是在完成治疗 12 周后测量的，如果检测不到，则对患者进行检测被认为具有持续的病毒学反应（SVR），相当于治愈。

对于有治疗经验的患者，也有针对基因型的指导原则（www.hcvguidelines.org）。治疗基于基因型和患者是否没有肝硬化或有代偿性肝硬化。治疗方案将取决于患者过去是否接触过干扰素 / 利巴韦林方案、NS3 蛋白酶抑制剂方案（替拉瑞韦、波普瑞韦、simeprevir）或 DAA 药物。

2017 年，批准了一种新的抢救方案：每日一次 Vosevi，即标准剂量联合使用 100 mg voxilaprevir（HCV NS3/4A 蛋白酶抑制剂）加 400 mg sofosbuvir 和 100 mg velpatasvir。符合条件的患者包括：

- 基因型 1、2、3、4、5 或 6 的先前使用含有 NS5A 抑制剂的方案治疗 12 周的患者（注：在临床试验中，先前使用 NS5A 抑制剂的经验包括 daclatasvir、elbasvir、ledipasvir、ombitasvir 或 velpatasvir）
- 基因型 1a 或 3 在先前使用 sofosbuvir 治疗 12 周后未使用 NS5A 抑制剂的患者（注：在临床试验中，先前的治疗经验包括 sofosbuvir，或联合以下任何一种：聚乙二醇干扰素 α/利巴韦林、利巴韦林、HCV NS3/4A 蛋白酶抑制剂：波普瑞韦、simeprevir 或替拉瑞韦）
- 肝移植：
  1. 丙型肝炎是美国肝移植的主要适应证
  2. 是恶化的 HCV 相关性肝硬化患者和 HCC 患者的唯一选择
  3. 几乎所有进行性纤维化和肝硬化的患者都会发生复发性感染；移植后 5 年内多达 20% 的患者发展为肝硬化

处理

- 治疗结束后 12 周内血液中无 HCV RNA 被视为治愈。没有必要检查 HCVAb，因为其会长期保持阳性

- 在肝纤维化的任何阶段，HCV 感染者接受治疗后的 SVR 与 HCC 发病率降低相关
- 定期腹部超声检查 HCC
- 最近的指南建议，由于缺乏敏感性、特异性和预测值，在慢性丙型肝炎患者中不应测量甲胎蛋白（AFP）来筛查 HCC

转诊

- 接受过治疗或使用 DAA 药物治疗失败的患者转诊至肝病专家或感染科专家
- 如果有需要，可以向移植外科医师咨询肝移植

 重点和注意事项

- 经常饮酒的人、老年感染者以及与其他病毒（HIV、HBV）同时感染的人疾病进展更快。所有确诊为 HCV 感染的人都应该接受一个简短的酒精筛查，并根据临床指示进行干预
- 在一些慢性丙型肝炎患者中，抗病毒治疗后已证明肝硬化消退。这种转归与疾病相关的发病率降低和生存率提高有关
- 白细胞介素（IL）-28B 和 HLA Ⅱ类的存在与 HCV 感染的自发消退独立相关，IL-28B 和 DQB1*03：01 单核苷酸多态性可解释约 15% 的 HCV 感染自发消退

推荐阅读

Afdhal N et al: Ledipasvir and sofosbuvir for previously treated HCV genotype 1 infection, *N Engl J Med* 370:1879-1888, 2014.

Applegate TL et al: Hepatitis C virus diagnosis and the holy grail, *Infect Dis Clinics North Am* 32:425-445, 2018.

Axley P et al: Hepatitis C virus and hepatocellular carcinoma: a narrative review, *J Clin Transl Hepatol* 6:79-84, 2018.

Facente SN et al: New treatments have changed the game: hepatitis C treatment in primary care, *Infect Dis Clin North Am* 32:313-322, 2018.

Falade-Nwulia O et al: Oral direct-acting agent therapy for hepatitis C virus infection: a systematic review, *Ann Intern Med* 166:637-648, 2017.

Kim A: In the clinic: hepatitis C, *Ann Intern Med* 165(5), ITC33–ITC48, 2016.

Moorman AC et al: Long-term liver disease, treatment, and mortality outcomes among 17,000 persons diagnosed with chronic hepatitis C virus infection: current chronic hepatitis cohort study status and review of findings, *Infect Dis Clinics North Am* 32:253-268, 2018.

Saab S et al: Toward the elimination of hepatitis C in the United States, *Hepatology* 67:2449-2459, 2018.

Summers BB: Sofosbuvir, velpatasvir and voxilaprevir combination therapy for treating patients with hepatitis C virus infection, *Drugs Today (Barc)* 54:255-268, 2018.

Smith BD et al: Hepatitis C virus testing of persons born during 1945-1965: recommendations from the Centers for Disease Control and Prevention, *Ann Intern Med* 157:817-822, 2012.

Wang LS et al: Hepatitis C-a clinical review, *J Med Virol* 88:1844-1855, 2016.

Zopf S et al: Advances in hepatitis C therapy: what is the current state-what comes next? *World J Hepatol* 8:139-147, 2016.

第4章 丁型肝炎
Hepatitis D

Hiresh D. Trivedi

雷霆 译 胡晶晶 童瑾 审校

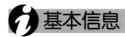 基本信息

定义

- 一种缺陷性 RNA 病毒
- 依赖乙型肝炎病毒（HBV）进行病毒活化复制
- 最为严重的病毒性肝炎
- 导致严重的肝病，常引起肝硬化和肝衰竭

同义词

HDV 丁型肝炎病毒

δ 病毒

肝炎 δ 病毒

B16.0 急性乙型病毒性肝炎伴有丁型肝炎病毒感染，并伴有肝昏迷
B16.1 急性乙型病毒性肝炎伴有丁型肝炎病毒感染，但不伴有肝昏迷
B18.0 慢性乙型病毒性肝炎，伴有丁型肝炎病毒感染

流行病学和人口统计学

- 全世界范围内最为少见的导致慢性病毒性肝炎的病因
- 流行区域位于地中海盆地及太平洋岛屿
- 热带与亚热带地区发病率显著高于北欧及北美洲，这是由于这些地区乙型肝炎发病率升高
- 流行区域移民到北欧和美国导致这些地区丁型肝炎病毒感染增加

发病率：

- 发达国家发病率上升归因于移民和 HBV 感染率上升

37

- 仍然是发展中国家的一个主要健康问题

发病高峰：发病高峰是在 20 世纪 80 年代

患病率：

- 全世界有 1500 万～ 2000 万人患病
- 患病率最高的地区是中东、中非、南美洲北部和地中海盆地（图 4-1）

好发性别和年龄：

- 男女均可发病
- 所有年龄均可发病
- 从既往发病情况来看，这种疾病在儿童和吸毒者中最为严重，他们通常合并感染了 HCV 和 HIV

遗传学：

- 已知的 HDV 基因型有 8 种
- 基因型对治疗管理没有影响
- 这些基因型是否对临床治疗及预后会产生显著影响，目前还不清楚

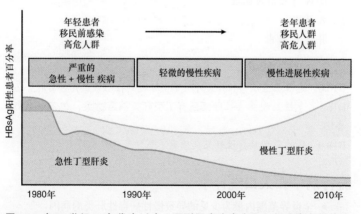

图 4-1　自 20 世纪 70 年代末以来，丁型肝炎病毒（HDV）感染变化的流行病学时间轴。在 20 世纪 80 年代早期到中期，HDV 感染有明显的急性表现，许多患者都是年轻人，来自 HDV 感染率高的国家，或被认定为高危人群（如注射吸毒者）。从那时起，许多严重肝损伤的患者因感染而死亡，许多最初患有轻度肝炎者发展为晚期肝病及其并发症。随着欧洲和美国移民模式的改变，更多的慢性 HDV 感染病例出现在从高流行地区迁移过来的人群中。HBsAg：乙型肝炎表面抗原。［From Feldman M et al（eds）：Sleisenger and Forttran's gastrointestinal and liver disease，ed 10，Philadelphia，2016，WB Saunders.］

- 在进行的流行病学研究中，基因型确实起了重要作用
- 不同的 HBV 基因型可能与不同的 HDV 基因型相互作用
- 表 4-1 阐述了各个基因型、其地理分布及少数相关的临床观察

危险因素

- 通过肠外途径传播
- 与 HBV 具有相同的危险因素
- 静脉吸毒者的感染率最高
- 通过异性性接触可传播
- 男同性恋之间传播尚未证实
- 垂直传播可能发生，但很少见
- 框 4-1 描述了临床上哪些患者应被怀疑可能感染 HDV

表 4-1　HDV 基因型

基因型	来自区域	临床观察表现
1 （最常见）	北美，欧洲，中东，北非，地中海和中国台湾	在中国台湾，与基因 2 型比较，更低缓解率，不良事件较多
2	北亚和东亚	更轻微的患病表现（在东亚）
3	南美（北部）	急性重型肝炎
4	日本和中国台湾	更轻微的患病表现（在东亚）
5～8	西非和中非	N/A

N/A，不适用。

框 4-1　临床应怀疑感染 HDV 者 *

来自 HDV 中度至高度流行地区的 HbsAg 阳性移民

有注射吸毒史的 HBsAg 携带者

慢性乙型肝炎并迅速演变为肝硬化或肝细胞癌患者

持续 HBV DNA 阴性但有活动性肝病的 HBsAg 携带者

不明原因的慢性乙型肝炎急性发作，而不是由于急性甲型或丙型肝炎或乙型肝炎重新激活

* 建议用丁型肝炎抗体进行初步筛查。

HBsAg，乙型肝炎表面抗原；HDV，丁型肝炎病毒。

From Feldman M et al（eds）：Sleisenger and Fordtran's gastrointestinal and liver disease, ed 10, Philadelphia, 2016, WB Saunders.

体格检查和临床表现

- 临床表现可有所不同。由于丁型肝炎（简称丁肝）需在感染乙肝基础上发生，HDV 感染的自然病程取决于 HBV 的临床病程。两种不同类型的 HDV 感染是可能的：原发感染（或同时感染）是指 HDV 与 HBV 同时感染；重叠感染是指 HDV 感染叠加在已经存在慢性 HBV 感染基础之上。这两种不同的疾病状态通常可以通过对这两种病毒的血清学和基因组检测鉴别（图 4-2）
- 症状包括恶心、昏睡和腹痛
- 临床表现取决于是与 HBV 同时感染，还是 HBV 慢性携带者的重叠感染
- HBV 与 HDV 同时感染通常是自限性急性肝炎
- 重叠感染 HDV 可导致急性重型肝炎，伴随严重的临床过程
- 重度感染可导致肝硬化、肝癌、肝衰竭，甚至死亡
- 同时感染 HBV、HCV 和 HIV 可增加肝硬化的发生风险

病因学

- HDV 需要借助乙肝表面抗原（HBsAg）用于肝细胞黏附和病毒粒子组装

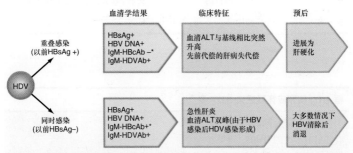

*重叠感染和同时感染的特征区别

图 4-2　HDV 与 HBV 重叠感染和同时感染的血清学结果、临床特征及预后。 ALT，谷丙转氨酶；HBcAb，乙型肝炎核心抗体；HDVAb，丁型肝炎抗体；DNA，脱氧核糖核酸；HBsAg，乙型肝炎表面抗原；HBV，乙型肝炎病毒；HDV，丁型肝炎病毒；IgM，免疫球蛋白 M。（From Feldman M et al: Sleisenger and Fordtran's gastrointestinal and liver disease, ed 10, Philadelphia, 2016, Elsevier.）

- HBsAg 携带者是丁型肝炎病毒感染的主要宿主，常为该病毒的慢性携带者
- 全世界至少 5% 的 HBV 携带者感染了 HDV

Dx 诊断

鉴别诊断

- 急性 HBV 感染
- 在已知 HBV 携带者中，HBV 感染复发

评估

- 第一步是测量 HDV 的 IgG 抗体，也称为抗 -HD
- 在免疫低下者中，如 HIV 感染者，抗体反应可减弱
- 敏感性和特异性最高的检测方法是用聚合酶链反应（PCR）检测 HDV RNA
- 病毒血症的水平与疾病的严重程度无关
- 与单独 HBV 感染相比，活检没有明显的组织学特征

实验室检查

- 同时感染的患者可经历两阶段的病程，ALT 升高两个高峰相隔数周
- 第一个峰值发生在 HBV 复制期间，第二个峰值发生在延迟的 HDV 复制期间
- 关键的血清标志物包括：HDV RNA、HBV DNA、HBsAg、IgM-HBcAb 和 IgM-HDVAb
- 当 HBsAg 消失时，乙肝表面抗体（HBsAb）形成
- 即使在 HBsAb 消失和转氨酶正常后，IgM-HDVAb 仍可持续存在
- 通过检测 HDV RNA 和 IgM-HDVAb 的存在以及测量 HBV DNA 滴度（在急性 HBV 感染中升高），HDV 的重叠感染可与急性 HBV 暴发区分
- 无 IgM-HBcAb 也提示慢性 HBV 携带者发生重叠感染，而不是急性 HBV 感染
- 图 4-3A 与图 4-3B 分别描述了同时感染与重叠感染的自然过程。表 4-2 描述了 HDV 感染诊断标志物及其重要性和潜在的缺陷

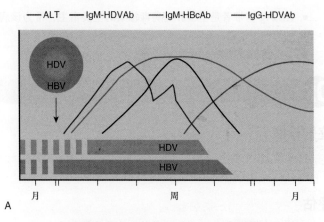

A

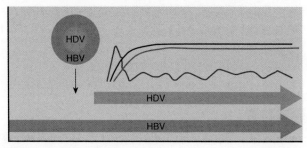

B

扫二维码看
彩图

图 4-3 （扫二维码看彩图）A. HBV 和 HDV 同时感染的病程；B. 慢性 HBV 携带者 HDV 重叠感染的病程。ALT，谷丙转氨酶；HBcAb，乙型肝炎核心抗体；HDVAb，丁型肝炎抗体；Ig，免疫球蛋白。（From Boyer TD et al：Zakim & Boyer's hepatology：a textbook of liver disease，ed 6，Philadelphia，2012，WB Saunders.）

影像学检查

影像学检查尚未用于诊断。

℞ 治疗

非药物治疗

- 支持疗法
- 症状管理

表 4-2 HDV 感染诊断标志物及其重要性和潜在的缺陷

诊断标志物及其重要性	潜在的缺陷
IgG-HDVAb 所有暴露于 HDV 的人均呈阳性；即使在病毒清除后也会长期存在 可能表明活动期或既往感染；不是中和抗体	免疫功能低下的人可能不会升高
IgM-HDVAb 急性感染时呈阳性，既往感染呈阴性 可作为检测 HDV 复制替代标志物 慢性 HDV 感染的抗体滴度降低和随后抗体清除是自发或治疗诱导缓解的一个预测因子	常持续存在于慢性感染，特别是活动性肝病 对于 HDV 是否复制，敏感性和特异性均不是 100%
HDAg 免疫组化染色可使其在肝细胞中显现	随着疾病转为慢性，免疫化学的可靠性降低 高滴度中和抗体（HDVAb）的存在可干扰 HDAg 检测 其敏感性低于分子测定法
HDV RNA（定性） HDV 复制标志物 所有慢性 HDV 感染患者呈阳性 自发或治疗诱导的病毒清除呈阴性	HDV 基因组和引物的可变性影响 HDV RNA 检测的敏感性 目前没有世界卫生组织标准化检测法
HDV RNA（定量） 用于测定血清中 HDV RNA 的水平 预测和监测治疗反应有用的方法	HDV RNA 可能以低于检测限度的滴度存在（低至 10 拷贝 / 毫升） 水平高低不能反映疾病的级别或阶段 可能有助于监测使用干扰素治疗期间的患者，但世界卫生组织没有标准化的检测方法 各实验室的结果之间可能有显著差异
HBsAg（定量） 可能有助于预测或监测干扰素治疗期间的治疗反应，滴度下降预示着 HBsAg 的减少和 HDV RNA 的清除	在美国仅限于实验室研究，但在亚洲和欧洲已获得商业许可

HBsAg，乙型肝炎表面抗原；HDAg，丁型肝炎抗原；HDV，丁型肝炎病毒；HDVAb，丁型肝炎抗体；Ig，免疫球蛋白；RNA，核糖核酸。
From Feldman M et al（eds）: Sleisenger and Fordtran's gastrointestinal and liver disease, ed 10, Philadelphia, 2016, WB Saunders.

急性期治疗

- 目前无 FDA 批准的治疗
- 干扰素 α 是唯一的治疗选择方式，它只显示出较小的益处（治愈率 25% ～ 45%）。有进展性肝病的感染患者需要治疗
- 不影响 HBsAg 的抗 HBV 药物并不治疗 HDV 感染

慢性期治疗

- 干扰素 α 至少持续使用 12 个月
- 治疗反应由 HBsAg 的减少决定
- 治疗反应通常延迟出现
- 患者被确定为治疗无反应者之前，治疗应该持续至少 1 年
- 长期治疗与 HDV RNA 和 HBsAg 的持续消失以及肝纤维化的消退有关
- 干扰素治疗结束后复发是常见的
- 目前其他治疗方法的研究如异戊二烯化抑制剂正在进行中

预后

- HBV/HDV 同时感染通常是一种自限性疾病，几周后即可恢复
- 2% 同时感染患者进展为慢性 HBV 感染
- 重叠感染可导致急性重型肝炎，有时导致肝纤维化、肝衰竭和死亡，但常导致慢性感染

转诊

患者应该转诊到肝病专家或有治疗肝病经验者处。

 # 重点和注意事项

专家点评

- 存在潜在 HBV 感染和发生进展性肝病的患者考虑 HDV 感染
- 重叠感染可能导致肝纤维化、肝衰竭和死亡
- 干扰素 α 是目前唯一的治疗选择方式，但它因副作用和治疗结束后显著的复发率，故存在严重的局限性

预防

- 旨在改变危险因素

- 没有针对 HDV 的疫苗
- 接种乙肝疫苗有助于预防 HDV
- 高危人群，如静脉注射吸毒者，应该接种乙肝疫苗

相关内容

乙型肝炎（相关重点专题）

第 5 章 戊型肝炎
Hepatitis E

Glenn G. Fort

刘春华 译 张骅 审校

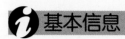 基本信息

定义

戊型肝炎病毒（HEV）是一种 RNA 病毒，通过粪–口途径传播，是全世界急性肝炎最常见的病因之一，全球每年大约有 2000 万人感染戊型肝炎，约 70 000 人因戊型肝炎死亡。

同义词

经消化道传播的非甲、非乙型病毒性肝炎

HEV

戊型肝炎病毒

流行性非甲、非乙型肝炎

ICD–10CM 编码

B17.2 急性戊型肝炎

流行病学和人口统计学

发病率：

- 本病主要在印度、孟加拉国、中国和墨西哥流行。其可能是全球引起急性肝炎和黄疸最常见原因
- 在发达国家，通常与从流行国家返回的旅客有关（表 5-1）
- 可发生大暴发，多与粪便污染水源有关
- 人与人之间的传播较少见

发病高峰：

- 水源性暴发在夏季更常见
- 在发达国家，由于野鹿、野猪、家猪或兔子的生肉或未煮熟的肉的食源性传播很可能是导致戊型肝炎流行的罪魁祸首

表 5-1　HEV 基因型及其地理分布

基因型	人类病例	动物病例
1	南亚、东南亚和中亚、非洲	—
2	墨西哥、西非	—
3	美国、南美洲、欧洲（法国、西班牙、英国、荷兰）、日本	美国、南美洲、欧洲（法国、西班牙、英国、荷兰）、日本
4	中国大陆、中国台湾、日本、越南	印度、中国大陆、中国台湾、日本

From Feldman M et al.（eds）：Sleisenger and Fordtran's gastrointestinal and liver disease，ed 10，Philadelphia，2016，Saunders.

患病率：

- 在流行国家，戊型肝炎流行率占所有非甲非乙型急性肝炎的 25%
- 在流行国家的献血者中 IgG 抗体阳性者高达 45%
- 在发展中国家的献血者中 IgG 抗体阳性率为 1% ～ 4%

好发性别和年龄：

- 15 ～ 40 岁的成年人发病率较高。在发达国家，戊型肝炎在 40 岁以上的男性中更为常见
- 孕妇罹患暴发性肝衰竭发生率较高，死亡率为 15% ～ 25%
- 发生在宫内和围产期的垂直传播可导致胎儿和新生儿严重的肝病和高死亡率
- 男性较女性易感

体格检查和临床表现

- 本病潜伏期为 15 ～ 60 天，大多数病例为自限性无临床症状（80%）。框 5-1 总结了急性戊型肝炎的临床特点
- 有症状患者临床表现与其他病毒性肝炎类似：
  1. 阵发性肌痛、关节痛、厌食
  2. 肝大、发热、虚弱、呕吐、腹泻
  3. 黄疸、苍白色大便、暗色尿
- 肝功能检查：发病后 1 ～ 6 周出现总胆红素、ALT、AST 升高
- 病死率很低：0.5% ～ 4%。孕妇除外：15% ～ 25%
- 罕见的并发症包括胰腺炎、脑炎、近端肌病

框 5-1　急性戊型肝炎的临床特征

潜伏期 2 ～ 10 周
不同的临床表现：
无黄疸性肝炎
黄疸性肝炎
重型肝炎导致暴发性肝衰竭
无症状感染
与其他类型急性病毒性肝炎相似的临床症状（孕妇除外）
儿童症状轻
低死亡率（0.07% ～ 0.6%），孕妇除外

From Feldman M et al（eds）: Sleisenger and Fordtran's gastrointestinal and liver disease，ed 10，Philadelphia，2016，Elsevier.

病因学

- HEV 是肝炎病毒科正庚型病毒属的唯一成员
- HEV 是一种二十面体、无包膜的单链 RNA 病毒，直径 27 ～ 34 nm
- 有 4 种基因型，其中人类是所有 4 种基因型的宿主，猪和其他哺乳动物也可能是基因 3 型和 4 型的宿主。框 5-2 总结了 HEV 基因 1 型和 2 型的特征。表 5-2 比较了 HEV 基因 1 型与 3 型的流行病学和临床特征

框 5-2　HEV 基因 1 型和 2 型的特征

无慢性症状的急性感染
在发展中国家，涉及数千人的大规模疫情
散发病例常见
在年轻人中更常见
粪 - 口传播，通常通过受污染的水传播
15 ～ 40 岁青壮年发病率最高，儿童相对较少
人传人罕见
无证据表明可通过非消化道或性传播
孕妇患重症（肝衰竭）的可能性更大，死亡率高（15% ～ 25%），尤其是在妊娠晚期
可发生母婴传播

From Feldman M et al（eds）: Sleisenger and Fordtran's gastrointestinal and liver disease，ed 10，Philadelphia，2016，Saunders.

表 5-2　HEV 基因 1 型与 3 型的流行病学和临床特征比较

特征	基因 1 型	基因 3 型
流行模式	大流行病、局部暴发和经常发生的散发病例	散发性急性肝炎的病例比例很小
易感人群	健康的年轻人；男性＞女性	多为老年人，常有其他合并症；男性＞女性
动物传人	未见报告	已证实；可能通过食用未煮熟的肉或与动物密切接触传播
经水传播	已知最常见的途径	未知
动物宿主	无	有（猪、野猪、鹿）
严重程度	严重程度不一，包括暴发性肝衰竭；重症在孕妇中尤其常见	严重程度和不良预后与合并症有关
慢性感染	未发现在急性感染后发生	免疫抑制者；接受免疫抑制药物的移植受者

From Feldman M et al（eds）：Sleisenger and Fordtran's gastrointestinal and liver disease, ed 10, Philadelphia, 2016, Saunders.

 诊断

鉴别诊断

- 甲肝：另一种低死亡率、低慢性状态率的粪−口传播病毒性肝炎
- 乙型肝炎、丙型肝炎、丁型肝炎
- 药物性肝损伤，如异烟肼所致
- 登革热、疟疾
- 伤寒

评估

- 包括对去过流行地区符合临床条件的患者进行血液和粪便检测
- 一般在起病前 1 周可从粪便中检测出 HEV，发病后持续 2 周
- 通过检测 IgM-HEVAb 或 HEV RNA 进行诊断

实验室检查

- IgM-HEVAb 可在黄疸发生后 4 天内检测到，并持续 5 个月
- IgM-HEVAb 出现后很短时间内可检测到 IgG-HEVAb

- 血液和粪便的 PCR
- 图 5-1 显示了 HEV 感染的典型过程

病理学

- 肝活检提示胆汁淤积症和典型的急性病毒性肝炎
- 在急性重型病例中，可出现大规模肝坏死

Rx 治疗

- 本病在大多数免疫功能正常的患者中为自限性，故以对症支持疗法为主
- 表现为慢性戊型肝炎实体器官移植患者可受益于利巴韦林治疗（70% 有效率）

转诊

至胃肠病学专家或感染科专家进行正确诊断。

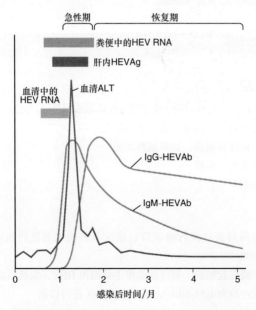

图 5-1　HEV 感染的典型过程（基于对人类受试者和实验感染灵长类动物的研究）。Ag，抗原；HEVAb，HEV 抗体；IgG，免疫球蛋白 G；IgM，免疫球蛋白 M。[From Feldman M et al（eds）：Sleisenger and Fordtran's gastrointestinal and liver disease, ed 10, Philadelphia, 2016, Saunders.]

50

重点和注意事项

专家点评

接受免疫抑制治疗的器官移植患者感染 HEV 后可转为慢性，利巴韦林治疗可引起较高的持续病毒应答。

预防

接种戊型肝炎疫苗有效率大约 96%。

患者和家庭教育

前往疫区的旅客应采取以下预防措施：喝清洁饮用水，不吃未煮熟的贝类、水果和蔬菜。

相关内容

甲型肝炎（相关重点专题）

推荐阅读

Debing Y et al: Update on hepatitis E virology: implications for clinical practice, *J Hepatol* 65:200-212, 2016.

Hoofnagle JH et al: Hepatitis E, *N Engl J Med* 367:1237-1244, 2012.

Mirazo S et al: Transmission, diagnosis, and management of hepatitis E: an update, *Hepat Med* 6:45-59, 2014.

Zhang J et al: Long-term efficacy of a hepatitis E vaccine, *N Engl J Med* 372:914-922, 2015.

第6章　霍乱
Cholera

Patricia Cristofaro，Glenn G. Fort

刘凯雄　译　陈俊文　审校

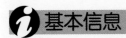 基本信息

定义

霍乱是指由产生毒素的霍乱弧菌菌株引起的一种急性腹泻性疾病。

ICD-10CM 编码

A00.0　霍乱，由 O1 群霍乱弧菌，霍乱生物型所致

A00.1　霍乱，由 O1 群霍乱弧菌，埃尔托生物型所致

A00.9　未指明的霍乱

流行病学和人口统计学

发病率（美国）：

- 极其罕见，自 2012 年以来，美国报告的病例不足 25 例
- 平均每年 6 例
- 霍乱在 60 个国家流行。全世界每年发生 290 万例，其中 10 万例死亡
- 也门目前由于战争而流行

好发性别：无

好发年龄：在非疫区各年龄组的发病率无差异。在疫区 2 岁以上的儿童最常受到感染。新生儿感染：由于新生儿为被动免疫，因此 2 岁以下儿童不易感

发病高峰：

- 美国：无
- 非洲、南亚和东南亚等疫情流行地区夏季和秋季（雨季前后）

体格检查和临床表现

感染后可能无症状或有轻度腹泻。典型的症状为突然出现大量

水样腹泻，可导致严重脱水、酸中毒、休克和死亡。起病最初可出现呕吐，但通常不伴发热和腹痛。粪便为"米泔水样"便，呈黏液样便，非血便。因体液和电解质的丢失，可出现肌痉挛。若未及时治疗会导致低血容量休克，可能在数小时到数天内死亡。该病是一种自限性疾病，补充充足的液体和电解质，在几天内就会痊愈。使用抗微生物药可以缩短病程。

病因学

引起该疾病的微生物是霍乱弧菌的几种菌株之一。大多数的疾病暴发由 O1 型霍乱弧菌引起，即埃尔托生物型。在美国的一次暴发是食用非法进口的螃蟹引起，零星感染者与海湾沿岸各州食用受污染贝类有关。大多数病例发生在返乡旅客身上。该病传播是由摄入受污染的水或食物引起。也常见于人际传播。

2010 年海地地震后暴发了一场严重的霍乱疫情，多米尼加共和国（与海地共有伊斯帕尼奥拉岛）也出现了许多霍乱病例。随后从伊斯帕尼奥拉岛到古巴、委内瑞拉和佛罗里达州的旅客中也检测到霍乱。有趣的是，该霍乱菌株与东南亚而非南美有关，推测可能是由联合国维和人员从尼泊尔带入。

 诊断

鉴别诊断

- 轻微症状可能与多种病因引起的胃肠炎相似
- 突发性、大量腹泻导致明显脱水在其他疾病中并不常见

评估

粪便应进行培养及镜检。在等待培养结果的同时，不应延误治疗。

实验室检查

- 白细胞计数可升高，血红蛋白可能因血液浓缩而升高
- 血尿素氮（BUN）和肌酐升高提示肾前氮质血症。可能发生低血糖。选择适当的培养基进行粪便培养可促进病菌的生长
- 在暗视野显微镜或相差显微镜下可见霍乱弧菌呈特征性的穿梭状运动

● 霍乱弧菌快检试纸，如 Crystal VC，现在可用于测试 O1 或 O139 抗原

 治疗

非药物治疗

治疗的主要方法是补充足够的液体和电解质（表 6-1）。这通常可通过口服含盐和葡萄糖的溶液来实现。有些患者需要静脉补液和补充电解质。

表 6-1　霍乱粪便及用于补充粪便丢失的液体中的电解质浓度

	电解质浓度（mmol/L）				
	Na^+	Cl^-	K^+	HCO_3^-	渗透压
霍乱粪便					
成人	130	100	20	44	300[a]
婴儿和儿童	100	90	33	30	300[a]
水合溶液					
WHO 口服补液	75	65	20	10[b]	170[c]
静脉补液					
Dhaka 补液盐	133	98	13	48	273
乳酸盐林格液	130	109	4	28[d]	251
5∶4∶1[e]	129	97	11	44	281

WHO：世界卫生组织。
[a] 除电解质外，渗透压还包括未测量的渗透活性分子（主要是有机酸）。
[b] 柠檬酸盐。
[c] 仅来自电解质，还含有 75 mmol/L 葡萄糖。
[d] 乳酸盐。
[e] 静脉注射溶液，每升含 5 g NaCl、4 g NaHCO₃ 和 1 g KCl。
（From Cherry JD et al：Feigin and Cherry's pediatric infectious diseases，ed 8，Philadelphia，2019，Elsevier.）

急性期治疗

● 抗菌治疗（表 6-2）可减少腹泻次数及清除粪便中病原体，缩短病程：
  1. 多西环素 300 mg 口服（PO）单次给药或
  2. 阿奇霉素 500 mg 片剂、1 次 2 片口服单次给药或

表 6-2 霍乱的抗菌药物治疗 [a]

药物	单次给药	多次给药
阿奇霉素	20 mg/kg；最大剂量 1 g	
红霉素	未评估	红霉素每天 50 mg/kg，分 4 次给药，连续 3 天；最大剂量为每天 2 g
多西环素	2～4 mg/kg；最大剂量 300 mg	
四环素	未评估	每天 50 mg/kg，分 4 次给药，连续 3 天；最大剂量为每天 2 g
环丙沙星 [b]	20 mg/kg；最大剂量 1 g	每天 30 mg/kg，分 2 次给药，连续 3 天；最大剂量每天 1 g
TMP-SMX	未评估	每日 10 mg/kg 甲氧苄啶，50 mg/kg 磺胺甲噁唑，分 2 次给药，连续 5 天；每日最大剂量为 320 mg 甲氧苄啶和 1.6 g 磺胺甲噁唑
氨苄西林	未评估	每天 50 mg/kg，分 4 次给药，连续 3 天；最大剂量为每天 2 g
呋喃唑酮	7 mg/kg；最大剂量 300 mg[c]	每天 5 mg/kg，分 4 次给药，连续 3 天；最大剂量每天 400 mg

TMP-SMX：复方磺胺甲噁唑。

Cherry JD et al: Feigin and Cherry's pediatric infectious diseases, ed 8, Philadelphia, 2019, Elsevier.

[a] 抗菌药物治疗是霍乱液体疗法的一种辅助疗法，不是必不可少的组成部分。然而，此项治疗大概能使腹泻的量和持续时间减少 50%。抗菌药物选择取决于菌株 O1 或 O139 的药物敏感性。已有报道对所有药物均耐药的菌株且在部分地区常见。

[b] 在美国，由于氟喹诺酮类药物如环丙沙星对关节的副作用，18 岁以下儿童仅在特殊情况下批准使用；儿童治疗剂量尚未明确，目前是根据成人的经验用量推算。

[c] 这些药物儿童的治疗量尚未明确，建议是根据成人的用量推算。

    3. 四环素 500 mg 口服每日 4 次，连续 3 天或

    4. 红霉素 500 mg 口服每日 4 次，连续 3 天

    5. 环丙沙星 1 g 口服单次给药

- 孕妇：阿奇霉素 1 g 口服单次给药
- 儿童：阿奇霉素 20 mg/kg 口服单次给药
- 旅行相关感染对复方磺胺甲噁唑（TMP-SMX）的耐药性正在增加，因此不再推荐 TMP-SMX
- 补充锌和维生素 A 对儿童可能有益
- 根据药敏结果选用抗菌药物

慢性期治疗

可能存在无症状的慢性携带者；然而由于他们很难被发现，且传染性低，因此不推荐对这些个体进行治疗。

预后

充分补液的患者死亡率低于 1%。

转诊

如果疾病较严重需转诊。

上报

在美国所有霍乱病例都必须向当地和州卫生部门报告。细菌分离株必须送到国家卫生部门和美国疾病控制与预防中心（CDC）。

预防

- 在美国境外，已经有一种灭活口服霍乱疫苗（Stanchol）可以预防霍乱。它需要分 2 次给药。然而最近的一项研究表明，单次给药对年龄较大的儿童（≥ 5 岁）及在霍乱高发地区的成人是有效的
- 2016 年，美国 FDA 批准 Vaxhora（加利福尼亚州雷德伍德城 PaxVax，Inc. 公司），一种单剂量口服减毒霍乱活疫苗，针对霍乱弧菌血清群 O1，可用于 18 ～ 64 岁需往高风险流行区或疫区旅行的成人。该疫苗需在暴露前至少 10 天单剂量给药。单剂费用为 200 ～ 250 美元。在 2 周内口服或肠外使用过抗生素的患者不应接种

重点和注意事项

专家点评

- 目前建议接种疫苗
- 免疫实践咨询委员会（ACIP）在 2017 年 5 月 12 日的《发病率与死亡率周报》（MMWR）上发表了最新的指导意见
- 目前推荐前往由 O1 霍乱弧菌引起的地方性或流行性霍乱地区的成人（18 ～ 64 岁）使用冻干的 CVD103-HgR
- 疫苗商品名为 Vaxhora

研究结果摘要

- 这是美国唯一获得批准使用的疫苗
- 这是一种单剂量口服活疫苗
- 接种疫苗 10 天后，对预防严重腹泻的有效率为 90%，3 个月后降至 80%
- 未报告严重不良事件
- 疫苗菌株可能 7 天后会从粪便中排出或需更长时间
- 对未前往霍乱高发地区的旅行者，不建议常规接种疫苗
- 目前尚无关于 CVD103-HgR 冻干疫苗在年龄＜18 岁的儿童和青少年或≥65 岁的成年人以及在免疫功能低下者和孕妇、哺乳期妇女中使用的安全性和有效性数据

推荐阅读

Ali M: Natural cholera infection-derived immunity in an endemic setting, *J Infect Dis* 204(6):912-918, 2011.

Ali M: The global burden of cholera, *Bull World Health Organ* 90:209, 2012.

Barzilay EJ: Cholera surveillance during the Haiti epidemic: the first 2 years, *N Engl J Med* 368:599, 2013.

Camacho A et al: Cholera epidemic in Yemen, 2016–2018: an analysis of surveillance data, *Lancet* 6(6):e680-e690, 2018.

Centers for Disease Control and Prevention: Cholera and other Vibrio illness surveillance (COVIS). Atlanta www.cdc.gov/vibrio/surveillance.html.

Chen WH et al: Single-dose live oral cholera vaccine CVD 103-HgR protects against human experimental infection with Vibrio cholera O1 El Tor, *Clin Infect Dis* 62:1329, 2016.

Chen YT et al: Clinical manifestations of non-O1 Vibrio cholerae infections, *PLoS One* 10:e0116904, 2015.

Chin CS et al: The origin of the Haitian cholera outbreak strain, *N Engl J Med* 364:33, 2011.

David LA et al: Gut microbial succession follows acute secretory diarrhea in humans, *MBio* 6, 2015. e00381-15.

Dick MH, Guillerm M, Moussy F, Chaignat CL: Review of two decades of cholera diagnostics—how far have we really come? *PLoS Negl Trop Dis* 6(10):6e1845, 2012.

DuPont HL: Acute infectious diarrhea in immunocompetent adults, *N Engl J Med* 370:1532–1540, 2014.

Ferreras E et al: Single-dose cholera vaccine in response to an outbreak in Zambia, *N Engl J Med* 378(6):577-579, 2018.

Harris JB: Cholera, *Lancet* 379:2466, 2012.

Hsiao A et al: Members of the human gut microbiota involved in recovery from Vibrio cholerae infection, *Nature* 515:423, 2014.

Ivers LC, Farmer P, Almazar CP, Léandre F: Five complementary interventions to slow cholera: Haiti, *Lancet* 376:2048–2051, 2010.

Khan A et al: Cholera in pregnancy: clinical and immunological aspects, *J Infect*

Dis 39:20-24, 2015.

Kitaoka M et al: Antibiotic resistance mechanisms of Vibrio cholerae, *J Med Microbiol* 60:397-407, 2011.

Leibovici-Weissman Y et al: Antimicrobial drugs for treating cholera, *Cochrane Database Syst Rev* 6:CD008625, 2014.

Luquero FJ: Use of Vibrio cholerae vaccine in an outbreak in Guinea, *N Engl J Med* 370:2111, 2014.

Midani FS et al: Human gut microbiota predicts susceptibility to Vibrio cholerae infection, *J Infect Dis* 218:645, 2018.

Musekiwa A, Volmink J: Oral rehydration salt solution for treating cholera: < or = 270 mOsm/L solutions vs > or = 310 mOsm/L solutions, *Cochrane Database Syst Rev* 12:CD003754, 2011.

Nelson EJ et al: Antibiotics for both moderate and severe cholera, *N Engl J Med* 364(1):5-7, 2011.

PaxVax Bermuda Ltd.: *Vaxchora (cholera vaccine) (prescribing information)*, 2016, Redwood City CA.

Perry RT et al: A single dose of live oral cholera vaccine CVD 103HgR is safe and immunogenic in HIV infected and non-infected adults in Mali, *Bull World Health Organ* 76:63-71, 1998.

Qadri F et al: Efficacy of a single-dose inactivated oral cholera vaccine in Bangladesh, *N Engl J Med* 374:1723-1732, 2016.

Qadri F et al: Efficacy of a single-dose regimen of inactivated whole-cell oral cholera vaccine results from 2 years of follow-up of a randomized trial, *Lancet Infect Dis* 18:666, 2018.

Reyburn R et al: The case for reactive mass cholera vaccinations, *PLoS Negl Trop Dis* 5:e952z, 2011.

U.S. Food and Drug Administration: FDA approves vaccine to prevent cholera for travelers, http://www.fda.gov.

Wong KK et al: Recommendations of the advisory committee on immunization practices for use of cholera vaccine, *MMWR Recomm Rep* 66(18):482-485, 2017.

第7章 志贺菌病
Shigellosis

Glenn G. Fort

杨礼腾　译　张小芳　审校

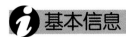 基本信息

定义

志贺菌病是由四种志贺菌属中的任一种菌引起的肠道炎症性疾病。它是美国继沙门菌和弯曲杆菌之后的第三种最常见的腹泻病因，也是美国细菌性痢疾最常见的原因。

同义词

细菌性痢疾

ICD-10CM 编码

A03.9	未指明的志贺菌病
A03.0	痢疾志贺菌引起的志贺菌病
A03.1	福氏志贺菌引起的志贺菌病
A03.2	鲍氏志贺菌引起的志贺菌病
A03.3	宋氏志贺菌引起的志贺菌病
A03.8	其他原因引起的志贺菌病

流行病学和人口统计学

发病率（美国）：每 10 万人口 6.59 例，约 45 万例 / 年

好发性别：男性同性恋者的风险增加

好发年龄：痢疾主要影响儿童（框 7-1），在 < 4 岁儿童中每 10 万人 28 例，4 ～ 11 岁儿童中，每 10 万人 25.67 例

发病高峰：夏天

新生儿感染：罕见但严重

体格检查和临床表现

- 可能无症状，潜伏期 1 ～ 7 天，平均 3 天

框 7-1   重症患者的危险因素

婴儿和 > 50 岁的成人
未经母乳喂养的儿童
麻疹恢复后的儿童
AIDS 患者
营养不良的儿童和成人
出现脱水，昏迷，体温过低或高热或有惊厥史的患者

From Cherry JD et al: Feigin and Cherry's pediatric infectious diseases, ed 8, Philadelphia, 2019, Elsevier.

- 属于轻度自限性疾病，几天即可缓解
- 高热
- 腹泻水样便。痢疾（腹部痉挛痛，里急后重感和粪便含有血液、黏液和脓液，少量但次数多）
- 下行性肠道疾病，感染先累及小肠，后延至结肠
- 重症更多见于美国以外的儿童及老年人中

重症病例的并发症（框 7-2）：

1. 癫痫发作
2. 巨结肠
3. 肠穿孔
4. 死亡

- 肠外表现并不常见（3% 的患者患有反应性关节炎）
- 菌血症在儿童中更常见，成人多见于 AIDS 患者、老年人和糖尿病患者
- 溶血性尿毒综合征（HUS）：可以由痢疾志贺菌引起
- 反应性关节炎，有时是福氏志贺菌引起的赖特综合征的一种临床表现

病因学

- 志贺菌属：革兰氏阴性棒状细菌，对胃酸不敏感，因此 10 ~ 100 个细菌即可引起疾病。细菌侵入结肠组织引起炎症

1. 福氏志贺菌
2. 痢疾志贺菌
3. 宋氏志贺菌
4. 鲍氏志贺菌

框 7-2　志贺菌病的并发症

腹部病变

- 持续性腹泻
- 肠易激综合征
- 肠梗阻，中毒性巨结肠，肠穿孔
- 蛋白质丢失性肠病，营养不良
- 手术并发症：肠穿孔与梗阻，阑尾炎，腹腔脓肿

神经疾病

- 癫痫发作
- 头痛，嗜睡，定向障碍，幻觉
- 昏迷
- 严重中毒性脑病或中毒性菌痢综合征

菌血症

- 营养不良儿童、幼儿和 HIV 携带者及 AIDS 患者

溶血性尿毒综合征

- 仅在志贺菌血清型 1 型感染者发生

泌尿生殖系统

- 外阴阴道炎，尿路感染

其他

- 结膜炎，角膜炎，角膜溃疡
- 反应性关节炎
- 赖特综合征
- 肝炎
- 心肌炎

From Cherry JD et al: Feigin and Cherry's pediatric infectious diseases, ed 8, Philadelphia, 2019, Elsevier.

- 宋氏志贺菌是美国最常见的分离物种（超过 75% 的病例），通常会引起轻微的水样腹泻
- 通过食用受污染的食物或水导致人与人之间的传播被认为是最常见的途径。可通过直接或间接的口-肛接触而在男同性恋者中暴发
- 受污染的食物或水可能传播疾病
- 在日托中心、幼儿经常光顾的社区涉水池和寄宿机构都发生过疫情

Dx 诊断

鉴别诊断

- 可类似于其他细菌性胃肠炎，如艰难梭菌、沙门菌、弯曲杆菌和耶尔森菌
- 痢疾也可由阿米巴原虫引起
- 由肠侵袭性大肠埃希菌（IEC）引起的血性腹泻等类似疾病
- 肠出血性大肠埃希菌（O157∶H7）引起的溶血性尿毒综合征

实验室检查

- 诊断由粪便的细菌培养来明确
- 粪便培养应取新鲜粪便，排便后尽快处理以增加培养的阳性率，最好是取粪便的黏液部分
- 血清学检查是可用的，但临床很少使用
- 聚合酶链式反应（PCR）是可用的，但由于成本问题，主要用于暴发病例的调查
- 粪便白细胞化验可查到白细胞
- 白细胞总数可能低，正常，或高。儿童可发生类白血病反应
- 病情严重或发生脓毒症患者应进行血培养

影像学检查

在一些罕见的重症患者中，腹部 X 线片可提示出现巨结肠或穿孔。

Rx 治疗

非药物治疗

- 充分补充水分
- 补充电解质

急性期治疗

粪便培养阳性，病情严重，免疫功能低下的所有患者都推荐用抗菌药物：

- 以缩短病程
- 以限制疾病的传播

- 成人：敏感性待定，应使用环丙沙星 750 mg 口服每日 2 次，疗程 3 天或左氧氟沙星 500 ～ 750 mg 每日 1 次，疗程 3 天。另一种选择是阿奇霉素 500 g 每日 1 次，疗程 3 天
- 儿童：重症病例静脉注射（IV）头孢曲松每日 50 mg/kg，疗程 5 天。口服治疗，可采用头孢克肟：8 mg/kg 作为单日剂量，也可分为每 12 h 1 次，疗程 5 天。或阿奇霉素：每日 10 mg/kg 作为单日剂量，疗程 3 天。口服喹诺酮类的短疗程疗法也可以安全使用，但儿童限制使用

预后

- 大多数疾病是自限性的，不用治疗而自行缓解
- 病情严重的可能致命

转诊

用于病情严重或出现并发症。

 重点和注意事项

专家点评

- 志贺菌病是"同性恋者肠综合征"的原因之一
- 疾病可因肠道动力减弱而恶化
- 食品处理人员、儿童护理提供者和保健工作者应该在治疗后，确认粪便培养阴性方能再上岗

推荐阅读

Dekker JP, Frank KM: Salmonella, Shigella, and Yersinia, *Clin Lab Med* 35:225-246, 2015.

DuPont HL: Acute infectious diarrhea in immunocompetent adults, *N Engl J Med* 370:1532-1540, 2014.

Kotloff KL et al: Shigellosis, *Lancet* 391:801-812, 2018.

第8章 脓毒性关节炎
Septic Arthritis

Glenn G. Fort

王慧 译 赵生涛 审校

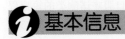 基本信息

定义

脓毒性关节炎是一种破坏性很强的关节疾病，最常见的病因是远处感染部位的病原体血源性播散。外伤或手术造成的关节直接穿透以及邻近骨髓炎的扩散也可能引起细菌性关节炎。身体的任何关节都可能受累。

同义词

感染性关节炎
细菌性关节炎
化脓性关节炎

ICD-10CM 编码
M00.9 未指明的化脓性关节炎

流行病学和人口统计学

发病率（美国）：每年每 10 万人中有 2 ～ 6 例
患病率（美国）：未知
好发性别：淋球菌性关节炎在女性多见
好发年龄：淋球菌性关节炎在性行为活跃的成年人中多见
发病高峰：

- 淋球菌性关节炎：年轻成年人
- 其他细菌性原因：所有年龄段

体格检查和临床表现

- 特点：急性发作的单关节疼痛、红肿、发热和不能活动
- 关节活动范围受限

- 关节积液，伴有不同程度的红肿以及关节周围的皮肤温度升高
- 非淋球菌性关节炎中 80% ~ 90% 的病例为单关节受累
- 淋球菌性皮炎-关节炎综合征：
  1. 典型的临床表现是游走性多关节炎或腱鞘炎
  2. 躯干或四肢小脓疱
- 同时出现发热
- 最常受累的关节：成人为膝关节及髋关节，但任何关节都可能受累；儿童为髋关节

病因学

- 源自其他感染部位的细菌播散
  1. 细菌经血传播侵袭富含血管的滑膜
  2. 白细胞酶导致滑膜、软骨和骨的坏死
  3. 如果没有给予适当的静脉注射抗生素进行抗感染治疗和坏死物引流，将迅速出现广泛的关节破坏
- 易感因素：类风湿关节炎、人工关节、高龄、免疫缺陷（HIV、DM、免疫抑制剂）、痛风、性活动（淋球菌性关节炎）、皮肤感染、皮肤溃疡（邻近播散）、近期关节手术、近期关节内感染。图 8-1 说明了细菌到达关节的可能路径

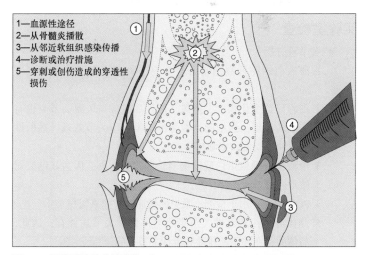

图 8-1　细菌到达关节的路径。（From Hochberg MC et al：Rheumatology，ed 5，St. Louis，Mosby，2011.）

Dx 诊断

鉴别诊断

- 痛风
- 假性痛风
- 创伤
- 关节积血
- 风湿热
- 成人或青少年类风湿关节炎
- 脊椎关节病，如反应性关节炎（赖特综合征）
- 骨髓炎
- 病毒性关节炎
- 化脓性滑囊炎
- 伯氏疏螺旋体所致莱姆病

评估

- 关节抽吸、革兰氏染色和滑液培养。图 8-2 描述了脓毒性关节炎滑液分析的方法步骤
- 在进行其他检查或使用抗生素前应立即进行关节穿刺。滑液应在床旁进行评估，然后送实验室检测

实验室检查

- 关节液分析：
  1. 滑液白细胞计数通常升高 > 50 000/μl，多形核粒细胞 > 80%
  2. 细胞计数变化很大，痛风、假性痛风或类风湿关节炎也有类似的表现。白细胞计数降低可发生于关节置换、播散性淋病和外周血白细胞减少症
  3. 滑液葡萄糖或蛋白质检测对诊断没有帮助，因为其结果对脓毒性关节炎无特异性
  4. PCR 检测：用于检测不常见的病原体（如莱姆病）
  5. 晶体分析：脓毒性关节炎可与晶体性关节病并存；因此，晶体的存在并不能排除脓毒性关节炎的诊断
- 血培养：脓毒性关节炎患者中 25% ～ 50% 呈阳性

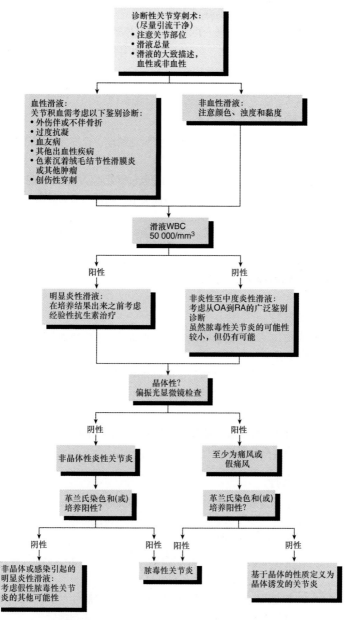

图 8-2　脓毒性关节炎滑液分析步骤。OA，骨关节炎；RA，类风湿关节炎；WBC，白细胞计数。（From Harris ED et al：Kelley's textbook of rheumatology, ed 7，Philadelphia，2005，Saunders.）

- 关节外可能的感染源的培养
- 外周血白细胞计数、ESR（非特异性）及 C 反应蛋白（CRP）（非特异性）升高。当 ESR 和 CRP 升高时，监测其变化可能有助于评估治疗的反应性
- 如果怀疑淋球菌感染，对滑液进行核酸扩增试验（NAAT）

影像学检查

- 患病关节的 X 线片：有助于排除骨髓炎、骨折、软骨钙质沉着症或炎性关节炎
- MRI：提示急性关节内感染的征象包括骨质侵蚀合并骨髓水肿
- CT：有助于早期诊断脊柱、髋关节、胸锁关节和骶髂关节的感染
- 超声：可用于检测较难检查的关节积液（如髋关节）

Rx 治疗

非药物治疗

- 对患病关节每天抽吸以清除坏死物质，并连续进行白细胞计数和培养
- 如果不能通过静脉注射抗生素和闭式引流解决：进行开放式清创和灌洗，特别是在非淋球菌性感染时
- 预防挛缩：
  1. 炎症急性期后，对患病关节进行活动度训练
  2. 物理治疗有帮助

急性期治疗

- 关节抽液和滑液革兰氏染色后立即静脉注射抗生素。经验性抗生素治疗（表 8-1）应基于滑液革兰氏染色检出的病原体：
  1. 革兰氏阳性球菌：万古霉素：每日 15～20 mg/kg，静脉注射，每 8～12 h 一次。保持谷浓度在 15～20 μg/ml。替代药物包括达托霉素和利奈唑胺
  2. 革兰氏阴性球菌：头孢曲松：成人每天静脉注射 1～2 g（儿童每天 50～100 mg/kg）。次选药物包括头孢噻肟
  3. 革兰氏阴性杆菌：头孢曲松，头孢吡肟：成人 1～2 g，静脉注射，每 8～12 h 一次（儿童每日 100～150 mg/kg，每

表 8-1 针对成人原生细菌性关节炎推荐的经验性治疗方案

革兰氏染色	首选抗生素 *	替代抗生素
革兰氏阳性球菌	万古霉素，每天 15 ~ 20 mg/kg（实际体重），每 8 ~ 12 h 一次[†]	达托霉素，6 ~ 8 mg/(kg·d)[TMM] 或利奈唑胺，600 mg，静脉注射或口服，每 12 h 一次[‡]
革兰氏阴性球菌[§]	头孢曲松，每 24 h 1 g	头孢噻肟，每 8 h 1 g[‖]
革兰氏阴性杆菌[¶]	头孢他啶，每 8 h 2 g 或头孢吡肟，每 8 h 2 g 或哌拉西林-他唑巴坦，每 6 h 4.5 g	氨曲南，每 8 h 2 g 或氟喹诺酮或碳青霉烯
革兰氏染色阴性[¶]	万古霉素联合头孢他啶或头孢吡肟	达托霉素[‡]或利奈唑胺[‡]联合哌拉西林-他唑巴坦或氨曲南或氟喹诺酮 **或碳青霉烯

* 除非另有说明，均为肾功能正常者的静脉注射剂量。

[†] 治疗监测应以血清谷浓度 15 ~ 20 mg/L 为目标。

[‡] 对万古霉素过敏或不耐受的患者。

[§] 不明确的革兰氏阳性形态应视为革兰氏阴性杆菌。

[‖] 革兰氏阴性球菌的流行病学或病史提示淋球菌感染，初始治疗应遵循疾病控制和预防中心的性传播疾病指南。对于有重症多形红斑（史-约综合征）病史或 IgE 介导的严重的 β-内酰胺类抗生素过敏史的患者，尚未提出替代疗法。对青霉素过敏患者，等待药敏实验时，可能的经验性用药包括阿奇霉素、环丙沙星、妥布霉素、庆大霉素和大观霉素（美国不可获得）。

[¶] 对于具有革兰氏阳性病原体耐药危险因素（严重的医疗保健暴露、免疫抑制或产超广谱 β-内酰胺酶革兰氏阴性菌感染或定植史）的患者，应考虑选择局部抗生素治疗。

** 环丙沙星 400 mg 静脉注射（IV），每 8 h 1 次或 750 mg 口服（PO），每 12 h 1 次或左氧氟沙星 750 mg IV/PO 每 24 h 1 次。

Bennett JE et al：Mandell, Douglas, and Bennett's principles and practice of infectious diseases, ed 8, Philadelphia, 2015, WB Saunders.

8 h 一次分配给药）；哌拉西林-他唑巴坦：3.375 ~ 4.5 g，静脉注射，每 6 h 一次。对青霉素或头孢菌素过敏的患者可使用氨曲南或氟喹诺酮类药物

4. 革兰氏染色阴性：万古霉素加头孢吡肟或碳青霉烯类（例如美罗培南）：成人 1 g 静脉注射每 8 h 一次（儿童每日 60 mg/kg，每 8 h 一次分配给药）或厄他培南

传统上，脓毒性关节炎抗生素的最佳疗程通常为手术引流后使

用 3 ～ 6 周。近期的研究（Gjika et al，Ann Rheum Dis Aug 2019，78：1114）支持在手术的同时给予 2 周的抗生素治疗疗程。

推荐阅读

Arnold JC, Bradley JS: Osteoarticular infections in children, *Infect Dis Clin North Am* 29:557-574, 2015.

Costales C, Butler-Wu SM: A real pain: diagnostic quandaries and septic arthritis, *J Clin Microbiol* 56(2):e01358-17, 2018.

Gjika E et al: Two weeks versus four weeks of antibiotic therapy after surgical drainage for native joint bacterial arthritis: a prospective, randomized, non-inferiority trial, *Ann Rheum Dis* 78(8):1114-1121, 2019.

Hassan AS et al: Peripheral bacterial septic arthritis: review of diagnosis and management, *J Clin Rheumatol* 23:435-442, 2017.

Lim SY et al: Septic arthritis in gout patients: a population-based cohort study, *Rheumatology (Oxford)* 54:2095-2099, 2015.

第9章　蜂窝织炎
Cellulitis

Fred F. Ferri

刘凯雄　译　陈俊文　审校

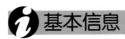 基本信息

定义

蜂窝织炎是深部真皮和皮下组织的感染，其特征是受累区域出现红斑、发热和压痛。根据病史和体格检查可做出诊断。

同义词

丹毒［通常由 A 组乙型溶血性链球菌（GABHS）引起的蜂窝织炎］

SSSIs（皮肤和皮肤结构感染）

ABSSSIs（急性细菌性皮肤和皮肤结构感染）

ICD-10CM 编码	
H05.011	右眼眶蜂窝织炎
H05.012	左眼眶蜂窝织炎
H05.013	双侧眼眶蜂窝织炎
H05.019	未指明眼眶蜂窝织炎
H60.10	外耳蜂窝织炎，未指明部位
H60.11	右外耳蜂窝织炎
H60.12	左外耳蜂窝织炎
H60.13	双侧外耳蜂窝织炎
K12.2	口蜂窝织炎和脓肿
L03.011	右手指蜂窝织炎
L03.012	左手指蜂窝织炎
L03.019	未指明的手指蜂窝织炎
L03.031	右脚趾蜂窝织炎
L03.032	左脚趾蜂窝织炎
L03.039	未指定脚趾蜂窝织炎
L03.111	右腋窝蜂窝织炎
L03.112	左腋窝蜂窝织炎

L03.113　右上肢蜂窝织炎

L03.114　左上肢蜂窝织炎

L03.115　右下肢蜂窝织炎

L03.116　左下肢蜂窝织炎

L03.119　肢体未指明部位蜂窝织炎

L03.211　面部蜂窝织炎

L03.221　颈部蜂窝织炎

L03.311　腹壁蜂窝织炎

L03.312　后背蜂窝织炎（臀部以外的任何部位）

L03.313　胸壁蜂窝织炎

L03.314　腹股沟蜂窝织炎

L03.315　会阴蜂窝织炎

L03.316　肚脐蜂窝织炎

L03.317　臀部蜂窝织炎

L03.319　躯干蜂窝织炎

L03.811　头部蜂窝织炎（面部以外的任何部位）

L03.818　其他部位的蜂窝织炎

L03.90　未指明的蜂窝织炎

流行病学和人口统计学

- 最常见于糖尿病患者、免疫功能低下宿主以及静脉和淋巴管受损的患者

- 经常在皮肤破裂处［创伤，手术伤口（手术部位感染占所有手术 2% ~ 5%），溃疡，癣感染处］发生。水肿，动物或人咬伤，邻近骨髓炎和菌血症是蜂窝织炎的潜在来源

- 在美国，皮肤和软组织感染每年门诊人次超过 1400 万，门诊护理费用为 37 亿美元。每年住院人次超过 65 万

体格检查和临床表现

因致病微生物而异：

- 丹毒（图 9-1）：表浅分布、温热、红斑性病变，以硬结、边缘隆起为特征；淋巴受累，水疱形成常见

- 葡萄球菌性蜂窝织炎：累及区域表现为红斑、发热和肿胀；与丹毒的区别在于边缘无隆起、界线不清；局部压痛和局部淋巴结肿大常见；高达 85% 的病例发生在腿和足

扫二维码看
彩图

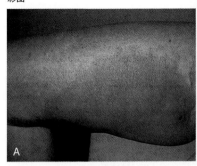
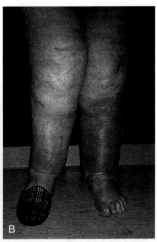

图 9-1　（扫二维码看彩图）腿部丹毒。**A**. 注意大腿近端的开放性伤口，这是导致感染的原因。应密切监测患者是否有更严重的皮肤变化（例如，紫癜、大疱、大疱性溃疡、坏死、感觉减退、波动），这些变化可能提示坏死性筋膜炎或化脓性肌炎。**B**. 这位老年患者慢性淋巴水肿使其易患蜂窝织炎。［From White GM, Cox NH（eds）：Diseases of the skin, ed 2, St Louis, 2006, Mosby.］

- 流感嗜血杆菌蜂窝织炎：累及区域表现为蓝红色 / 紫红色；主要发生在儿童中；好发部位为儿童的脸部和成人的颈部或上胸部
- 创伤弧菌：出血性大疱、蜂窝织炎、淋巴结炎、肌炎；常见于脓毒症休克的危重患者
- 表 9-1 描述了蜂窝织炎的不同的发生位置与诱因。如，非化脓性蜂窝织炎是由乙型溶血性链球菌引起的，而化脓性蜂窝织炎是由耐甲氧西林金黄色葡萄球菌（MRSA）引起的

病因学

- 任何皮肤屏障的破坏都为病原体侵入皮肤和软组织提供了入口
- A 组乙型溶血性链球菌（可能伴随着上呼吸道链球菌感染）：大多数非创伤性蜂窝织炎病例与乙型溶血性链球菌密切相关
- 葡萄球菌蜂窝织炎：糖尿病患者、运动员、男同性恋、居住在公共住房的人和男性囚犯更容易感染 MRSA。一个社区获得性的 MRSA 菌株——USA 300，正在取代医院获得性的 MRSA 菌株
- 静脉吸毒：MRSA、铜绿假单胞菌

表 9-1　不同解剖位置的蜂窝织炎

不同蜂窝织炎类型或诱因	位置	可能病原体
眶周蜂窝织炎	眼眶周围	金黄色葡萄球菌、肺炎链球菌、A 组链球菌
面颊蜂窝织炎	面颊	B 型流感嗜血杆菌
复杂皮疹致蜂窝织炎	耳、鼻、脐	金黄色葡萄球菌、A 组乙型溶血性链球菌
乳房切除术后（腋窝淋巴结清扫术）	同侧上肢	非 A 组乙型溶血性链球菌
肿块切除后（腋窝淋巴结清扫，乳房照射）	同侧乳房	非 A 组乙型溶血性链球菌
大隐静脉切除行冠状动脉旁路移植术后	同侧下肢	A 组和非 A 组乙型溶血性链球菌
根治性盆腔手术后，放射治疗后	外阴，腹股沟区，下肢	B 组和 G 组链球菌
抽脂术后	大腿、腹壁	A 组链球菌，消化链球菌属
术后伤口感染早期	腹部、胸部、臀部	A 组链球菌
毒品注射（皮下注射毒品）	四肢、颈部	金黄色葡萄球菌，链球菌（A，C，F，G组）*
会阴蜂窝织炎	会阴	A 组链球菌

* 从皮肤或脓肿分离中分离出的其他细菌，包括粪肠球菌，草绿色链球菌，凝固酶阴性葡萄球菌，厌氧菌（包括拟杆菌和梭状芽孢杆菌）和肠杆菌科。

From Bennett JE, Dolin R, Blaser MJ: Mandell, Douglas, and Bennett's principles and practice of infectious diseases, ed 8, Philadelphia, 2015, Saunders.

- 创伤弧菌：好发于肝病（75%）和免疫功能低下的宿主。在美国，创伤弧菌感染是与海产品消费有关的主要死亡原因
- 猪红斑丹毒丝菌：好发于加工家禽，鱼类或肉类的人
- 嗜水气单胞菌：通常发生在淡水中受污染的开放性伤口
- 真菌（新型隐球菌）：发生于免疫功能低下的粒细胞减少症患者
- 革兰氏阴性杆菌（沙雷菌、肠杆菌、变形杆菌和假单胞菌）：可能发生于免疫功能低下或粒细胞减少的患者
- 热水浴缸暴露：铜绿假单胞菌；鱼缸暴露：海分枝杆菌
- 咬伤：人（啮蚀艾肯菌），狗（多杀巴斯德菌、犬咬二氧化碳嗜纤维菌），猫（多杀巴斯德菌），大鼠（念珠状链杆菌）

Dx 诊断

鉴别诊断

- 坏死性筋膜炎（皮肤呈红紫色，体积迅速增大，木质硬结，外观苍白而不是红斑，紫色大疱，疼痛与外观不成正比，出现脓毒症）
- 深静脉血栓形成
- 周围血管功能不全（静脉瘀滞性皮炎）
- 乳房佩吉特（Paget）病
- 血栓性静脉炎
- 急性痛风
- 银屑病
- 念珠菌擦疹
- 假性痛风
- 骨髓炎
- 昆虫叮咬
- 固定性药疹
- 淋巴水肿
- 接触性皮炎
- 鹰嘴囊感染
- 疱疹性化脓性指头炎，早期带状疱疹（水疱之前）
- 游走性红斑（莱姆病）
- 罕见：牛痘疫苗接种、川崎病、坏疽性脓皮病、急性发热性嗜中性细胞皮肤病、丹毒样癌、厌氧性肌坏死、红斑性肢痛症、嗜酸性蜂窝织炎（Well 综合征）、家族性地中海热

实验室检查

- 在无合并症的情况下，通常不需要进行实验室检查来评估蜂窝织炎和非复杂性软组织感染
- 全血细胞分类计数：可能存在白细胞增多，但为非特异性表现
- 革兰氏染色，培养（需氧和厌氧）：
  1. 引流物来源于：
     a. 蜂窝织炎的病灶边缘
     b. 任一水疱

2. 任一引流材料拭子

3. 钳取活组织检查（在选定的患者中）

- 住院患者、合并淋巴水肿的蜂窝织炎患者、颊部或眶周蜂窝织炎患者以及怀疑存在咸水或淡水感染源的患者需血培养。蜂窝织炎中菌血症罕见（4% 的患者血培养阳性）
- 抗链球菌溶血素 O（ASLO）滴度（怀疑链球菌病）
- 大多数蜂窝织炎患者病因尚不明确。复发性下肢蜂窝织炎患者应检查有无足癣，若有需处理

影像学检查

- 影像学检查通常不是必需的，但可能有助于疑似化脓性软组织感染和骨髓炎的诊断
- 对怀疑坏死性筋膜炎的患者（皮下组织的深层感染，导致筋膜和脂肪组织进行性破坏）可行 CT 或 MRI 检查

Rx 治疗

非药物治疗

患肢固定和抬高。冰无菌生理盐水冲洗开放化脓病灶。外周水肿患者应穿弹力袜。

急性期治疗

应覆盖链球菌和对甲氧西林敏感的金黄色葡萄球菌。有下列危险因素的患者（例如，静脉吸毒者、长期居住养老机构人员、运动员、儿童、男同性恋和囚犯）需扩大抗菌范围覆盖 MRSA。

丹毒：

- 口服：每 6 h 口服双氯西林 500 mg 或头孢氨苄 500 mg 每日 4 次
- 静脉注射：头孢唑啉 1 g 每 6～8 h 一次或萘夫西林 1.0 g 或 1.5 g 每 4～6 h 一次

注： 青霉素过敏患者使用万古霉素 1 g 静脉注射每 12 h 一次

葡萄球菌性蜂窝织炎：

- 口服：双氯西林 250～500 mg 每日 4 次
- 静脉注射：萘夫西林 1～2 g 每 4～6 h 一次
- 头孢菌素（头孢氨苄 500 mg 每日 4 次）也可提供足够的抗葡萄球菌覆盖（除 MRSA 外）

- 门诊轻度 MRSA 感染：甲氧苄啶−磺胺甲噁唑（复方磺胺甲噁唑，TMP-SMX）（160 mg/800 mg 口服每日 2 次）。中重度 MRSA 感染：万古霉素 1.0 ～ 2.0 g 静脉注射每日一次，或利奈唑胺 1.0 ～ 2.0 g 静脉注射每 12 h 一次。达托霉素（Cubicin）是一种环状脂肽，可替代万古霉素用于复杂的皮肤和皮肤结构感染。通常剂量是每 24 h 静脉给药 4 mg/kg 30 min 以上。替拉凡星是万古霉素的一种新的糖肽衍生物，对革兰氏阳性菌（包括 MRSA）皮肤和皮肤结构感染有效。特地唑胺是对 ABSSSI 有效的噁唑烷酮，可替代利奈唑胺。头孢罗膦（Teflaro）是一种新型的静脉注射头孢菌素，对 MRSA 也有效。达巴凡星和特地唑胺是 FDA 批准用于皮肤和皮肤结构感染（包括 MRSA）的新药

流感嗜血杆菌性蜂窝织炎：
- 口服：头孢克肟或头孢呋辛
- 静脉注射：头孢呋辛或头孢曲松

创伤弧菌感染：
- 多西环素每日 2 次 100 mg 静脉注射＋每 8 h 一次头孢他啶 2 g 静脉注射或每日 2 次环丙沙星 400 mg 静脉注射。口服抗生素治疗轻度病例（每日 2 次多西环素 100 mg ＋每日 2 次环丙沙星 750 mg）
- 静脉注射支持并入住重症监护病房（脓毒症休克死亡率高于 50%）

红斑丹毒丝菌感染：
- 青霉素

嗜水气单胞菌感染：
- 氨基糖苷类
- 氯霉素
- 住院患者皮肤和皮肤结构复杂感染可每 24 h 一次静脉注射达托霉素（Cubicin）4 mg/kg

❗ 重点和注意事项

- 16.6% 的急性蜂窝织炎患者对初始治疗无反应，主要是由于抗生素选择和剂量不当（基于体重的用药剂量作为首选）
- 预防性使用抗生素（例如双氯西林 500 mg 每日 2 次或红霉素

250 mg 每日 2 次）有争议，但对危险因素控制后仍有 ≥ 4 次蜂窝织炎的患者可以考虑使用。尽管进行了抗生素预防，仍有 22% 的病例发生无明确病因的复发性蜂窝织炎
- 在门诊就诊的单纯性蜂窝织炎患者中，无需在头孢氨苄基础上添加 TMP-SMX 以覆盖 MRSA，且不会增加临床治愈的可能

相关内容

丹毒（相关重点专题）

坏死性筋膜炎（相关重点专题）

推荐阅读

Khawcharoenporn T, Tice A: Empiric outpatient therapy with trimethoprim-sulfamethoxazole, cephalexin, or clindamycin for cellulitis, *Am J Med* 123:942-950, 2010.

Moran GJ et al: Effect of cephalexin plus trimethoprim-sulfamethoxazole vs cephalexin alone on clinical cure of uncomplicated cellulitis: a randomized clinical trial, *J Am Med Assoc* 317:2088-2096, 2017.

Prokocimer P et al: Tedizolid phosphate vs linezolid for treatment of acute bacterial skin and skin structure infections: the ESTABLISH-1 randomized trial, *J Am Med Assoc* 309(6):559-569, 2013.

Raff AB, Kroshinsky D: Cellulitis: a review, *J Am Med Assoc* 316(3):325-337, 2016.

Talan DA et al: Trimethoprim-sulfamethoxazole versus placebo for uncomplicated skin abscess, *N Engl J Med* 374:823-832, 2016.

第 10 章　坏死性筋膜炎
Necrotizing Fasciitis

Glenn G. Fort

黎建文　译　张骅　审校

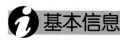 基本信息

定义

坏死性筋膜炎（necrotizing fasciitis，NF）是一种位于深筋膜快速发展的细菌性感染，与炎症相关，导致皮下组织层面组织坏死。这种感染可能发生于外伤或手术切口，可为自发性或特发性，目前有两种临床类型，均有较高的发病率和死亡率。

同义词

NF

软组织坏疽

食肉细菌

富尼埃（Fournier）坏疽

溶血性链球菌性坏疽

ICD-10CM 编码

M72.6　坏死性筋膜炎

流行病学和人口统计学

好发性别：男性比女性好发

好发年龄：6 ~ 50 岁，儿童不常见

发病率：侵袭性 A 组链球菌感染的发生率是 3.5 例 /10 万人，病死率约 24%

体格检查和临床表现

坏死性筋膜炎的临床分型：

- Ⅰ型：至少分离出一种厌氧菌以及一种或多种兼性厌氧菌种，例如链球菌（非 A 组）和肠杆菌科细菌（革兰氏阴性菌）

- 厌氧菌，最常见的是拟杆菌或消化链球菌
- 肠杆菌科：大肠埃希菌，克雷伯菌属，变形杆菌属，肠杆菌属
- 通常与糖尿病或周围血管疾病有关
- Ⅰ型示例：会阴部的富尼埃坏疽
- Ⅱ型：可分离独立 A 组链球菌或联合其他细菌，最可能为金黄色葡萄球菌，也称为溶血性链球菌性坏疽
- Ⅱ型示例：侵袭性 A 组链球菌，伴有毒力因子 1 型和 3 型 M 蛋白

坏死性筋膜炎示例：

- 富尼埃坏疽：会阴部的Ⅰ型侵袭性感染通常为肠道细菌穿透胃肠道或尿道的黏膜引起，它可以迅速扩散，累及阴囊，阴茎，腹壁或臀肌，引起坏疽。在糖尿病患者中使用钠-葡萄糖协同转运蛋白 2（SGLT2）抑制剂与富尼埃坏疽有关
- 梭菌性蜂窝织炎：由产气荚膜梭菌引起，与局部创伤或外科手术有关，由于产气会出现捻发感，通常在表皮上发现，深层的组织累及

体格检查

轻微的皮肤创伤，患者有中毒表现：

- 开放性皮肤伤口
- 受伤或手术部位严重疼痛
- 发热，精神错乱，乏力，腹泻
- 早期皮肤红斑，数小时至数天迅速扩散
- 皮肤颜色由红变紫
- 可能发生坏疽性皮肤变化
- 深筋膜坏死引起皮肤和皮下组织松弛（图 10-1），受累区域出现"木质"硬结和捻发感
- 可能会出现肌肉受累，血管栓塞和心肌坏死
- 局部大疱和气体形成

病因学

- NF 通常是由皮肤损伤或外伤引起的，存在合并症（糖尿病、癌症、肝病、免疫抑制、使用 SGLT2 抑制剂）会增加患病风险
- 微生物：厌氧菌和需氧革兰氏阴性肠杆菌混合感染

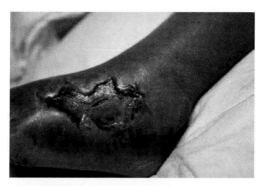

扫二维码看
彩图

图 10-1　（扫二维码看彩图）**坏死性筋膜炎**。食肉细菌 A 组乙型溶血性链球菌，可以迅速造成严重的组织破坏。这位 32 岁的女性出现疼痛、红斑和足部肿胀，随后一周出现坏死性溃疡。没有外伤史。［Courtesy Roger Bitar，MD. From White GM，Cox NH（eds）：Diseases of the skin，a color atlas and text，ed 2，St Louis，2006，Mosby.］

- A 组链球菌（化脓性链球菌）
- 金黄色葡萄球菌
- 产气荚膜梭菌
- 脆弱拟杆菌
- 创伤弧菌
- 耐甲氧西林金黄色葡萄球菌（MRSA），尤其是社区获得性 MRSA

(Dx) 诊断

鉴别诊断

- 蜂窝织炎
- 化脓性肌炎
- 气性坏疽
- 皮肤坏死，软组织和肌肉感染的分类详见表 10-1

评估

- 坏死性筋膜炎的确诊通常需要切开和探查，在坏死性筋膜炎患者中皮下探查没有任何阻力，而且筋膜层受累
- 实验室检查：

表 10-1 皮肤坏死、软组织和肌肉感染的分类

疾病	细菌	注释
坏死性蜂窝织炎		
梭菌性蜂窝织炎	产气荚膜梭菌	局部创伤，近期手术；筋膜/深肌层不受累
非传染性蜂窝织炎	混合：大肠埃希菌、肠杆菌、消化链球菌、脆弱拟杆菌	糖尿病患者易患；产生恶臭
梅勒尼协同性坏疽	金黄色葡萄球菌、微需氧链球菌	罕见感染；术后；扩展缓慢，无痛，浅筋膜溃疡
协同性坏死性蜂窝织炎	需氧和厌氧混合菌株，包括脆弱拟杆菌、消化链球菌	糖尿病易患；Ⅰ型坏死性筋膜炎的变种；累及皮肤、肌肉、脂肪和筋膜
坏死性筋膜炎		
Ⅰ型	需氧和厌氧混合；葡萄球菌、脆弱拟杆菌、大肠埃希菌、A组链球菌、消化链球菌、普雷沃菌、卟啉单胞菌、梭状芽孢杆菌	通常有手术史、穿透性损伤或在慢性疾病（如糖尿病、周围血管疾病、恶性肿瘤和肛裂等）患者的黏膜层进行破口
Ⅱ型	A组链球菌	1985年以来发生频率和严重程度增加；死亡率非常高；通常始于非穿透性轻微创伤的部位，如瘀伤或肌肉拉伤，但通常没有确定的先兆诱因 易感因素：钝挫伤/穿透性创伤、水痘、静脉药物滥用、外科手术、分娩、使用非甾体抗炎药
肌坏死		
梭菌性肌坏死	梭状芽孢杆菌	诱因：深部/穿透伤、肠道和胆道手术、执行不当的流产和胎盘滞留、胎膜长时间破裂、产后胎儿宫内死亡或稽留流产。复发性气性坏疽发生在既往气性坏疽的部位
链球菌性肌坏死	链球菌	

续表

疾病	细菌	注释
特殊类型的坏死性软组织感染		
富尼埃坏疽	多菌种感染，需氧菌以大肠埃希菌为主，厌氧菌以拟杆菌为主。其他微生物系：变形杆菌、葡萄球菌、肠球菌、需氧和厌氧链球菌、假单胞菌、克雷伯菌和梭状芽孢杆菌	阴囊或会阴坏死，始于阴囊疼痛和红斑，并迅速扩散到前腹壁和臀肌。它更常见于糖尿病患者，并可能与创伤有关

From Vincent JL et al: Textbook of critical care, ed 6, Philadelphia, 2011, WB Saunders.

1. 坏死性筋膜炎的实验室风险指标（LRINEC）由以下 6 个变量组成，如果存在，则报告的阳性预测值为 92%：全血细胞计数（CBC）有异常［白细胞增多症（白细胞计数＞15 000/mm³），贫血（Hb＜13.5 g/dl）］，C 反应蛋白升高（≥15 mg/dl），低钠血症（钠＜135 mmol/L），肌酐升高（＞1.6 mg/dl），高血糖（葡萄糖＞180 mg/dl）

2. 皮肤、软组织或清创组织行需氧或厌氧菌培养，60% 的 Ⅱ 型感染患者和 20% 的 Ⅰ 型感染患者血培养呈阳性

- 影像学检查

1. X 线片可见皮下筋膜层内气体征（图 10-2）

2. 计算机断层成像（CT）或磁共振成像（MRI）可能会有所帮助，因为它们可以检测组织中的气体，MRI 增强扫描比 CT 更灵敏

℞ 治疗

- 尽早积极进行受累坏死组织的外科清创术对于降低死亡率至关重要

- 四肢筋膜切开术可能是必要的

- 立即开始经验性抗生素治疗

1. Ⅰ 型：万古霉素，达托霉素或利奈唑胺加哌拉西林 / 他唑巴坦；碳青霉烯类（例如亚胺培南，美罗培南或多立培南），以及第三代头孢菌素＋甲硝唑或氟喹诺酮加甲硝唑（头孢曲松）均是等待培养结果时的合理选择；还可添加经验性

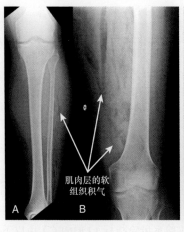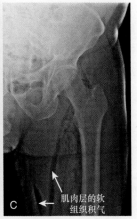

图 10-2　坏死性筋膜炎。 这位 71 岁的男性患有再生障碍性贫血，表现为发热至 38.9℃（102.02℉），腿部无力，腿部极度疼痛。最初，患者被认为有神经病理性疼痛和乏力，表明可能有脊椎疾病，如硬膜外脓肿。很快发展为大腿捻发音。对患者腿部行 X 线检查，随后进行了非增强 CT 扫描。**A**.胫骨和腓骨的前后位片（AP）。**B**. 股骨 AP。**C**.髋部 AP。可以看到肌肉层的软组织积气。在 X 线片上，气体呈黑色。考虑到气体的广泛分布，局灶性脓肿不太可能发生，应该怀疑是产气微生物引起的坏死性筋膜炎。（From Broder JS：Diagnostic imaging for the emergency physician，Philadelphia，2011，WB Saunders.）

克林霉素以抑制葡萄球菌和链球菌产生的毒素，始终保持对厌氧菌的覆盖很重要，而且在年龄和肌酐清除率许可的情况下尽可能用最大剂量

2. Ⅱ型：对于 A 组链球菌，体重＞60 kg 患者，静脉注射青霉素 G，400 万 U，4 h 一次，联合克林霉素静脉注射 600 ～ 900 mg，8 h 一次。克林霉素具有抑制毒素产生的附加作用，如果怀疑存在 MRSA，建议增加使用万古霉素，达托霉素或利奈唑胺

- 静脉注射丙种球蛋白（IVIG）：第 1 天 1 g/kg，第 2 天和第 3 天 0.5 g/kg 中和血液中链球菌毒素。尽管数据尚不明确，但已证明对严重的侵袭性 A 组链球菌感染有益
- 对于创伤弧菌，使用多西环素加头孢他啶；对于嗜水气单胞菌，使用多西环素加环丙沙星治疗
- 高压氧治疗可以作为手术和静脉注射抗生素的辅助治疗措施

推荐阅读

Bersoff-Matcha SJ et al: Fournier gangrene associated with sodium-glucose cotransporter-2 inhibitors: a review of spontaneous postmarketing cases, *Ann Intern Med* 170(11):764-769, 2019.

Bonne SL, Kadri SS: Evaluation and management of necrotizing soft tissue infections, *Infect Dis Clinics North Am* 31:497-511, 2017.

Hakkarainen TW et al: Necrotizing soft tissue infections: review and current concepts in treatment, systems of care, and outcomes, *Curr Probl Surg* 51:344-362, 2014.

Stevens DL et al: Practice guidelines for the diagnosis and management of skin and soft tissue infections: 2014 update by the Infectious Diseases Society of America, *Clin Inf Dis* 59(2):e10-e52, 2014.

Stevens DL, Bryant AE: Necrotizing soft-tissue infections, *N Eng J Med* 377:2253-2265, 2017.

Weaver LK: Hyperbaric oxygen in the critically ill, *Crit Care Med* 39(7):1784-1791, 2011.

第 11 章　硬脊膜外脓肿
Spinal Epidural Abscess

Glenn G. Fort

韩飚　译　高玉芝　王孝宾　审校

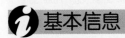 基本信息

定义

硬脊膜外脓肿（spinal epidural abscess，SEA）是发生在硬脊膜外腔内的局灶性化脓性感染。

同义词

SEA

ICD-10CM 编码

06.1　椎管内脓肿和肉芽肿

流行病学和人口统计学

发病率（美国）：

- 每年每 10 万例住院患者，发生 2 ~ 25 例
- 过去的 30 年中发病率可能还在增加

好发年龄：

- 好发的中位年龄约 50 岁（静脉吸毒者约 35 岁）
- 70 ~ 90 岁为发病高峰年龄段

体格检查和临床表现

- SEA 可以没有特异性表现
- 早期症状常表现为发热，不适感和背部疼痛
- 通常是局灶性疼痛，起病时轻度疼痛，但是会进展为重度
- 随着疾病进展，可能会出现神经根性疼痛，并伴随肌力减弱，感觉异常，膀胱及肠功能异常及麻痹
- 体格检查可能只发现发热及脊柱压痛
- 神经性功能障碍可在几小时内快速进展，也可能需要几星期

到几个月

- 如不及时恰当干预，一旦出现瘫痪，会变成不可逆性

病因学

- SEA 最常见于血源性传播
- 在美国，大多数病例为化脓性细菌感染。来自结核感染高发区的移民可能出现结核性 SEA。真菌及寄生虫也可以引起感染。最常见的致病菌为金黄色葡萄球菌。如果继发于泌尿系或者胃肠道感染，致病菌也可为革兰氏阴性杆菌及厌氧菌
- 通常认为脊柱后方的 SEA 多继发于远隔部位的感染灶（例如，皮肤和软组织感染），脊柱前方的 SEA 多与椎间盘炎或椎体骨髓炎有关。约 1/3 病例未能发现原发病灶
- 相关的易感因素包括：糖尿病、酗酒、癌症、AIDS、慢性肾衰竭、硬膜外麻醉、脊柱手术或创伤、硬膜外导管留置时间过长、椎旁注射麻醉剂或糖皮质激素、针灸或静脉注射毒品。20% 的病例无明确易感因素
- 直接的脊髓压迫、血管侵袭、细菌毒素及炎症反应都可以导致脊髓损伤

Dx 诊断

鉴别诊断

- 椎间盘突出
- 脊柱骨髓炎和椎间盘炎
- 转移性肿瘤
- 脑膜炎

实验室检查

- 白细胞可正常或升高
- 红细胞沉降率及 C 反应蛋白通常会升高
- 需要在开始应用抗生素之前行血培养，约 60% 的 SEA 患者血培养阳性
- 19% 的 SEA 患者脑脊液培养阳性，但是腰椎穿刺不是必需的，甚至可能是相对禁忌的
- 一旦影像学检查明确，就应该行 CT 引导下穿刺引流或者切

开穿刺取组织标本，以明确感染的病原体。90% 的 SEA 患者
脓液培养阳性

影像学检查

- 增强磁共振成像（MRI）是首选的检查方法（图 11-1）；增强
  CT 扫描可以显示脓肿（图 11-2）但是敏感性不如 MRI
- 脊髓造影 CT 扫描对于发现脊髓受压更敏感

 治疗

非药物治疗

- 外科手术减压是治疗的主要手段。24 h 内手术减压可以明显
  改善预后

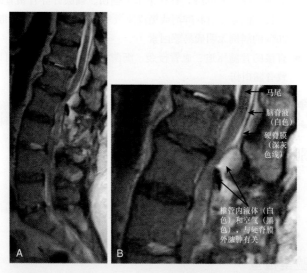

图 11-1 与图 11-2 为同一患者，CT 显示椎管腔内含气，考虑硬脊膜外脓肿。
该患者发生急性肾衰竭，行腰椎 MRI 平扫检查。**A**. 即使没有增强，这种 T2
加权矢状 MRI 也可以提供有用的信息，**B**. 局部图像放大：在 MRI T2 加权序
列里，液体如脑脊液呈现为白色；脂肪组织，如骨髓，脊髓及马尾呈现为暗
灰色。钙化骨组织由于缺少共振质子而呈现为趋于黑色。同样原理，气体呈
现为黑色。矢状图像中线部位（硬膜外腔隙）显示含有气体的液体侵袭马尾-
硬脊膜外脓肿。硬脊膜为一条平行于脊髓的深灰色线条结构，脓肿部位硬脊
膜有凹痕。（From Broder JS：Diagnostic imaging for the emergency physician，
Philadelphia，2011，WB Saunders.）

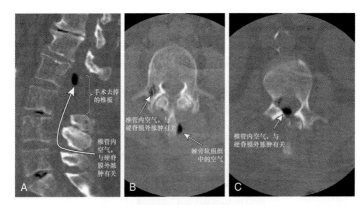

图 11-2 这名 67 岁的女性患者出现谵妄和发热。约 3 个月前，该患者接受了腰椎椎板切除术，并用 VAC 敷料治疗伤口。初始，因无法行 MRI 检查，做了 CT 平扫。CT 平扫对气体（骨窗中的黑色部位）敏感。**A.** 中矢状位成像显示了 L2 及 L3 水平马尾内的空气（黑色）。在轴状位（**B，C**）马尾，椎旁软组织及锥体内可见气体。上述影像学表现提示椎旁感染进展为硬脊膜外脓肿合并椎体骨髓炎。（From Broder JS：Diagnostic imaging for the emergency physician，Philadelphia，2011，WB Saunders.）

- 非手术治疗对有些患者有效，但是失败率过高，因此一般不首先考虑。除非在没有脊髓压迫症状且后续严密监测的治疗下应用

急性期治疗

- 手术治疗的同时，需要针对最可能的病原体行抗生素治疗。图 11-3 为 SEA 患者诊疗的流程
- 如果病原体未知，初始需要给予覆盖葡萄球菌、链球菌及革兰氏阴性杆菌的广谱抗生素治疗。经验性静脉抗生素治疗通常包括万古霉素（负荷量：25 ~ 30 mg/kg，后每 8 ~ 12 h 一次 15 ~ 20 mg/kg，最低水平为 15 ~ 20 mg/kg），联合抗铜绿假单孢菌素，如大剂量哌拉西林 / 他唑巴坦（每 6 h 一次静脉注射 4.5 g）或碳青霉烯类如美罗培南（每 8 h 一次静脉注射 1 ~ 2 g）或亚胺培南。抗生素治疗方案需要根据培养结果进行调整，需连续治疗至少 4 ~ 6 周

慢性期治疗

积极的治疗可能无法避免神经功能受损

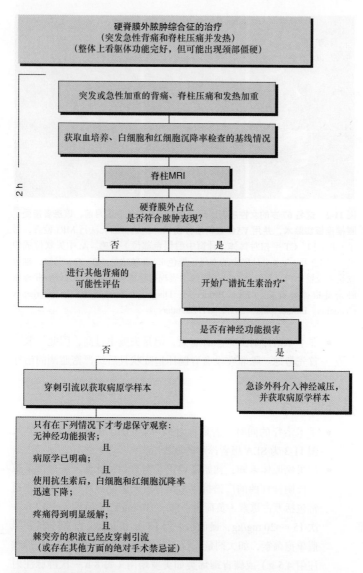

硬脊膜外脓肿综合征的治疗
（突发急性背痛和脊柱压痛并发热）
（整体上看躯体功能完好，但可能出现颈部僵硬）

2 h

突发或急性加重的背痛、脊柱压痛和发热加重

获取血培养、白细胞和红细胞沉降率检查的基线情况

脊柱MRI

硬脊膜外占位
是否符合脓肿表现？

否 ——— 是

进行其他背痛的
可能性评估

开始广谱抗生素治疗*

是否有神经功能损害

否 ——— 是

穿刺引流以获取病原学样本

急诊外科介入神经减压，
并获取病原学样本

只有在下列情况下才考虑保守观察：
无神经功能损害；
且
病原学已明确；
且
使用抗生素后，白细胞和红细胞沉降率
迅速下降；
且
疼痛得到明显缓解；
且
棘突旁的积液已经皮穿刺引流
（或存在其他方面的绝对手术禁忌证）

图 11-3　硬脊膜外脓肿综合征的治疗流程。如果无法行 MRI 检查，也可以选择脊髓造影、高分辨 CT 或 CT 脊髓成像定位硬脊膜外脓肿这些可接受的替代方法。* 如果脓肿能迅速引流，则可暂停抗生素治疗，直至获得标本的病原学检查结果。MRI，磁共振成像。（From Vincent JL et al: Textbook of critical care，ed 6，Philadelphia，2011，WB Saunders.）

预后

高达 25% 的 SEA 患者可能出现永久性瘫痪或死亡

转诊

所有患者都应转诊至神经外科及感染科相关领域专家处

 # 重点和注意事项

- 一般不需要 MRI 检查随访，除非患者发生新的神经功能受损症状和体征，或临床治疗效果不佳，或炎性标志物持续升高
- 早期发现至关重要；当症状呈局灶性并未发生脊髓侵害时给予治疗，通常预后很好
- 发生完全性瘫痪超过 36 h，手术后治疗成功的概率较低

推荐阅读

Shah AA et al: Nonoperative management of spinal epidural abscess: development of predictive algorithm for failure, *J Bone Joint Surg Am* 100(7):546-555, 2018.

Vakili M, Crum-Cianflone NF: Spinal epidural abscess: a series of 101 cases, *Am J Med* 130:1458-1463, 2017.

第 12 章　骨髓炎
Osteomyelitis

Glenn G. Fort，Tanya Ali

黎建文　译　兰霞　审校

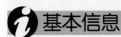 基本信息

定义

　　骨髓炎是指骨骼的急性或慢性感染，来源于血源性感染、邻近感染灶或者创伤后感染，病原体以细菌常见

同义词

　　骨骼感染

ICD-10CM 编码

M86　骨髓炎

M86.0　急性血源性骨髓炎

M86.1　其他急性骨髓炎

M86.2　亚急性骨髓炎

M86.3　慢性多病灶性骨髓炎

M86.6　其他慢性骨髓炎

M86.9　未指明的骨髓炎

流行病学和人口统计学

　　好发性别：男＞女

　　好发年龄：全年龄段

体格检查和临床表现

　　血源性骨髓炎：

- 儿童胫骨或腓骨多见
- 局部炎症：常继发于创伤后血肿或蜂窝织炎
- 突然发热
- 嗜睡
- 易怒

92

- 患区骨痛

椎体骨髓炎：

- 常来源于血源性感染
- 50% 患者伴有发热
- 局部疼痛或压痛。背痛是最常见的首发症状（占 86%）
- 神经功能障碍：运动 / 感觉障碍（感觉减退、肌力下降、神经根病）

相邻区骨髓炎：

- 直接蔓延
- 与外伤、骨折、手术固定相关
- 皮肤或软组织的慢性感染
- 发热，术区引流

慢性骨髓炎：

- 骨痛
- 窦道，伤口长期不愈
- 慢性低热
- 慢性局部疼痛

病因学

- 金黄色葡萄球菌
- MRSA
- 铜绿假单胞菌
- 肠杆菌
- 化脓性链球菌
- 肠球菌
- 分枝杆菌
- 真菌
- 凝固酶阴性葡萄球菌
- 沙门菌（镰状细胞病）

Dx 诊断

鉴别诊断

- 戈谢病（Gaucher 病）
- 骨梗死

- 沙尔科关节
- 骨折

评估

- 红细胞沉降率、C 反应蛋白：无诊断意义，但如果显著升高，将增加骨髓炎的预测概率，并可用于监测治疗反应
- 血培养，全血细胞分类计数
- 骨培养：活检标本的培养比血培养的总诊断率要高得多，骨样本应培养需氧和厌氧细菌以及真菌
- 骨活检的病理改变与坏死或急性炎症的急 / 慢性改变一致
- 通过活检或穿刺获得的样本的 PCR 分析可能对难以识别的生物有用（厌氧菌、巴尔通体、金氏杆菌）；然而，由于污染，广谱 PCR 的敏感性和特异性较差，可能不能提供关于微生物对抗生素敏感性的足够信息

影像学检查

- 骨 X 线检查（图 12-1）：初步检查，但对早期的骨髓炎不敏

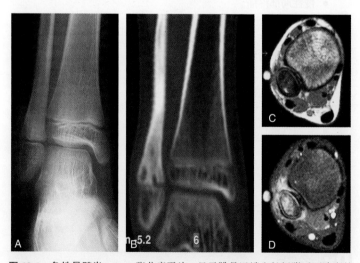

图 12-1　急性骨髓炎。A. 一张儿童平片，显示腓骨远端生长板附近不清晰的透光性，周围有硬化症。**B.** 冠状位 CT 重建显示生长板邻近透光区，周围有明显硬化。轴位 T1WI（**C**）和 T1WI（FS），Gd 增强（**D**）MR 图像。异常的感染骨髓在 T1 加权脉冲序列上呈低信号。注射 Gd 螯合物后，骨髓炎表现为腓骨远端生长板附近的高信号强化区，伴有骨膜新骨形成。（In Grant LA: Grainger & Allison's diagnostic radiology essentials, ed 2, 2019, Elsevier.）

感，因为发病前期长达 2 周的变化可能无法在 X 线片上体现出来

- MRI，有或没有对比剂（图 12-2）：是最精确的影像学检查。CT 检查仅在患者有 MRI 禁忌证的情况下进行
- 99mTc 三相同位素骨扫描（图 12-3）：MRI 不可用或者有 MRI

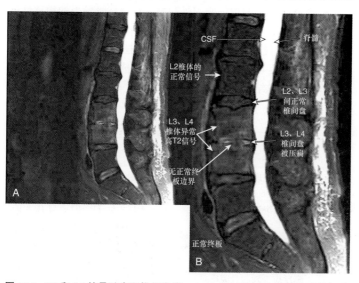

图 12-2　**L3 和 L4 的骨髓炎和椎间盘炎**。A. T2 加权快速自旋回波磁共振成像显示椎体骨髓炎和椎间盘炎的典型表现。B. 特写。L3 下终板和 L4 上终板异常，边界不清。L3 和 L4 椎体显示高 T2 信号，表明液体含量异常高。相比之下，L2 显示正常的骨髓信号，由于正常的脂肪信号，L2 显示为深灰色。CSF，脑脊液。（From Broder JS：Diagnostic imaging for the emergency physician，Philadelphia，2011，Saunders.）

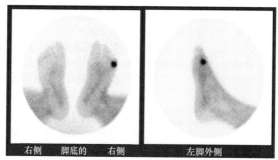

图 12-3　**骨髓炎**。注射 Tc-99m 4 h 后白细胞在左足第五趾近节趾骨中的大量蓄积。

禁忌证时。通常在症状出现后几天内呈阳性，但准确性低于 MRI

- 单光子发射计算机体层摄影（SPECT）镓扫描（Ga-67）显像的准确性高于骨扫描，但对脊柱骨髓炎的硬膜外脓肿检测敏感性较低
- 铟-111 标记的白细胞闪烁扫描，对脊柱骨髓炎的敏感性低（＜20%）
- 18 F-氟代脱氧葡萄糖正电子发射断层成像（PET）具有很高的准确性（与 MRI 相似），对有金属植入物的患者很有用
- 表 12-1 总结了骨髓炎的影像学表现

表 12-1　骨髓炎的影像学表现

	X 线片	CT	MRI	NM
急性	影像学表现最少可见软组织肿胀	作用不大	骨髓水肿最早可在 24～48 h 内出现，表现为低 T1 和高 T2 信号	可能会表现出摄取量的增加，但需要几天的时间
亚急性	透亮或硬化性病变、骨膜反应、软组织肿胀	皮质和骨髓异常，包括脓肿、骨膜反应、软组织水肿和脓肿	骨髓改变，皮质异常增厚，骨胀肿，骨膜反应，软组织 T2 信号增强，脓肿形成。T1W 增强序列清晰地勾勒出脓肿腔轮廓	三期骨显像、铟-111 白细胞扫描和联合检查是有用的，尤其是对多灶性受累的评估。PET-CT 一般不用于这种情况，但在特殊情况下可能有用
慢性	骨硬化、皮质增厚、死骨片和空腔、骨质破坏、骨吸收和畸形	比 X 线片更能显示空腔和死骨片、骨膜新骨形成和脓肿	更好的软组织和骨髓分辨率显示髓质和皮质改变，死骨片和空腔显示良好，有助于勾勒软组织脓肿和窦道	如果诊断有问题，通常很有用。联合白细胞和骨髓显像是有用的。可能会突出显示多个病灶

CT，计算机断层成像；MRI，磁共振成像；NM，核医学；PET，正电子发射断层成像。
From Grant, LA: Grainger & Allison's Diagnostic Radiology Essentials, ed 2, 2019, Elsevier.

Rx 治疗

- 活检阳性病例行外科清创将指导抗生素治疗的方向。急性骨髓炎的疗程通常为 4～6 周；慢性骨髓炎可能需要更长的疗程
- 骨科的植入物应该被移除
- 金黄色葡萄球菌：头孢唑林静脉注射（IV），萘西林 IV，万古霉素 IV（对青霉素过敏的患者）
- 金黄色葡萄球菌（耐甲氧西林）：万古霉素 IV，利奈唑胺，达托霉素
- 链球菌：头孢曲松、青霉素 G 在敏感菌种中应用
- 铜绿假单胞菌：头孢吡肟、亚胺培南 / 西司他丁或美罗培南
- 肠杆菌科：头孢曲松或厄他培南
- 厌氧菌：克林霉素、克拉维酸替卡西林、头孢替坦或甲硝唑
- 表 12-2 总结了骨髓炎部分微生物的抗菌治疗
- 高压氧治疗：可能对慢性骨髓炎有用
- 负压吸引可帮助关闭伤口

表 12-2　成人慢性骨髓炎部分微生物的抗菌治疗

微生物	首选 *	备选
甲氧西林 / 苯唑西林 / 萘唑西林敏感葡萄球菌	萘唑西林钠或苯唑西林钠 1.5～2 g，静脉注射（IV）每 4 h 一次，疗程 4～6 周，或头孢唑林钠 1～2 g，IV，每 8 h 一次，疗程 4～6 周	万古霉素 15 mg/kg，IV，每 12 h 一次，疗程 4～6 周
甲氧西林 / 苯唑西林 / 萘唑林耐药葡萄球菌（MRSA）	万古霉素 [†] 15 mg/kg，IV，每 12 h 一次，疗程 4～6 周或达托霉素 6 mg/kg，IV，每日一次	利奈唑胺 600 mg，口服（PO）/ IV，每 12 h 一次或左氧氟沙星 [†] 500～750 mg，PO/IV，每日一次，如果对这两种药物敏感，加利福平 600～900 mg，PO，疗程 6 周
青霉素敏感链球菌	青霉素 G 水溶液 20×10⁶ U，IV，每日一次，连续或分 6 次，或头孢曲松 1～2 g，IV，每日一次，或头孢唑林 1～2 g，IV，每 8 h 一次，共 4～6 周	万古霉素 15 mg/kg，IV，每 12 h 一次，疗程 4～6 周

续表

微生物	首选 *	备选
肠球菌	结晶状青霉素 G 20×10⁶ U，IV，每日一次，连续或分 6 次；氨苄西林钠 12 g，IV，每日一次，连续或每天 6 次均匀注射；加入庆大霉素 1 mg/kg，IV/肌内注射（IM），每 8 h 一次，1 ～ 2 周	万古霉素 †15 mg/kg，IV，每 12 h 一次；加入庆大霉素 1 mg/kg，IV/IM，每 8 h 一次，持续 1 ～ 2 周
肠杆菌	头孢曲松 1 ～ 2 g，IV，每日一次，疗程 4 ～ 6 周或埃他培南 1 g，IV，每日一次	环丙沙星 500 ～ 750 mg，PO，每 12 h 一次，疗程 4 ～ 6 周；左氧氟沙星 500 ～ 750 mg，PO，每日一次
铜绿假单胞菌	头孢吡肟 2 g，IV，每 12 h 一次，美罗培南 1 g，IV，每 8 h 一次，或亚胺培南 500 mg，IV，每 6 h 一次，疗程 4 ～ 6 周	环丙沙星 750 mg，PO，每 12 h 一次，疗程 4 ～ 6 周或头孢他啶 2 g，IV，每 8 h 一次

MRSA，耐甲氧西林金黄色葡萄球菌。

* 抗菌药物的选择应基于体外敏感性数据，以及患者个体的过敏、耐受性和药物相互作用。

† 剂量基于正常的肾和肝功能，可能需要调整或监测血清水平（万古霉素）。

- 手术清除所有失活的骨和组织
- 如果骨不稳定，固定感染的骨和关节（石膏，牵引）

预后

急性血源性骨髓炎通常在没有复发或长期并发症的情况下痊愈，但相邻区骨髓炎、开放性骨折引起的骨感染或骨髓炎经常复发。

转诊

- 如需要清创、植骨或固定骨折附近的感染组织，转诊至骨科医生
- 难治性或顽固性感染转诊至感染科专家以获得适当的治疗
- 对于无法愈合的慢性骨髓炎，需要高压氧舱服务

❗ 重点和注意事项

- 慢性骨髓炎是最具挑战性的感染之一；高失败率是血管供应不足、骨组织不膨胀和骨组织穿透有限造成的

- 通常最初选择静脉注射抗生素，但口服氟喹诺酮类药物具有良好的骨穿透性，可用于病情稳定的患者。最近一项比较口服和静脉注射抗生素治疗骨骼和关节感染的试验发现，口服抗生素疗法在治疗复杂骨科感染的前 6 周使用时并不逊色于静脉注射抗生素疗法[①]

- 椎体骨髓炎的最佳治疗时间尚不清楚。实验对比化脓性椎体骨髓炎抗生素治疗 6 周与 12 周，两组治愈率相似（91%）

推荐阅读

Berbari EF et al: Infectious Diseases Society of America (IDSA) clinical practice guidelines for the diagnosis and treatment of native vertebral osteomyelitis in adults, *Clin Infect Dis* 61(6):e26-e46, 2015.

Bernard L et al: Antibiotic treatment for 6 weeks versus 12 weeks in patients with pyogenic vertebral osteomyelitis: an open-label, non-inferiority, randomized, controlled trial, *Lancet* 385(11):875-882, 2015.

Conrad DA: Acute hematogenous osteomyelitis, *Pediatr Rev* 31(11):464-471, 2010.

Conterno LO, Turchi MD: Antibiotics for treating chronic osteomyelitis in adults, *Cochrane Database Syst Rev Sep* 3(9):CD004439, 2013.

Game FL: Osteomyelitis in the diabetic foot: diagnosis and management, *Med Clin North Am* 97(5):947-956, 2013.

Hatzenbuehler J, Pulling TJ: Diagnosis and management of osteomyelitis, *Am Fam Physician* 84(9):1027-1033, 2011.

Howell WR, Goulston C: Osteomyelitis: an update for hospitalists, *Hosp Pract* 39(1):153-160, 2011.

Lora-Tamayo J, Murillo O: Shorter treatments for vertebral osteomyelitis, *Lancet* 385:836-837, 2015.

Peltola H, Paakkonen M: Acute osteomyelitis in children, *N Eng J Med* 370(4):352-360, 2014.

Zimmerli W: Vertebral osteomyelitis, *N Engl J Med* 362:1022-1029, 2010.

---

① Li HK，et al：Oral versus intravenous antibiotics for bone and joint infection，N Engl J Med 380（5）：425-436，2019.

第 13 章　脊髓灰质炎后综合征
Postpoliomyelitis Syndrome

Divya Singhal

陆霓虹　译　刘国梁　陈俊文　审校

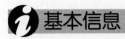 基本信息

定义

脊髓灰质炎后综合征（postpoliomyelitis syndrome，PPS）是麻痹性脊髓灰质炎幸存者在部分或完全康复和神经功能稳定多年后，以逐渐出现及缓慢进展的新发（肌）无力、疲劳和疼痛为特征的一种疾病，这些症状持续存在，不能用其他神经病学、内科或骨科疾病来解释。

同义词

PPS

小儿麻痹症后综合征

进行性脊髓灰质炎后肌肉萎缩

ICD-10CM 编码

G14　脊髓灰质炎后综合征

B91　脊髓灰质炎的后遗症

流行病学和人口学

发病率：估计急性脊髓灰质炎幸存者的比例为 22% ～ 85%

发病高峰：患急性脊髓灰质炎后约 30 ～ 36 年为发病高峰，但已有病例报告在患急性脊髓灰质炎后 8 ～ 71 年之间发病

危险因素：

- 急性脊髓灰质炎发病后年龄的增加和时间的延长
- 老年急性脊髓灰质炎
- 更重的急性脊髓灰质炎，尤其是康复后仍有呼吸功能受累或慢性缺陷

体格检查和临床表现

- 最常见的临床特征是新发（肌）无力（20%～60%）、疲倦（59%～89%）和疼痛（38%～86%）
- 这些症状通常隐性出现，并逐渐进展
- 通常出现新发（肌）无力，但不完全出现在之前受到急性脊髓灰质炎影响的肌肉
- 疲劳可为全身性疲劳或肌肉疲劳，这通常是最具致残性的症状
- 疼痛通常为局限于肌肉或关节的剧烈疼痛、痉挛或烧灼感，特别是在以前受到急性脊髓灰质炎影响的部位
- 呼吸无力和睡眠呼吸障碍伴夜间通气不足较少发生
- 其他不太常见的特征包括肌束震颤、吞咽困难、构音障碍和不耐受寒冷
- 神经学检查显示，长期存在的脊髓灰质炎可继发不对称、下运动神经元无力伴或不伴肌肉骨骼畸形，如肢体大小不对称、脊柱后凸、退行性关节疾病和关节不稳定

病因学

尽管已提出了几种发病机制，但 PPS 的病理生理学基础尚不清楚。最流行的假设是，急性脊髓灰质炎后残存的增大的运动单位，随着时间的推移，易受到增大的压力和过度使用的影响。这会导致运动单位的远端退化和神经退化的加剧，从而引起临床症状。

Dx 诊断

鉴别诊断

PPS 是一种排除性诊断。特定个体的症状具有决定性的鉴别意义，但一些通常被认为需要考虑的包括：

- 肌萎缩侧索硬化症（ALS）
- 颈椎或腰骶神经根病
- 获得性脱髓鞘多神经病
- 重症肌无力
- 纤维肌痛
- 慢性疲劳综合征
- 贫血

- 甲状腺功能减退
- 关节炎
- 抑郁
- 正常衰老

评估

- 详细的病史应证实有急性脊髓灰质炎的既往病史，随后在新症状出现之前存在一段时间的病情稳定期
- 神经学检查证实存在下运动神经元模式的弱化
- 神经传导检测和肌电图检查证实了存在失神经支配，并有助于排除其他潜在的肌无力原因
- 强烈推荐进行睡眠监测以评估是否存在睡眠呼吸障碍
- 强烈推荐进行肺功能测试，以评估是否存在呼吸无力的证据
- 吞咽困难的患者应进行吞咽功能检查

实验室检查

进行全血细胞计数、电解质和甲状腺功能测试，以排除疲劳的其他原因。红细胞沉降率通常是正常的，肌酸激酶水平的升高（如果存在）是非特异性的。

影像学检查

大脑和脊椎的磁共振成像有助于排除其他潜在的肌无力原因。

脊髓灰质炎后综合征的诊断标准

- 既往有脊髓灰质炎的病史并遗留下运动神经元损害的证据
- 脊髓灰质炎急性发作的时间以及神经功能稳定达 15 年或以上
- 逐渐出现持续性新发（肌）无力和异常肌肉疲劳（持续 1 年或以上）
- 排除前述鉴别诊断部分中提到的其他情况

Rx 治疗

PPS 尚无特效治疗方法。然而，根据患者的表现制定一个多学科管理方案很有助于患者症状的控制，从而改善功能和生活质量。

- 大多数人将受益于由理疗师设计的注重减少能量消耗和控制速度的体力活动方案（即非疲劳性锻炼计划）

- 矫形器和辅助设备可以方便步行和其他日常生活活动，并降低跌倒的风险
- 通常可采用一些保守的措施来控制疼痛，如活动及生活方式的改变，但在某些情况下可能需要止痛药。在一些无对照的病例中发现，阿米替林有助于缓解疼痛和疲劳
- 研究表明，静脉注射免疫球蛋白（IVIG）、拉莫三嗪等药物以及在确定的触发点上应用静磁场可能有利于治疗肌无力和疼痛，但研究结果存在矛盾，不建议常规临床使用
- 几项评估吡啶斯的明用于治疗 PPS（肌）无力和疲劳的研究得出了相互矛盾的结果
- 评估金刚烷胺、莫达非尼、泼尼松和人生长激素（用于治疗 PPS）的研究没有显示出任何明确的益处

预后

- PPS 的症状往往是缓慢进展的，并可能在数年内稳定下来
- （肌）无力、疲劳和疼痛可能导致残疾
- 很少是致命的，但呼吸无力和吞咽困难的患者死亡风险增加，此类患者可能会从早期使用无创呼吸支持治疗中受益

转诊

- 神经肌肉专科医师可以协助诊断和治疗
- 借助康复和辅助设备的理疗、运动治疗和职业治疗
- 言语治疗转诊有益于构音障碍或吞咽困难的患者
- 对有呼吸无力症状或体征的患者应进行肺部（专科）会诊
- 对于需要手术矫正关节畸形的患者，可能需要骨科会诊
- 心理健康专业人员可以协助处理抑郁症和其他社会心理问题

 重点和注意事项

专家点评

- 只有在对患者症状的其他潜在原因进行全面评估后，才能诊断 PPS
- 由于 PPS 在庞大的脊髓灰质炎幸存者群体中发病率较高，因此 PPS 是全球最常见的运动神经元疾病
- 对于需要接受外科手术的 PPS 患者，应使用较短效的麻醉剂，

因为这些患者的基线呼吸状态受损，而且他们对麻醉剂和非去极化神经肌肉阻滞剂的潜在敏感性可能增加

患者和家庭教育

网址：www.mayoclinic.com/health/post-polio-syndrome/DS00494

相关内容

脊髓灰质炎（相关重点专题）

推荐阅读

Koopman FS et al: Treatment for post-polio syndrome (review), *Cochrane Database Syst Rev* 16(2):CD007818, 2011.

Lo JK et al: Post-polio syndrome and the late effects of poliomyelitis: part 2. treatment, management, and prognosis, *Muscle Nerve* 58(6):760-769, 2018.

第 14 章　硬膜外脓肿
Epidural Abscess

Glenn G. Fort

韩飚　译　高玉芝　王孝宾　审校

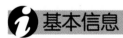 基本信息

定义

硬膜外脓肿属于中枢神经系统的化脓性感染，感染位于硬膜和上覆的颅骨或脊柱之间。硬膜外脓肿依据其在中枢神经系统中的位置，分两个类型：硬脊膜外脓肿（spinal epidural abscess，SEA）和硬脑膜外脓肿（intracranial epidural abscess，IEA）。

同义词

SEA
硬脊膜外脓肿
IEA
椎管内脓肿

ICD-10CM 编码
G06.2　未指明的硬膜外和硬膜下脓肿

流行病学和人口统计学

发病率：硬脊膜外脓肿：每 10 万例住院患者中有 2 ~ 25 例；硬脊膜外脓肿的发病率是硬脑膜外脓肿的 9 倍

发病高峰：硬脊膜外脓肿的中位发病年龄：50 岁

好发年龄：最常见于 50 ~ 70 岁

好发性别：男性多见

高危因素：菌血症，继发于远处感染；硬膜外导管留滞（风险增加 0.5% ~ 3%），椎旁注射糖皮质激素或疼痛治疗相关的椎旁神经阻滞，毗邻的骨或软组织感染，静脉药物滥用，糖尿病，免疫抑制治疗，HIV

体格检查和临床表现

- 早期非特异性症状，如发热、不适
- 典型临床表现（三联征）：发热，脊椎痛及神经功能受损（不常见）
- 以下情况比较常见：
  1. 出现明显的局限性背部疼痛
  2. 出现神经根性疼痛（受累的神经根枪击或电击样疼痛）
  3. 运动乏力，感觉障碍，甚至会出现瘫痪
  4. 发热可能并不是突出的表现

病因学

- 最常继发于身体其他部位感染灶，细菌通过血液进入硬膜外间隙（占比 25%～50%）或邻近感染的组织（例如椎体或腰肌）直接扩散。局部干预（例如注射）也会引起感染
- 血源性病灶包括疖，蜂窝织炎，尿路感染，咽炎和肺炎
- 微生物学：
  1. 金黄色葡萄球菌，包括 MRSA，病例占比 50%～90%
  2. 需氧和厌氧链球菌，病例占比 8%～17%
  3. 需氧革兰氏阴性杆菌（大肠埃希菌和假单胞菌），病例占比 10%～17%
  4. 凝固酶阴性葡萄球菌，可见于脊柱手术患者

Dx 诊断

鉴别诊断

- 椎间盘及退行性骨病
- 转移性肿瘤
- 椎间盘炎及骨髓炎

评估

包括神经系统的体格检查，血液检查和影像学检查。

实验室检查

- 血培养
- 脓液培养，如果可能，行 CT 引导下脓液抽吸并做需氧及厌

氧细菌培养。同时需要做真菌及抗酸杆菌（AFB）染色及培
养以排除其他少见病原体感染
- 红细胞沉降率和（或）C 反应蛋白
- 全血细胞分类计数

影像学检查

- 增强 MRI 是首选的诊断方法（图 14-1），如果考虑硬膜外脓
  肿诊断，则必须要做
- 也可以选择 CT 检查，但在观察脊髓及硬膜外间隙方面不如
  MRI
- 没有 MRI 的情况下也可以选择 CT 造影成像

 治疗

非药物治疗

- 如药物治疗无效，感染加重或出现神经功能损害需要立即手
  术治疗
- 对于没有神经功能损害的患者，也可以选择 CT 引导下脓肿

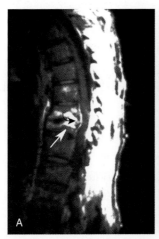
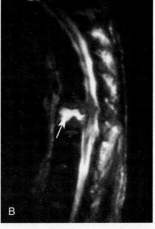

图 14-1　椎间盘炎伴硬膜外脓肿。矢状位的增强 MRI 可见椎间盘炎和邻近的
骨髓炎的征象。椎体和椎间盘间隙在 T1 加权（**A**）图像上的信号强度较低，
而在 T2 加权（**B**）图像上的信号强度较高（直线箭头）。也可见包绕的硬膜
外脓肿和受压的脊髓（弯曲箭头）。（From Vincent JL et al：Textbook of critical
care，ed 7，Philadelphia，2017，Elsevier.）

穿刺引流联合抗生素治疗

急性期治疗

- 经验性抗生素治疗方案应包括对葡萄球菌（包括 MRSA），链球菌和革兰氏阴性杆菌有效的抗生素
- 例如万古霉素：每天 30 ～ 60 mg/kg，每 12 h 给药一次，并根据肌酐清除率调整剂量，如果怀疑假单胞菌感染，可联用甲硝唑（500 mg 每 8 h 一次，IV）和头孢曲松钠（2 g 每 12 h 一次，IV）或头孢他啶（2 g 每 8 h 一次，IV），也可以选择美罗培南（1 g 每 8 h 一次，IV）联用万古霉素作为替代方案，尤其是对青霉素过敏时
- 如果血培养结果提示 MRSA 感染，选用萘夫西林（2 g 每 4 h 一次，IV）

慢性期治疗

根据血培养的结果进行目标性抗生素治疗，可能需要 4 ～ 6 周。这主要取决于是否行手术或 CT 引导下脓液穿刺引流治疗。如果怀疑有骨髓炎，需抗生素治疗 6 ～ 8 周。

预后

- 死亡率为 5% ～ 32%，4% ～ 22% 的患者发生永久性瘫痪
- 在出现神经功能损害症状后 24 h 内开始治疗的患者更可能会完全康复
- 在治疗结束后的持续 1 年内，受损的神经功能可能会继续改善

转诊

- 一旦明确诊断，需要神经外科早期干预
- 转诊至介入放射科专家决定是否需要脓液抽吸
- 需要进行感染性疾病评估以行相应抗生素治疗

 重点和注意事项

专家点评

硬脊膜外脓肿早期发现及早期治疗很重要，以避免永久性神经功能损害。

相关内容

脑脓肿（相关重点专题）

推荐阅读

Allison B, Farrinn AM: Spinal epidural abscess: a review with special emphasis on earlier diagnosis, *Biomed Res Int* 2016:1614328, 2016.

Artenstein AW et al: Spinal epidural abscess in adults: a 10-year clinical experience at a tertiary academic medical center, *Open Forum Infect Dis* 3:191, 2016.

Patel AR, et al.: Spinal epidural abscesses: risk factors, medical vs surgical management, a retrospective review of 128 cases, *Spine J* 14:326-330, 2014.

Tompkins M, et al.: Spinal epidural abscess, *J Emerg Med* 39(3):384-390, 2010.

第 15 章　脑脓肿
Brain Abscess

Erica Hardy

刘岗　译　蒲红斌　审校

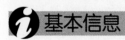 基本信息

定义

脑脓肿是一种细菌、分枝杆菌、真菌或寄生虫感染而并发的局灶性脑内感染，或为手术或创伤后的后遗症。

ICD-10CM 编码
G06.0　颅内脓肿和肉芽肿

流行病学和人口统计学

发病率：不常见（报告发病率为每 10 万人有 0.4 ~ 0.9 例，约为脑瘤的 2%）

发病高峰：青春期前和中年（并取决于易感条件），免疫功能低下人群的发病率增加

好发年龄：任何年龄段

好发性别：男性比女性更多见 [男女发病率之比为（2 : 1）~（3 : 1）]

体格检查和临床表现

- 典型的三联征：发热、头痛和局灶性神经功能障碍（约占 20%）
- 临床表现通常是由占位性病变引起，而不是全身感染的迹象
- 只有 32% ~ 79% 的患者会有发热
- 头痛通常局限于脓肿的一侧，发作可能是渐进性的，也可能是严重的。70% ~ 75% 的病例会出现头痛
- 23% ~ 66% 的病例会有局灶性神经病学表现（如癫痫、偏瘫、失语、共济失调，取决于脓肿的位置）
- 9% ~ 51% 的病例出现视神经盘水肿
- 邻近的感染（牙脓肿、中耳炎、鼻窦炎或神经外科手术后感

110

染）可能是潜在的诊断线索，应在任何疑似病例中寻找
- 开始出现症状到完全呈现症状的时间从暴发性病例的数小时到 1 个月以上不等；75% 病例的时间过程在 2 周内
- 因脑脓肿的非特异性表现故临床医生应保持高度警惕，表 15-1 描述了脑脓肿的常见初始特征

表 15-1　123 例脑脓肿的初步特征

头痛	55%
意识障碍	48%
发热	58%
颈背强直	29%
恶心、呕吐	32%
抽搐	19%
视力障碍	15%
构音困难	20%
轻偏瘫	48%
脓毒症	17%

From Goldman L, Schafer AI: Goldman's Cecil medicine, ed 24, Philadelphia, 2012, Saunders.

病因学

- 脑脓肿根据可能的感染途径进行分类，可由以下原因引起：
  1. 邻近感染（例如牙脓肿、中耳炎、鼻窦炎或神经外科术后感染）
  2. 远端的血源性扩散（例如心内膜炎、菌血症），通常会导致多处病变
- 脑脓肿的可能来源和涉及的常见微生物：
  1. 邻近病灶或原发感染（占 55%）：
     a. 鼻旁窦：脑脓肿好发于额叶；链球菌（尤其是微需氧和厌氧链球菌）、拟杆菌、嗜血杆菌和梭状芽孢杆菌
     b. 中耳炎 / 乳突炎：脑脓肿好发于颞叶和小脑；需氧和厌氧链球菌、肠杆菌科、拟杆菌和假单胞菌属
     c. 牙科感染：脑脓肿发生在额叶；梭杆菌、拟杆菌和链球菌（特别是绿色链球菌和厌氧链球菌）混合感染
     d. 穿透性颅脑损伤：脑脓肿部位取决于伤口部位；金黄色

葡萄球菌、需氧链球菌、梭状芽孢杆菌、肠杆菌科

  e. 术后：表皮葡萄球菌和金黄色葡萄球菌、肠杆菌科和铜绿假单胞菌

2. 远端感染部位的血源性传播（占 25%）：最常见的是多发性脓肿，特别是沿大脑中动脉分布的脓肿；感染微生物取决于来源

  a. 先天性心脏病：链球菌、嗜血杆菌

  b. 心内膜炎：金黄色葡萄球菌、绿色链球菌

  c. 尿路：肠杆菌科、假单胞菌科

  d. 腹腔：链球菌、肠杆菌科、厌氧菌

  e. 肺：链球菌、放线菌、梭状芽孢杆菌

  f. 免疫缺陷宿主：弓形虫、肠杆菌科、诺卡菌、李斯特菌、其他真菌、结核分枝杆菌

   在实体器官移植受体中，90% 的脑脓肿是真菌引起的。

3. 隐源性（来源不明）：占 20%

Dx 诊断

鉴别诊断

- 其他脑膜旁感染：硬膜下脓肿、硬膜外脓肿、大硬膜静脉窦和皮质静脉血栓性静脉炎
- 细菌性心内膜炎患者的栓塞性卒中
- 合并渗漏的细菌性动脉瘤
- 急性出血性白质脑炎
- 寄生虫病：弓形虫病、包虫病、囊虫病
- 转移性或原发脑肿瘤
- 脑梗死
- 中枢性血管炎
- 慢性硬膜下血肿

评估

体格检查、实验室检查和影像学检查。

实验室检查

- 60% 的患者白细胞计数升高

- 红细胞沉降率通常会升高，但也可能正常
- 腰椎穿刺是禁忌的，因为脑脓肿时颅内压可能会增加，可能在腰椎穿刺后发生脑疝。腰椎穿刺可能只对那些疑似脑膜炎或脑室内脓肿破裂的患者有帮助，但必须考虑到脑疝的风险
- 手术引流后引流物的革兰氏染色和培养阳性率非常高
- 应考虑对邻近感染部位（例如，鼻旁窦、中耳炎、神经外科手术引起的皮肤部位脓肿）的微生物进行培养。这些部位的感染可能需要外科引流进行控制
- 高达 25% 的患者血培养和脑脊液培养可确定致病微生物
- 根据病变的影像表现，血液中的抗弓形虫 IgG 抗体和脑脊液中的抗囊尾蚴抗体可分别用以辅助诊断中枢神经系统的弓形虫和脑囊虫病

影像学检查

- CT 增强扫描或使用钆造影剂的增强 MRI 可用于检查脑脓肿。在大多数医疗条件下 CT 都可以快速使用。使用钆造影剂的增强 MRI（图 15-1）能够提供更细致的图像，以便区分脓肿、肿瘤或其他肿块

扫二维码看
彩图

- 使用静脉造影剂增强的 CT（图 15-2）仍是一种较好的检查方法（敏感性 95% ～ 99%）
- 建议进行系列的 CT 或 MRI 以跟踪治疗反应

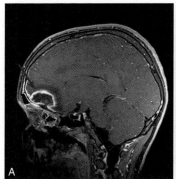
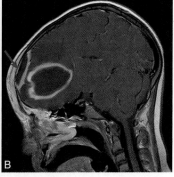

图 15-1（扫二维码看彩图）使用钆照影剂的磁共振矢状面 **T1** 加权像，来自两个不同的脑脓肿（红色箭头）患者。两个脓肿的中心都是低密度的，并有增强的边缘。此外，两个患者都表现出硬膜外脓肿（绿色箭头），这是从脑脓肿和硬膜外腔之间的毗邻区域蔓延而来的。（Swaiman KF et al: Swaiman's pediatric neurology, principles and practice, ed 6, Philadelphia, 2017, Elsevier.）

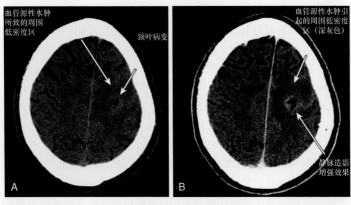

图 15-2　脑脓肿。这名 48 岁男性表现出癫痫持续状态。大脑的 CT 显示顶叶肿块，在脑活检中发现其为脓肿。培养显示革兰氏阳性菌和革兰氏阴性菌以及厌氧菌的混合感染。随后发现该患者是 HIV 阳性。**A.** 未用造影剂增强的头颅 CT（脑窗）。**B.** 应用静脉造影剂增强片刻之后行头颅 CT（脑窗）。脓肿、其他感染、炎性或新生物病变通常周围有低密度区域，表示血管源性水肿。当应用静脉造影剂（**B**）时，病灶周围可能增强，通常称为环形增强。（From Broder JS：Diagnostic imaging for the emergency physician，Philadelphia，2011，Saunders.）

℞ 治疗

急性期治疗

- 有效的治疗包括经验性抗生素治疗和及时切除或抽吸脓肿
- 如果有脑水肿或肿块占位效应的证据，颅内压升高的治疗是最重要的
  1. 机械通气患者的过度换气
  2. 地塞米松静脉注射 10 mg，然后静脉注射 4 mg 每 6 h 一次，直至脑水肿的症状消退。之后类固醇应该尽快停用
  3. 甘露醇 $0.25 \sim 1$ g/kg 静脉滴注 $20 \sim 30$ min 每 $6 \sim 8$ h 一次，24 h 内最大剂量为 6 g/kg
- 在缓解颅内压升高方面，是药物还是外科治疗应参考其适应证。神经症状的恶化通常需要手术干预
- 类固醇应仅限于患有严重脑水肿或中线移位的患者

药物治疗

如果脓肿小于 2.5 cm，且患者神经功能稳定、意识清醒，则可开始使用抗生素并观察。经验性抗生素治疗需考虑以下情况：

- 脓肿部位
- 脓肿是原发还是继发
- 单个还是多个
- 患者的潜在疾病（如 HIV 感染、免疫功能低下）

经验性抗生素治疗的选择：

- 原发性感染还是邻近来源：

  1. 中耳炎 / 乳突炎、鼻窦炎：第三代头孢菌素（头孢噻肟 2 g 每 4 h 一次静脉注射或头孢曲松 2 g 每 12 h 一次静脉注射）联合甲硝唑（静脉注射 15 mg/kg 作为负荷剂量，然后 7.5 mg/kg 每 8 h 一次静脉注射，每日不超过 4 g）

  2. 牙科感染：青霉素 G（每天 2000 ~ 2400 万单位，分 6 次注射）联合甲硝唑（剂量如上）

  3. 头部外伤：第三或第四代头孢菌素（头孢噻肟 2 g 静脉注射每 4 h 一次或头孢曲松 2 g 静脉注射每 12 h 一次或头孢吡肟 2 g 静脉注射每 8 h 一次）联合万古霉素（30 mg/kg 根据肾功能分成 2 次静脉注射）

  4. 神经外科术后：万古霉素（剂量如上）联合头孢他啶（2 g 静脉注射每 8 h 一次）或头孢吡肟（2 g 静脉注射每 8 h 一次）或美罗培南（1 g 静脉注射每 8 h 一次）。如果药敏试验显示 MRSA 感染，用萘夫西林（2 g 静脉注射每 4 h 一次）代替万古霉素

- 血源播散（先天性心脏病、心内膜炎、尿道、肺、腹腔）：万古霉素（经验疗法，剂量如上）或萘夫西林（如果药敏试验显示 MRSA 感染，剂量如上）＋甲硝唑＋第三代头孢菌素（头孢噻肟 2 g 静脉注射每 4 h 一次或头孢曲松钠 2 g 静脉注射每 12 h 一次）。如果确实能找出潜在感染源，则可以根据潜在感染的病原菌来调整抗生素治疗。虽然根据已知致病菌来源不同选择合适的抗生素是理想的，但鉴于现行检测技术敏感性有限，因此，许多专家主张即使没有证据，只要根据感染来源判断有厌氧菌可能，就应积极覆盖

- HIV 感染或免疫受损患者：甲硝唑联合第三代头孢菌素、抗

真菌药或抗寄生虫药。抗生素治疗的持续时间取决于临床病程以及脓肿是通过手术抽吸还是切除，通常需要长时间的使用。多数建议进行 4 ～ 8 周抗生素的肠外治疗，并进行连续的神经影像追踪（治疗的前两周可以考虑每周做一次影像学检查，然后每两周做一次直到痊愈）以确保得到足够的治疗。抗生素治疗的临床失败（即尽管使用抗生素治疗，但影像上脓肿的大小仍在扩大）可能需要手术治疗

手术治疗

- 手术干预的三个适应证：
  1. 为了收集标本进行微生物培养和药敏试验
  2. 减少肿块占位效应
  3. 单纯抗生素治疗的临床失败
- 如果手术可行，立体定向活检或抽吸脓肿
- 手术干预对选择针对性的抗菌药物覆盖至关重要
- 手术的时机和选择取决于：
  1. 原发感染源
  2. 脓肿的数量和位置
  3. 手术是诊断性的还是治疗性的
  4. 患者的神经状况

预后

- 及时诊断、及早实施适当的抗菌治疗以及先进的神经放射成像技术，使脑脓肿的死亡率从无抗生素时代的 40% ～ 80% 降至目前的 10% ～ 20%
- 并发症通常表现为持续的神经后遗症（癫痫、智力或行为障碍、运动障碍）

转诊

感染科和神经外科会诊。

 # 重点和注意事项

专家点评

- 因为脑脓肿的症状通常不具特异性，保持高度警惕很重要

- 快速的影像学检查和及早实施适当的抗菌治疗可以改善患者的发病率和死亡率
- 神经外科会诊是必需的

预防

　　由于脑脓肿是由邻近部位的感染或远处感染的血源性传播引起的，因此易感性感染的早期和适当的治疗对预防脑脓肿至关重要。

推荐阅读

Bodilsen J et al: Risk factors for brain abscess: a nationwide, population-based, nested case-control study: *Clin Infect Dis*. 2019 Oct 23. pii: ciz890. doi: 10.1093/cid/ciz890.E pub ahead of print.

Brouwer MC et al: Brain abscess, *N Engl J Med* 371:447-456, 2014.

Helweg-Larsen J et al: Pyogenic brain abscess–a 15 year survey, *BMC Infect Dis* 12:332, 2012.

Sonneville R et al: An update on bacterial brain abscess in immunocompetent patients, *Clin Microbiol Infect* 23(9):614-620, 2017.

第 16 章　海绵窦血栓形成
Cavernous Sinus Thrombosis

Danyelle Evans，Joseph S. Kass，Prashanth Krishnamohan

张骅　译　杜英臻　审校

 基本信息

定义

海绵窦血栓形成（cavernous sinus thrombosis，CST）是面部或鼻旁窦感染的晚期并发症，导致海绵窦血栓形成及其周围解剖结构的炎症，累及脑神经Ⅲ、Ⅳ、Ⅴ（眼支和上颌支）、Ⅵ和颈内动脉。

同义词

CST

颅内静脉窦血栓或血栓性静脉炎

硬脑膜窦血栓形成

ICD–10CM 编码

G08　*颅内和椎管内静脉炎和血栓性静脉炎*

流行病学和人口统计学

- CST 在后抗生素时代很少见
- 在使用抗生素之前，死亡率为 80% ～ 100%
- 使用抗生素和早期诊断后，死亡率已降至约 20%
- 随着显像模式的进步和积极的医疗护理，报告的发病率也从 50% ～ 70% 下降到 20% ～ 30%

体格检查和临床表现

- 既可以是急性暴发性疾病，也可以表现为惰性亚急性症状
- CST 脓毒症病例通常表现为高热（栅栏模式）和脓毒症症状
- 头痛，虽然不是特异性的，但为最常见的症状，可能比发热和眼眶周围水肿早几天。然而，老年患者可能只表现出精神状态的改变，而没有前驱头痛。单侧或双侧海绵窦进行性化

脓、眶周水肿和眼球突出伴头痛的三联征是 CST 患者的典型
表现。这些体征和症状与海绵窦内受影响的解剖结构有关，
尤其与脑神经Ⅲ～Ⅵ有关，也与眼眶和眼睛的静脉引流受损
有关

其他常见体征和症状包括：

- 上睑下垂
- 脑神经麻痹（Ⅲ、Ⅳ、V_1、V_2、Ⅵ）
  1. 脑神经Ⅲ、Ⅳ、Ⅵ受累所致眼肌麻痹多见。第Ⅵ神经麻痹
     可早期发生在一些感染性 CST 病例中，尤其是起源于蝶窦
     的第Ⅵ神经麻痹，因为它的解剖位置很近
  2. 第 V 神经眼支和上颌支感觉减退或感觉过敏较常见。可以
     注意到眼眶周围感觉丧失和角膜反射受损
- 视网膜内静脉充血可能导致视神经盘水肿、视网膜出血和视
  力下降至失明
- 瞳孔可能会放大，反应迟钝
- 如果感染在颅内蔓延到脑膜和脑实质，可能会发生颈部僵硬
  和引起精神状态改变的头痛
- 感染可在首次出现后 24 ～ 48 h 内通过海绵间窦扩散到对侧
  海绵窦
- 患者还可能出现垂体功能不全的体征和症状

病因学

- CST 最常见的原因是鼻窦（蝶窦、筛窦或额窦）或面部内侧
  三分之一（眼和鼻周围引流到眼静脉的区域）感染的连续扩
  散。鼻疖是引起这种并发症的最常见的面部感染。最常见的
  感染部位包括牙脓肿、扁桃体、软腭、中耳或眼眶（眼眶蜂
  窝织炎）
- CST 也可由感染通过眼上静脉和眼下静脉或通过侧窦和乙状
  窦向海绵窦血行播散所致。根据压力梯度的不同，感染可以
  逆行传播，因为硬脑膜窦是无瓣膜的
- 金黄色葡萄球菌是最常见的病原体，在 60% ～ 70% 的病例中
  发现
- 链球菌是第二大病因
- 革兰氏阴性杆菌和厌氧菌也可能导致 CST
- 极少数情况下，烟曲霉和毛霉病会引起 CST

- 硬脑膜窦血栓形成的危险因素包括静脉高凝障碍、感染（见前）、创伤、恶性肿瘤、全身炎症性疾病、妊娠和脱水

Dx 诊断

- CST 的诊断是通过临床怀疑做出的，并通过适当的影像学检查得到证实
- 眼球突出、上睑下垂、球结膜水肿和脑神经麻痹从一只眼开始发展到另一只眼，可以确定诊断

鉴别诊断

- 眼眶或眶周蜂窝织炎
- 颈内动脉瘤或瘘管
- 脑血管病
- 偏头痛
- 过敏性眼睑炎
- 甲状腺功能障碍性眼病
- 眼眶肿瘤
- 脑膜炎
- 硬膜外和硬膜下感染
- 硬膜外和硬膜下血肿
- 蛛网膜下腔出血
- 急性闭角型青光眼
- 创伤

评估

CST 是一种临床诊断，实验室检查和影像学检查可证实诊断。

实验室检查

- 全血细胞计数、红细胞沉降率、血培养和鼻窦培养有助于确定和鉴别主要病原体。在疑似垂体受累（DI/SIADH）的病例中，新陈代谢小组寻找电解质失衡
- 腰椎穿刺（LP）有助于将 CST 与更局限的突起（如鼻窦炎、眼眶蜂窝织炎）区分开来。LP 在 75% 的病例中显示炎性细胞。在这些病例中，有一半的脑脊液特征是典型的脑膜旁病灶［高白细胞伴多形核和（或）单核细胞，血糖正常，蛋白

正常，培养阴性]，三分之一可能类似于细菌性脑膜炎

影像学检查

- 使用钆作造影剂的 MRI，包括磁共振血管造影和磁共振静脉造影（图 16-1），比 CT 扫描更敏感，是诊断 CST 的首选影像学检查。其表现可能包括海绵窦内的颈内动脉畸形和血栓形成的血管窦内明显的高信号
- 头部和眼眶的非增强 CT 扫描可能显示海绵窦区密度增加，但敏感性相对较低。增强 CT 扫描可显示潜在的鼻窦炎、眼上静脉增厚和海绵窦内不规则的充盈缺损；然而，病程早期的结果可能是正常的

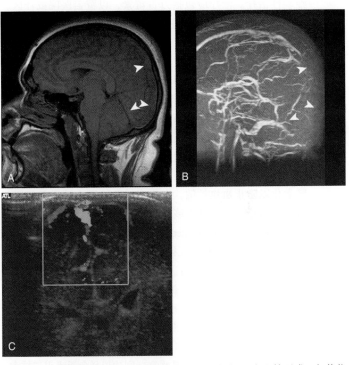

图 16-1　磁共振静脉造影（MRV）显示上矢状窦（SSS）血栓形成。 矢状位 T1 磁共振成像（**A**）显示矢状窦和直窦（箭头）的中等信号强度。在这些血管（箭头）的 MRV（**B**）上看不到血流，这与血栓形成是一致的。另一名 6 个月大的疑似血栓形成患儿的 SSS 彩色多普勒排空（**C**）显示 SSS 未闭，皮质静脉引流正常。（From Fuhrman BP, et al.: Pediatric critical care, ed 4, Philadelphia, 2011, Saunders.）

℞ 治疗

非药物治疗

识别原发感染源（即面部蜂窝织炎、中耳和鼻窦感染），并迅速治疗原发感染源是预防 CST 的最好方法。

急性期治疗

- 适当的治疗应考虑原发感染源以及可能的相关并发症，如脑脓肿、脑膜炎或硬膜下脓肿
- 在找到明确的病原体之前，使用广谱静脉注射抗生素作为经验性治疗。治疗应包括万古霉素，以覆盖医院或社区获得的 MRSA 或耐药肺炎链球菌，联合第三代或第四代头孢菌素：
  1. 万古霉素（1 g，每 12 h 一次，肾功能正常）联合头孢曲松（2 g，每 12 h 一次）或头孢吡肟（2 g，每 8～12 h 一次）
  2. 如怀疑有厌氧菌感染（牙科或鼻窦感染），应加用甲硝唑 500 mg 静脉注射，每 6 h 一次
- 大多数专家建议在确诊后使用肝素抗凝，除非计划进行手术干预，或者有证据表明血肿正在扩大。在开始肝素治疗之前，应首先排除自发性颅内出血。建议单侧 CST 患者早期肝素化以防止血块扩散。在疾病的急性期应该避免使用华法林钠治疗，但最终应该开始进行，以达到国际标准化比值（international normalized ratio，INR）为 2～3，并持续到 CST 的感染、症状和体征得到缓解或显著改善为止。华法林抗凝一般持续 3～6 个月。回顾性病例报告和病例系列已显示抗凝患者死亡率和发病率降低
- 类固醇疗法存在争议，但可能会有助于减轻脑神经功能障碍或垂体功能不全的进展。只有在适当的抗生素覆盖后才能使用皮质类固醇。地塞米松 10 mg，每 6 h 一次为首选治疗方案
- 如果认为感染的主要部位是蝶窦，则建议紧急手术引流蝶窦

慢性期治疗

- CST 患者通常使用较长疗程（3～4 周）的静脉抗生素治疗。如果有颅内化脓等并发症的证据，可能需要 6～8 周的全面治疗

- 在使用抗生素治疗期间，应监测所有患者是否有并发感染、持续脓毒症或脓毒症栓子的迹象。在停止抗生素治疗数周后，脓毒症 CST 最初好转后可复发

预后

- CST 可能是一种威胁生命、进展迅速的传染病，尽管使用了抗生素，但发病率和死亡率（30%）都很高。蝶窦感染引起的 CST 发病率和死亡率增加
- 未经治疗的 CST 并发症包括血栓播散至其他硬脑膜窦、颈动脉血栓形成伴发脑卒中、硬膜下脓胸、脑脓肿或脑膜炎。肺部也可能发生脓毒症栓塞，导致急性呼吸窘迫综合征、肺脓肿、脓胸和气胸
- 30% 的接受治疗的患者会出现长期后遗症，包括脑神经麻痹、失明、垂体功能不全和偏瘫

转诊

如果怀疑 CST，应该视为医疗紧急情况。根据感染源，应进行适当的会诊（即耳鼻喉科、眼科和感染科）。

 重点和注意事项

专家点评

CST 是一种医疗紧急情况，在伴有或不伴有发热的头痛患者中，应怀疑有进行性海绵窦化脓、眼球突出和脑神经病变。

海绵窦的解剖解释了临床表现：海绵窦位于蝶窦的正上方和外侧，通过眼上静脉和眼下静脉引流面部中部；脑神经Ⅲ、Ⅳ、Ⅴ、Ⅵ沿海绵窦走行或穿过海绵窦。

推荐阅读

Coutinho JM et al: Unfractionated or low-molecular weight heparin for the treatment of cerebral venous thrombosis, *Stroke* 41:2575-2580, 2010.

Desa V, Green R: Cavernous sinus thrombosis: current therapy, *J Oral Maxillofac Surg* 70:2085-2091, 2012.

Liu C et al: Clinical practice guidelines by the Infectious Diseases Society of America for the treatment of methicillin-resistant Staphylococcus aureus infections in adults and children, *Clin Infect Dis* 52:e18-e55, 2011.

Southwick FS: Septic dural sinus thrombosis. Available from http://www.uptodate.com, Accessed August 29, 2011.

第 17 章　尿路感染
Urinary Tract Infection

Matthew J. Fagan，Meagan S. Cramer

江杰　译　李子广　审校

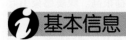 基本信息

定义

尿路感染（urinary tract infection，UTI）是一个术语，包括一系列以尿液培养阳性为特征的临床表现。其传统诊断标准是，每毫升中段尿样本中有 > 100 000 个菌落形成单位（colony-forming unit，CFU），且细菌种类不得超过两种，同时伴随至少一项尿路感染的症状或体征（尿急、尿频、排尿困难、耻骨上压痛、体温 > 38.0℃）。在有症状的患者中，中段尿中有较少数量的细菌（100 ~ 10 000 CFU/ml）即可诊断为尿路感染。

ICD-10CM 编码

N39.0　未指明的尿路感染

N99.521　其他泌尿系外造口感染

N99.532　其他泌尿系造口感染

N30.00　无血尿急性膀胱炎

N30.30　无血尿膀胱三角区炎

N30.20　其他无血尿的慢性膀胱炎

分类

- 单纯性尿路感染：发生于正常泌尿道，通过常规抗菌药物可迅速缓解的感染。患者发生上尿路感染的风险较低
- 复杂性尿路感染：发生于同时存在多种病理改变的患者［狭窄、结石、合并症（糖尿病、多发性硬化症、脊髓损伤）］。患者发生上尿路感染的风险较高
- 首次感染：首次尿路感染，多为单纯性尿路感染且可快速治疗

- 经抗微生物药物治疗无法有效控制的菌尿：微生物药物治疗未完全清除尿路细菌导致的泌尿系统感染。主要原因包括细菌耐药、患者依从性差、混合细菌感染、细菌快速侵入感染、氮质血症、感染性结石、孟乔森综合征和乳头坏死

- 细菌持续存在：治疗后尿液培养阴性，但存在于泌尿系统的同一细菌导致宿主再次感染。原因包括感染性结石，慢性细菌性前列腺炎，萎缩性肾感染，膀胱阴道瘘，肠瘘，梗阻性尿路疾病，感染性肾盂肾盏憩室，肾切除术后感染的输尿管残端，乳头坏死组织中坏死乳头感染，尿道囊肿感染，感染的髓质海绵肾，尿道憩室和异物

- 再感染：可发生于先前感染被根治后不同时间间隔，由于新的细菌再次侵入引起尿路感染

- 复发：再发性感染中较不常见的形式：指前一次感染治疗后 2 周内发生的同一病原体入侵宿主的相同部位引起的尿路感染。复发性尿路感染最常见于肾盂肾炎，结石引起的肾梗阻，异物和前列腺炎

流行病学和人口统计学

发病率：

- 尿路感染是美国门诊诊疗中最常见的细菌感染。自我报告中 UTI 的年发病率为 12%，32 岁之前，一半的妇女表示至少曾发生一次尿路感染

- 每年高达 800 万人次因尿路感染就诊，占所有门诊的 15%

- 新生儿：由于后尿道瓣膜症等解剖学异常而在男婴中更多见

- 学龄前儿童：多见于女童（女童和男童发病率分别为 4.5% *vs.* 0.5%）

- 成年人：多见于女性，非孕妇患病率为 1% ～ 3%。表 17-1 描述了影响女性急性单纯性尿路感染风险的因素。在妊娠的 12 周时，无症状菌尿的发生率与未怀孕妇女相似，为 2% ～ 10%。但是，25% ～ 30% 未经治疗的患有无症状菌尿的孕妇会发展为急性肾盂肾炎，尤其是在疾病的中晚期发生率更高，其中 10% 的患者可复发肾盂肾炎。65 岁以上的成年人中，至少有 10% 的男性和 20% 的女性有菌尿

表 17-1 影响女性急性单纯性尿路感染风险的因素

宿主因素	病原体因素
行为因素：性交，使用杀精药，近期使用抗菌药物，排尿习惯欠佳	大肠埃希菌毒力因素：P，S，Dr 和 I 型菌毛；溶血素；产气菌素；血清抗性
遗传因素：先天性和适应性免疫反应，上皮细胞黏附增强，尿液和膀胱黏膜存在抗菌因子，ABO 血型抗原非分泌者，P1 血型表型，CXCR1 表达降低，有复发性膀胱炎的既往史	
生物性因素：绝经后妇女雌激素缺乏，尿频	

From Floege J et al: Comprehensive clinical nephrology, ed 4, Philadelphia, 2010, Saunders.

体格检查和临床表现

- 尿路感染的典型症状包括：
  1. 尿频，尿急
  2. 排尿困难
  3. 耻骨上疼痛
  4. 肉眼或镜下血尿
- 有各型尿路感染的女性患膀胱炎的可能性大于 50%，有排尿困难和尿频且无明显阴道症状的女性患膀胱炎的可能性大于 90%
- 仅通过临床症状无需尿液培养即可诊断女性单纯性尿路感染
- 当尿液培养阴性同时伴有严重的脓尿、白带异常或血尿时，应考虑沙眼衣原体、淋球菌或阴道毛滴虫感染
- 急性肾盂肾炎表现为发热、腰腹痛、寒战、乏力和呕吐，这些全身症状是肾盂肾炎与膀胱炎鉴别诊断的关键因素。急性肾盂肾炎还可伴随其他并发症，包括肾脓肿、肾周脓肿、气肿性肾盂肾炎和肾盂积水等

病因学和发病机制

- 大多数尿路感染是由粪便菌群增多引起的，这些粪便菌群定居在阴道和尿道周围组织并最终进入膀胱引起感染
- 其他危险因素：神经系统疾病引起的膀胱出口梗阻或尿道狭窄、肾衰竭、糖尿病、膀胱输尿管反流、瘘管形成、尿流改道、感染性结石、年龄增长、妊娠、器械介入治疗以及患者依从性差无法配合等

- 导尿管：所有需要长期使用 Foley 导尿管的患者都会出现明显的菌尿。由于抗菌治疗可能增加细菌耐药风险，不建议对长期留置导尿管的患者使用预防性抗生素治疗，建议仅针对有症状（包括白细胞增多、发热、寒战、全身乏力和食欲不振等）患者进行治疗
- 一旦细菌到达泌尿道，三个因素将决定宿主是否出现临床感染症状（框 17-1），这些因素也决定了尿路感染的解剖学水平：
  1. 病原微生物的毒性
  2. 病原微生物载量
  3. 宿主的防御能力

框 17-1　细菌因素

- 病原微生物的负荷
  1. 感染病原微生物的毒力
  2. 毒力因素
     a. P 菌毛有助于细菌附着在生物表面上
     b. K 抗原促进黏附并保护病原体免受宿主免疫反应
     c. O 抗原是细菌感染引起的全身反应（例如发热和休克）的重要来源
     d. H 抗原与鞭毛相关，并与细菌运动有关
     e. 溶血素可能会增强组织损伤并促进局部细菌生长
     f. 脲酶使尿液碱化并促进结石形成，从而加强感染
  3. 植入物的生物膜可吸附细菌，可能是反复感染的来源
  4. 肾细胞表面的唾液酸半乳糖基球糖苷是大肠埃希菌的高效受体
  5. 缺乏人类 β - 防御素 -1 的女性患尿路感染的风险更高
- 宿主防御机制是否足够

- 泌尿道致病菌：90% 尿路感染的病原菌为革兰氏阴性杆菌。大肠埃希菌是最常见的病原体（占 UTI 病例的 85%），其次是腐生葡萄球菌，可引起 10% 的感染，尤其多见于年轻女性。其他常见的泌尿道病原体包括克雷伯菌、肠杆菌、沙雷菌、变形杆菌和假单胞菌
- 相比之下，男性和女性的远端尿道和皮肤以及女性的阴道上定植的病原菌常见表皮葡萄球菌、类白喉菌、乳酸杆菌、阴道加德纳菌，以及一系列很少引起尿路感染的厌氧菌。一般来说，如果尿液培养中分离出两种或多种细菌提示标本可能受到污染，除非是留置导尿管、尿流改道或患有慢性复杂性感染的患者
- 膀胱炎的宿主防御机制：低 pH 和高渗透压尿、糖胺聚糖

（GAG）保护层、正常可完全排空的膀胱以及雌激素和乳杆菌定植导致的低阴道 pH 等都属于宿主防御机制。Walters 和 Karram 的研究表明，肾分泌 Tamm-Horsfall 蛋白亦可抑制细菌黏附于尿道上皮细胞

- 非复杂性未怀孕的尿路感染患者中，膀胱炎很少进展为肾盂肾炎或其他严重感染（如菌血症）

Dx 诊断（图 17-1）

鉴别诊断

- 阴道炎
- 尿道炎（淋球菌性、非淋球菌性、滴虫性）
- 间质性膀胱炎（膀胱疼痛综合征）
- 盆腔炎
- 肾结石
- 结构性尿道异常，如憩室或狭窄

实验室检查

- 清洁尿镜检分析细菌数量和脓尿情况。中段尿的未离心尿中检测到白细胞 ≥ 10/µl 表明可能存在尿路感染，若无脓尿则应谨慎做出尿路感染的诊断
- 尿试纸法分析显示存在亚硝酸盐或白细胞酯酶则提示尿路感染。但是，尿试纸法可能不适用于有典型症状的患者，并且尿试纸法阴性不能排除诊断尿路感染。此外，当尿液被污染时，试纸可能会出现假阳性（细菌含量 > 100 000 CFU/ml 的患者，检测硝酸盐和白细胞酯酶的尿试纸法敏感性为 75%，特异性为 82%）
- 尿液培养和尿试纸的高敏感性在诊断复杂性尿路感染中很有用，有助于指导初次治疗失败的妇女重新制定治疗方案。而单纯性尿路感染则通常不需要进行这两项检查

影像学检查

- 仅在怀疑有肾感染或泌尿生殖系统异常时才有必要检查
- 包括 CT 尿路造影、排泄性膀胱尿路造影、肾超声和静脉肾盂造影等检查

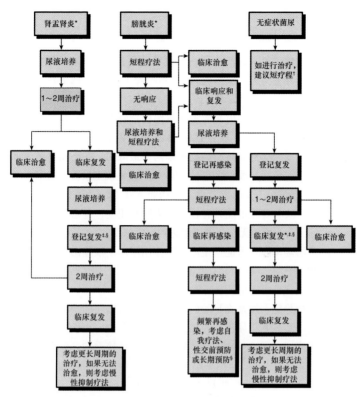

*考虑对所有患有复杂性尿路感染的男性和女性进行影像学检查
†除肾移植患者或泌尿外科手术之前，不得进行任何治疗。仅在移植患者中进行随访培养
‡评估男性的慢性细菌性前列腺炎
§考虑对女性进行影像学检查

图 17-1　非怀孕成人尿路感染处理路径。（From Bennett JE et al：Mandell，Douglas，and Bennett's principles and practice of infectious diseases，ed 8，Philadelphia，2015，Saunders.）

- 特殊检查：如果怀疑尿道憩室、可疑网孔或为了排除老年患者癌变，可行膀胱镜检查和逆行肾盂造影检查排除梗阻性尿路病变

Rx 治疗

非药物治疗

泌尿道镇痛药如非那吡啶和强化水化疗法。

急性期治疗

- 北美传染病学会、美国泌尿科学会和美国妇产科学会推荐的用于单纯性尿路感染的一线抗菌药物包括：呋喃妥因每日 2 次治疗 5 天，甲氧苄啶-磺胺甲噁唑（TMP-SMX）每日 2 次治疗 3 天，或磷霉素 3 g 一次

- 选择抗生素疗法时需要考虑抗菌药物管理和耐药性。当耐药率低于 20% 时，采用 TMP-SMX 进行经验性治疗是合适的。呋喃妥因仍然是抗菌药物中耐药率最低的。在已知患者对常规一线药物过敏的情况下，β-内酰胺类抗生素可能适用

    超过 65 岁的患者由于肾功能下降（CrCl < 30 ml/min），呋喃妥因可能具有较低的生物利用度，应避免使用，因为它可能无法在尿液中达到治疗浓度

- 高耐药率以及可能产生严重副作用限制了氟喹诺酮类抗菌药物的使用。美国 FDA 警告，如果有合适的替代药物，不要在常规感染中使用氟喹诺酮类抗生素

- 病情稳定，饮水充足的门诊患者可通过密切随访治疗肾盂肾炎。最好基于尿液培养结果选择抗菌药物，用氟喹诺酮类抗生素或 TMP-SMX 进行经验性治疗是可接受的。急诊选择单次胃肠外长效 β-内酰胺或氨基糖苷类抗生素进行首次治疗，再用氟喹诺酮类或 TMP-SMX 口服治疗是可以接受的方案，建议留观 48 h 评估患者对治疗的反应。由于呋喃妥因和磷霉素在肾组织浓度不足，不建议用于肾盂肾炎治疗

- 肾盂肾炎的住院治疗应先使用肠外抗菌药物，再根据临床反应和培养结果过渡为口服药物

- 建议肾盂肾炎的总疗程为 10 ～ 14 天，尽管有证据表明低危患者治疗 7 ～ 10 天可能同样有效（表 17-2）

表 17-2　尿路感染常用抗生素剂量和毒性

药物	口服剂量和次数	一般毒性	严重毒性
TMP-SMX	160 mg/800 mg，每 12 h 一次	过敏	严重的皮肤反应、血液异常
粗晶呋喃妥因	100 mg，每 12 h 一次	胃肠道不适	周围神经病变、肺炎
氨苄西林	250 ～ 500 mg，每 6 h 一次	过敏、念珠菌过度生长	过敏反应、假膜性结肠炎

续表

药物	口服剂量和次数	一般毒性	严重毒性
四环素	250 ～ 500 mg，每 6 h 一次	胃肠道不适、皮疹、念珠菌过度生长	肝功能障碍、肾毒性
头孢氨苄	250 ～ 500 mg，每 6 h 一次	过敏	肝功能障碍
环丙沙星	250 mg，每 12 h 一次	恶心、呕吐、腹泻、腹痛、头痛、皮疹	心律不齐、心绞痛、惊厥、胃肠道出血、肾炎

From Walters M，Karram M：Urogynecology and reconstructive pelvic surgery，ed 4，Philadelphia，2015，Elsevier.

 # 重点和注意事项

专家点评

- 无症状菌尿常见于绝经后妇女。不鼓励使用抗菌药物治疗无症状菌尿，因为疗效很差且会导致细菌耐药。应鼓励尿液浑浊或异味的患者积极补充水分以消除这些症状。绝经后阴道萎缩的妇女可使用阴道雌激素减少菌尿的发生。免疫功能低下、尿路结构异常和怀孕的患者除外

- 孕妇：25% ～ 30% 未经治疗的无症状菌尿孕妇会进展为肾盂肾炎，因此建议对所有孕妇进行筛查，并对无症状菌尿患者进行治疗。呋喃妥因、TMP-SMX 和 β - 内酰胺类抗生素是孕妇的首选治疗药物

- 复发性尿路感染：指的是 6 个月内发生 2 次或 2 次以上的尿路感染，或 12 个月内发生 3 次或 3 次以上的尿路感染。病因包括上次感染未彻底治愈、感染的致病菌异常定植阴道或新病原体的再次感染。复发性尿路感染的疾病管理包括 6 个月以上的抗生素预防性治疗、间歇性自我治疗以及必要的性交后预防性治疗。患有复发性尿路感染的患者可以考虑进行解剖学评估，包括膀胱镜检查和上尿路成像（肾超声或 CT 尿路造影）

- 预防尿路感染的非抗菌策略表现结果不一。对下尿路具有杀菌作用的非抗菌药物包括维生素 C、d- 甘露糖和乌洛托品等蔓越莓补充剂，研究证明这些药物临床效果有限，但几乎没

有副作用。目前已证实局部雌激素可使阴道菌群正常化，并随着治疗时间延长可能会增加尿路上皮的厚度，建议作为绝经后复发尿路感染妇女的辅助药物。口服益生菌也可能通过降低阴道 pH 发挥作用

抗生素耐药性：

- 由于抗生素的过度使用，曾经敏感的病原微生物对多种抗生素产生耐药，这使尿路感染和肾盂肾炎的有效治疗和管理变得更加困难，甚至可能更加危险。其中，TMP-SMX 作为目前女性急性非复杂性尿路感染的首选药物，其耐药性不断增强导致的危害可能是最大的

- 当存在合适的替代药物时，应避免使用氟喹诺酮类药物治疗女性急性膀胱炎，目前美国 FDA 已更改喹诺酮类抗生素的适应证

- 选择治疗方案时，医生应考虑以下因素：

  1. 体外敏感性

  2. 不良反应

  3. 对人口的不利影响（管理）

  4. 成本–效益分析

  5. 患者所在社区的细菌耐药情况

- 美洛培南（每 8 h 静脉注射 1 g）或静脉注射派唑米星（每日 15 mg/kg）可有效治疗由肠杆菌科引起的复杂性尿路感染和急性肾盂肾炎，包括多耐菌株。见表 17-3

表 17-3　常见下尿路感染病原菌的抗菌活性谱

病原菌	呋喃妥因	TMP-SMX	环丙沙星	左氧氟沙星	头孢氨苄	氨苄西林	磷霉素
大肠埃希菌	+	±	+	+	+	±	+
假单胞菌	−	−	+	±	−	−	+
克雷伯菌	−	±	+	+	+	−	+
变形杆菌	±	±	+	+	±	+	±
肠杆菌	±	±	+	+	−	−	+
肠球菌	+	−	−	±	−	+	+
葡萄球菌	+	+	+	+	−	−	+
黏质沙雷菌	−	±	+	+	−	−	±

From Walters M, Karram M: Urogynecology and reconstructive pelvic surgery, ed 4, Philadelphia, 2015, Elsevier.

相关内容

肾盂肾炎（相关重点专题）

推荐阅读

Gupta K et al: International clinical practice guidelines for the treatment of acute uncomplicated cystitis and pyelonephritis in women: a 2010 update by the Infectious Diseases Society of America and the European Society for Microbiology and Infectious Diseases, *Clin Infect Dis* 52(5):e103-e120, 2011.

Gupta K, Trautner B: In the clinic: urinary tract infection, *Ann Intern Med* 156(5):ITC3-1-ITC3-15, quiz ITC3-16, 2012.

Hooton TM: Uncomplicated urinary tract infection, *N Engl J Med* 366:1028, 2012.

Hooton TM: Effect of increased daily water intake in premenopausal women with recurrent urinary tract infections: a randomized clinical trial, *JAMA Internal Med* 178:1509-1515, 2018.

Kodner CM, Gupton TEK: Recurrent urinary tract infections in women: diagnosis and management, *Am Fam Physician* 82(6):638-643, 2010.

McKinnell JA et al: Nitrofurantoin compares favorably to recommended agents as empirical treatment of uncomplicated urinary tract infections in a decision and cost analysis, *Mayo Clin Proc* 86:840, 2011.

Wagenlehner FME et al: Once-daily plazomicin for complicated urinary tract infections, *N Engl J Med* 380:727-740, 2019.

Walters MD, Karram MM: *Urogynecology and reconstructive pelvic surgery*, ed 4, Philadelphia, PA, Elsevier, 2015.

第18章 尿道炎，淋球菌性
Urethritis, Gonococcal

Robin Metcalfe-Klaw, Rachel Wright Heinle

江杰 译 李子广 审校

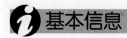 基本信息

定义

尿道炎（urethritis）是一种定义明确的临床综合征，表现为排尿困难、尿道分泌物或两者兼有。

同义词

淋球菌性尿道炎

GCU

ICD-10CM 编码

A54.00 未指明的下泌尿生殖道淋球菌感染

流行病学和人口统计学

- 尿道炎根据病因通常分为两大类：淋球菌性尿道炎（GCU，淋球菌）和非淋球菌性尿道炎（NGU，其他病原体，常为沙眼衣原体）
- 这种区分是基于革兰氏染色时淋球菌易显示为革兰氏阴性、肾形双球菌
- 在美国，淋球菌性尿道炎的发病率逐渐上升；然而，发病率因种族和地理位置的不同而有很大差异；淋球菌性尿道炎的患病率在南部和非西班牙裔黑人男性中不成比例地更高。尿道是所有男性最常见的感染部位

体格检查和临床表现

- GCU 症状：淋球菌性尿道炎患者最常见的症状是排尿困难。其他常见的症状有分泌物和瘙痒。也可见脓性分泌物、尿道口水肿和触诊时尿道压痛，并且 5% ~ 10% 的 GCU 患者仍

无症状

- GCU 可能蔓延到泌尿系统的其他部分。前列腺受累可引起尿频、尿急和夜尿，并可伴有黏液脓性分泌物。附睾受累可导致单侧睾丸疼痛和水肿

- 病程：GCU 的潜伏期长短不定，通常为 4 ～ 7 天。如果不进行治疗，尿道炎将持续 3 ～ 7 周，95% 的男性可在 3 个月后无症状

- 并发症：尿道周炎可导致尿道狭窄。此外，播散性感染可导致腱鞘炎和关节炎。极少数可见肝炎、心肌炎、心内膜炎和脑膜炎

(Dx) 诊断

鉴别诊断

- NGC
- 单纯疱疹病毒

实验室检查

- 如有可能，应首先选择改良的 Thayer-Martin 培养基进行革兰氏染色

- 核酸扩增试验（nucleic acid amplification test，NAAT）：NAAT 在很大程度上取代了许多医疗机构中所采用的培养诊断方式。虽然 NAAT 在检测宫颈或尿道标本淋球菌时不如培养敏感，但是，特异性＞ 99%，并且保持了检测第一次获取尿液或自收集的阴道拭子的敏感性。NAAT 在整体敏感性、特异性和标本运输便利性方面优于任何其他现有的衣原体和淋球菌感染的诊断试验。应采用 NAAT 检测衣原体和淋球菌感染。以下情形除外：儿童性侵犯、青春期前直肠和口咽感染的女孩病例，以及评估淋病治疗失败可能性时；这些情况下可能需要进行培养和药敏试验

- 培养和药敏试验：应使用带有塑料或钢丝轴的人造丝，涤纶或海藻酸钙尖端（不使用杀菌棉签）。尿道拭子应在排尿后 2 ～ 4 h 内采集，以防止细菌随排尿而排出。收集咽部和直肠的培养物，并同时对所有患者进行衣原体检测

- 对所有患者进行梅毒血清学检查
- 向所有患者提供 HIV 咨询和检测服务

Rx 治疗

非药物治疗

行为管理：治愈且对性伴侣进行评估和治疗前，避免性接触。

急性期治疗

- 头孢曲松 250 mg 肌内注射联合阿奇霉素 1 g 单剂量口服
- 双重治疗的目的是治疗潜在的沙眼衣原体的同时，解决淋球菌对头孢菌素的耐药率上升的问题
- 头孢类药物严重过敏者：大剂量阿奇霉素联合庆大霉素或口服吉米沙星

替代方案：

- 对于青霉素过敏的患者，除非他们有 IgE 介导的青霉素过敏史，否则仍然推荐使用头孢曲松
- 对于不能耐受任何青霉素的患者，替代方案包括：阿奇霉素 2 g 口服联合庆大霉素 240 mg 肌内注射或吉米沙星 320 mg 口服
- 鉴于高耐药率，氟喹诺酮类抗生素在美国不再被推荐用于淋病治疗
- 如果有任何替代方案，美国疾病控制与预防中心建议进行治愈试验，并在治疗 7 天后开展培养试验

慢性期治疗

再感染是淋病后尿道炎（postgonococcal urethritis，PGU）最常见的复发原因，须强制进行重复拭子和尿道、咽及直肠（如适用）培养。多形核细胞（PMN）持续存在及细胞内革兰氏阴性双球菌缺失提示 PGU 诊断。这种情况发生于采用合并非淋球菌感染治疗无效的方案用作 GCU 治疗时。它代表 GCU 后出现 NGU，应如此处理。然而，通过涂片或培养法检测到淋球菌持续存在时需要针对淋球菌进行治疗。

重点和注意事项

专家点评

- 伴侣告知：性伴侣的姓名和联系方式应在就诊时收集并交由卫生部门处理，患者亦可直接通知联系人。美国疾病控制与预防中心（CDC）推荐快速伴侣治疗，并在几个州得到批准。方案包括为未经医生评估并且就医可能性不大的患者的性伴侣开具处方
- 在检查尿道涂片时，少量 PMN 的存在为尿道炎诊断提供了客观证据。尿道涂片 PMN 阴性不支持尿道炎诊断。若检测到 PMN 之外，还发现革兰氏阴性、细胞内双球菌，则可做出淋病的诊断
- 治疗开始后 7 天内，患者应避免性接触

相关内容

排尿困难和（或）尿道 / 阴道分泌物患者的评估（参见医学流程图分册）

淋病（相关重点专题）

推荐阅读

www.cdc.gov/std/ept/legal/totals.htm

Brill JR: Diagnosis and treatment of urethritis in men, *Am Fam Physician* 81(70):873-879, 2010.

Workowski KA et al: Sexually transmitted diseases treatment guidelines 2015, *MMWR Morb Mortal Wkly Rep* 64(3), 2015.

第 19 章　尿道炎，非淋球菌性
Urethritis，Nongonococcal

Rachel Wright Heinle，Christine Burke

江杰　译　李子广　审校

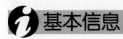 基本信息

定义

非淋球菌性尿道炎（nongonococcal urethritis，NGU）是指除淋球菌以外的其他多种病原菌感染的尿道炎（见"病因学"）。

同义词

NGU

非淋球菌性尿道炎

ICD-10CM 编码

A56.0　下生殖道泌尿道的衣原体感染

n34.1　非特异性尿道炎

流行病学和人口统计学

- 性传播疾病的临床发病率为 50%。沙眼衣原体感染是美国最常见法定通报疫病。在 2010 年，美国疾病控制与预防中心（CDC）收到超过 130 万例的感染病例报告
- NGU 好发于社会经济阶层高等的男性，对异性恋男性的影响比同性恋的男性更频繁
- NGU 的发病率比淋球菌性尿道炎（gonococcal urethritis，GCU）高

体格检查和临床表现

- 潜伏期：2～35 天
- 症状：排尿困难，尿道分泌明显的白色分泌物，尿道瘙痒。NGU 中症状的发作比 GCU 少。大多数患者由于缺乏促使其就医的症状，因此无法意识到自己已感染沙眼衣原体
- 体征：尿道分泌明显的白色分泌物，尿道口水肿，红斑。感

138

染妇女表现为脓尿，疾病可表现为急性尿道综合征

并发症

- 异性恋男性附睾炎可能与非细菌性前列腺炎有关，直肠炎或赖特（Reiter）综合征与男性同性恋有关
- 尿道炎并发症在女性中更常见，可能与盆腔炎或不孕症有关

病因学

- 最常见的病原体为衣原体属，专性胞内寄生，既有 DNA 又有 RNA，通过二分裂方式进行复制，可引起 20% ～ 50% 的 NGU 病例。衣原体有两种：

  1. 鹦鹉热衣原体

  2. 具有 15 种血清型的沙眼衣原体

     a. 血清型 A—C 引起高流行性致盲性沙眼

     b. 血清型 D—K 引起生殖道感染

     c. 血清型 L1—L3 引起性病淋巴肉芽肿

- 其他导致 NGU 的原因：生殖支原体（在 44% 的治疗失败的病例中，合并沙眼衣原体双重感染的病例高达 15%）；解脲支原体，导致 15% ～ 30% 的 NGU；阴道毛滴虫；单纯疱疹病毒；腺病毒。20% NGU 病例的原因尚未确定

- 在宫颈衣原体感染的女性接触者中，有 28% 发生无症状感染

Dx 诊断

鉴别诊断

- GCU
- 单纯疱疹病毒
- 滴虫病

实验室检查

- 需明确尿道炎和排除淋球菌感染
- 核酸扩增试验（NAAT）：NAAT 已经取代了培养这种在许多地方用于筛查无症状的生殖器感染的方式。NAAT 在整体敏感性、特异性和标本运输的方便性方面的性能优于任何其他可用于诊断衣原体和淋球菌感染的试验。应使用 NAAT 检测

衣原体和淋球菌，但涉及儿童性侵犯、青春期前女孩的直肠和口咽感染以及在评估潜在的淋病治疗失败可能性情况下，需要进行培养和药敏试验

- 衣原体培养：尿道涂片出现 PMN 可做出尿道炎诊断。由于衣原体寄生于柱状上皮细胞内，最佳培养标本为尿道内 2 ～ 4 cm 的区域所采集的尿道内拭子；使用涤纶头拭子；避免使用海藻酸钙或棉签。生物体只能在组织培养中生长，成本较高

 治疗

- 由于不能区分 NGU 的常见病因，因此采用综合的方法治疗疾病，包括在初始治疗方案中，使用对常见病原体有效的药物
- 对于单纯性 NGU 患者，推荐的方案是阿奇霉素 1 g 单剂量口服或多西环素片 100 mg 每日 2 次，口服 7 日。孕妇推荐方案为阿奇霉素，单剂量口服 1 g
- 对于确诊的尿道炎和病因不明的患者，建议同时治疗淋病和衣原体感染。单纯性尿路感染患者可单次口服 1 g 阿奇霉素或 100 mg 多西环素每日 2 次，口服 7 日联合头孢曲松单剂量 250 mg
- 在滴虫性阴道炎流行地区，与女性发生性关系并有持续性或复发性尿道炎的男性应单剂量口服甲硝唑 2 g，口服替硝唑 2 g
- 最初接受多西环素治疗的复发患者应单剂量口服阿奇霉素 1 g 治疗。如果使用阿奇霉素进行初始治疗，则复发性 NGU 的患者给予莫西沙星 400 mg×6 天的治疗

❶ 重点和注意事项

专家点评

- 伴侣告知：前 60 天内的所有性伴侣的姓名和联系方式应在就诊时收集并提交给卫生部门，亦可由患者直接通知联系人。美国疾病控制与预防中心（CDC）推荐快速伴侣治疗，并已在几个州获得批准。方案包括为未经医生评估且不太可能就医的感染患者的伴侣开具处方
- 治疗开始后 7 天内，患者应避免性接触

相关内容

宫颈炎（相关重点专题）

衣原体生殖感染（相关重点专题）

推荐阅读

Brill JR: Diagnosis and treatment of urethritis in men, *Am Fam Physician* 81(70):873-879, 2010.

Centers for Disease Control and Prevention: Sexually transmitted diseases treatment guidelines, 2015, *MMWR Morb Mortal Wkly Rep* 64(3), 2015.

Sena AC et al: Chlamydia trachomatis, Mycoplasma genitalium, and Trichomonas vaginalis infections in men with nongonococcal urethritis: predictors and persistence after therapy, *J Infect Dis* 206:357, 2012.

第 20 章　肾脓肿
Renal Abscess

Glenn G. Fort

刘孜卓　译　刘娅妮　审校

 基本信息

定义

肾脓肿和肾周围脓肿是上尿路感染合并梗阻性肾盂肾炎的化脓性并发症。易感因素包括糖尿病和肾结石。肾脓肿和肾周围脓肿可伴有肾叶坏死和肾周围脂肪坏死。

同义词

肾内脓肿

肾周围脓肿

肾脏脓肿

ICD-10CM 编码

N15.1　肾和肾周围脓肿

流行病学和人口统计学

发病率：每 1 万住院患者发病 1 ~ 10 人

好发年龄：一项研究报道的中位年龄为 59.8 岁

危险因素：糖尿病和肾结石

体格检查和临床表现

- 症状包括发热、腰痛、腹痛、尿频和排尿困难
- 肾脓肿发生于老年人或糖尿病患者有时可隐匿起病

病因学

可能是上尿路感染上行继发的并发症，通常是由革兰氏阴性菌引起。也可能是菌血症血源性播散到肾而发生的并发症，常继发于金黄色葡萄球菌感染。

Dx 诊断

鉴别诊断

- 急性肾盂肾炎伴乳头坏死
- 急性细菌性肾炎：急性非化脓性肾感染
- 肾细胞癌
- 软化斑：罕见的肉芽肿性炎症性疾病，见于大肠埃希菌感染
- 气肿性肾盂肾炎：由兼性厌氧菌或念珠菌属感染引起的肾实质内气体形成

评估

实验室检查和影像学检查相结合。

实验室检查

- 血培养、尿常规、尿液培养和全血细胞计数是基本检查
- 红细胞沉降率或 C 反应蛋白升高提示深部感染

影像学检查

- 超声可显示肾实质内的厚壁液性空腔
- 肾周围脓肿可被肾筋膜包裹并局限于肾周围间隙
- 与超声相比，增强 CT（图 20-1）更适于诊断

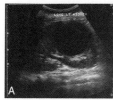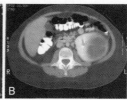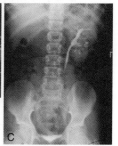

图 20-1　10 岁女孩肾脓肿合并漏斗狭窄 1 例，低热，明显左侧肾区叩击痛，白细胞升高，脓尿，但尿液培养阴性（曾接受过门诊抗生素治疗），右肾缺如。**A**. 左肾超声显示一个巨大的囊性肿物并有隔膜。**B**. 肿物经 CT 证实。**C**. 脓肿消退（通过经皮开放引流）后静脉肾盂造影显示下漏斗和肾盏发育异常。（From Cherry JD et al：Feigin and Cherry's pediatric infectious diseases，ed 8，Philadelphia，2019，Elsevier.）

- MRI 和核素扫描的价值有限

治疗

抗生素治疗，必要时介入治疗或外科引流。

非药物治疗

- 直径大于 5 cm 的肾脓肿的治疗应通过 CT 或超声引导下经皮穿刺引流，同时静脉注射抗生素
- 肾周围脓肿应在 CT 或超声引导下经皮引流
- 有时严重病例可能需要肾切除术，常见于糖尿病患者

急性期治疗

直径小于 5 cm 的肾脓肿可以通过静脉输注抗生素治愈（直径 3 ~ 5 cm 的脓肿治愈率为 92%）。抗生素的选择基于培养结果，但初始治疗应针对革兰氏阴性菌，除非感染继发于葡萄球菌血症。在氟喹诺酮耐药率 < 10% 的地区，经验性抗生素治疗可应用环丙沙星 400 mg 静脉注射。在氟喹诺酮耐药率高的地区，可选用头孢曲松 1 g 静脉注射。若肾周围脓肿与葡萄球菌血症相关，甲氧西林敏感金黄色葡萄球菌（MSSA）感染可静脉注射青霉素类，MRSA 感染则给予万古霉素 1 g 静脉注射每 12 h 一次。

慢性期治疗

抗生素治疗通常持续 2 ~ 3 周，部分可口服完成治疗。

处理

TMP-SMX 和喹诺酮类抗生素在肾中渗透良好，是理想的口服治疗药物。

转诊

介入放射科、泌尿外科、感染科会诊。

❗ 重点和注意事项

专家点评

对于肾盂肾炎接受适当抗生素治疗且 5 天后临床无改善患者，

应考虑该诊断。

预防

尿路感染应早期预防和行抗生素治疗，特别注意糖尿病患者。

相关内容

肾盂肾炎（相关重点专题）

尿路感染（相关重点专题）

推荐阅读

Cheng CH et al: Is acute lobar nephronia the midpoint in the spectrum of upper urinary tract infections between acute pyelonephritis and renal abscess? *J Pediatr* 156:82086, 2010.

Durant TJ et al: perinephric abscess with fistula formation to descending colon: a case report and a review of the literature, *Conn Med* 79:221-224, 2015.

Lim SK, Ng FC: Acute pyelonephritis and renal abscesses in adults—correlating clinical parameters with radiological (computer tomography) severity, *Ann Acad Med Singapore* 40:407-413, 2011.

第 21 章　前列腺炎
Prostatitis

Fred F. Ferri

江杰　译　刘岗　审校

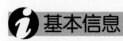 基本信息

定义

前列腺炎是指前列腺的炎症。主要分为四大类（表 21-1）：

1. 急性细菌性前列腺炎（Ⅰ型）

2. 慢性细菌性前列腺炎（Ⅱ型）

3. 慢性前列腺炎 / 慢性骨盆疼痛综合征（chronic prostatitis/chronic pelvic pain syndrome，CP/CPPS）（Ⅲ型）：分为Ⅲ A 型（炎症性）和Ⅲ B 型（非炎症性）

表 21-1　前列腺炎综合征的分类系统

传统名称	美国国立卫生研究院分类	说明
急性细菌性前列腺炎	Ⅰ型	前列腺急性感染
慢性细菌性前列腺炎	Ⅱ型	前列腺慢性感染
N/A	Ⅲ型 慢性骨盆疼痛综合征（CPPS）	慢性泌尿生殖道疼痛，采用标准方法定位于前列腺，无尿道病原菌感染
非细菌性前列腺炎	Ⅲ A 型 炎症性 CPPS	前列腺分泌物、前列腺按摩后尿沉渣（VB3）或精液中含有大量白细胞
前列腺痛	Ⅲ B 型 非炎性性 CPPS	前列腺分泌物、前列腺按摩后尿沉渣（VB3）或精液中无明显白细胞数量增多
N/A	Ⅳ型 无症状性炎症性前列腺炎（AIP）	前列腺分泌物、前列腺按摩后尿沉渣（VB3）、精液或前列腺组织学标本中的出现白细胞［和（或）细菌］

From Wein AJ et al：Campbell-Walsh urology，ed 11，Philadelphia，2016，Elsevier.

4. 无症状性炎症性前列腺炎（Ⅳ型）

ICD-10CM 编码

N41.0 急性前列腺炎

N41.1 慢性前列腺炎

流行病学和人口统计学

- 50% 的男性一生中会出现前列腺炎的症状
- 前列腺炎患者占泌尿科就诊者比例 > 8%，占初级卫生保健就诊者的 1%
- 慢性细菌性前列腺炎患病率为 5% ～ 10%
- CP/CPPS 是临床最常见的前列腺炎症状，患病率为 9% ～ 12%
- 急性细菌性前列腺炎占所有前列腺炎病例的 10%

体格检查和临床表现

- 急性细菌性前列腺炎：
  1. 突然或快速进行性发作：
     a. 排尿困难
     b. 尿频
     c. 尿急
     d. 夜尿
     e. 可辐射背部、直肠或阴茎的会阴疼痛
  2. 可出现血尿或尿道脓性分泌物
  3. 偶发尿潴留使病程复杂化
  4. 可出现发热、寒战和脓毒症的临床表现
  5. 直肠检查时，前列腺有典型压痛
- 慢性细菌性前列腺炎：
  1. 以前列腺分泌物培养阳性为特征。可引起诸如耻骨上，腰，或会阴疼痛；轻度尿急，尿频，有排尿困难；可能还有反复的尿路感染
  2. 当感染局限于前列腺时，可能无症状
  3. 可能表现为良性前列腺肥大（BPH）基线症状的严重程度增加
  4. 若伴有膀胱炎，则可报告尿频、尿急和烧灼感
  5. 可主诉血尿

6. 在老年男性中，可注意新发尿失禁
- CP/CPPS：
  1. 出现类似骨盆区域疼痛症状持续时间 > 3 个月。症状还包括耻骨上、背部、阴茎、睾丸或阴囊疼痛
  2. 症状可因疾病严重程度不同而有所不同，可能包括下尿路症状，性功能障碍和生活质量下降

病因学

- 急性细菌性前列腺炎：
  1. 急性起病，通常为革兰氏阴性菌感染。大肠埃希菌是最常分离的微生物
     a. 一般与膀胱炎有关
     b. 细菌上行入尿道所致
  2. 感染途径有时是直肠细菌的血源性或淋巴源性传播
  3. 考虑淋球菌或沙眼衣原体在年轻患者（年龄 < 35 岁）的性传播疾病（STD）风险
- 慢性细菌性前列腺炎：
  1. 常无症状。大肠埃希菌是最常分离的微生物
  2. 通过与急性细菌性前列腺炎相同的机制引起 BPH 症状加重
- CP/CPPS：
  1. Ⅲ A 型：指在无菌的前列腺分泌物中，出现白细胞的前列腺炎症
  2. 一些病例的病因可能是衣原体感染
  3. Ⅲ B 型：指前列腺分泌物中未发现或很少发现白细胞的前列腺炎症症状。其原因是多方面的（图 21-1）

Dx 诊断

鉴别诊断

- 伴有下尿路症状的 BPH
- 前列腺癌
- 间质性膀胱炎 / 膀胱疼痛综合征
- 盆底功能障碍
- 膀胱癌
- 尿路结石

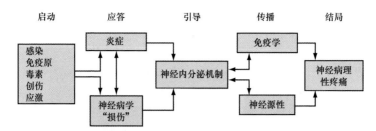

启动　　　应答　　　引导　　　传播　　　结局

图 21-1　慢性前列腺炎 / 慢性骨盆疼痛综合征（Ⅲ型慢性骨盆疼痛综合征）的病因和发病机制似乎涉及多因素机制。初始刺激，如感染、某些有毒或免疫原性尿液物质反流，会阴或骨盆创伤，在解剖学或遗传学易感的男性中引发一连串事件，导致局部炎症反应或神经源性损伤，或两者兼有。进一步相关的免疫、神经病变、内分泌和心理机制传播或初始（或进行的）事件的慢性持续，最终引发慢性会阴或骨盆疼痛的临床表现和与局部和中枢神经病变机制相关的症状，涉及前列腺或骨盆以外的区域。（From Wein AJ et al：Campbell-Walsh urology，ed 11，Philadelphia，2016，Elsevier.）

- UTI
- 直肠炎

评估

- 直肠检查：
  1. 前列腺压痛提示急性细菌性前列腺炎
  2. 前列腺增生常见于慢性细菌性前列腺炎
  3. 正常前列腺与慢性细菌性前列腺炎和 CP/CPPS 一致
- 通过前列腺按摩使前列腺分泌物释出在急性细菌性前列腺炎中是禁忌的，但在其他三种情况下是适宜的

实验室检查

- 尿常规
- 尿液培养和药敏试验
- 可进行细菌定位，但在大多数临床环境中是烦琐且不现实的
- 细胞计数和前列腺分泌物培养
- 前列腺特异性抗原（prostate-specific antigen，PSA）不用于诊断前列腺炎，除非指诊显示有结节，否则不推荐使用。即使在无症状的情况下，超过基线的快速增生可增加前列腺炎的可能性。此种情况下，前列腺炎治疗后进行 PSA 随访是适宜的

- 如果存在发热、寒战或脓毒症迹象，则要进行全血细胞计数和血培养

治疗

- 急性细菌性前列腺炎：
  1. 无并发症（有 STD 的风险，年龄＜35 岁）：头孢曲松 250 mg 单剂量静脉注射或头孢克肟 400 mg 单剂量口服，然后多西环素 100 mg 每日 2 次 ×10 日
  2. 无并发症且 STD 风险低：左氧氟沙星 500 mg 每日 2 次或环丙沙星 500 mg 每日 2 次 ×（10～14）日
- 慢性细菌性前列腺炎：
  1. 首选喹诺酮（环丙沙星或左氧氟沙星）治疗 4 周
  2. 如果病原体是敏感的，TMP-SMX 治疗 1～3 个月是二线选择，TMP-SMX 的组织穿透性不如喹诺酮类药物好，有证据表明其增强尿道致病性微生物耐药性
- CP/CPPS：推荐治疗方法总结于框 21-1 中

框 21-1　慢性前列腺炎和慢性骨盆疼痛综合征治疗建议（美国国立卫生研究院　Ⅲ型）

建议
1. α 受体阻滞剂治疗作为多模式治疗策略的一部分，推荐给新诊断的有排尿症状的未接受 α 受体阻滞剂治疗的患者
2. 对选定的新诊断的未服用抗生素的患者进行抗生素治疗试验
3. 选择植物疗法：舍尼通和槲皮素
4. 由临床表型指导的多模式治疗
5. 直接理疗。虽然缺乏 Ⅰ 级证据，但来自多个弱临床试验和广泛临床经验的证据强烈表明，对选定的患者有利

不推荐
1. α 受体阻滞剂单药治疗，特别是以前用 α 受体阻滞剂治疗的患者
2. 抗炎药单药治疗
3. 抗生素治疗作为一种主要的治疗方法，特别是对于那些以前用抗生素治疗失败的患者
4. 5α 还原酶抑制剂单药治疗；可考虑用于良性前列腺增生的老年患者
5. 大多数微创治疗，如经尿道针头消融（TUNA），激光治疗
6. 侵入性手术治疗，如经尿道前列腺电切术（TURP）和根治性前列腺切除术

续框

需要进一步评估

1. 低强度冲击波治疗

2. 针灸

3. 生物反馈疗法

4. 侵入性神经调节（如阴部神经调节）

5. 电磁刺激

6. 肉毒杆菌毒素 A 注射液

7. 药物治疗，包括类帕曲星，肌肉松弛剂，神经调节剂和免疫调节剂

Modified from Nickel JC et al：Male chronic pelvic pain syndrome（CPPS）. In Chapple C，Abrams P（eds）：Male lower urinary tract symptoms（LUTS）. An international consultation on male LUTS, Fukuoka, Japan, Sept 30-Oct 4, 2012, Montreal, 2013, Société Internationale d'Urologie. From Wein AJ et al：Campbell-Walsh urology, ed 11, Philadelphia, 2016, Elsevier.

推荐阅读

Anothaisintawee T et al: Management of chronic prostatitis/chronic pelvic pain syndrome, *JAMA* 305(1):78-86, 2011.

Coker TJ, Dierfeldt DM: Acute bacterial prostatitis: diagnosis and management, *Am Fam Physician* 93(2):114-120, 2016.

Holt JD et al: Common questions about chronic prostatitis, *Am Fam Physician* 93(40):290-296, 2016.

Shoskes DA et al: Phenotypically directed multimodal therapy for chronic prostatitis/chronic pain syndrome, *Urology* 75(6):1249-1253, 2010.

第 22 章　睾丸炎
Orchitis

Glenn G. Fort

韩飚　译　刘娅妮　审校

 基本信息

定义

睾丸炎是涉及睾丸的炎症过程（通常是传染性的）。感染可能是病毒或细菌感染，并可能与其他男性性器官（前列腺，附睾或膀胱）或下泌尿生殖道感染，或性传播疾病有关（通常为血源性传播）。常见原因有：

- 病毒：流行性腮腺炎病毒——20% 青春期后感染；柯萨奇病毒 B 组
- 细菌：通过附睾传播的化脓性细菌包括：大肠埃希菌，肺炎克雷伯菌，铜绿假单胞菌，葡萄球菌，链球菌或立克次体，布鲁氏菌
- 其他：
  1. 病毒——HIV 相关性，巨细胞病毒
  2. 真菌感染
     a. 隐球菌病
     b. 组织胞浆菌病
     c. 念珠菌属感染
     d. 芽生菌病
     e. 梅毒
  3. 结核分枝杆菌和麻风分枝杆菌
  4. 寄生虫病：弓形虫病，丝虫病，血吸虫病
- 表 22-1 描述了附睾炎及睾丸炎的病因学分类

同义词

睾丸附睾炎
睾丸感染
睾丸炎症

152

表 22-1　附睾炎及睾丸炎分类

急性附睾炎或睾丸附睾炎	肉芽肿性附睾炎或睾丸炎	病毒性睾丸炎
淋球菌	结核分枝杆菌	流行性腮腺炎病毒
沙眼衣原体	梅毒螺旋体	肠病毒
大肠埃希菌		
肺炎链球菌	布鲁氏菌属	
克雷伯菌属	结节性	
沙门菌	真菌性	
其他尿路病原体	寄生虫性	
特发性	特发性	

From Cohen J，Powderly WG：Infectious diseases，ed 2，St Louis，2004，Mosby.

ICD-10CM 编码

N45.9　无脓肿的睾丸炎，附睾炎和睾丸附睾炎

A54.1　淋球菌性睾丸炎

A56.1　衣原体性睾丸炎

N51.1　腮腺炎性睾丸炎

流行病学和人口统计学

好发性别：男性

常见病原体：病毒性睾丸炎的首要原因是流行性腮腺炎。流行性腮腺炎病毒很少在青春期前的男性中引起睾丸炎，而在近 30% 的青春期后的男性中，感染单侧或两侧睾丸

体格检查和临床表现

- 睾丸痛，单侧或双侧睾丸肿大
- 可能伴有附睾炎、前列腺炎、发热、阴囊水肿、红斑、蜂窝织炎
- 腹股沟淋巴结肿大
- 急性鞘膜积液（细菌性）
- 罕见症状：脓肿形成、阴囊脓肿、睾丸坏死
- 可能存在精索压痛
- 肉芽肿

Dx 诊断

前述临床表现同时有急性病毒感染病史或者伴有附睾炎即可诊断。

鉴别诊断

- 淋球菌性睾丸附睾炎
- 自身免疫病
- 血管炎
- 附睾炎
- 流行性腮腺炎，伴或不伴其他类型腮腺炎
- 肿瘤
- 血肿
- 精索扭转

实验室检查

- 全血细胞分类计数
- 尿常规
- 病毒滴定——流行性腮腺炎病毒，流行性腮腺炎病毒 IgM 在临床发病后 5 天可以检测到，并持续 4 周阳性。也可以选择血清或颊部，口腔咽拭子逆转录酶 PCR（RT-PCR）检测
- 流行性腮腺炎病毒尿液培养
- 睾丸超声检查排除脓肿

影像学检查

如怀疑脓肿，行超声检查。

Rx 治疗

- 根据病因治疗
- 病毒性（腮腺炎性睾丸炎）：观察；卧床休息，冰敷，镇痛药物，悬吊或支撑阴囊可以减轻腮腺炎性睾丸炎带来的不适感
- 细菌性：在明确病原体前，经验性抗生素治疗联合肠外抗生素治疗：对于年龄＜35 岁的男性，为覆盖淋球菌和沙眼衣原体，给予头孢曲松（250 mg 肌内注射一次）加多西环素（100 mg 口服，每日 2 次，连续 10 天）。＞35 岁或男同性恋者：左氧氟沙星 500 ～ 750 mg 静脉注射或口服，每日 1 次，连续

10～14 天。或氨苄西林-舒巴坦、第三代头孢菌素或哌拉西林 / 他唑巴坦
- 手术治疗化脓及脓肿

预后

需要对双侧睾丸炎患者进行随访，以尽早发现性腺功能减退症，不育及复发等症状。

转诊

- 如需要外科引流，转诊至泌尿外科专家
- 如发生性腺功能减退症，转诊至内分泌专家
- 如发生不育，转诊至生殖医学专家

 重点和注意事项

如果经标准的抗生素治疗，症状无缓解，即使没有胸部 X 线片证实肺结核的情况下，也需要考虑结核性睾丸炎诊断。

相关内容

附睾炎（相关重点专题）
流行性腮腺炎（相关重点专题）

推荐阅读

Davis NF et al: The increasing incidence of mumps orchitis: a comprehensive review, *BJU Int* 105:1060-1065, 2010.
Raynor MC et al: Urinary infections in men, *Med Clin North Am* 95(1):43-54, 2011.
Ternavasio-de la Vega HG et al: Mumps orchitis in the post-vaccine era (1967-2009): a single-center series of 67 patients and review of clinical outcome and trends, *Medicine (Baltimore)* 89(2):96-116, 2010.

第 23 章　附睾炎
Epididymitis

Philip A. Chan，Glenn G. Fort

卢伟波　译　兰霞　审校

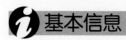 基本信息

定义

- 附睾炎是指感染或者局部创伤后在附睾出现的炎症反应。在大多数情况下，急性附睾炎会导致睾丸受累从而出现睾丸炎
- 慢性附睾炎则是指病程持续 ≥ 6 周的附睾炎。它分为慢性炎性附睾炎、慢性阻塞性附睾炎和慢性附睾痛

同义词

非特异性细菌性附睾炎

性传播性附睾炎

ICD-10CM 编码

N45.1　附睾炎

A54.00　未指明的下泌尿道淋球菌感染

流行病学和人口统计学

发病率（美国）： 每年超过 60 万患者因该病到医院就诊

发病高峰： 性活跃年龄

好发性别： 仅见于男性患者

好发年龄： 所有年龄段均受影响，但通常见于性活跃年龄段或老年男性

先天因素： 先天性泌尿系统结构疾病可能更容易导致感染

体格检查和临床表现

- 阴囊压痛性肿胀伴红斑，通常为单侧睾丸疼痛和压痛
- 排尿困难和（或）尿道分泌物
- 发热和全身性疾病症状（较少见）

- 阴囊检查时疼痛发红
- 出现鞘膜积液甚至睾丸附睾炎，尤其是疾病晚期
- 结核性病变会出现慢性阴囊引流窦和"串珠样"扩大的输精管

病因学

- 在性活跃的年轻（＜35岁）男性中，最常见的病原体是淋球菌和沙眼衣原体
- 而在较年长男性（＞35岁）或有泌尿系统基础疾病的患者中，其病因如下：

  1. 革兰氏阴性需氧杆菌占优势（如大肠埃希菌）
  2. 在接受了侵入性泌尿外科手术的男性患者体内也发现了类似的微生物
  3. 革兰氏阳性球菌在这类人群中很少见到
  4. 分枝杆菌也可能是附睾炎的一个重要病因

- 由肠道微生物（如大肠埃希菌）通过性传播导致的急性附睾炎也发生在肛交的男同性恋者中
- 青春期前的年轻男性可能会出现由大肠埃希菌引起的附睾炎：这几乎是所有类似于"反流"等潜在泌尿系统疾病的并发症
- 在获得性免疫缺陷综合征（艾滋病，AIDS）患者中，已发现巨细胞病毒和沙门菌导致的附睾炎，尽管巨细胞病毒尿液培养阴性。而弓形虫和隐球菌也被认为是AIDS患者感染附睾炎的一个原因
- 慢性感染性附睾炎最常于出现肉芽肿反应的疾病，而结核分枝杆菌感染是最常见的诱发附睾炎的肉芽肿疾病

Dx 诊断

鉴别诊断

- 睾丸炎
- 睾丸扭转、外伤或肿瘤
- 附睾囊肿
- 鞘膜积液
- 精索静脉曲张
- 精液囊肿
- 所有病例，均要考虑睾丸扭转（表23-1）

表 23-1   阴囊急性病变病因鉴别

特征	睾丸扭转	阑尾扭转	附睾炎
年龄	＜1 岁，青春期	7～14 岁	成年人
发作	数小时	1～2 天	数天到几周
疼痛部位	整个睾丸	上端	附睾
全身症状	恶心	无	发热
提睾反射	无	完整	完整
脓尿	罕见	无	有
超声检查结果	弥漫性低回声 睾丸不对称 血流正常或减少 可见精索结	局部低回声 睾丸对称 血流正常	附睾可见低回声区 睾丸对称 血流增加
治疗	手术	对症支持	抗生素治疗；青春期时仅对症治疗

注：在急性阴囊病变患者中，没有一项发现能可靠地将扭转与其他病因疾病区分开来。当有扭转的诊断可能性时，必须立即进行泌尿外科会诊。

From Marx JA et al: Rosen's emergency medicine, ed 8, Philadelphia, 2014, Saunders.

评估

- 对细菌感染患者的泌尿系统需考虑进行全面评估，尤其是在复发的情况下
- 如果有尿道分泌物，需进行革兰氏染色及培养；革兰氏染色应显示每个油镜区视野中 ≥ 5 个白细胞
- 性活跃的男性：咽喉和直肠的淋球菌培养可能有价值
- 如果考虑睾丸扭转，可进行放射性核素成像检查
- 如果尿道革兰氏染色阴性，需检查第一次晨尿的白细胞；如果首次尿白细胞酯酶检测或镜检首次尿沉渣阳性，则证明每个高倍镜视野区 ≥ 10 个白细胞；尿液标本的培养、革兰氏染色涂片应和尿样的淋球菌、衣原体核酸扩增试验（NAAT）同时进行
- 超声图（图 23-1）

实验室检查

- 所有疑似急性附睾炎病例应该通过 NAAT 方法检测沙眼衣原体和淋球菌，且尿液是该检查方法的首选标本

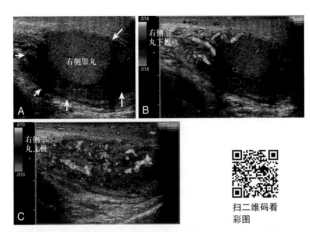

图 23-1 （扫二维码看彩图）8 岁男孩因右侧阴囊疼痛诊断为急性附睾炎。**A**. 右侧睾丸的灰阶矢状位超声图显示正常的睾丸被明显低回声的附睾包围。**B**. 阴囊纵位彩色多普勒血流成像显示附睾头部血流增加，睾丸血流正常。**C**. 附睾全身和尾部都有明显的血管增生。三张图像都显示皮肤增厚。（From Rumack CM et al：Diagnostic ultrasound，ed 4，Philadelphia，2011，Elsevier.）

扫二维码看
彩图

- 如果出现排尿困难或怀疑尿路感染，则应进行尿常规和尿液培养
- 应提供 HIV 的检测和咨询服务
- 如果怀疑肺结核，则进行结核菌素纯蛋白衍生物检测并进行胸部 X 线检查（罕见病例）
- 极少部分结核性附睾炎病例通过活检明确诊断

Rx 治疗

急性期治疗

- 冰敷或提升阴囊可缓解疼痛
- 使用对乙酰氨基酚，加用或不加可待因或非甾体抗炎药镇痛
- 抗生素治疗需覆盖可疑病原体；在得到实验室检查结果之前使用经验性抗感染治疗
- 推荐的治疗方案是头孢曲松 250 mg 单剂量肌内注射加多西环素 100 mg 每日 2 次，为期 10 天；对于最可能由肠道微生物引起的急性附睾炎，治疗方案为左氧氟沙星 500 mg 每日 1 次，为期 10 天或氧氟沙星 300 mg 每日 2 次，为期 10 天；对

有肛交史并怀疑有衣原体、淋球菌和肠道微生物感染的男性患者，可单次给头孢曲松 250 mg 肌内注射联合左氧氟沙星或氧氟沙星

- 老年男性革兰氏阴性菌尿的最佳治疗方案为：氧氟沙星 300 mg 口服，每日 2 次，为期 10 天或左氧氟沙星 500 mg 口服，每日 1 次，为期 10 天
- 假单胞菌可被环丙沙星（口服或静脉注射）或头孢吡肟（2 g 静脉注射，每 8 h 一次）覆盖
- 对于出现中毒症状的患者，可考虑氨苄西林 / 舒巴坦、第三代头孢菌素、替卡西林 / 克拉维酸或哌拉西林 / 他唑巴坦
- 局部脓肿需外科抽吸甚至开放性的外科引流
- 糖尿病患者尤其容易发生更广泛的阴囊感染，包括富尼埃坏疽
- 需强调抗生素治疗的依从性，避免局部治疗

慢性期治疗

- 在感染严重或再发的情况下需考虑对潜在的结构缺陷进行修复
- 有反流的年轻男性应尽可能在年轻时及时进行外科修复
- 对患者的性伴侣进行评估和治疗

转诊

- 如果怀疑脓肿或慢性结构缺陷
- 如果怀疑有其他诊断，如睾丸扭转

❗ 重点和注意事项

- 性活跃男性患者的复发性附睾炎通常与未能同时治疗性伴侣的性传播疾病相关
- 非性活跃男性患者的复发性附睾炎通常与泌尿生殖系统的解剖结构缺陷或初始治疗不充分或抗生素耐药相关
- 尽管胸部 X 线片上没有特征性的影像学改变，再充分的抗生素治疗也对结核性附睾炎无效

相关内容

- 睾丸炎（相关重点专题）
- 睾丸扭转（相关重点专题）

第24章　隐球菌病
Cryptococcosis

Philip A. Chan，Glenn G. Fort

胡煜东　方年新　译　杨礼腾　张骅　审校

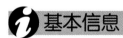 基本信息

定义

隐球菌病是由带包囊的酵母隐球菌引起的感染性疾病。

同义词

新型隐球菌感染

格特隐球菌感染

白色隐球菌感染

罗伦特隐球菌感染

ICD-10CM 编码

B45.09　肺隐球菌病

B45.1　大脑隐球菌病

B45.2　皮肤隐球菌病

B45.3　骨隐球菌病

B45.7　播散性隐球菌病

B45.9　未指明的隐球菌病

流行病学和人口统计学

发病率（美国）：

- 0.8 人 /100（万人·年）。新型隐球菌是细胞免疫缺陷患者重要的机会致病菌
- 在 AIDS 患者中为 2 ～ 7 人 /（万人·年）

发病高峰： 20 ～ 40 岁（与 AIDS 相似）

好发性别： 在 HIV 感染者中男女无差异

好发年龄： 小于 2 岁以及 20 ～ 40 岁

新生儿感染： 非常少见

体格检查和临床表现

- > 90% 的患者有脑膜炎（通常为亚急性），大部分患者有发热、头痛症状
- 大约 25% 的患者伴随假性脑膜炎、畏光及精神状态改变
- 颅内压可能升高
- 中枢神经系统外感染最常见：
  1. 肺部（发热、咳嗽、呼吸困难及肺部典型的大叶突变）
  2. 皮肤（蜂窝织炎、丘疹）
  3. 淋巴结（淋巴结炎）
  4. 其他器官均可受累（如前列腺、骨等）

病因学

- 虽然目前仍无法区分其菌属，但目前仍发现有 4 个隐球菌菌属对人类有致病性。新型隐球菌（表 24-1）感染是全球特别

表 24-1 格特隐球菌和新型隐球菌的特点总结

	格特隐球菌	新型隐球菌
微生物学	血清型为 B 和 C 核型 VG Ⅰ 多见于澳大利亚 核型 VG Ⅱ a 在西北太平洋地区暴发 CGB 培养基上变蓝色 也可以通过 MALDI-MS 进行区分	血清型为 A 和 D 核型 VN Ⅰ 通常造成新型隐球菌病
生态学	桉树和其他树木	鸟粪和树木
流行病学	免疫正常者>免疫受损者 在某些热带 / 亚热带地区地方性流行 暴发于西北太平洋地区	免疫受损者（特别是 AIDS 患者及 T 细胞功能缺陷患者）>免疫正常者 撒哈拉以南非洲及东南亚地区发病率高 在有 HARRT 治疗地区的发病率下降
临床表现	原发性肺部感染和具有相关并发症的中枢神经系统隐球菌感染	脑膜炎和播散性疾病是主要症状，尤其是在 AIDS 患者中

AIDS：获得性免疫缺陷综合征；CGB：刀豆氨酸、甘氨酸、溴百里酚蓝；HARRT：高效抗逆转录病毒治疗；MALDI-MS：基质辅助激光解吸电离质谱。
From Cherry JD et al: Feigin and Cherry's pediatric infectious diseases, ed 8, Philadelphia, 2019, Elsevier.

是免疫力低下患者死亡的主要原因。格特隐球菌较少见且常出现于正常宿主中，最近在西北太平洋地区暴发。白色隐球菌、罗伦特隐球菌更加罕见

- 大多数情况下，它通过吸入呼吸道，进而传播至中枢神经系统，通常没有可见的肺部受累
- 常发生于 AIDS（大多数 CD4 ＋ T 细胞计数小于 100/μl）或其他细胞免疫功能异常患者中，如器官移植患者
- 仅中性粒细胞降低患者隐球菌感染的风险不高

 诊断

鉴别诊断

- 亚急性脑膜炎（由单核细胞性李斯特菌、结核分枝杆菌、荚膜组织胞浆菌、病毒感染引起）
- 颅内肿块性病变（肿瘤，弓形虫病，结核）
- 肺部弥漫性受累通常需要与肺孢子虫病相鉴别，肺部局灶性或累及胸膜时则需要与结核感染及细菌性肺炎相鉴别
- 皮肤病变可能有多种形式，且需要与细菌性蜂窝织炎及传染性软疣相鉴别

评估

- 腰椎穿刺及测脑脊液压力可以排除隐球菌性脑膜炎，因为60% ～ 80% 的 HIV 患者脑脊液压力都会升高，且需要引流。在隐球菌性脑膜炎中，脑脊液主要表现为淋巴细胞升高（虽然在 HIV 患者脑脊液中可以发现少量白细胞）
- 当怀疑颅内压增高及有局灶性病变时需要进行头颅 CT 扫描
- 必要时可对增大的淋巴结及病变的皮肤进行活检

实验室检查

- 培养及墨汁染色（培养的阳性率为 60% ～ 80%，图 24-1），在怀疑中枢神经系统受累时均需要进行脑脊液检查
- 血液及血清隐球菌抗原测定（免疫缺陷患者中敏感性和特异性＞ 90%，免疫功能正常患者中敏感性较低）
- 组织培养及活检
- HIV 抗体测定

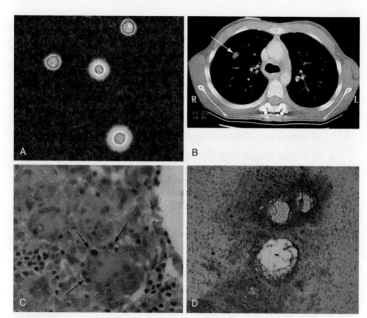

扫二维码看
彩图

图 24-1 （扫二维码看彩图）A. 脑脊液墨汁染色显示出新型隐球菌及荚膜，可见其排斥周围墨汁并产生晕征。B. 对有横纹肌肉瘤的儿童进行胸部 CT 扫描可以看到继发于新型隐球菌的结节（白色箭头）。C. 对肺隐球菌病的小鼠肺组织进行胭脂红染色实验可以显示出含有新型隐球菌的肉芽肿（黑色箭头）。D. 隐球菌荚膜多糖的免疫染色显示，在隐球菌性脑膜炎的实验小鼠中，在脑实质周围及隐球菌瘤周围有大量的荚膜多糖脱落。（From Cherry JD et al：Feigin and Cherry's pediatric infectious diseases，ed 8，Philadelphia，2019，Elsevier.）

影像学检查

- 如果怀疑隐球菌感染及局灶性神经系统受累，则需完善头颅 CT 或 MRI
- 胸部 X 线片可以排除肺部受累

Rx 治疗

急性期治疗

- 隐球菌病的治疗包括了三个阶段：诱导，巩固，维持。既往关于诱导期的中枢神经系统病变（脑膜炎）的治疗主要是两性霉素 B 脱氧胆酸盐静脉注射 0.7 ～ 1 mg/（kg·d）联合氟胞嘧啶口服 100 mg/（kg·d），分 4 次用。然而，越来越多的证据推荐用两性霉素 B 脂质体 3 ～ 6 mg/（kg·d）联合氟胞嘧啶，特别是对于 HIV 感染患者及肾功能不全患者。诱导期的治疗建议维持 2 ～ 4 周直到多次脑脊液培养阴性。然后改用巩固治疗，先口服氟康唑 400 mg，每日一次，连续服用 8 周，然后再口服氟康唑 200 mg，每日一次维持治疗（维持 2 年）以降低复发率。HIV 患者推荐进行抗真菌的维持治疗至少一年直到他们对抗逆转录病毒药物有反应为止（CD4 + T 细胞 ≥ 100/μl 3 个月以上）。在没有 HIV 的患者中，维持治疗的时间通常为 6 ～ 12 个月，器官移植患者需要终身抗真菌治疗

- 对于初始治疗无法耐受两性霉素 B 的患者的备选方案：静脉注射氟康唑联合氟胞嘧啶
- 如有明显的颅内压增高症状，则需要进行多次腰椎穿刺及脑室内分流
- 研究数据表明由于免疫重建炎症综合征，隐球菌脑膜炎患者早期使用抗逆转录病毒治疗会增加死亡率。因此，一般建议在隐球菌治疗 2 ～ 10 周后才开始抗逆转录病毒治疗
- 每日进行腰穿放脑脊液或脑室分流，对颅内压升高患者明显获益

慢性期治疗

- 氟康唑（200 ～ 400 mg 口服，每日一次）可有效地减少 HIV 感染者的复发，但可能会产生耐药性。伊曲康唑是有效的替代药物，与此同时，越来越多的证据推荐使用伏立康唑及泊沙康唑

预后

如果不进行维持治疗，AIDS 患者的复发率 ≥ 50%

转诊

- 所有情况均需感染科专家会诊
- 如果意识水平低下或有局灶性改变，需要神经科专家会诊

推荐阅读

Boulware D et al: Timing of antiretroviral therapy after diagnosis of cryptococcal meningitis, *N Engl J Med* 370:2487-2498, 2014.

Maziarz EK, Perfect JR: Cryptococcosis, *Infect Dis Clin North Am* 30:179-206, 2016.

Panel on Opportunistic Infections in HIV-Infected Adults and Adolescents: Guidelines for the prevention and treatment of opportunistic infections in HIV-infected adults and adolescents: recommendations from the Centers for Disease Control and Prevention, the National Institutes of Health, and the HIV Medicine Association of the Infectious Diseases Society of America. Available at http://aidsinfo.nih.gov/contentfiles/lvguidelines/adult_oi.pdf.

Perfect JR et al: Clinical practice guidelines for the management of cryptococcal disease: 2010 update by the Infectious Diseases Society of America, *Clin Infect Dis* 50:291-322, 2010.

第25章 念珠菌病，侵袭性
Candidiasis，Invasive

Daniel K. Asiedu

赵生涛　译　王俊轶　审校

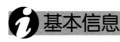 基本信息

定义

　　侵袭性念珠菌病是指由念珠菌感染导致的重症侵袭性疾病。超过15种不同的念珠菌属可引起人类念珠菌病，但是95%以上的侵袭性念珠菌病是由白念珠菌（*C. albicans*）、光滑念珠菌（*C. glabrata*）、热带念珠菌（*C. tropicalis*）、近平滑念珠菌（*C. parapsilocis*）和克柔念珠菌（*C. krusei*）引起，这些念珠菌造成的严重疾病被称为侵袭性念珠菌病。侵袭性念珠菌病表现为念珠菌经血行播散至多脏器（如肾、脑、心脏）所引起的多种疾病，包括念珠菌血症、播散性念珠菌病、念珠菌性脑膜炎和眼内炎。侵袭性念珠菌病是造成某些患者群体发病和死亡的重要原因。

同义词

　　系统性念珠菌病

ICD-10CM 编码
B37.89　其他部位的念珠菌病
B37.1　肺念珠菌病
B37.2　皮肤和指（趾）甲念珠菌病
B37.5　念珠菌性脑膜炎
B37.6　念珠菌性心内膜炎
B37.7　念珠菌性脓毒症
B37.9　未指明的念珠菌病

流行病学和人口统计学

　　发病率：侵袭性念珠菌病是发达国家住院患者中最常见的真菌性疾病，也是一种重要的医院内感染。全球每年有超过25万人感染

侵袭性念珠菌病，并造成 5 万多人死亡。

在美国，念珠菌造成了 8% ～ 10% 的医院内血流感染（最常见血流感染中排第四位）。白念珠菌是引起念珠菌血症最常见的原因，但近几年其他非白念珠菌如光滑念珠菌、近平滑念珠菌、热带念珠菌和克柔念珠菌也成为引起念珠菌血流感染的常见原因。念珠菌血症的发病率为每 10 万人 2 ～ 14 例。

患病率： 无资料

好发性别和年龄： 男女无差别，所有年龄人群均易感

危险因素： 长期住院和入住 ICU、使用广谱抗生素、长时间留置导管（尤其是中心静脉导管）、急 / 慢性肾衰竭、全麻外科手术、肿瘤（如实体肿瘤）、移植（骨髓移植或实体器官移植）、近期接受化学治疗（化疗）/ 放射治疗（放疗）、使用免疫抑制剂、肠外营养、使用体内假体装置、器官移植、血液透析、使用机械装置、外科手术

体格检查和临床表现

- 病史
  1. 广谱抗生素无效的发热
  2. 长时间留置静脉导管
  3. 个人史有上述任何一种危险因素
- 体格检查（一般检查）
  1. 发热
  2. 低血压
  3. 全身乏力
  4. 心动过速
  5. 精神状态改变
  6. 多器官功能衰竭征象
- 特殊疾病
  1. 念珠菌血症
     a. 血培养阳性是诊断念珠菌血症的金标准。对疑似念珠菌血症患者应进行血培养，至少一次血培养中分离出念珠菌。对于念珠菌血培养阳性结果应彻底调查，因为其有增加发病率及死亡率的风险。成人念珠菌血症归因死亡率为 15% ～ 20%
     b. 是侵袭性念珠菌病的最常见表现
     c. 体征可能包括发热、粗大的结节性皮损、脓毒症休克、

念珠菌性眼内炎

2. 播散性念珠菌病

a. 见于因血液系统恶性肿瘤而接受细胞毒性化疗的中性粒细胞减少患者

b. 与多种深部器官感染或衰竭有关

c. 血培养阳性

d. 广谱抗生素治疗发热无效

e. 体格检查：散发性皮肤红斑或高出皮面的皮疹、脓毒症 / 脓毒症休克

3. 念珠菌性眼内炎

a. 医源性 / 意外或创伤性眼部真菌感染（外源性）或眼部血行播散（内源性）。白念珠菌约占内源性眼内炎病例的 90%

b. 起初为脉络膜病变，进展为玻璃体炎和眼内炎，最终失明

c. 体格检查表现为发热。所有念珠菌血症患者都应在早期由眼科医生进行眼底检查；眼底检查可见大片米白色棉球样病变，边界不清。患者通常有视力下降和偶发眼痛

4. 中枢神经系统念珠菌感染

a. 分为外源性和内源性

b. 常侵犯脑膜

c. 常见于长期入住 ICU 患者

d. 可表现为脑膜炎、霉菌性脑动脉瘤和精神状态的改变

e. 体格检查可表现为：发热、颈强直、意识错乱、头痛和昏迷

5. 念珠菌性肌肉骨骼感染

a. 念珠菌感染骨骼系统，尤其是关节腔，原因包括外伤、关节腔内注射和其他外科干预措施，如静脉注射毒品（血源性播散）

b. 以往不多见，目前相对常见，可能是由于念珠菌血症及播散性念珠菌病的发生率增加

c. 累及膝关节和脊柱（尤其是腰骶椎间盘和椎体，可导致椎体骨髓炎，伴或不伴有椎间盘炎）

d. 体格检查通常不明显，但可能发现受累部位有压痛、发热、皮肤红斑、骨骼畸形、体重减轻，有时还有引流瘘管形成

6. 心脏念珠菌感染

  a. 通常见于人工心脏瓣膜患者，静脉注射毒品者和留置中心静脉导管患者

  b. 可表现为感染性心内膜炎、心肌炎或心包炎

  c. 体格检查可有发热、低血压、心动过速、新发或变化的杂音、心力衰竭的症状和体征

7. 肝脾念珠菌病（慢性系统性念珠菌病）

  a. 见于血液系统恶性肿瘤和中性粒细胞减少患者，通常在中性粒细胞减少的恢复过程中发生（常发生于接受清髓性化疗后）

  b. 体格检查时患者可有低热、右上腹疼痛、肝可触及 / 压痛，脾大，且很少有黄疸

  c. MRI/CT/ 超声可发现肝、脾和肾的多发病灶

8. 念珠菌性腹膜炎

  a. 与胃肠道手术相关：穿孔、急性坏死性胰腺炎、腹膜透析

  b. 临床表现有发热、寒战、腹痛、恶心、呕吐、便秘

  c. 体格检查有腹胀、腹痛、肠鸣音消失

9. 其他侵袭性念珠菌病

  a. 念珠菌性脾脓肿

  b. 念珠菌性胆囊炎

  c. 肾念珠菌病

  d. 纵隔炎

  e. 脓胸

  f. 肺炎（罕见）

  g. 脑膜炎

  h. 脓毒性关节炎

病因学

- 有数种念珠菌存在于自然界中
- 有医学意义的念珠菌包括：

1. 白念珠菌：在引起侵袭性念珠菌病的念珠菌中，与光滑念珠菌共占 70% ～ 80%

2. 光滑念珠菌：在引起侵袭性念珠菌病的念珠菌中，与白念珠菌共占 70% ～ 80%

3. 近平滑念珠菌：与留置血管导管及假体装置植入有关

4. 热带念珠菌：尤其见于白血病患者

5. 克柔念珠菌：对氟康唑及酮康唑耐药

Dx 诊断

鉴别诊断

- 脓毒症（细菌性）
- 脓毒症休克
- 隐球菌病
- 曲霉病

实验室检查

- 实验室检测不具特异性，为获得最大的准确性，常需要进行多项诊断性检测
- 需要对该病保持高度警觉
- 念珠菌血症 / 播散性念珠菌病：念珠菌血症是更具侵袭性的念珠菌病的表面现象。念珠菌血症常由中心静脉传播，沿着血流，感染可播散至全身任何器官。

  1. 血培养是诊断的金标准。虽然血培养对临床很有帮助但是阳性率低，仅有 40% ~ 60% 的感染患者有阳性培养结果。95% 带念珠菌的血培养标本会在 96 h 内出现阳性结果。血培养发现念珠菌不是污染，应该寻找感染源

  2. 在通常无菌的部位也可做出诊断。念珠菌种属鉴定是必要的，因为只有 10% 的已知念珠菌可使人类致病

  3. 即使已开始抗真菌治疗，也可对血液样本进行全血 T2 磁共振测定

  4. 血清（1,3）β -D- 葡聚糖检测法：特异性高，阳性预测值高。当血培养阴性时，也可用于诊断侵袭性念珠菌病

  5. 快速鉴别血中念珠菌种属的新技术包括：

     a. 肽核酸荧光原位杂交（peptide nucleic acid fluorescence insitu hybridization，PAN-FISH）

     b. 基质辅助激光解吸电离飞行时间质谱（matrix-assisted laser desorption ionization-time of flight mass spectrometry，MALDI-TOF MS）

- 肝脾念珠菌病（局灶性）：

血清碱性磷酸酶升高

影像学检查

- 影像学检查总体来说不需要或无用
- 超声检查对诊断肝脾脓肿有价值，在肝或脾可见"牛眼征或靶环样病变"
- CT 扫描可用来诊断肝脾念珠菌病，也可用来检查腹腔脓肿或肾脓肿
- 超声心动图（ECHO）有助于诊断或排除念珠菌性心内膜炎

Rx 治疗

- 为了成功治疗侵袭性念珠菌感染，尽早开始抗真菌治疗十分重要，治疗稍有延迟（12 ~ 24 h）将会明显增加死亡率
  1. 当从血培养或其他无菌部位分离出念珠菌时，不要当做污染而忽略
  2. 治疗前也要考虑去除所有静脉留置导管
- 可选择的抗真菌治疗包括：
  1. 唑类（如氟康唑、泊沙康唑、伊曲康唑、伏立康唑）可抑制麦角固醇（一种真菌细胞成分）的合成
  2. 棘白菌素类（如卡泊芬净、米卡芬净、阿尼芬净）是葡聚糖合成抑制剂。葡聚糖是真菌细胞壁的重要组成部分。大多数研究为棘白菌素作为绝大多数侵袭性念珠菌病患者的首选治疗提供了合理的证据
  3. 多烯类（如两性霉素 B、两性霉素 B 脂质体、制霉菌素）抗真菌谱广，其作用机制是增加细胞质的通透性
  4. 抗代谢药物（如氟胞嘧啶）。氟胞嘧啶在真菌细胞中被脱氨基为 5- 氟尿嘧啶，后者可抑制 RNA 和蛋白质合成

治疗方案

念珠菌血症：一般原则：

- 对于有证据的念珠菌血症，建议在第一次血培养阴性后继续进行 2 周的抗真菌治疗
- 对于非中性粒细胞减少患者，建议在抗真菌治疗的第 1 周进行散瞳后眼底检查
- 对于中性粒细胞减少患者，由于典型的眼部表现可能会延迟，

因此建议延迟上述眼底检查至中性粒细胞恢复后进行

- 治疗依据患者是否有中性粒细胞减少而定
  1. 成年非中性粒细胞减少患者：初始治疗选用棘白菌素类，如卡泊芬净 70 mg 的负荷剂量，接着序贯 50 mg，静脉注射，每日一次；或米卡芬净 100 mg，静脉注射，每日一次。替代方案包括氟康唑，负荷剂量 800 mg，序贯每日 400 mg，临床好转或血培养阴性后至少再治疗 2 周。两性霉素 B 同样有效
  2. 成年中性粒细胞减少患者：棘白菌素作为首选治疗药物，如卡泊芬净 70 mg 的负荷剂量，静脉注射，接着序贯每日 50 mg，静脉注射；或米卡芬净每日 100 mg，静脉注射；或阿尼芬净 200 mg 负荷剂量静脉注射，接着序贯 100 mg 静脉注射。所有方案维持直至血培养阴性或临床好转后至少 2 周。氟康唑可作为替代药物
  3. 首选口服降阶梯治疗：临床稳定的中性粒细胞减少或非中性粒细胞减少患者，符合下列两项可在治疗 5 ～ 7 天后改为口服氟康唑 [每日 400 mg（6 mg/kg）]：
     a. 氟康唑敏感的念珠菌感染，且
     b. 血培养阴性

播散性念珠菌病： 氟康唑可作为首选药物

播散性念珠菌病伴终末器官感染：

- 治疗与非中性粒细胞减少念珠菌血症相同。对于大多数病例，疗程要延长至 4 ～ 6 周或以上
- 棘白菌素是一线治疗药物

骨髓炎或脓毒性关节炎：

- 氟康唑 400 mg 静脉注射或口服，或
- 卡泊芬净 50 mg 静脉注射，每日一次，或
- 米卡芬净 100 mg 静脉注射，每日一次

心内膜炎：

- 卡泊芬净每日 50 ～ 150 mg，或
- 米卡芬净每日 100 ～ 150 mg，或
- 阿米芬净每日 100 ～ 200 mg

心肌炎：

- 两性霉素 B 脂质体 3 ～ 5 mg/kg，每日一次
- 卡泊芬净每日 150 mg 或米卡芬净每日 100 mg

食管炎：

- 卡泊芬净 50 mg，静脉注射，每日一次
- 氟康唑每日 200 ～ 400 mg

心包炎：

- 两性霉素 B 脂质体 3 ～ 5 mg/kg，每日一次

外科治疗：

- 引流
- 去除任何植入物
- 外科清创
- 脏器特殊治疗（如心内膜炎心脏瓣膜置换术，脾脓肿脾切除术或真菌性眼内炎玻璃体切割术）

预后

- 影响预后的几个因素：感染部位、免疫抑制程度，以及诊断和治疗启动的速度
- 总死亡率：30% ～ 40%

转诊

- 感染科专家全程参与
- 根据受累器官转诊至相应专家。例如：
  1. 心内膜炎需要心胸外科医生
  2. 眼内炎需要眼科医生

随访护理

- 延长抗真菌治疗时间（主要在医院）可能是必要的
- 密切监测使用两性霉素 B 的患者，因为其副作用的发生率很高；每周至少两次检查基础代谢指标、镁和全血细胞计数

 重点和注意事项

预防

基本的预防措施与预防院内感染的措施相同，包括：

- 最大限度地提高手卫生建议：
  1. 洗手
  2. 使用酒精 / 氯己定溶液
- 严格遵守中心静脉和导管的安置和护理的建议

- 正确使用抗菌药物

  关于耳念珠菌的注意点：

  a. 美国疾病控制与预防中心在 2016 年发布警告称，出现多重耐药的耳念珠菌，其对氟康唑和两性霉素 B 的耐药率分别为 93% 和 35%

  b. 它在许多国家造成了医疗保健相关的侵袭性感染，并且有很高的死亡率

  c. 初始治疗方案选用棘白菌素类，此类患者需要密切关注微生物培养结果

  d. 对于感染或定植耳念珠菌的患者，应采取特殊的感染控制预防措施

预防

预防性抗真菌药物应仅限于已证明获益的患者：胃肠道吻合口瘘患者、接受胰腺或小肠移植的患者、接受肝移植且筛查有念珠菌病危险因素的患者，以及在新生儿念珠菌病高发地区出生的极低体重的新生儿。

患者和家庭教育

- 告知侵袭性念珠菌病的危险因素
- 告知疾病的严重性和相关的高发病率 / 死亡率，因此需要积极治疗
- 告知与治疗相关的毒副作用

推荐阅读

Pappas PG et al: Invasive candidiasis, *Nature Reviews/Disease Primers* 4, Article number 18026, 2018 .

Pappas PG et al: Clinical practice guidance for the management of candidiasis: 2016 Update by infectious disease Society of America, *Clin Infect Dis* 62:e1, 2016.

第 26 章　曲霉病
Aspergillosis

Sajeev Handa

高艳锋　译　杨礼腾　徐　鹏　审校

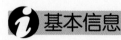 基本信息

定义

曲霉病是指由曲霉菌感染引起的多种疾病。图 26-1 所示为曲霉菌感染的特征。

ICD-10CM 编码

B44.0　侵袭性肺曲霉病

B44.1　其他肺曲霉病

B44.2　扁桃体曲霉病

B44.7　播散性曲霉病

B44.81　变态反应性支气管肺曲霉病

B44.89　其他形式的曲霉病

B44.9　未指明的曲霉病

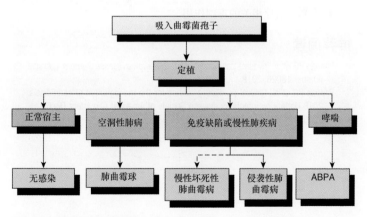

图 26-1　曲霉菌感染的谱系。 ABPA，变应性支气管肺曲霉病。（From Sellke FW，del Nido PJ，Swanson SJ：Sabiston & Spencer surgery of the chest, ed 9, Philadelphia, 2016, Elsevier.）

流行病学和人口统计学

发病率和患病率：

- 曲霉菌是土壤环境中普遍存在的一种霉菌，其中烟曲霉是人类最常见的致病霉菌
- 在免疫抑制患者中，可引起各种疾病，从变应性肺曲霉病到播散性致命感染
- 从未经过滤的外部循环空气到打开窗户和水源的医院病房中，经常培养到曲霉菌
- 通过空气传播的小分生孢子（$2.5 \sim 3\ \mu m$）进入患者肺泡
- 可侵犯鼻、鼻旁窦、外耳或外伤的皮肤

危险因素：

- 临床综合征取决于潜在的肺部异常结构、宿主的免疫反应和曲霉菌感染的程度
- 侵袭性曲霉病的发病率随着威胁生命的疾病的治疗进展而增加，如积极的化疗或骨髓和器官移植。在正常宿主，特别是与甲型流感有关的，也可能偶尔发生感染。肝和肺移植的接受者肺部感染的风险最高。可溶性模式识别受体（PTX3）的遗传缺陷影响中性粒细胞的抗真菌能力，并可能导致造血干细胞移植（HSCT）患者发生侵袭性曲霉病的风险
- AIDS 患者和 CD4 ＋ T 细胞计数 ＜ $50/\mu l$ 的患者，对侵袭性肺曲霉病的易感性增加，但除此之外，在 HIV 携带者中，则不常见
- 甲型 H1N1 流感病毒感染可使免疫功能低下的患者易患侵袭性曲霉病
- 慢性肉芽肿性疾病患者感染曲霉菌的风险更高

病因学

- 烟曲霉感染是常见因病
- 黄曲霉是第二重要的病因，尤其是在免疫抑制患者的侵袭性疾病中，以及在鼻和鼻旁窦开始的病变中，黑曲霉也能导致人类侵袭性感染

变应性肺曲霉病：

- 是一种过敏性肺炎
- 感染 $4 \sim 8\ h$ 后出现咳嗽、呼吸困难、发热、寒战和身体不适
- 反复感染可导致肉芽肿性疾病和肺纤维化

变应性支气管肺曲霉病（ABPA）：

- 发病年龄多为 30 ～ 40 岁
- 支气管树存在对曲霉菌抗原的过敏反应
- Ⅰ型（急性超敏反应）和Ⅲ型（免疫复合物）免疫反应参与
- 在哮喘和囊性纤维化中，有部分未被诊断（据报道，哮喘 6% ～ 28%，囊性纤维化 6% ～ 25%）

肺曲霉球：

- 曲霉菌定植于肺部先前存在的空洞中，形成肺曲霉球
- 形成大量缠结的菌丝体、纤维蛋白和黏液
- 通常有慢性肺疾病、肺结核、结节病或肺气肿病史
- 常反复咯血
- 多数无症状

侵袭性曲霉病：

- 长期严重粒细胞减少或吞噬细胞功能受损的患者易患快速进行性曲霉菌肺炎
- 典型的坏死性支气管肺炎，范围从浸润到严重出血性梗死
- 最常见表现：持续发热和新发浸润影，尽管广谱抗生素已经在免疫抑制患者中治疗
- 呼吸困难和干咳常见；突发性胸膜痛和心动过速，有时伴有胸膜摩擦，可能类似于肺栓塞；咯血不常见
- 胸部 X 线片（CXR）可显示支气管炎、结节状密度、实变或空洞。在中性粒细胞减少患者中，高分辨率 CT 扫描比 CXR 更敏感和特异
- 免疫功能受损患者：侵袭性肺曲霉病（invasive pulmonary aspergillosis，IPA）急性起病，数天至数周内病情发生变化；较少见的是，免疫系统正常或仅轻度异常的患者可能会发展为更慢性、缓慢进展的 IPA

肺外播散：

- 免疫抑制者可发生血源性播散性引起脑梗死
- 鼻窦内直接扩散或侵袭性疾病形成脓肿
- 免疫抑制宿主可发生食管或胃肠道溃疡
- 可能发生致命的内脏穿孔或肠梗死
- 坏死性皮肤溃疡（图 26-2）
- 骨髓炎
- 最近接受心脏直视手术的患者的心内膜炎

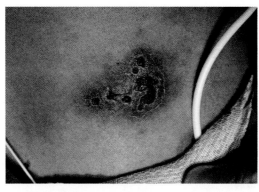

扫二维码看彩图

图 26-2 （扫二维码看彩图）皮肤曲霉病。一例免疫抑制和弥漫性烟曲霉感染的年轻女性红斑坏死和焦痂形成。（From Paller AS，Mancini，AJ：Hurwitz clinical pediatric dermatology，a textbook of skin disorders of childhood and adolescence，ed 5，Philadelphia，2016，Elsevier.）

- 植入式心律转复除颤器感染已有报道

 诊断

鉴别诊断

- 结核
- 囊性纤维化
- 肺癌
- 嗜酸细胞性肺炎
- 支气管扩张
- 结节病
- 肺脓肿

评估

体格检查和实验室检查。

实验室检查

变应性支气管肺曲霉病（ABPA）：

- 外周血嗜酸性粒细胞增多，血清总 IgE 水平升高
- 曲霉菌抗原提取物皮肤试验阳性，但无特异性

- 曲霉血清沉淀抗体阳性率为 70% ~ 100%
- 痰培养可能对曲霉菌呈阳性，但无特异性

肺曲霉球：

- 痰培养
- 曲霉血清沉淀抗体

侵袭性曲霉病：

- 确诊需要明确的组织侵犯（即隔膜、锐角分枝菌丝）或从经支气管活检等有创性操作中获得的组织培养阳性
- 痰培养和鼻分泌物培养：高危患者的培养阳性强烈提示侵袭性曲霉病
- 血清学：曲霉酶联免疫吸附试验检测循环真菌抗原——半乳甘露聚糖。半乳甘露聚糖抗原免疫分析常用于诊断。半乳甘露聚糖是曲霉菌细胞壁中的一种多糖。它在血清或其他体液中的存在预示着侵袭性感染，并被推荐为某些患者亚群（血液系统恶性肿瘤和造血干细胞移植）诊断的准确标志物。在抗真菌治疗后半乳甘露聚糖抗原免疫分析的敏感性可降低。β-D 葡聚糖测定法也可用于检测早期感染，但对于曲霉属无特异性
- 血培养：通常为阴性
- 为确诊，肺活检是必要的
- 肺外病变的活检和培养
- 曲霉菌核酸 PCR，但其结果应结合临床和其他检查

影像学检查

变应性支气管肺曲霉病（ABPA）：

- CXR 显示各种异常，从斑点、斑片状的、局灶浸润（通常在上叶）到肺叶实变或空洞
- 大多数患者最终发展为中央型支气管扩张

肺曲霉球：

- CXR 或 CT 扫描常显示特征性的腔内团块（图 26-3 和图 26-4），部分被新月形的空气包围（"晕征"）

侵袭性曲霉病：

- CT 及 CXR 扫描也可显示空洞及晕征，通常无支气管充气征，因支气管内被血性液体填充

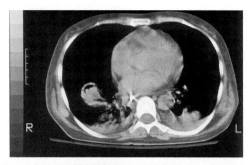

图 26-3　胸部 **CT** 右下叶可见肺曲霉球。（From Sellke FW，del Nido PJ，Swanson SJ：Sabiston & Spencer surgery of the chest，ed 9，Philadelphia，2016，Elsevier.）

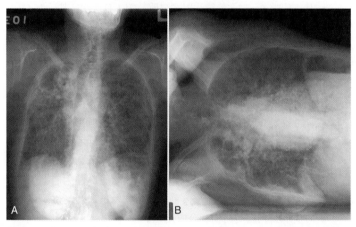

图 26-4　右上叶肺曲霉球的后前位（**A**）和卧位（**B**）CXR。肺曲霉球随着患者体位的变化而"移动"。（From Sellke FW，del Nido PJ，Swanson SJ：Sabiston & Spencer surgery of the chest，ed 9，Philadelphia，2016，Elsevier.）

Rx 治疗

急性期治疗

变应性支气管肺曲霉病（ABPA）：

- 泼尼松（0.5～1 mg/kg 口服）直到 CXR 阴影清除，然后 0.5 mg/kg 口服隔日 1 次（3～6 个月），伊曲康唑口服液 2.5 mg/kg 或伊曲康唑胶囊 200 mg 每日 2 次，共 16 周

- 如果皮质类固醇依赖，预防性给予抗肺孢子虫感染和骨质疏松治疗

- 应用支气管扩张剂和理疗
- 监测 CXR 和血清 IgE 指导治疗

肺曲霉球：

- 尚无最佳的治疗方案
- 如果无有效药物或外科干预，临床最多可解决 10% 情况
- 无症状患者可观察
- 对于严重咯血或危及生命的出血需外科手术或行动脉栓塞术
- 对于肺功能差且有大咯血风险的患者，每日给予伊曲康唑 200 ～ 400 mg，伏立康唑或泊沙康唑同样有效

侵袭性曲霉病：

- 伏立康唑 6 mg/kg 静脉注射或口服，第 1 日 2 次；其后为 4 mg/kg 每日 2 次。监测伏立康唑血清浓度达到 1.0 ～ 5.5 mg/L
- 艾沙康唑硫酸酯（艾沙康唑前体）372 mg 静脉注射或口服，每日 3 次（连续 6 天），372 mg 静脉注射或口服每日 1 次

替代治疗：

- 两性霉素 B 脂质复合体（ABLC）5 mg/kg 静脉注射，每日 1 次
- 两性霉素 B 脂质体（L-AmB）3 ～ 5 mg/kg 静脉注射，每日 1 次
- 泊沙康唑缓释片 300 mg 首日 2 次；其后 300 mg 每日 1 次；泊沙康唑混悬液 200 mg 每日 4 次，病情稳定后，调整为 400 mg 口服每日 2 次，或者泊沙康唑 300 mg 静脉注射首日 2 次，90 min 以上，然后 300 mg 静脉注射，每日 1 次
- 唑类和棘白菌类药物联合应用

转诊

到感染科就诊。

 重点和注意事项

- 与氟康唑不同，伏立康唑与药物相互作用很高。唑类药物可能通过与化学药物相互作用增加毒性和（或）降低疗效
- 烟曲霉已出现对唑类药物的耐药性；主要耐药机制是靶酶 14 α - 甾醇脱甲基酶基因 *CYP51A* 点位突变。据估计，全球曲霉菌对唑类耐药率为 3% ～ 6%
- 对医院建筑翻修或修缮可能会增加免疫抑制患者曲霉菌感染的发病率
- 棘白菌素类不得作为曲霉病的主要治疗药物

- 曲霉菌和诺卡菌可共同感染
- 抗真菌剂联合应用在框 26-1 中进行讨论

框 26-1 抗真菌剂的联合应用

新型抗真菌剂的开发给临床医生提供了比往年更多的预防和治疗选择。一旦了解了药物的作用机制，整体上对于药物选择就会简化。多烯类药物包括两性霉素制剂和制霉菌素制剂，是一种抗真菌剂，通过附着在真菌细胞膜的麦角甾醇上造成细胞质通透，致使细胞凋亡。唑类药物包括氟康唑、伊曲康唑、伏立康唑和泊沙康唑，可以阻止新麦角甾醇的形成。唑类药物是抗真菌剂，因为去除药物后细胞可再生。理论上，当抗真菌剂多烯类的麦角甾醇靶点耗尽时，唑类与多烯类联合使用对明确的感染产生整体稳定的作用影响。然而，这种联合可能在增强抗菌谱活性方面更有优势。棘白菌素类包括卡泊芬净、米卡芬净和阿尼芬净，可阻止 β- 葡聚糖合成酶的催化亚基和调节亚基的相互作用，因此，较少 β- 葡聚糖形成细胞壁。细胞壁结构无法维持，当分裂细胞时，不能形成子代细胞。棘白菌素对酵母菌有杀菌作用，但对霉菌为抑菌作用，因为药物活性只集中在延伸菌丝的顶端，对真菌代谢活性较低的亚尖部几乎没有影响。当抑制细胞壁制剂（棘白菌素类）与抑制细胞膜制剂（多烯类或唑类）联合使用时，可能治疗效果最好。然而三种药联合（棘白菌素类、多烯类和唑类）没有作用。除了联合治疗隐球菌性脑膜炎重要性已被证实外，一线联合抗真菌剂治疗霉菌的益处仍存在争议，尽管临床试验仍在积极研究。联合疗法作为难治性霉菌感染的价值仍不确定。

From Hoffman R et al：Hematology，basic principles and practice，ed 7，Philadelphia，2018，Elsevier.

推荐阅读

Cunha C et al: Genetic PTX3 deficiency and aspergillosis in stem-cell transplantation, *N Engl J Med* 370:421-432, 2014.

Garcia-Vidal C et al: Invasive aspergillosis complicating pandemic Influenza A (H1N1) infection in severely immunocompromised patients, *Clin Infect Dis* 53(6):e16-e19, 2011.

Marr KA et al: Combination antifungal therapy for invasive aspergillosis, a randomized trial, *Ann Intern Med* 162:81-89, 2015.

Miceli MH, Kauffman CA: Aspergillus galactomannan for diagnosing invasive aspergillosis, *JAMA* 318(12):1175

Patterson TF et al: Practice guidelines for the diagnosis and management of aspergillosis: 2016 update by the Infectious Diseases Society of America, *Clin Infec Dis 2016* 63, 2016.

第 27 章　组织胞浆菌病
Histoplasmosis

Glenn G. Fort

王鹏　译　张小芳　审校

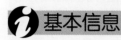 基本信息

定义

　　组织胞浆菌病是由荚膜组织胞浆菌引起的，其特征是原发性肺部病灶，偶然进展为慢性肺组织胞浆菌病（chronic pulmonary histoplasmosis，CPH）或各种形式的传播。进行性播散性组织胞浆菌病（progressive disseminated histoplasmosis，PDH）可能具有多种临床表现，包括肾上腺坏死，肺和纵隔纤维化，以及口咽部和胃肠道溃疡。在那些合并感染 HIV 的患者中，它是 AIDS 的代表性疾病。

同义词

- 北美组织胞浆菌病
- 俄亥俄河谷热
- 范德比尔特病

流行病学和人口统计学

发病率（美国）：

- 对于急性肺部疾病未知
- 对于 CPH，在流行地区约为 1/100 000
- 对于免疫功能正常成年人的 PDH，估计为组织胞浆菌病的 1/2000

患病率： 未知

好发性别： 临床上在男性中最为常见；男性与女性的比例为 4∶1

好发年龄：

- CPH 最常见于年龄大于 50 岁并伴有慢性阻塞性肺疾病（COPD）病史的男性
- 在 20 ～ 40 岁可见眼假组织胞浆菌病综合征（POHS）

发病高峰： 未知

体格检查和临床表现

- 分生孢子沉积在肺泡中，然后转化为酵母形式扩散到区域淋巴结和其他器官，特别是肝和脾
- 1 ～ 2 周后，肉芽肿性炎症反应开始，表现为各种单独的包含酵母的肉芽肿形式
- 感染 3 ～ 6 周后出现对组织胞浆菌抗原的迟发型超敏反应
- 根据宿主细胞免疫力和接种量的不同，临床症状表现形式多样（框 27-1）：

框 27-1 组织胞浆菌病的临床表现

- 无症状感染
- 肺炎
- 进行性播散性感染（HIV，免疫功能低下，婴儿期）
- 纵隔淋巴结肿大
- 空洞性肺炎 [a]
- 哮喘样疾病
- 胸腔积液或肉芽肿性胸膜炎 [a]
- 相邻纵隔结构（支气管，食管）由于淋巴结肉芽肿性炎症（纵隔肉芽肿）发生阻塞或功能障碍
- 孤立性颈或锁骨上淋巴结肿大 [a]
- 上腔静脉综合征 [a]
- 纵隔纤维增生症 [a]
- 声带肉芽肿
- 声带麻痹
- 咯血
- 支气管结石症伴咯血 [a]
- 乳糜胸 [a]
- 膈肌无力或麻痹
- 食管憩室或瘘管
- 心包炎
- 结节性红斑
- 脑膜炎或局灶性脑炎 [a]
- 关节炎或关节痛
- 腮腺炎
- 肾钙质沉着症
- 间质性肾炎 [a]
- 高钙血症
- 胃肠道溃疡或出血
- 胃肠道假恶性肿瘤
- 克罗恩病样疾病
- 胆道梗阻 [a]
- 眼部组织胞浆菌病脉络膜炎 [a]
- 心内膜炎 [a]
- 肾上腺肿块 [a]

[a] 儿童少见。

From Cherry JD et al：Feigin and Cherry's pediatric infectious diseases，ed 8，Philadelphia，2019，Elsevier.

---

1. 急性原发性肺组织胞浆菌病：

　　a. 绝大多数患者是无症状的

　　b. 临床上最明显的感染表现为发热，头痛，全身乏力，胸膜炎性疼痛，干咳和体重降低

　　c. 少于 10% 的患者，主要是女性，出现关节痛，肌痛和皮肤

症状，如多形红斑或结节性红斑（图 27-1）

    d. 急性心包炎的发生率较低

    e. 肝脾大最常见于儿童

    f. 感染特别严重时，会出现严重的呼吸困难、明显的低氧血症，从而导致呼吸衰竭

    g. 大多数患者在 6 周内无症状

2. CPH：

    a. 隐匿表现为低热、全身乏力、体重降低、咳嗽，有时伴有痰中带血丝或明显咯血

    b. 大多数具有空洞病变的患者伴有 COPD 或者慢性支气管炎，掩盖了潜在的真菌疾病

    c. 使原有的肺部疾病恶化，并进一步导致最终的呼吸功能不全

3. PDH：

    a. 无论是急性还是亚急性形式，发热，疲劳、全身乏力和体

扫本章二维码看彩图

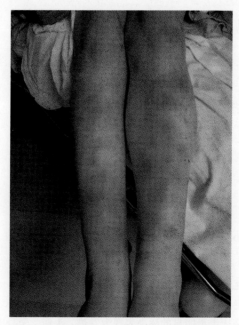

图 27-1（扫本章二维码看彩图）青少年男性肺组织胞浆菌病结节性红斑 1 例。（From Cherry JD et al：Feigin and Cherry's pediatric infectious diseases，ed 8，Philadelphia，2019，Elsevier.）

重降低的全身症状都很常见

b. 急性型（见于婴儿和儿童）表现为呼吸道症状，发热≥38.3℃（101℉），全身淋巴结肿大，肝脾大以及与高死亡率相关的类似脓毒症休克的暴发型病程

c. 亚急性形式更常见于成人，并伴有体温较低，肝脾大，口咽溃疡，局灶性器官受累（包括肾上腺损害，心内膜炎，慢性脑膜炎和脑内肿块性病变）

d. 亚急性形式的病程很长，未经治疗的患者在 2 年内死亡

e. 慢性 PDH 见于成人，其特征是逐渐出现体重减轻，虚弱，易疲劳的症状；出现低热；三分之一的患者发生口咽溃疡和肝大和（或）脾大

f. 与亚急性形式相比，慢性形式局灶性器官受累的临床证据较少

g. 慢性形式的自然病程是长期的和间断的，可持续数年

- **组织胞浆菌瘤：**

  1. 干酪样坏死的愈合区，周围有纤维囊包绕
  2. 通常无症状

- **纵隔纤维化：**

  1. 成纤维细胞形成过程的罕见结果，使包裹的纵隔淋巴结产生严重的收缩、挤压和纵隔结构变形
  2. 支气管狭窄导致的支气管扩张、食管狭窄伴有吞咽困难以及上腔静脉综合征

- **POHS：**

  1. 依据明显临床特征进行诊断，包括有接触真菌史患者（例如，居住在流行区）的萎缩性脉络膜瘢痕和黄斑病变
  2. 患者自诉中央视觉扭曲或丧失，无疼痛、发红、畏光
  3. 除皮肤对组织胞浆菌素有阳性反应外，通常没有感染的迹象

- **AIDS 患者：**

  1. 可能表现为类似于儿童急性 PDH 的暴发性感染
  2. 全身症状：发热、体重降低、不适、乏力、呼吸困难
  3. 约 10% 患者的面部、躯干和四肢出现皮肤斑丘疹、红斑或紫癜
  4. 中枢神经系统受累达 20%，表现为脑内肿块性病变、慢性脑膜炎或脑病

病因学

- 荚膜组织胞浆菌是一种分布于世界各地温带和河谷地区的双态真菌
- 在美国，它在东南部、大西洋中部和中部各州（俄亥俄州和密西西比河流域）高度流行。在美国以外，它分布在中美洲和南美洲、加勒比海以及澳大利亚、印度和非洲地区
- 在环境温度下以霉菌的形式存在，并且常见于富含鸟类或蝙蝠粪便的土壤

Dx 诊断

鉴别诊断

- 急性肺组织胞浆菌病：
  1. 结核分枝杆菌
  2. 由支原体和衣原体引起的社区获得性肺炎
  3. 其他真菌病，如由皮炎芽生菌和粗球孢子菌引起的真菌病
- 慢性空洞性肺组织胞浆菌病：结核分枝杆菌
- 组织胞浆菌瘤：真性肿瘤
- 结节病

评估

- 对在流行病地区有旅居史的患者予以怀疑诊断，尤其是从事感染真菌孢子概率大的某些职业（例如，外部建筑或街道清洁）或具有相关爱好（例如，洞穴探险），会增加接触真菌孢子的可能性
- 对有早期暴露史的免疫抑制患者，尤其是胸部 X 线片显示特征性钙化的，进行怀疑诊断

实验室检查

- 检测血清和尿液中的组织胞浆菌抗原。尿抗原在正常宿主中的准确率为 75%，在免疫功能低下的播散性疾病患者中为 95%。尿抗原的敏感性和特异性也取决于感染阶段，急性感染和播散感染超过 80%，而慢性感染则降至 50% 以下。血清检测的准确率接近 100%，但对于芽生菌属和球孢子菌属，检测结果可能会与感染存在交叉反应。检测也可以在支气管

肺泡灌洗中进行

- 从体液或活组织（图 27-2）的培养中发现微生物将明确临床可疑病例和尿液抗原阴性患者的诊断

  1. AIDS 患者的阳性率高

  2. 从外周血涂片吉姆萨染色的中性粒细胞中发现特征性卵圆形酵母细胞

  3. 用格默里六亚甲基四胺银制备感染组织显示酵母型，特别是在干酪样坏死区域

- 血清学检查，包括补体结合（CF）抗体和免疫扩散试验

- 在 PDH 中：

  1. 全血细胞减少症

  2. 碱性磷酸酶和谷丙转氨酶（ALT）明显升高

- 在慢性脑膜炎（多数病例）中：

  1. 脑脊液中细胞增多，以淋巴细胞或中性粒细胞为主，

  2. 脑脊液中蛋白质水平升高

  3. 脑脊液糖分过少

影像学检查

- 急性肺组织胞浆菌病的胸部 X 线检查：

  1. 单个或多个斑块状浸润，特别是在下肺野

  2. 肺门或纵隔淋巴结病伴或不伴肺炎

  3. 严重感染的特征是弥漫性结节或双侧汇合性粟粒性浸润

  4. 除伴有心包炎外，胸腔积液少见

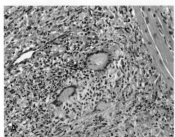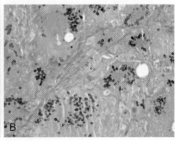

图 27-2 （扫本章二维码看彩图）A. 显微照片显示一例缓慢进展的播散性组织胞浆菌病患者的组织活检标本。肉芽肿形态良好，未见微生物。苏木精伊红染色，×450。B. 特殊染色能更好地显示组织切片中的酵母。亚甲基苯胺银染色，×450。（From Mason RJ：Murray & Nadel's textbook of respiratory medicine, ed 5, Philadelphia，2010，WB Saunders.）

- 组织胞浆菌瘤的胸部 X 线检查：钱币形损害，显示中央钙化，直径为 1 ~ 4 cm，主要位于胸膜下区域
- CPH 胸部 X 线检查（图 27-3）：
  1. 上叶病变常伴有空洞
  2. 肺门原有钙化伴支气管周围条索影延伸至肺实质
- 急性 PDH 的胸部 X 线检查：肺门淋巴结肿大和（或）弥漫性结节性浸润
- 肾上腺 CT 扫描显示双侧增大和中央低密度影

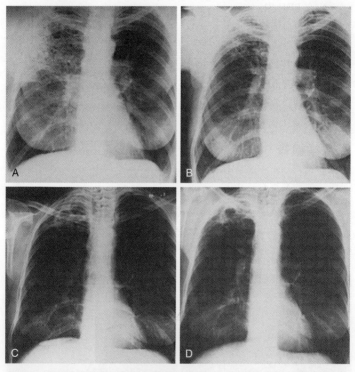

图 27-3　吸烟者慢性肺组织胞浆菌病的演变。**A**. 在疾病发作时，胸部 X 线片显示多个空洞样气腔。**B**. 2.5 年后，发生纤维化、肺叶体积减小和肺门回缩。**C**. 再过 17 个月后，整个右肺上叶发生毁损。**D**. 有持续活动的迹象，诊断明确时有残留空洞。痰培养荚膜组织胞浆菌阳性。（From Mason RJ：Murray & Nadel's textbook of respiratory medicine，ed 5，Philadelphia，2010，WB Saunders.）

℞ 治疗

非药物治疗

对于急性播散性疾病危及生命或者 AIDS 患者合并感染：静脉输液支持治疗。

急性期治疗

- 无症状肺部疾病不需要药物治疗
- 对于一些患有急性肺部疾病的患者，可能有效的疗程：伊曲康唑 200 mg 每日口服 3 次，连续 3 天，然后每日口服 200 mg，连续 6 ~ 12 周。避免使用氟康唑，因为其没有效果
- 同样的疗法适用于免疫功能正常、轻度至中度症状的 CPH 患者和亚急性、慢性 PDH 的患者，但疗程为 6 ~ 12 个月
- 每日静脉注射两性霉素 B 0.7 ~ 1 mg/kg 用于中到重度疾病的初始治疗，然后在 1 ~ 2 周内过渡到口服伊曲康唑。两性霉素 B 脂质体制剂可避免两性霉素 B 的肾毒性，并在死亡率、转阴率和副作用方面产生更好的效果
- 两性霉素 B 脂质体：每日 3 mg/kg 静脉注射或两性霉素 B 脂质体复合物每日 5 mg/kg
- 泊沙康唑也非常有效，但伏立康唑的体外活性不如伊曲康唑和泊沙康唑。艾沙康唑在体外也有活性，但棘白菌素如卡泊芬净无效
- 慢性空洞性肺组织胞浆菌病：伊曲康唑 200 mg 口服每日 3 次，持续 3 天，然后每日 1 次或 2 次，持续至少 12 个月
- 中枢神经系统组织胞浆菌病：两性霉素 B 脂质体，每日 5 mg/kg，总量为 175 mg/kg 超过 4 ~ 6 周，然后伊曲康唑 200 mg 每日 2 ~ 3 次，至少 12 个月
- 心内膜炎：外科治疗，切除感染的瓣膜或移植物，联合两性霉素，总剂量为 35 mg/kg 或 2.5 g
- 心包疾病：
  1. 抗真菌治疗：无明显益处
  2. 最好使用非甾体抗炎药

- POHS：
  1. 抗真菌治疗：无明显益处
  2. 可能对激光治疗有反应

慢性期治疗

- 对于 AIDS 患者：伊曲康唑口服 200 mg，每日一次，或两性霉素 B 50 mg，每周一次，进行终身抑制治疗；三唑类化合物泊沙康唑口服 400 mg，每日 2 次，可用于难治性病例，但目前临床经验有限
- 对 CD4 ＋ T 细胞＜ 150/μl 的 HIV 感染患者的预防：伊曲康唑口服 200 mg，每日一次

预后

对于患有慢性或进行性疾病的患者，尤其是免疫功能低下的患者，预后取决于能否及时识别并及时给予适当的抗真菌药物。

转诊

- 在疑似播散性疾病的病例中，特别是免疫功能受损的病例，转诊至感染科专家
- 对于因进行性呼吸衰竭而形成的 CPH 患者，转诊至胸肺科医生
- 进行性纵隔纤维化的减压术，由胸外科医师处理

❗ 重点和注意事项

- 荚膜组织胞浆菌杜波氏变种，引起非洲组织胞浆菌病，仅限于塞内加尔，尼日利亚，扎伊尔和乌干达
- 与荚膜组织胞浆菌不同，杜波氏变种不引起肺部病变，该病仅限于皮肤、软组织和骨骼

专家点评

- 生活在流行地区的患者，尤其是免疫功能低下的患者，在处置屋顶或家中鸟舍的鸟粪时，应采取适当的呼吸道预防措施
- 当旅行到作为真菌天然庇护所的地区（如蝙蝠洞）时，也应采取适当的呼吸道预防措施

推荐阅读

Azar MM, Hage CA: Clinical perspectives in the diagnosis and management of histoplasmosis, *Clin Chest Med* 38:403-415, 2017.

Azar MM, Hage CA: Laboratory diagnostics for histoplasmosis, *J Clin Microbiol* 55:1612-1620, 2017.

Hage CA et al: Histoplasmosis: up-to-date evidence-based approach to diagnosis and management, *Semin Respir Crit Care Med* 36:729-745, 2015.

Wheat LJ et al: Histoplasmosis, *Infect Dis Clin North Am* 30:207-227, 2016.

第 28 章　球孢子菌病
Coccidioidomycosis

Glenn G. Fort

郭天芳　译　张龙举　审校

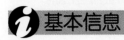基本信息

定义

球孢子菌病是吸入双态球孢子菌孢子所致的感染性疾病。目前有两种已知类型：来自加利福尼亚的粗球孢子菌分离株和来自其他流行地区（得克萨斯州、亚利桑那州、新墨西哥州、墨西哥和中南美洲）的波萨达斯球孢子菌。临床表现从亚临床肺部疾病到肺炎和大部分在免疫功能低下的宿主中传播的疾病。大多数病例发生在美国西南部地区。

同义词

圣华金裂谷热

裂谷热

ICD-10CM 编码
B38.1　慢性肺球孢子菌病

B38.2　未指明的肺球孢子菌病

B38.3　皮肤球孢子菌病

B38.4　球孢子菌脑膜炎

B38.9　急性肺球孢子菌病

B38.89　其他形式的球孢子菌病

流行病学和人口统计学

发病率（美国）：据估计，每年感染约 15 万人，主要分布在美国西南部，而且由于该地区人口及建筑物的增加其发病率也呈增长趋势。在流行地区，感染的年风险为 3%

患病率：根据对住院患者统计，美国西南部每 100 万人中有 28.65 例

好发性别:

- 男性,年龄在 25 ~ 55 岁
- 临床上大龄儿童及成人病情更严重

发病高峰: 由于在沙漠地表下几英寸的土壤中霉菌可以雾化,所以在疾病流行地区具有季节性,以雨季过后的旱季风险最高

体格检查和临床表现

- 通常由于吸入雾化的节生孢子而感染
- 临床表现因宿主、疾病的严重程度及传播部位的不同而有很大差异
- 无症状感染者或与非特异性上呼吸道感染疾病症状一致者至少占 60%
- 主要感染症状——咳嗽、乏力、发热、寒战、盗汗、食欲不振、关节痛(沙漠风湿病)——暴露后 3 周内仍有 40% 的症状
- 结节性红斑和多形性红斑多见于女性
- 散在湿啰音,叩诊呈浊音
- 发病后 2 周内自行好转,通常完全康复
- 10% 以下原发感染者存在肺结节及空洞;其中一半患者无症状
- 在这些患者中仅有一小部分出现肺炎进展,通常会导致死亡
- 免疫抑制患者或糖尿病患者可能会出现慢性肺疾病
- 随着时间的推移,肉芽肿破裂,导致新的空洞形成和持续纤维化,常伴有咯血
- 约 0.5% 的急性感染患者存在播散性或肺外疾病
  1. 可能播散的早期症状:发热、乏力、肺门淋巴结肿大和红细胞沉降率升高,在原发性感染中持续存在
  2. 大多数器官易感染,但一般不会扩散到心脏和胃肠道
- 肌肉骨骼受累:骨骼病变常为单病灶、肋骨、长骨和椎体病变关节病变主要为单病灶,最常累及踝关节和膝关节,且常伴有邻近部位的骨髓炎
- 脑膜受累:头痛、发热、乏力、意识障碍、嗜睡、脑神经缺损、癫痫发作;通常极少出现脑膜刺激征
- 皮肤受累(图 28-1):病灶呈多样性——脓疱、丘疹、斑块、结节、溃疡、脓肿或疣状增生性病变
  传播和致命结果最常见于男性、孕妇、新生儿、免疫缺陷宿

扫二维码看
彩图

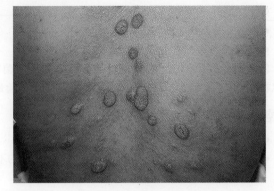

图 28-1 （扫二维码看彩图）皮肤球孢子菌病。因球孢子菌原发性肺部感染播散至皮肤所呈现的多发性疣状丘疹和斑块。（From Paller AS，Mancini AJ：Hurwitz clinical pediatric dermatology，a textbook of skin disorders of childhood and adolescence，ed 5，Philadelphia，2016，Elsevier.）

主和深肤色人种，特别是非洲人、菲律宾人、墨西哥人和美洲原住民后裔。

病因学

- 在美国，亚利桑那州、加利福尼亚州、新墨西哥州和得克萨斯州，流行区与索诺兰生物带下游相吻合，那里气候半干旱，植物稀少，土壤呈碱性
- 真菌存在于土壤中的菌丝阶段，具有桶状菌丝（节生孢子）。节生孢子成雾状沉积在肺泡中，然后真菌转变为厚壁孢囊
- 内生孢子通过孢囊破裂释放出来，成熟成新的孢囊（寄生循环）
- 真菌在宿主组织中引起肉芽肿性反应，通常伴有干酪样坏死

Dx 诊断

鉴别诊断

- 急性肺球孢子菌病：
  1. 由支原体和衣原体引起的社区获得性肺炎
  2. 肉芽肿性疾病，如结核分枝杆菌和结节病
  3. 其他真菌疾病，如皮炎芽生菌和荚膜组织胞浆菌
- 球孢子菌瘤：真性肿瘤

评估

　　球孢子菌病确诊依靠微生物分离培养。疑诊患者有疫区旅居史，特别是在有利于孢子扩散的时期（如沙尘暴和暴雨后的干旱期）。

实验室检查

- 确诊依靠体液或组织培养证实。需要注意的是，培养需要几天到几周
  1. 脓液、痰、滑液和软组织抽吸的最大量随播散的程度不同而不同
  2. 血液、胃抽吸液、胸腔积液、腹腔积液和脑脊液培养可能阳性，但概率较小
  3. 实验室人员在打开培养板时有吸入感染的风险，所以应警惕实验室出现该疾病，但它不会在人与人之间传染
- 血清学评估：有助于诊断和监测治疗过程。是诊断原发性球孢子菌感染的首选方法
  1. 酶联免疫吸附试验可测定 IgM 和 IgG 抗体，用作筛选试验。若阳性，则使用免疫扩散试验来测定 IgM 和 IgG。酶免疫分析有很高的敏感性，但特异性不如免疫扩散试验
  2. 血清补体结合抗体（CFA）滴度 ≥ 1：32 与传染性疾病密切相关，在脑脊液中检测它们对诊断球孢子菌脑膜炎尤其重要
  3. 球孢子菌血清和尿液化验是可行的，但不够敏感。它们可用于诊断血清学试验为阴性的免疫功能严重受损的患者（如 AIDS 患者）和处于疾病广泛期的患者
  4. 脑脊液中球孢子菌抗原水平似乎比抗体检测更敏感（93% *vs.* 85%），远好于脑脊液培养
- 全血细胞计数示嗜酸性粒细胞增多，特别是有结节性红斑症状者
- 常规化验：通常正常，但可能有低钠血症
- 血清 IgE 水平升高；与疾病进展有关
- 脑脊液细胞计数和化验：脑脊液细胞数增多，以单核细胞增多为主，与脑脊液的低葡萄糖和高蛋白有关

影像学检查

　　胸部 X 线片：

- 原发感染表现为单侧浸润、肺门淋巴结增大或胸腔积液
- 显示纤维化的区域通常包含孤立的薄壁空洞，可作为原发感染的残留而持续存在
- 可能表现为球孢子菌瘤，既往肺炎愈合区域表现为硬币样病变

Rx 治疗

非药物治疗

- 轻症患者给予支持治疗
- 对于存在肺外表现，包括皮肤、关节和软组织感染的患者：局部伤口护理，以避免细菌二重感染的可能

急性期治疗

- 一般情况下，无症状肺部疾病患者和大多数轻症原发性感染患者不需药物治疗
- 下列情况需要进行化疗：
  1. 重症原发性感染
  2. 血清 CFA 滴度升高
  3. 症状持续 > 6 周
  4. 器官衰竭者
  5. 肺部病变呈持续性进展
  6. 孕妇
  7. 婴幼儿
  8. 乏力
  9. 有并发疾病（如糖尿病、哮喘、慢性阻塞性肺疾病、恶性肿瘤）
  10. 获得性或诱导性免疫抑制
  11. 已知的易患感染性疾病的种族群体
- 氟康唑
  1. 最常见，每日口服 400 mg ～ 1.2 g，似乎是治疗脑膜和深部真菌感染的首选
  2. 在 AIDS 患者中，氟康唑可作为初始治疗和维持治疗的首选药物
  3. 所有患球孢子菌脑膜炎的患者都应无限期地持续接受唑类

药物治疗

- 伊曲康唑
  1. 每日 400 ～ 600 mg，对于骨、关节、软组织、淋巴和泌尿系统感染的有效缓解可达 90%
  2. 在治疗骨骼感染方面，伊曲康唑可能比氟康唑更有效，但与氟康唑相比，伊曲康唑的药物相互作用更多，其必须与脂肪类食物和酸性饮料一起服用以增加吸收
- 替代方案包括泊沙康唑，一种三唑类药物，可用作缓释片剂或静脉注射与混悬液使用，或伏立康唑：6 mg/kg 口服，每 12 h 2 次，体重超过 40 kg 的患者继之以 4 mg/kg 口服，每日 2 次
- 对于肺部感染，服用氟康唑或伊曲康唑 6 ～ 12 周，效果相同
- 球孢子菌病并发脑膜炎的治疗：
  1. 亚急性或慢性脑膜炎，表现为头痛、脑神经麻痹或局灶性神经功能障碍
  2. 脑脊液检查示蛋白质升高、淋巴细胞增多和葡萄糖降低，而对于诊断隐球菌脑膜炎，脑脊液球孢子菌抗原检测可能比抗体试验或脑脊液培养更敏感
  3. 氟康唑治疗：400 ～ 1200 mg 口服，每日 1 次；伊曲康唑：400 ～ 800 mg 口服，每日 2 ～ 4 次；伏立康唑：首日 6 mg/kg 口服或静脉注射，每 12 h 1 次，继之以 4 mg/kg 口服，每 12 h 1 次
  4. 两性霉素 B 的替代方案：对于难治性患者可采用鞘内注射两性霉素 B 治疗：每剂 0.1 ～ 1.5 mg，每日或每周一次，或可使用两性霉素 B 脂质体：3 ～ 5 mg/kg 每日静脉注射
  5. 对唑类药物有效果的患者应终身服药，因为常有复发可能，甚至危及生命
- 对于骨髓炎、软组织闭合性感染和肺纤维空洞病，除口服唑类治疗或注射两性霉素 B，还可采用手术清创、引流或切除

慢性期治疗

对于慢性免疫功能低下的患者，可终身口服唑类和两性霉素 B。由于唑类药物的致畸能力，妇女在妊娠前 3 个月应避免服用。

预后

- 原发性症状性感染预后良好
- 免疫功能低下的患者最有可能感染疾病，并具有更高的发病率和死亡率
- 表 28-1 描述了活动性球孢子菌病患者预后不良的危险因素

表 28-1　年轻患者活动性肺球孢子菌病预后不良的危险因素

原发性感染
严重、迁延性（≥ 6 周）或进行性感染

肺外传播的危险因素
原发性或获得性细胞免疫功能障碍（包括接受肿瘤坏死因子抑制剂的患者）
新生儿、婴儿、老年人
男性（成人）
菲律宾人，非洲人，美洲原住民，拉丁美洲人
妊娠晚期和产后早期
标准补体结合抗体滴度＞ 1：16 或随着症状持续而滴度增加
B 型血
HLA Ⅱ类等位基因 -DRB1*1301

HLA，人类白细胞抗原。
From Kliegman RM et al: Nelson textbook of pediatrics, ed 19, Philadelphia, 2011, Saunders.

转诊

- 外科医师评估慢性咯血、化疗后空洞病变扩大、胸膜内破裂、骨髓炎及其他滑膜或软组织闭合性感染
- 为脑膜疾病患者提供神经外科会诊以建立鞘内药物治疗的流程

 重点和注意事项

专家点评

- 虽然球孢子菌病与其他疾病症状相似，但如果保持高度警惕并进行适当的检测（血清学检测、培养和组织学检查），则很容易确诊
- 封闭潮湿环境中含有的受感染的体液（例如标本杯中的痰液）为真菌恢复其菌丝形态提供了机会，孢子可在容器开口时通

过空气传播。这对实验室人员是一种生物危害。另一个例子，当脓性引流液滴落在医院地板上并处于封闭环境中，允许真菌完成到腐生阶段的转化，当封闭环境被破坏，孢子在空气传播，即可导致急性疾病

- 有长期接触史的患者，尤其是免疫功能受到药物或疾病的抑制的患者，可重新激活原发病并迅速传播
- 虽然累及心脏很少见，但有文献证明，在播散性球孢子菌病的背景下，发生缩窄性心包炎具有潜在的致命性
- 如果移植供体在死亡时患有尚未确诊的活动性球孢子菌病，器官移植受者可能会发生疾病

推荐阅读

Galgiani JN et al: 2016 Infectious Diseases Society of America (IDSA) clinical practice guideline for the treatment of coccidioidomycosis, *Clin Infect Dis* 63(6):e112-e146, 2016.

Johnson R et al: Coccidioidal meningitis: a review on diagnosis, treatment and management of complications, *Curr Neurol Neurosci Rep* 18:19, 2018.

Kassis C et al: Role of coccidioides antigen testing in the cerebrospinal fluid for the diagnosis of coccidioidal meningitis, *Clin Infect Dis* 61:1521, 2015.

Kim MM et al: Treatment of refractory coccidioidomycosis with voriconazole or posaconazole, *Clin Infect Dis* 53:1060, 2011.

Laws RL et al: Coccidioidomycosis outbreak among workers constructing a solar power farm - Monterey County, California, 2016-2017, *MMWR (Morb Mortal Wkly Rep)* 67:931-934, 2018.

Stockamp NW, Thompson GR: Coccidiomycosis, *Infect Dis Clin North Am* 30:229-246, 2016.

第 29 章　孢子丝菌病
Sporotrichosis

Patricia Cristofaro

杨姣　译　何李　童瑾　审校

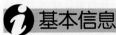 基本信息

定义

　　孢子丝菌病是一种肉芽肿/化脓性疾病，通常由双态真菌申克孢子丝菌（*Sporothrix Schenckii*）的致病菌株引起，但在不同的地理区域中至少存在6种其他致病性孢子丝菌，如巴西孢子丝菌（*Sporothrix Brasiliensis*）。

同义词

　　淋巴皮肤孢子丝菌病
　　皮肤孢子丝菌病
　　肺孢子丝菌病

ICD-10CM 编码

B42.0　肺孢子丝菌病

B42.1　淋巴皮肤孢子丝菌病

B42.7　播散性孢子丝菌病

B42.8　其他形式的孢子丝菌病

B42.9　未指明的孢子丝菌病

流行病学和人口统计学

　　好发性别： 最常见的类型是淋巴皮肤孢子丝菌病，男女发病率相同。肺孢子丝菌病和骨关节孢子丝菌病均以男性为主

　　好发年龄： 通常情况下，淋巴皮肤孢子丝菌病发生在35岁或以下的人群中，多由职业或爱好（例如园林或园艺）而引起。肺孢子丝菌病发生在30～60岁的人群中，多为酗酒的慢性阻塞性肺疾病和糖尿病患者。HIV携带者有被感染的风险

　　遗传学： 新生儿感染：至少一例从母亲的脸颊病变传播到婴儿

皮肤的病例已被报道

体格检查和临床表现

- 皮肤病：

  1. 发生在接触部位，通常是土壤暴露部位（图 29-1）

  2. 最初的病变通常位于肢体远端（图 29-2），包括面部在内的任何部位都可能受到影响

  3. 一旦进入皮肤，潜伏期不同，大约为 3 周

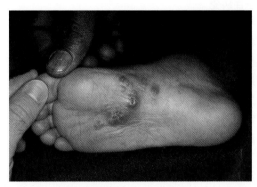

扫本章二维码看彩图

图 29-1 （扫本章二维码看彩图）孢子丝菌病。足底表面的红斑丘疹和结节伴早期淋巴管（孢子丝菌样）扩散。（From Paller AS，Mancini AJ：Hurwitz clinical pediatric dermatology，a textbook of skin disorders of childhood and adolescence，ed 5，2016，Elsevier.）

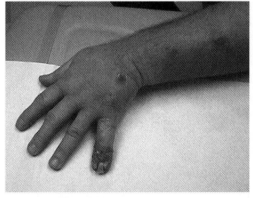

图 29-2 （扫本章二维码看彩图）园丁的小指孢子丝菌病。手部和手臂上可见三个结节状病变。（From Mandell GL et al：Principles and practice of infectious diseases，ed 7，Philadelphia，2010，WB Saunders.）

    4. 引起肉芽肿反应

    5. 皮损变成丘疹结节、红斑，有弹性，大小不一

    6. 随后结节变得不稳定，中央坏死，破裂，排出黏液脓液，从中可分离出真菌

    7. 顽固性溃疡，伴有红斑或紫罗兰色边缘隆起

    8. 继发性病变：

       a. 沿着浅表淋巴管发展

       b. 与原发病变相同的方式发展，随后出现炎症、硬化和化脓性病变

- 固定型或斑块型：

    1. 疣状红斑、溃疡或结痂病变

    2. 不会局部扩散

    3. 不累及淋巴管

    4. 很少自发消退

    5. 更常见的情况是持续数年，没有全身症状，且常规实验室检查均正常

- 骨关节受累：

    1. 最常见的皮肤以外的形式

    2. 通常表现为单关节炎

    3. 如不治疗，可能进展为：

       a. 滑膜炎

       b. 骨炎

       c. 骨膜炎

       d. 累及肘、膝、腕和踝

    4. 关节发炎：

       a. 伴有积液

       b. 运动疼痛

- 早期肺部疾病：

    1. 通常与缺乏临床发现有关：

       a. 低热

       b. 咳嗽

       c. 乏力

       d. 不适

       e. 体重降低

    2. 未经治疗：

　　　　a. 空洞性肺疾病

　　　　b. 弗兰克肺功能障碍

　　　　c. 咯血

　　　　d. 类似肺结核

　　3. 脑膜炎:

　　　　a. 常见于免疫功能低下的患者

　　　　b. 几乎没有神经系统受累的体征或症状,通常只是头痛

　　4. 少数报告病例:

　　　　a. 眼部附件感染

　　　　b. 无先前创伤的眼内炎

　　　　c. 睾丸和附睾感染

　　　　d. 某些菌株偏向于侵犯阴囊、下肢等较冷的身体部位

病因学

- 申克孢子丝菌:

　　1. 全球分布

　　2. 通常可以从土壤、植物和植物产品中分离出来

　　3. 大多数病例报告来自美洲热带和亚热带地区

- 职业或娱乐暴露:

　　1. 干草

　　2. 稻草

　　3. 泥炭藓

　　4. 木材

　　5. 多刺植物(例如玫瑰和小檗灌木)

- 动物接触:

　　1. 犰狳

　　2. 猫

　　3. 松鼠

- 文身

(Dx) 诊断

鉴别诊断

- 固定型或斑块型孢子丝菌病:

　　1. 细菌性脓皮病

2. 异物肉芽肿

3. 兔热病

4. 炭疽

5. 其他真菌病：芽生菌病、着色芽生菌病

- 淋巴皮肤孢子丝菌病：
  1. 巴西诺卡菌
  2. 巴西利什曼原虫
  3. 非结核性分枝杆菌病：海分枝杆菌、堪萨斯分枝杆菌

- 肺孢子丝虫病：
  1. 肺结核
  2. 组织胞浆菌病
  3. 球孢子菌病

- 骨关节孢子丝菌病：
  1. 色素沉着绒毛结节性滑膜炎
  2. 痛风
  3. 类风湿关节炎
  4. 结核分枝杆菌感染
  5. 非结核性分枝杆菌：海分枝杆菌、堪萨斯分枝杆菌、鸟-胞内分枝杆菌

- 脑膜炎：
  1. 组织胞浆菌病
  2. 隐球菌病
  3. 肺结核

评估

- 职业为接触土壤、腐烂植物和多刺植物的个体（园艺师、园艺师、农民）表现出慢性无法愈合溃疡并伴有或不伴有相关关节炎或肺部症状时应考虑诊断
- 培养诊断：
  1. 脓
  2. 关节液
  3. 痰
  4. 血
  5. 皮肤活检
- 从任何部位分离出真菌都被认为是感染的依据

- 呼吸道腐生定植已被描述
- 血培养呈阳性可能表明免疫功能受损的宿主存在感染
- 日益灵敏的实验室培养系统可以检测到正常宿主中的真菌
- 如果观察到典型的雪茄形、圆形、椭圆形或萌芽酵母形态，活检标本具有诊断价值
- 尽管有特殊染色，由于酵母在生物体中个数很少，除非对多个切片进行检查，否则酵母可能仍然难以检测出来
- 目前还没有标准的血清学检测方法可用

实验室检查

- 全血细胞计数和血清化学指标一般正常
- 红细胞沉降率升高与皮肤以外疾病有关
- 脑膜疾病的脑脊液分析显示：
  1. 淋巴细胞增多
  2. 蛋白质升高
  3. 脑脊液糖分过少
- 巢式聚合酶链式反应（PCR）代表了未来快速检测申克孢子丝菌的临床方法
- 利用基质辅助激光解吸电离飞行时间（MALDI-TOF）对培养条件下的孢子丝菌进行种级鉴定

影像学检查

- 胸部 X 线检查：单侧或双侧上叶空洞或非空洞病变
- 受累关节的影像学表现：
  1. 关节软骨缺失
  2. 骨膜反应
  3. 关节周围骨质疏松
  4. 囊性改变

Ⓡ治疗

非药物治疗

局部加热和预防皮肤或斑块型的细菌双重感染。这种治疗对孕妇很重要，因为唑类药物具有致畸性。

急性期治疗

皮肤和淋巴皮肤孢子丝菌病：

- 首选伊曲康唑每日 200 mg，在病变消退后继续使用 2 ～ 4 周
- 替代疗法：饱和碘化钾溶液 5 ～ 10 滴，或者 1.5 ml，饭后口服，每日 3 次；逐渐增加至 40 ～ 50 滴，或者 3 ml，饭后口服，每日 3 次
- 最大耐受量应该持续至病变消失，6 ～ 12 周
- 辅以热疗是有用的，偶尔也会起效
- 饱和碘化钾溶液的副作用：
  1. 恶心
  2. 食欲不振
  3. 腹泻
  4. 腮腺或泪腺肥大
  5. 痤疮样皮疹

深部真菌病（骨关节、非空洞性肺部疾病）：

- 伊曲康唑：
  1. 适当的初始化疗
  2. 毒性低于两性霉素 B
  3. 200 mg，口服，每日 2 次，为期 1 ～ 2 年，持续终身抑制治疗
  4. 每天服用至少 200 mg，连续服用 24 个月，40 ～ 68 个月内没有复发的记录
  5. 用于转移性疾病（如真菌血症和脑膜炎）的数据不足
  6. 应监测药物水平以评估吸收情况
- 肠外给予两性霉素 B，总疗程 2 ～ 2.5 g 或更多，可对约三分之二的病例有效。两性霉素 B 脂质体每日 3 ～ 5 mg/kg 也是推荐的，而且毒性较小
  1. 复发很常见
  2. 曾报道过申克孢子丝菌对两性霉素 B 耐药的分离株
  3. 仍然是患有转移性疾病的重病患者的首选药物
  4. 在空洞性肺疾病中，作为手术切除的辅助手段在围手术期使用
  5. 待病情好转后，可继续口服伊曲康唑 200 mg，每日 2 次
  6. 治疗至少 12 个月

7. 美国感染病学会的最新指南只推荐氟康唑作为淋巴皮肤病的替代治疗

8. 淋巴皮肤病每日剂量为 400 mg，内脏或骨关节疾病每日剂量为 800 mg

9. 氟康唑的疗效远不如伊曲康唑

10. 所有的唑类化合物在妊娠期间都有致畸作用

慢性期治疗

对于淋巴皮肤和内脏疾病，使用伊曲康唑每日 200 mg，疗程为 24 个月或更长时间。孢子丝菌对伏立康唑具有抗药性，它在体外对泊沙康唑是敏感的，但目前已有的资料非常有限。

预后

- 皮肤病的预后良好
- 皮肤以外疾病的预后不太令人满意，特别是伴有免疫状态异常或其他基础系统性疾病时

转诊

- 转诊至外科医生；确诊为肺孢子丝菌病后，空洞性病变需要切除受累组织并可能需要用两性霉素进行预处理。
- 转诊至感染科医生

 重点和注意事项

专家点评

- 有潜在免疫抑制的患者（如血液系统恶性肿瘤或 HIV 感染），最初的感染可能发展为多灶性皮肤以外孢子丝菌病
- 在这类患者中，皮肤病变的转移伴随着血行播散至肺、骨、黏膜和中枢神经系统
- 骨关节和肺部表现以多发性关节炎和骨质溶解性骨病变的发展为主
- 在缺乏治疗的情况下，感染最终是致命性的
- 有潜在免疫抑制的患者应该仔细评估，即使是在出现单一皮肤损害的情况下也是如此

- 诊断方法应包括：
  1. 胸部 X 线检查
  2. 焦磷酸锝骨扫描
  3. 关节液、血液、皮损部位的培养
- 在 AIDS 患者中，伊曲康唑似乎是首选药物，尽管脑膜炎和肺部疾病可能需要使用两性霉素 B
- 在 AIDS 患者中，伊曲康唑终身抑制治疗应在最初治疗开始后进行，因为有复发和转移的可能性。当 CD4 + T 细胞计数超过 200/µl 并持续 1 年以上时，可终止治疗
- 使用肿瘤坏死因子（TNF-α）抑制剂的转移性病例已有报道

推荐阅读

Aung AK et al: Pulmonary sporotrichosis: case series and systematic analysis of literature on clinico-radiological patterns and management outcomes, *Med Mycol* 51(5):534, 2013.

Barros MB et al: Sporothrix schenckii and sporotrichosis, *Clin Microbiol Rev* 24:633, 2011.

Bernardos-Engemann AR et al: Validation of a serodiagnostic test for sporotrichosis: a follow-up study of patients related to the Rio de Janeiro zoonotic outbreak, *Med Mycol* 53:28, 2015.

Bonifaz A et al: Cutaneous and extracutaneous sporotrichosis: current status of a complex disease, *J Fungi (Basel)* 3, 2017.

Bunce PE et al: Disseminated sporotrichosis in a patient with hairy cell leukemia treated with Ampho B and posaconazole, *Med Mycol* 50:197, 2012.

Da Rosa AC et al: Epidemiology of sporotrichosis; a study of 304 cases in Brazil, *J Am Acad Dermatol* 52(3 Pt 1):451, 2005.

De Lima Barros MB et al: Treatment of cutaneous sporotrichosis with itraconazole-study of 645 patients, *Clin Infect Dis* 52:e200, 2011.

Espinel-Ingroff A et al: Multicenter international study of MIC/MEC distributions for definition of epidemiological cutoff values for Sporothrix species identified by molecular methods, *Antimicrob Agents Chemother* 61; e01057-17, 2017.

Freitas DF et al: Sporotrichosis in HIV-infected patients: report of 21 cases of endemic sporotrichosis in Rio de Janeiro, *Med Mycol* 50:170, 2012.

Freitas DF et al: Zoonotic sporotrichosis in Rio de Janeiro, Brazil: a protracted epidemic yet to be curbed, *Clin Infect Dis* 50(3):453, 2010.

Gutierrez-Galhardo MC et al: Disseminated sporotrichosis as a manifestation of immune reconstitution inflammatory syndrome, *Mycosis* 53(1):78, 2010.

Hessler C et al: The upside of bias: a case of chronic meningitis due to Sporothrix schenckii in an immunocompetent host, *Neurohospitalist* 7(1):30, 2017.

Kauffman CA et al: Clinical practice guidelines for the management of sporotrichosis: 2007 update by the Infectious Diseases Society of America, *CID* 45:1255, 2007.

Liu X et al: Rapid identification of Sporothrix schenckii in biopsy tissue by PCR, *J Eur Acad Dermatol Venereal* 27(12):1491, 2013.

Oliveira MM et al: Development and optimization of a new MALDI-TOF protocol for the identification of the Sporothrix species complex, *Res Microbiol* 166:102, 2015.

Rangel-Gamboa et al: Update of phylogenetic and genetic diversity of Sporothrix schenckii sensu lato, *Med Mycol* 54:248, 2016.

Soto R, et al: Sporotrichosis among children of a hyperendemic area in Peru: an 8 year retrospective study, *Int J Dermatol* 56:868, 2017.

Rodrigues AM et al: Genetic diversity and antifungal susceptibility profiles in causative agents of sporotrichosis, *BMC Infect Dis* 14:219, 2014.

Rodrigues AM et al: Molecular diagnosis of pathogenic Sporothrix species, *PLoS Negl Trop Dis* 9:e0004190, 2015.

Rodrigues AM et al: Emergence of pathogenicity in the Sporothrix schenckii complex, *Med Mycol* 51:405, 2013.

Rudramurthy SM et al: Sporotrichosis: update on diagnostic techniques, *Curr Fungal Infect Rep* 11:134, 2017.

Tiwari A et al: Primary pulmonary sporotrichosis: case report and review of the literature, *Infect Dis Clin Pract* 20:25, 2012.

第 30 章 厌氧菌感染
Anaerobic Infections

Glenn G. Fort

亢锴 译 张骅 审校

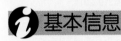 基本信息

定义

厌氧菌感染是指由一类可在乏氧环境中生长的细菌所致的感染。

ICD–10CM 编码

A41.1 脓毒症，厌氧性

A48 蜂窝织炎，厌氧性

体格检查和临床表现

- 可发生在任何部位，尤以黏膜表面居多
- 当病变部位出现恶臭、产气、坏死及脓肿表现时，需考虑厌氧菌感染的可能
- 头及颈部
  1. 来自牙齿或软组织的牙源性感染可导致根尖周周脓肿，甚至可累及骨质
  2. 厌氧菌与需氧菌感染均可导致慢性鼻窦炎、乳突炎、扁桃体周脓肿、慢性中耳炎
  3. 并发症：颈深部感染、脑脓肿、纵隔炎
  4. 头颈部感染的具体案例：
     a. 路德维希咽峡炎（也称脓性颌下炎）：双侧舌下及下颌下间隙感染引起舌根明显肿胀，严重时可致气道受累。通常为厌氧菌与需氧菌混合感染
     b. 勒米尔综合征（Lemierre 综合征）：由坏死梭杆菌（一种厌氧菌）所致的颈静脉化脓性血栓性静脉炎
- 胸膜及肺部：
  1. 可由口咽部厌氧菌感染所致
  2. 意识障碍及癫痫发作患者经常存在误吸

3. 牙龈炎及牙周炎患者经常检见厌氧菌

4. 表现形式：坏死性肺炎、脓胸、肺脓肿

- 腹腔：

1. 肠道完整性的破坏可导致包括厌氧菌在内的感染

2. 结肠肿瘤、阑尾穿孔、憩室炎或肠道手术等可引起厌氧菌血症、腹膜炎，甚至腹腔脓肿

3. 腹腔感染常为厌氧菌与需氧菌混合感染

- 女性生殖道

1. 细菌性阴道炎、输卵管炎、子宫内膜炎、盆腔脓肿、流产感染等疾病中，厌氧菌感染常见，或为混合性感染

2. 盆腔感染缓解后新发或持续发热，往往提示盆腔血栓性静脉炎的可能

- 其他厌氧菌感染

1. 任何部位的皮肤及软组织感染

2. 协同性坏疽、咬伤部位感染、压疮感染常系厌氧菌感染

3. 厌氧菌在糖尿病足感染中的临床意义尚不明确

4. 厌氧菌血症并不常见，其来源最常见于腹腔，其次为女性生殖道、胸膜及肺部、头和颈部感染。

5. 骨髓炎合并压疮或血管功能不全时更易发生厌氧菌感染

6. 面部的骨髓炎常来源于临近部位的感染，如牙齿或鼻窦的感染

病因学

- 通常为内源性的感染，起源于黏附在黏膜表面的细菌

- 在外伤、缺血、手术、穿孔等情况下黏膜屏障破坏，病原体得以进入正常无菌部位引发感染，导致组织破坏及脓肿形成

- 不同种属的厌氧菌之间以及厌氧菌与需氧菌之间的相互协同对感染的发生起到了重要作用

- 厌氧菌举例：革兰氏阴性细菌如拟杆菌属、梭形杆菌、普雷沃菌属；革兰氏阳性细菌如消化链球菌、梭菌属、放线菌属等

DX 诊断

鉴别诊断

- 首要的差异在于需氧菌感染不会出现厌氧菌感染的相关表现

- 缺血性坏死不伴厌氧菌感染称为干性坏疽，缺血性坏死伴有厌氧菌感染称为湿性坏疽

评估

- 供厌氧培养的标本应在 30 min 内处理，生长时间可能需历经 5～7 天
- 体积较大的标本有助于厌氧菌生长，拭子取材因采样量不足效果欠佳
- 若进行血培养最好是在应用抗生素之前采样

实验室检查

- 白细胞（WBC）计数升高，WBC 极度升高可见于假膜性结肠炎
- 聚合酶链反应（PCR）或核酸扩增试验（NAAT）检测粪便艰难梭菌呈阳性
- 缺血或穿孔时乳酸水平升高
- 血培养或伤口培养可能阳性，但更多时候结果为阴性。归因于不当的培养技术或细菌对营养要求较为苛刻

影像学检查

- X 线片显示受累区域气体在组织积聚，内脏穿孔形成游离气体，或脓肿内出现气液平面
- 超声、CT 或 MRI 显示脓肿形成或组织破坏

℞ 治疗

非药物治疗

- 清除坏死组织
- 脓肿引流（CT 引导下经皮穿刺引流）

急性期治疗

口服具有抗厌氧菌活性的抗生素，如：克林霉素、甲硝唑和氯霉素

- 阿莫西林 / 克拉维酸具有广谱抗菌活性
- 青霉素 V 适用于牙源性感染

- 口服万古霉素现在是治疗艰难梭菌相关性腹泻的首选药物，甲硝唑现在被认为是二线药物。脉冲式或递减式口服万古霉素方案可处理艰难梭菌相关腹泻后续发作，病情严重时抗生素需采用肠外方式给药
- 静脉注射克林霉素、甲硝唑和氯霉素
- 头孢菌素类（可覆盖厌氧菌和混合感染）：头孢西丁和头孢替坦
- 广谱青霉素（如哌拉西林）和 β- 内酰胺酶及 β- 内酰胺酶抑制剂（如克拉维酸、舒巴坦、他唑巴坦）复合物
  1. 显著的抗厌氧菌活性，加上不同程度的广谱覆盖
  2. 包括：氨苄西林 / 舒巴坦、替卡西林 / 克拉维酸和哌拉西林 / 他唑巴坦
- 亚胺培南和其他碳青霉烯类药物如美罗培南、多利培南、厄他培南系广谱抗菌药物，且具有广泛的抗厌氧菌活性
- 放线菌病应用青霉素治疗疗程 6 ～ 12 个月
- TMP-SMX 和氟喹诺酮类药物通常对厌氧菌无效，但某些新型喹诺酮类（如莫西沙星）具有抑制厌氧菌活性的作用

预后

处理厌氧菌感染时应尽可能清理所有坏死碎屑，否则容易复发；后续随访对于确保炎症吸收至关重要。

转诊

如果需要引流，转诊至外科医生。当出现并发症、清理坏死物失败等复杂的情况或治疗方案无效或反应缓慢的患者需转诊至感染科专家。

推荐阅读

Bartlett JG: Anaerobic bacterial infection of the lung, *Anaerobe* 18:235-239, 2012.
Brook I: Spectrum and treatment of anaerobic infections, *J Infect Chemother* 22:1-13, 2016.
Ogle OE: Odontogenic infections, *Dent Clin North Am* 61:235-252, 2017.
Nagy E: Anaerobic infections: update on treatment considerations, *Drugs* 70(7):841-858, 2010.

第 31 章　破伤风
Tetanus

Glenn G. Fort

钟鸣　译　张骅　审校

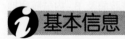 基本信息

定义

　　破伤风是一种危及生命的疾病，表现为肌肉僵硬和痉挛；它是由破伤风梭菌产生的一种神经毒素（破伤风痉挛毒素）引起的。

同义词

　　牙关紧闭症

　　全身性破伤风

　　新生儿破伤风

　　头部破伤风

　　局部破伤风

ICD-10CM 编码
A33　新生儿破伤风

A34　产科破伤风

A35　其他破伤风

流行病学和人口统计学

　　发病率（美国）：2009—2017 年，美国的病例数为 264 例，总病死率为 13.2%，65 岁以上人群的病死率为 31.3%。60% 以上的患者年龄在 20 ～ 64 岁，糖尿病、免疫抑制和静脉注射毒品可能是感染破伤风的危险因素。糖尿病占破伤风病例的 13%，占所有破伤风死亡人数的四分之一。静脉注射毒品人群则占死亡病例的 17%

　　发病率（世界）：全世界每年报告的破伤风案例约 100 万，即每年每 10 万人中约有 18 人患病，每年死亡人数为 30 万～ 50 万人。在破伤风免疫覆盖率低的发展中国家，灾害发生时，破伤风发病率常随之增加

好发年龄： > 60 岁

遗传学： 新生儿感染：

- 在美国很少见
- 世界许多地区新生儿死亡的主要原因之一（由脐带残端感染引起）

体格检查和临床表现

- 牙关紧闭
- 咬肌痉挛（特殊的露齿笑），面部肌肉收缩造成的典型面容（图 31-1）
- 全身肌肉痉挛引起剧烈疼痛，可危及呼吸系统，甚至导致死亡
- 腹肌紧张、手臂屈曲和腿部伸展（图 31-2）
- 发病数日后可出现自主神经功能障碍
- 主要死亡原因：心率和血压波动
- 通常没有发热
- 局部破伤风

  1. 伤口附近肌肉僵硬

  2. 下运动神经元损伤导致的肌无力

  3. 可能为自限性疾病

  4. 更常发展为全身性破伤风

  5. 头部破伤风：

     a. 头部外伤或慢性中耳炎伴耳部或乳突部的破伤风感染可引起疾病

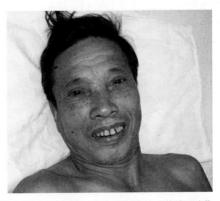

图 31-1　面部肌肉受累于破伤风，产生特征性的"苦笑面容"。（From Vincent JL et al: Textbook of critical care, ed 6, Philadelphia, 2011, Saunders.）

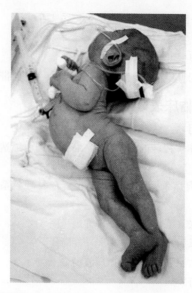

图 31-2　新生儿破伤风。（From Vincent JL et al：Textbook of critical care，ed 6，Philadelphia，2011，Saunders.）

　　b. 可表现为脑神经功能障碍

病因学

- 破伤风梭菌是一种主要存在于土壤中的革兰氏阳性芽孢杆菌（图 31-3）
- 大多数病例由穿刺和撕裂引起（图 31-4）
- 毒素是由受污染的伤口中的破伤风梭菌产生的
- 局部症状是由突触前的神经递质受抑制所引起的
  1. 在接下来的 2～14 天，毒素沿着神经元进入中枢神经系统，并作用于抑制性神经元，阻止神经递质释放
  2. 缺乏抑制导致肌肉紧张性收缩

DX 诊断

鉴别诊断

- 马钱子中毒
- 抗精神病药物引起的异常反应：神经阻滞剂恶性综合征

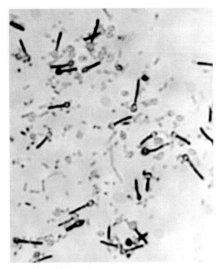

图 31-3　破伤风梭菌：一种革兰氏阳性杆菌，具有端生芽孢。（Courtesy J. Campbell，Oxford University Clinical Research Unit，Hospital for Tropical Diseases，Ho Chi Minh City，Vietnam. From Vincent JL et al：Textbook of critical care，ed 6，Philadelphia，2011，Saunders.）

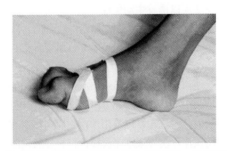

图 31-4　足部撕裂伤是破伤风梭菌最常见的感染部位。注意脚趾的抓取是周围肌肉张力增加引起的。（From Vincent JL et al：Textbook of critical care，ed 6，Philadelphia，2011，Saunders.）

- 口腔肌肉或咬肌的局部感染引起牙关紧闭
- 严重低钙血症
- 癔症

评估

- 阳性伤口培养对诊断没有帮助
- 在未患病的患者中可能分离到破伤风梭菌

实验室检查

- 通常，血细胞计数和生化指标正常
- 血清和尿液毒理学检查，以排除马钱子中毒

 治疗

非药物治疗

- 医院 ICU 监护：保持周围环境黑暗和安静
- 严重喉痉挛患者行气管插管或气管造口术
- 及时冲洗和清理伤口，去除芽孢和有利于破伤风梭菌生长的坏死组织

急性期治疗

- 在大腿或三角肌注射人破伤风免疫球蛋白（HTIG）500 U 进行被动免疫。一些研究建议注射 3000 ~ 6000 U 治疗全身性破伤风
- 破伤风类毒素 0.5 ml 在不同部位肌内注射。重复注射共 3 剂，间隔至少 2 周以诱发主动免疫
- 如果没有充分的清创，单独使用抗生素可能会失败。每 6 ~ 8 h 口服甲硝唑 500 mg；或每 4 ~ 6 h 口服青霉素 G 200 万 ~ 400 万 U，持续 7 ~ 10 天；或每 12 h 口服多西环素 100 mg
- 静脉注射地西泮 10 ~ 30 mg 控制肌肉痉挛，也可以使用咪达唑仑、巴氯芬、硫酸镁、异丙酚、丹曲林、巴比妥酸盐和氯丙嗪。鞘内注射抗毒素也可用于控制肌肉痉挛和避免插管
- 必要时使用泮库溴铵或维库溴铵进行神经肌肉阻滞
- β 受体阻滞剂（如拉贝洛尔：0.25 ~ 1 mg/min）控制交感神经亢进

慢性期治疗

- 支持治疗：β 受体阻滞剂（拉贝洛尔）、硫酸镁和吗啡（每小时 0.5 ~ 1.0 mg/kg 持续输注）可改善自主神经功能障碍
- 机械通气：考虑气管造口术。如果呼吸机支持存在困难，苯二氮草是呼吸衰竭的首选药物
- 减少外部刺激
- 控制心率和血压：

1.拉贝洛尔治疗交感神经过度活跃
2.起搏器治疗持续心动过缓
- 痉挛消退后进行物理治疗

预后

如果可以避免并发症，可在数周到数月后完全康复

转诊

- 转诊至急诊科
- 转诊至感染科

 # 重点和注意事项

专家点评

- 破伤风是可以预防的。表 31-1 描述了常规伤口处理中破伤风的预防
- 每 10 年应给予破伤风类毒素和减毒白喉类毒素疫苗（Td）增强剂以维持免疫状态

表 31-1　常规伤口处理中破伤风的预防

破伤风类毒素接种史	清洁、细小伤口		其他伤口 *	
	Tdap 或 Td†	TIG‡	Tdap 或 Td†	TIG‡
不确定，或小于 3 剂	是	否	是	是
3 剂或更多	否 §	否	否 ¶	否

DT，白喉和破伤风类毒素疫苗；DTaP，白喉类毒素 – 破伤风类毒素 – 无细胞百日咳联合疫苗；Td，破伤风类毒素和减毒白喉类毒素疫苗；Tdap，破伤风类毒素，减毒白喉类毒素和无细胞百日咳疫苗；TIG，破伤风免疫球蛋白。

* 例如，但不限于被泥土、粪便或唾液污染的伤口；穿刺伤口；撕裂；由飞弹、碾压、烧伤和冻伤造成的伤口。

† 对于 7 岁以下的儿童，如果以前接受过 < 3 剂的 DTaP，DTaP 比单独使用破伤风类毒素更可取。如果禁止接种百日咳疫苗，则给予 DT。对于 ≥ 7 岁患者，Td（或 11 ～ 18 岁青少年的 Tdap）比单独使用破伤风类毒素更可取。对于从未接受过 Tdap 的 11 ～ 18 岁青少年来说，Tdap 比 Td 更受欢迎。对于以前接受过 Tdap 的青少年或当 Tdap 不可用时，Td 优于破伤风类毒素。

‡ 无论是否有破伤风免疫史，TIG 都应用于 HIV 感染患者的破伤风易感创面。

§ 如果自上次接种破伤风类毒素疫苗后 ≥ 10 年则为"是"。

¶ 如果自上剂接种破伤风类毒素疫苗后 ≥ 5 年则为"是"。（不需要更频繁地加强免疫，这会加剧不良事件。）

- 破伤风类毒素，减毒白喉类毒素和无细胞百日咳疫苗（Tdap）可以代替 Td，但 Tdap 成人只能接种一次，孕妇除外，孕妇应在每次妊娠期间接种 Tdap
- 对于过去 5 年前未充分进行免疫接种的破伤风易发伤口患者，应给予被动免疫和主动免疫（HTIG 和 Td）
- 最近美国的一项研究表明，6 岁以上的人中只有 72% 的人具有保护性抗体

推荐阅读

Afshar M et al: Narrative review: tetanus—a health threat after natural disasters in developing countries, *Ann Intern Med* 154:329-335, 2011.

Aronoff DM: *Clostridium novyi, sordelli,* and *tetani:* mechanisms of disease, *Anaerobe* 24:98-101, 2013.

Demicheli V et al: Vaccines for women to prevent neonatal tetanus, *Cochrane Database Syst Rev* 4, CD002959, 2015.

Ergonul O et al: An unexpected tetanus case, *Lancet Infect Dis* 16:746-752, 2016.

Thwaites CL et al: Maternal and neonatal tetanus, *Lancet* 385:362-370, 2015.

Thwaites CL, Loan HT: Eradication of tetanus, *Br Med Bull* 116:69-76, 2015.

Yen LM, Thwaites CL: Tetanus, *Lancet* 393:1657-1668, 2019.

第 32 章 艰难梭菌感染
Clostridium difficile Infection

Fred F. Ferri

刘凯雄 译 杨礼腾 张骅 审校

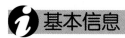 基本信息

定义

艰难梭菌感染（*Clostridium difficile* infection，CDI）是由艰难梭菌引起的腹泻和肠道炎症。艰难梭菌是一种厌氧革兰氏阳性、孢子形成、产生毒素的芽孢杆菌，通过粪-口途径传播。临床上 CDI 可表现为多种形式，包括暴发性腹泻和与白细胞增多的假膜性结肠炎，轻度至重度急性腹泻，短期定植在医疗看护机构中常见。20% ～ 30% 的病例初始治疗后 60 天内复发。

同义词

抗生素引起的结肠炎

假膜性结肠炎

CDI

ICD-10CM 编码
A04.7 艰难梭菌性小肠结肠炎

流行病学和人口统计学

- 头孢菌素使用率高，是引起 CDI 的常见抗生素
- 发生率最高的抗生素是克林霉素（占 CDI 的 10%）
- 自 1996 年 CDI 发生率增加了一倍以上。随着流行性强毒株（NAP1/BI/027）出现，CDI 的严重性也有所提高。CDI 是成人医疗保健相关腹泻的最常见感染原因。美国每年近 50 万艰难梭菌感染，每年约有 29 000 例死亡
- 在美国 CDI 的住院费用翻了两番，并使年度费用增加 40 亿～ 60 亿美元
- 住院无腹泻的患者中，超过 20% 为艰难梭菌无症状携带者

体格检查和临床表现

- 腹部压痛（全腹或下腹部）
- 发热
- 持续腹泻的患者：皮肤灌注不良、黏膜干燥和其他脱水征象

病因学

艰难梭菌在大肠定植，释放两种蛋白质外毒素（TcdA 和 TcdB），可引起结肠炎。其感染是通过对抗生素、热和酸具有抗性的孢子传播的。NAP1 菌株是艰难梭菌感染患者的主要致病菌株，而无症状患者多为其他菌株定植。艰难梭菌感染的危险因素（抗生素引起的腹泻和结肠炎的鉴别点）：

- 使用抗生素：任何抗生素都致 CDI，但最常见的是克林霉素、氨苄西林、头孢菌素和氟喹诺酮
- 长期住院
- 高龄
- 腹部手术
- 基础疾病（恶性肿瘤、肾衰竭、虚弱状态）
- 住院管饲患者有患 CDI 的风险。临床医生应考虑对与喂养液无关的腹泻管饲患者进行艰难梭菌检测
- 质子泵抑制剂（PPI）和 H_2 受体阻滞剂治疗会增加 CDI 感染和复发的风险。PPI 增加 CDI 风险 1.7 倍

Dx 诊断

CDI 的临床症状通常包括使用抗生素后的腹泻、发热和腹部绞痛。尽管近期使用抗生素在感染者中很普遍，但并不是诊断所必需的。

鉴别诊断

- 胃肠道细菌感染（如沙门菌、志贺菌、弯曲杆菌、耶尔森菌）
- 肠道寄生虫（如隐孢子虫，溶组织内阿米巴）
- 炎症性肠病
- 乳糜泻
- 肠易激综合征
- 缺血性结肠炎
- 抗生素不耐受

评估

- 所有腹泻并伴有近期使用抗生素的患者均应进行艰难梭菌检测。门诊患者 3% 艰难梭菌粪便检测阳性，29% 无感染征象。在无症状的个体中不建议对 CDI 进行检测和治疗
- 当临床和实验室诊断无法确诊且腹泻持续时，需乙状结肠镜检查（无清洁灌肠）
- 在抗生素引起的假膜性结肠炎中，乙状结肠镜检查通常显示结肠黏膜假膜上有凸起淡黄色渗出斑块。在严重的 CDI 中更常见

实验室检查

- 艰难梭菌毒素粪便检测：艰难梭菌毒素 A 和 B 的酶联免疫吸附试验。后者在临床上使用最广泛，其敏感性为 85%，特异性为 100%
- 艰难梭菌毒素可通过细胞毒素组织培养测定法测定（细胞毒素测定法，鉴定粪便样本中艰难梭菌毒素的金标准）。检测方法难度大，$24 \sim 48\,h$ 内无法获得结果
- 粪便样本中通常存在白细胞（通过显微镜或乳铁蛋白测定）
- 全血细胞计数通常显示白细胞增多。白细胞突然增加至 > $30\,000/\mu l$ 可能提示暴发性结肠炎
- 严重 CDI 的实验室指标为白细胞计数 > $15\,000/\mu l$，血清肌酐 ≥ 基线水平的 1.5 倍，血清白蛋白 < $2.5\,g/dl$

影像学检查

- 腹部 X 线检查（平躺或直立）对有体检腹痛或肠梗阻迹象的患者有用
- CT 可以显示结肠壁增厚、扩张和手风琴征［增厚的结肠袋襞和滞留的造影剂，腹水或结肠周围绞窄（图 32-1）］等典型表现

℞ 治疗

非药物治疗

- 停止滥用抗生素
- 液体复苏和纠正电解质异常

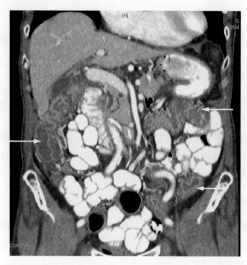

图 32-1　艰难梭菌结肠炎患者口服和静脉造影 CT 扫描。结肠壁增厚（箭头），扩张和手风琴征（结肠袋襞增厚、造影剂滞留、腹水和结肠周围绞窄）。（From Vincent JL et al：Textbook of critical care，ed 7，Philadelphia，2017，Elsevier.）

- 益生菌恢复肠道自然防御机制可以作为辅助治疗，但是证据有限。益生菌未能预防艰难梭菌相关性腹泻
- 粪便微生物移植（FMT）是治疗复发性 CDI 的良好方法，其取代已发生改变的肠道菌群，从而可以抵抗定植。研究表明，其比万古霉素更有效，可能成为复发性 CDI 的标准治疗方法。近期研究表明，通过结肠镜施行供体粪便移植比自体 FMT 预防 CDI 更安全有效

急性期治疗

- 万古霉素 125 mg 口服，每日 4 次，连续 10 天可用于轻症或严重 CDI 患者初始治疗。暴发性 CDI 患者需 500 mg，每日 4 次，连续 10 天
- 非达米星 200 mg，每日 2 次，连续 10 天，疗效不劣于万古霉素且 CDI 复发率较低（万古霉素为 25%，非达米星为 15%），但费用较高。非达米星可用于非严重或严重 CDI 的初始治疗，或万古霉素初始治疗后复发 CDI

- 若口服万古霉素或非达米星无法获得或为禁忌，轻症患者可口服甲硝唑 500 mg，每日 4 次，连续 10 天。过去十年甲硝唑临床失败率显著上升，尤其对于感染 BI/NAP/027 菌株的患者
- 当需要肠外治疗时（如麻痹性肠梗阻），可以静脉注射甲硝唑 500 mg，每日 4 次。还可通过鼻胃管间断夹闭或保留灌肠给予 500 mg 万古霉素
- FMT：当标准治疗失败时，肠道微生物移植（IMT）是一种有效的替代疗法（根除率为 94%）。通过灌肠、胶囊、胃镜 / 结肠镜或鼻空肠管将肠道微生物（健康供体粪便混悬液）注入患者的肠道，以恢复微生物群。对于复发 CDI 的患者，口服胶囊 12 周复发率不高于结肠镜给药。新鲜和冷冻 FMT 疗效相近
- 人单克隆抗体贝洛托舒单抗（bezlotoxumab）已获得 FDA 批准，可用于抗菌治疗，以降低 CDI 复发。但其费用高

手术治疗

- 适应证：对药物治疗无反应的 CDI，暴发性结肠炎
- 临床特征：结肠扩张、严重腹痛 / 压痛，全身炎症反应综合征。可因梗阻而无腹泻
- 手术方法：
  1. 传统次全结肠或全结肠切除术，高死亡率（50%）
  2. 保留结肠（结肠回肠造口术中使用预热聚乙二醇溶液结肠灌洗，术后通过回肠造口滴注万古霉素冲洗），与传统方法相比死亡率更低

慢性期治疗

- 合理使用抗生素来预防复发（避免长时间抗生素治疗）
- 益生菌已被证明在使用抗生素的患者中，能温和有效地降低 CDI 的风险。但禁用于免疫功能低下或严重虚弱的患者
- 酒精成分手凝胶不足以根除孢子，效果较肥皂和水差
- PPI 抑制胃酸会增加 CDI 风险，应考虑优先使用 H_2 受体阻滞剂

预后

- 大多数患者合理治疗可以完全康复。发热 48 h 内可消退，腹泻 4 ~ 5 天内可缓解。总死亡率为 1% ~ 2.5%，未治疗患者超过 10%。不论初始治疗使用甲硝唑还是万古霉素，CDI 复发率均为 20% ~ 25%。每次复发都会增加再次复发风险（3 次 CDI 复发概率为 65%）。无论复发间隔多长，复发 CDI 代表复发而不是再感染（图 32-2）。复发宜采用数周至数月长疗程的口服万古霉素治疗

- 医院获得的 CDI 是院内死亡风险增加的独立危险因素。所有 CDI 住院患者应隔离接触，直到腹泻消失为止

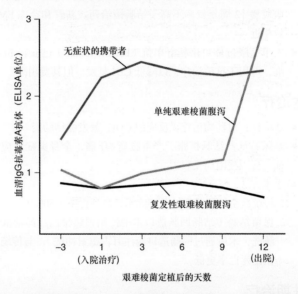

图 32-2 血清免疫球蛋白 G（IgG）抗毒素 A 抗体反应和艰难梭菌感染的临床转归。 前瞻性研究院内艰难梭菌腹泻患者，并定期通过酶联免疫吸附试验（ELISA）测量血清 IgG 抗毒素 A 抗体的浓度。IgG 对毒素 A 的反应与感染的临床转归之间存在相关性。无症状携带者对毒素 A 具有早期记忆免疫应答。相比之下，CDI 反复发作患者的血清 IgG 抗毒素 A 抗体无明显增加。在单次腹泻患者中，IgG 抗毒素 A 抗体水平通常在其首次发作的第 12 天升高。因此艰难梭菌感染对毒素 A 的血清抗体应答与复发腹泻等症状消失相关。［From Feldman M et al（eds）：Sleisenger and Fordtran's gastrointestinal and liver disease, ed 10, Philadelphia, 2016, Saunders.］

推荐阅读

Allen SJ et al: Lactobacilli and bifidobacteria in the prevention of antibiotic-associated diarrhea and *Clostridium difficile* diarrhea in older inpatients (PLACIDE): a randomized, double-blind, placebo-controlled, multicenter trial, *Lancet* 382:1249-1257, 2013.

Austin M et al: Fecal microbiota transplantation in the treatment of *Clostridium difficile* infections, *Am J Med* 127:479-483, 2014.

Drekonja D et al: Comparative effectiveness of *Clostridium difficile* treatments, a systematic review, *Ann Int Med* 155:839-847, 2011.

Drekonja D et al: Fecal microbiota transplantation for *Clostridium difficile* infection, a systematic review, *Ann Intern Med* 162:630-638, 2015.

Grough E et al: Systematic review of intestinal microbiota transplantation (fecal bacteriotherapy) for recurrent *Clostridium difficile* infection, *Clin Infect Dis* 53(10):53, 2011.

Guh A, Kutty PK: *Clostridioides difficile* infection, *Ann Intern Med* 169(7):ITC49-ITC64, 2018.

Ianiro G et al: Incidence of bloodstream infections, length of hospital stay, and survival in patients with recurrent CDI treated with fecal microbiota transplantation or antibiotics, *Ann Int Med* 171:695-702, 2019.

Johnston B et al: Probiotics for the prevention of *Clostridium difficile*-associated diarrhea, *Ann Intern Med* 157:878-888, 2012.

Kamboj M et al: Relapse versus re-infection: surveillance of *Clostridium difficile* infection, *Clin Infect Dis* 53:1003, 2011.

Kao D et al: Effect of oral capsule vs colonoscopy-delivered fecal microbiota transplantation on recurrent *Clostridium difficile* infection: a randomized clinical trial, *JAMA* 318:1985-1993, 2017.

Kelly CR et al: Effect of fecal microbiota transplantation on recurrence in multiply recurrent *Clostridium difficile* infection: a randomized trial, *Ann Intern Med* 165(9):609-616, 2016.

Khanna S, Pardi DS: *Clostridium difficile* infection: new insights into management, *Mayo Clin Proc* 87(11):1106-1117, 2012.

Kwok CS et al: Risk of *Clostridium difficile* infection with acid suppressing drugs and antibiotics: meta-analysis, *Am J Gastroenterol* 107:1011-1019, 2012.

Lee CH et al: Frozen vs fresh fecal microbiota transplantation and clinical resolution of diarrhea in patients with recurrent *Clostridium difficile* infection: a randomized clinical trial, *JAMA* 315(2):142-149, 2016.

Leffler DA, Lamont JT: *Clostridium difficile* infection, *N Engl J Med* 372:1539-1548, 2015.

Lessa FC et al: Burden of *Clostridium difficile* infection in the United States, *N Engl J Med* 372:825-834, 2015.

Linsky A et al: Proton pump inhibitors and risk for recurrent *Clostridium difficile* infection, *Arch Intern Med* 170(9):772-778, 2010.

Loo VE et al: Host and pathogen factors for *Clostridium difficile* infection and colonization, *N Engl J Med* 365:1693-1703, 2011.

Louie TJ et al: Fidaxomicin versus vancomycin for *Clostridium difficile* infection, *N Engl J Med* 364:422-431, 2011.

Lowry I et al: Treatment with monoclonal antibodies against *C. difficile* toxins, *N Engl J Med* 362:197-205, 2010.

Mattila E et al: Fecal transplantation, through colonoscopy, is effective therapy for recurrent *Clostridium difficile* infection, *Gastroenterology* 142:490, 2012.

Oake N et al: The effect of hospital-acquired *Clostridium difficile* infection on in-hospital mortality, *Arch Intern Med* 170(20):1804-1810, 2010.

Stevens VN et al: Comparative effectiveness of vancomycin and metronidazole for the prevention of recurrence and death in patients with *Clostridium difficile* infection, *JAMA Intern Med* 177(4):546-553, 2017.

van Nood E et al: Duodenal infusion of donor feces for recurrent *Clostridium difficile*, *N Engl J Med* 368:407-415, 2013.

Wilcox MH et al: Bezlotoxumab for prevention of recurrent *Clostridium difficile* infection, *N Engl J Med* 376(4):305-317, 2017.

Younster I et al: Oral, capsulized, frozen fecal microbiota transplantation for relapsing *Clostridium difficile* infection, *JAMA* 312:1772-1778, 2014.

第33章 旋毛虫病
Trichinellosis

Glenn G. Fort

刘荣梅 译 张骅 审校

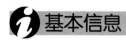 基本信息

定义

旋毛虫病（trichinellosis trichinosis）是一种由旋毛虫感染引起的疾病。

同义词

旋毛虫肌肉感染

ICD-10CM 编码
B57 旋毛虫病

流行病学和人口统计学

发病率（美国）：

- 2008—2012 年，美国 24 个州和哥伦比亚特区报告了约 90 例旋毛虫病患者
- 据报道，2017 年 1 月，加利福尼亚州一晚宴使用了传统的老挝生猪肉菜 Larb，参加晚宴的 12 人感染旋毛虫病，9 名感染者因脓毒症住院，7 例出现急性肾损伤
- 大多数情况发生在美国以外的世界范围。表 33-1 总结了旋毛虫属的宿主和地理分布

遗传学：先天性感染：

- 受感染的孕妇突发死产
- 胎儿垂直感染

体格检查和临床表现

- 症状：
  1. 潜伏期通常为 7 ~ 30 天，潜伏期可能会因摄入被污染的肉的时间和感染虫量不同而有很大差异

表 33-1   旋毛虫属的宿主和地理分布

种	代码	宿主	地理分布	包囊
旋毛线虫	T1	猪，啮齿动物，马，熊，狐狸	世界	有
本地旋毛虫	T2	熊，狐狸，犬	北极，亚北极	有
布氏旋毛虫	T3	犬，猫，熊	温带地区，亚北极	有
伪旋毛虫	T4	鸟类，杂食性哺乳动物	北极，塔斯马尼亚	无
米氏旋毛虫	T5	熊	北美	有
尚未命名	T6	熊	亚北极	有
纳氏旋毛虫	T7	鬣狗，猫	热带非洲	有
尚未命名	T8	狮子，豹	南非	有
尚未命名	T9	食肉动物	日本	无

From Bennett JE et al: Mandell, Douglas, and Bennett's principles and practice of infectious diseases, ed 8, Philadelphia, 2015, WB Saunders.

2. 轻度感染可呈现亚临床表现
- 肠内阶段：
  1. 与摄入的幼虫进入肠黏膜有关
  2. 可持续 2～6 周
  3. 轻度一过性腹泻和恶心
  4. 腹痛
  5. 腹泻或便秘
  6. 呕吐
  7. 乏力
  8. 低热
- 迁徙或肠外阶段：
  1. 幼虫在肠道内成熟和交配
  2. 产出新生幼虫：
     a. 幼虫进入淋巴管和血管
     b. 迁移到肌肉，在肌肉细胞中扩大、卷曲并形成包囊
  3. 患者可能出现：
     a. 发热
     b. 肌痛

    c. 眶周或面部水肿

    d. 头痛

    e. 皮疹，指甲下的破裂性出血

    f. 新生迁徙幼虫对组织的穿透引起的其他症状

  4. 症状高峰期出现在感染后的 2～3 周，然后症状慢慢消退

- 严重并发症：

  1. 肉芽肿性炎或动脉阻塞引起的脑损伤

  2. 心肌炎伴心律失常

  3. 膈肌受累引起的呼吸肌炎

病因学

- 旋毛虫是一种寄生于细胞内的蠕虫。旋毛虫的幼虫侵入小肠绒毛柱状上皮细胞，并发育成成虫（图 33-1）

- 旋毛虫是世界上最普遍的寄生虫之一，几乎可以在所有恒温动物中发现。大多数感染由旋毛线虫（*T. spiralis*）引起

- 人类是旋毛虫的偶见宿主，人的感染是通过摄入受污染的生肉或未煮熟的含有活幼虫包囊的动物肉而发生的

- 现在，大多数病例与食用加工不良的猪肉或野味（熊、野猪、美洲狮和海象）有关

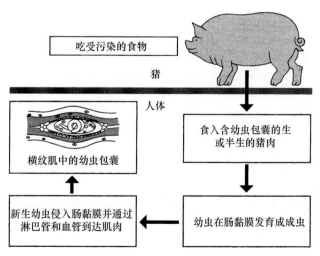

图 33-1　旋毛虫生活史。（From Souhami RL，Moxham J：Textbook of medicine，ed 4，London，2002，Churchill Livingstone.）

Dx 诊断

鉴别诊断

- 不同阶段的鉴别诊断不同
- 疾病早期类似于胃肠炎
- 后期症状易与以下疾病混淆：
  1. 麻疹
  2. 皮肌炎
  3. 肾小球肾炎
  4. 囊虫病
  5. 类圆线虫病

评估

- 通常在感染后 2 ~ 4 周血清抗体检测呈阳性，并且阳性可以保持数年
- 如果诊断不明确，可使用肌肉活检来检测肌肉组织中的幼虫，最好将组织放在两张载玻片之间

实验室检查

- 全血细胞计数：白细胞增多伴嗜酸性粒细胞增多（20% ~ 90%）
- 红细胞沉降率：通常正常
- 常见肌酶升高（即肌酸磷酸激酶、乳酸脱氢酶、醛缩酶）
- 血清学：通过酶联免疫吸附试验（ELISA）和免疫印迹法（Western blot）检测抗体，但在疾病早期检测不到
- 肌肉活检直接寻找幼虫（图 33-2）。最好在有症状的肌肉和肌腱连接处附近进行活检

影像学检查

软组织 X 线片可显示钙化的包囊壁。

Rx 治疗

非药物治疗

卧床休息以缓解肌痛。

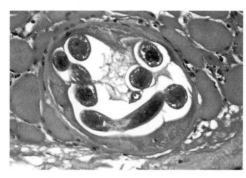

扫二维码看
彩图

图 33-2（扫二维码看彩图）骨骼肌细胞内的螺旋形旋毛虫幼虫。（From Bennett JE et al：Mandell，Douglas，and Bennett's principles and practice of infectious diseases，ed 8，Philadelphia，2015，WB Saunders.）

急性期治疗

- 大多数感染有自限性，不需要特殊治疗
- 阿苯达唑：400 mg，每日 2 次，服用 10 ～ 14 天
- 甲苯达唑：200 ～ 400 mg，每日 3 次，服用 3 天，然后 400 ～ 500 mg，每日 3 次，服用 10 天，但在美国不适用
- 孕妇或小于 2 岁的儿童不建议使用以上药物
- 在严重情况下可以加用固醇类：泼尼松每日 30 ～ 60 mg，服用 10 ～ 15 天
- 水杨酸盐可减轻肌肉不适

预后

- 随着时间的推移，大多数症状都会消退
- 长期后遗症：
  1. 肌痛
  2. 头痛
- 偶尔会发生死亡

转诊

诊断不明确时转诊。

重点和注意事项

专家点评

- 通过至少 77℃（170.6℉）彻底烹饪肉类进行预防
- 熏制、腌制或风干肉类不足以杀死包囊
- −15℃（−59℉）冷冻 3 周可杀死猪肉中的旋毛虫幼虫
- 本地旋毛虫具耐寒性，即使冷冻了数月或数年其仍能存活；摄入熊肉引起的感染与本地旋毛虫有关

推荐阅读

Heaton D et al: Trichinosis outbreak linked to consumption of privately raised raw boar meat–California, 2017, *MMWR (Morb Mortal Wkly Rep)* 67(8):247-249, 2018.

Murrell KD, Pozio E: Worldwide occurrence and impact of human trichinellosis, 1986-2009, *Emerg Infect Dis* 17(12):2194-2202, 2011.

Shimoni Z, Froom P: Uncertainties in diagnosis, treatment and prevention of trichinellosis, *Expert Rev Anti Infect Ther* 13(10):1279-1288, 2015.

第34章 猪囊尾蚴病
Cysticercosis

Staci A. Fischer

张小芳 译 张骅 审校

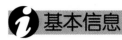 基本信息

定义

　　猪囊尾蚴病是由猪带绦虫幼虫的组织沉积引起的传染病。猪带绦虫囊尾蚴可能积聚在任何人体组织中，包括眼睛、脊髓、皮肤、肌肉、心脏和大脑。中枢神经系统（CNS）受累是常见的，被称为神经囊尾蚴病。人类最常见的是通过从人类绦虫携带者的粪-口传播或摄入受污染的水或土壤中的绦虫卵，以及摄入受感染的猪肉中的幼虫包囊而感染。胃肠道的幼虫在血液中迁移到组织中，在那里它们被包裹，形成囊尾蚴。

同义词

　　囊虫病

　　绦虫病

　　猪肉绦虫

ICD-10CM 编码

b69　猪囊尾蚴病

b69.0　中枢神经系统囊尾蚴病

b69.1　眼囊尾蚴病

B69.81　囊尾蚴病肌炎

B69.89　其他部位囊尾蚴病

B69.9　未指明的囊尾蚴病

流行病学和人口统计学

- 猪带绦虫感染在全球分布。绦虫感染和猪囊尾蚴病在以猪为食物来源的发展中国家流行，包括中美洲、南美洲以及非洲和亚洲部分地区的发展中国家

- 拉丁美洲和非洲流行地区的血清学研究表明，当地人口的血清阳性率为 4% ～ 24%
- 神经囊尾蚴病在美国最常于移民人口众多的地区，这些移民多来自于有这种疾病流行的国家

体格检查和临床表现

- 摄入猪带绦虫卵或囊尾蚴，人类可能保持无症状多年
- 肌肉和皮肤中的囊尾蚴可形成皮下结节，无红斑、温热或压痛，类似脂肪瘤或皮下囊肿
- 神经囊尾蚴病，脑实质内有囊尾蚴，通常无症状。由于囊肿变性的炎症反应而出现症状，这可能导致局灶性脑炎、血管炎、慢性脑膜炎和脑神经麻痹
- 癫痫是神经囊尾蚴病最常见的表现，占有症状病例的 70% ～ 90%。头痛和局灶性神经功能缺损也可能发生
- 在流行区，高达 40% 的癫痫患者有神经囊尾蚴病
- 在 10% ～ 20% 的神经囊尾蚴病病例中，囊尾蚴滞留在脑室系统内，导致梗阻性脑积水，形成急性颅内高压。是由于寄生虫本身的占位效应、室管膜炎症和（或）纤维化，阻碍了脑脊液（CSF）的循环，引起颅内高压症状。进行性脑积水、脑水肿或顽固性癫痫发作会导致死亡
- 猪囊尾蚴病感染的发生率不到 5%，通常无症状。退行性囊尾蚴的炎症反应可能导致脉络膜视网膜炎、血管炎或视网膜脱离，对视力造成威胁
- 猪囊尾蚴病皮肤表现为多发性坚硬的非压痛性皮下结节，类似脂肪瘤或表皮样囊肿

病因学

- 猪带绦虫具有复杂的两宿主生活史
- 人类是唯一确定的终宿主，肠道可寄生成虫（绦虫）。然而，人类和猪都可以作为中间宿主，寄生幼虫或囊尾蚴

Dx 诊断

鉴别诊断

- 病因不明的癫痫

- 偏头痛
- 中枢神经系统血管炎
- 中枢神经系统原发性肿瘤
- 慢性中枢神经系统感染，包括弓形虫病、球孢子菌病、结核病和隐球菌病
- 脑脓肿
- 伴有结节病或系统性红斑狼疮的中枢神经系统受累

评估

综合临床病史：获得当前和以前的旅行和居住信息，包括地理区域、卫生条件和是否进食未煮熟猪肉。

实验室检查

- 酶联免疫电转移印迹法（enzyme-linked immunoelectrotransfer blot，EITB）检测血清抗体对有多个囊尾蚴的患者敏感性为98%，特异性为100%，但对有单个囊尾蚴的患者的预测价值较低，假阴性率可达38%。同样的检测方法也可以在脑脊液中进行，但敏感性较低。EITB检测到的抗体在成功治疗后可以持续数年，这限制了这种检测方法在治疗后随访患者时的有效性。在流行地区，检测结果为阴性有助于排除疾病，但阳性结果是暴露的标志，不一定是有症状的感染
- 血清和脑脊液中可检测到循环猪带绦虫抗原（B158/B60单克隆抗体夹心ELISA，Ag-ELISA），提供了一个生物标志物。甚至在钙化的、被认为是不活跃的CNS病变，这种方法也可以用于监测患者疗效。通常抗原水平会在3个月内下降，提示治疗成功
- 检测猪带绦虫DNA的聚合酶链式反应（PCR）方法已经被开发出来，据报告，它的敏感性为96.7%，但目前并没有被广泛使用
- 确诊的依据是受累组织中囊尾蚴的组织病理学表现。细针抽吸细胞学检查可用于诊断感染
- 外周嗜酸性粒细胞增多症通常不存在
- 粪便检查对猪带绦虫的卵和孕节检查不敏感，对猪囊尾蚴病的诊断也不具特异性
- 神经囊尾蚴病的脑脊液检查通常不明确，但可显示细胞增多，

以淋巴细胞或嗜酸性粒细胞为主，低糖和蛋白质升高

影像学检查

- 四肢 X 线片可显示软组织或肌肉受累患者钙化囊肿
- 高分辨率超声可能有助于检测含有头节的皮下囊肿
- 对于神经囊尾蚴病的诊断，最常用的是 CT 和 MRI
- 脑 CT（图 34-1）。具有 95% 的敏感性和特异性，并能识别活囊尾蚴，表现为低密度病变，也可鉴别退行性囊尾蚴，表现为等密度或高密度病变并伴有周围水肿。CT 是检测病变是否活动的最佳方法，CT 发现先前感染的病变出现钙化，提示病变不活动

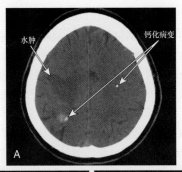

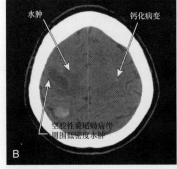

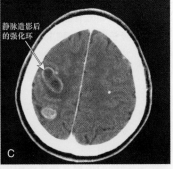

图 34-1　神经囊尾蚴病。这位 40 岁的玻利维亚男子出现左手无力。**A、B.** 普通头部计算机断层成像（CT），脑窗。**C.** 增强 CT 扫描，将其与 B 对比，即造影剂给药前在大脑同一水平的切片。病灶呈低密度，周围低密度（深灰色）代表水肿。可见散在钙化，这是陈旧性神经囊尾蚴病变常见的共同特征。静脉注射造影剂可见强化环，这是许多感染性和炎症性疾病的特征，包括神经囊尾蚴病、脑脓肿和弓形虫病。(From Broder JS: Diagnostic imaging for the emergency physician, Philadelphia, 2011, Saunders.)

- 脑 MRI 是评估寄生虫感染程度、位置和生活史阶段的最准确的技术。MRI 显示了活的和退行性的囊尾蚴，以及位于脑室、脑干和小脑的小囊尾蚴及周围水肿。然而，MRI 对钙化病变的检测敏感性较低，而这恰恰是流行地区患者中最常见的神经影像学表现

 治疗

急性期治疗

无症状猪囊尾蚴病：

- 没有证据表明抗寄生虫治疗有益

有症状神经囊尾蚴病：

- 治疗的目标是控制囊尾蚴病变造成的癫痫发作和占位效应，控制颅内高压，减少活动性囊肿的大小
- 神经囊尾蚴病的治疗决策应个体化。初步措施应侧重于对症处理，酌情考虑抗寄生虫治疗
- 活动性病变的患者，有周围水肿和（或）炎症的证据，通常需要用抗寄生虫药、皮质类固醇和抗惊厥药治疗
  1. 有癫痫发作或被认为有反复发作危险的患者，应使用抗惊厥药治疗
  2. 皮质类固醇可以减轻炎症和水肿，所有给予抗寄生虫治疗的患者都应该给予皮质类固醇
  3. 抗寄生虫治疗用于脑实质中有多个活囊尾蚴病变，且同时有症状的患者。尽管给予治疗，也只有 30% ～ 50% 的病变在 6 个月内消失
  4. 钙化的囊尾蚴一般不活动，不需要抗寄生虫治疗
  5. 在只有单个囊尾蚴的患者中，抗寄生虫治疗往往是不必要的，通常有自限性，并在 6 个月内自行吸收

抗寄生虫治疗：

- 对有 1 ～ 2 个活体囊尾蚴或蛛网膜下腔囊肿的患者，阿苯达唑 15 mg/kg，口服，每日 2 次，疗程 10 ～ 14 天
- 有 3 个或 3 个以上存活的囊尾蚴的患者应接受吡喹酮（每日 50 mg/kg）和阿苯达唑（每日 15 mg/kg）联合治疗 14 天
- 吡喹酮虽然对猪带绦虫有效，但不再是猪囊尾蚴病的首选药物

- 患者应在开始抗寄生虫治疗前口服泼尼松龙（每日 2 mg/kg）或地塞米松（每日 0.15 mg/kg）
- 对于脑实质大量囊尾蚴感染（≥ 50 个）或囊尾蚴脑炎的患者，应谨慎使用抗寄生虫药。这些患者应该最初用皮质类固醇，可能还需用甘露醇来控制颅内高压。一旦 MRI 显示炎症和水肿已经吸收，就可以给予抗寄生虫治疗

手术治疗：
- 梗阻性脑积水或伴颅内高压的巨大囊肿患者可进行手术
- 微创神经外科（神经内镜）用于囊肿切除和脑室分流术，大大改善了脑室内神经囊尾蚴病的疗效
- 实质外神经囊尾蚴病，包括眼部、蛛网膜下腔和脑室内疾病，预后差，且需要更多有挑战的尝试。在可行的情况下，完全手术切除病变仍然是最终的治疗方法

慢性期治疗

- 长期抗寄生虫治疗不能改善神经囊尾蚴病的预后，并可能延迟病变的钙化。抗癫痫药应持续 2 年或在 CT/MRI 证实活动的囊肿病灶吸收 6 ～ 12 月后。在某些情况下，抗癫痫治疗需要无限期地持续下去
- 神经囊尾蚴病患者发展为慢性或复发性周围炎的比较少见，治疗需要长期、高剂量类固醇激素。同时，已有报道，氨甲蝶呤可用作类固醇保护剂

预后

- 无癫痫，稳定的神经囊尾蚴病患者，适合进行门诊管理
- 癫痫发作的患者应限制驾驶

转诊

- 感染科咨询
- 癫痫患者需要神经科咨询
- 如果存在实质外神经囊尾蚴病或梗阻性脑积水，应进行神经外科会诊

预防

- 通过实施肉类检疫、改善养猪业和改善流行区的社会经济状

况，才有可能根除绦虫病 / 猪囊尾蚴病
- 一种预防猪带绦虫病的猪用疫苗已经开发并在秘鲁、墨西哥和澳大利亚成功使用
- 目前还没有人用的疫苗预防绦虫感染或猪囊尾蚴病

患者和家庭教育

- 应检查猪肉中是否存在囊尾蚴，这种囊尾蚴在生肉中可以看到
- 猪肉必须煮熟食用
- 适当处理人类排泄物和洗手对于打破家庭中的传播链至关重要

推荐阅读

Alonso ZV et al: Parasite antigen in serum predicts the presence of viable brain parasites on patients with apparently calcified cysticercosis only, *Clin Infect Dis* 57:e154, 2013.

Baird RA et al: Evidence-based guideline: treatment of parenchymal neurocysticersosis, *Neurology* 80:1424, 2013.

Cantey PT et al: Neglected parasitic infections in the United States: cysticercosis, *Am J Trop Med Hyg* 90:805, 2014.

Carabin H et al: Taenia solium cysticercosis and taeniasis: achievements from the past 10 years and the way forward, *PLoS Negl Trop Dis* 11(4):e0005478, 2017.

Deckers N, Dorny P: Immunodiagnosis of Taenia solium taeniasis/cysticercosis, *Trends Parasitol* 26:137, 2010.

Debacq G et al: Systematic review and meta-analysis estimating association of cysticercosis and neurocysticercosis with epilepsy, *PLoS Negl Trop Dis* 11(3):e0005153, 2017.

Garcia HH et al: Efficacy of combined antiparasitic therapy with praziquantel and albendazole for neurocysticercosis: a double-blind, randomized controlled trial, *Lancet Infect Dis* 14:687, 2014.

Garcia HH et al: Cysticidal efficacy of combined treatment with praziquantel and albendazole for parenchymal brain cysticercosis, *Clinical Infect Dis* 62:1375, 2016.

Goyal P et al: A cytological study of palpable superficial nodules of parasitic origin: a study of 41 cases, *Pathology Research Int* Article ID 373472, 2014.

Meena D et al: Isolated intramuscular cysticercosis: clinicopathological features, diagnosis and management—a review, *J Clin Orthop Trauma* 7(Suppl 2):243, 2016.

Michelet L et al: Human neurocysticercosis: comparison of different diagnostic tests using cerebrospinal fluid, *J Clin Microbiol* 49(1):195, 2011.

Moyano LM et al: Neurocysticercosis as a cause of epilepsy and seizures in two community-based studies in a cysticercosis-endemic region in Peru, *PLOS Negl Trop Dis* 8:e2692, 2014.

Neethu MC et al: Cysticercosis cellulosae cutis: a forgotten entity, *Indian Dermatol Online J* 10:574, 2019.

Rajshekhar V: Surgical management of neurocysticercosis, *Int J Surg* 8:100, 2010.

Rodriguez-Hidalgo R et al: Monitoring treatment of Taenia solium neurocysticercosis by detection of circulating antigens: a case report, *BMC Neurol* 19(52), 2019.

Toribio L et al: Detection of *Taenia solium* DNA in the urine of neurocysticercosis patients, *Am J Trop Med Hyg* 100:327, 2019.

White Jr AC et al: Diagnosis and treatment of neurocysticercosis: 2017 clinical practice guidelines by the infectious diseases Society of America (IDSA) and the American Society of Tropical Medicine and Hygiene (ASTMH), *Clin Infect Dis* 66(8):e49-e75, 2018.

第 35 章　棘球蚴病
Echinococcosis

Tara C. Bouton, Philip A. Chan, Glenn G. Fort

杨姣　译　童瑾　胡晶晶　张骅　审校

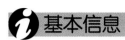 基本信息

定义

棘球蚴病是一种由于摄入棘球绦虫属寄生虫卵后，由幼虫引起的慢性感染。

同义词

泌尿生殖系统包虫病、包虫病、囊型棘球蚴病（cystic echinococcosis, CE）

泡型棘球蚴病（alveolar echinococcosis, AE）

多囊型棘球蚴病

ICD-10CM 编码

B67.8　未指明的肝棘球蚴病

B67.90　未指明的棘球蚴病

B67.99　其他棘球蚴病

流行病学和人口统计学

发病率（美国）：主要见于国外出生的患者，但 CE 的本地传播可发生在美国西南部、加利福尼亚州和阿拉斯加州。发现于靠近犬类和家畜屠宰场附近的人居住地区。在人类与野生狐狸或郊狼接触地发现了 AE，主要发生在美国中北部地区

发病高峰：大多数情况下认为是在童年或成年早期获得的，尽管患病率随着年龄的增长而增加

患病率（美国）：不明

好发性别：在全球范围内，女性比男性更容易感染 CE。女性这一较高患病率被认为与家庭活动有关，这些活动使她们与犬类有更密切的接触

好发年龄：0 ~ 50 岁

体格检查和临床表现

- 主要有两种形式：囊型棘球蚴病（包虫病），主要由细粒棘球绦虫引起，小部分由其他虫种引起；以及泡型棘球蚴病，由多房棘球绦虫引起。由沃氏棘球绦虫和寡囊棘球绦虫引起的多囊 / 单囊棘球绦虫病在人类中很少见

- 单纯囊型棘球蚴病一般无症状，但可引起占位效应，表现为内脏部位（如肝、肺、肾、骨或中枢神经系统）增大的肿块

- 偶尔的囊肿破裂可能会引起过敏症状，如荨麻疹、血管性水肿或过敏反应，促使患者就医。此外，在破裂的情况下，可能会发生继发性细菌感染，或形成瘘管（例如，胆管囊肿）

- 因其他原因进行腹部或胸部影像学检查偶然可发现囊肿

- 泡型棘球蚴病可能类似于肝硬化或肝癌，伴有上腹部不适、体重下降和虚弱。很少会扩散到其他组织，包括大脑

病因学

- 棘球绦虫中至少有 7 种能引起人类疾病：细粒棘球绦虫、马棘球绦虫、奥氏棘球绦虫、加拿大棘球绦虫、多房棘球绦虫、寡囊棘球绦虫和沃氏棘球绦虫

  1. 囊型棘球蚴病主要由细粒棘球绦虫引起

  2. 多房棘球绦虫是泡型棘球蚴病的病因

- 这种疾病是通过受感染的犬科动物（家犬或野犬、狼、狐狸）传播给人类的，这些犬科动物是终宿主，在中东、非洲、澳大利亚、新西兰、欧洲和美洲（包括美国西南部）的畜牧业产区最常见，绵羊、山羊、骆驼或牛是人类之前的中间宿主。人类是偶然宿主，在传播链中不起作用

- 成年绦虫寄生在终宿主犬科动物的小肠内，虫卵被排入粪便中；人类感染主要是通过摄入受污染的中间宿主中的活卵或通过粪-口途径直接传播而发生的

- 在中间宿主或人类摄取虫卵后，虫卵孵化并释放六钩蚴，六钩蚴通过肠黏膜迁移到特定的器官，并发育成巨大充满液体的囊（图 35-1），即棘球蚴囊（中绦期）。该囊内是无细胞的，周围有成纤维细胞和淋巴细胞浸润（图 35-2）

- 在世界上许多地区都很常见，特别是在中东地区

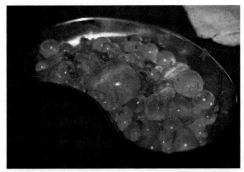

扫本章二维
码看彩图

图 35-1　（扫本章二维码看彩图）通过手术移除的棘球蚴囊。（From Marx JA et al: Rosen's emergency medicine, ed 8, Philadelphia, 2014, Saunders.）

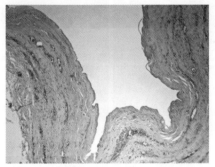

图 35-2　（扫本章二维码看彩图）棘球蚴病。囊内无细胞，周围有成纤维细胞和淋巴细胞浸润。[From Prieto-Granada CN et al: Skin infections. In Kradin RL（ed）, Diagnostic pathology of infectious disease, Philadelphia, 2010, Elsevier, pp 519-616.]

Dx 诊断

鉴别诊断

- 囊性肿瘤（表 35-1）
- 脓肿（阿米巴或细菌性）
- 先天性多囊病

评估

- 抗体检测（敏感性和特异性有限）
- 影像学检查［CT 扫描（图 35-3），超声检查］

表 35-1　肝囊性疾病的影像鉴别特征

特征	棘球蚴囊	先天性囊肿	囊腺瘤
结构	囊内囊肿	单个或多个 ± 分隔	单个 ± 分隔
壁特征	厚，均匀 ± 钙化	薄，均匀	壁结节
包囊内容物	子囊、棘球蚴沙	低密度	低密度

From Cameron JL, Cameron AM: Current surgical therapy, ed 10, Philadelphia, 2011, Saunders.

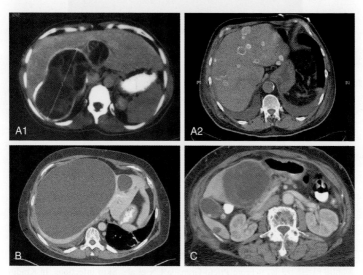

图 35-3　计算机断层成像的比较。**A**.肝棘球蚴囊；**B**.先天性囊肿；**C**.囊腺瘤。**A1** 显示 1 个有钙化的单发囊和细粒棘球绦虫引起的子囊。**A2** 显示多个小囊，是多房棘球绦虫感染的特征。(Courtesy of Barbara M. Kadell, MD, Professor of Radiology, David Geffen School of Medicine at University of California, Los Angeles. From Cameron JL, Cameron AM: Current surgical therapy, ed 10, Philadelphia, 2011, Saunders.)

- 分类（图 35-4）：表 35-2 介绍了世界卫生组织对于肝棘球蚴囊的分类
- 对囊肿通过抽吸或切除（如果可能）获得内容物进行组织学活检可以确诊，但是这种活检指证很少

实验室检查

通过美国疾病控制与预防中心提供的抗体检测（ELISA 或免疫印

表 35-2　WHO-IWGE 肝棘球蚴囊分类

囊肿类型	状态	超声特征	附注
CL	活跃	无病理性征象、单房性，无囊壁	通常处于早期阶段，不可孵化，有必要进行鉴别诊断
CE 1	活跃	有囊壁、棘球蚴沙	通常可孵化
CE 2	活跃	多囊泡、有囊壁、玫瑰花状	通常可孵化
CE 3	过渡期	分离的层状膜、"睡莲"征、类圆形、囊内压降低	开始退化，可能会产生子囊
CE 4	不活跃	不均匀的低回声或高回声退变性囊内容物，无子囊	通常没有活的原头节，需要鉴别诊断
CE 5	不活跃	厚壁，钙化或部分钙化，非特殊病征但高度提示诊断	通常没有活的原头节

CE，囊型棘球蚴病；CL，囊性病变；WHO-IWGE，世界卫生组织棘球蚴病非正式工作组。

From Cameron JL, Cameron AM: Current surgical therapy, ed 10, Philadelphia, 2011, Saunders.

迹）：对肝棘球蚴囊的敏感性为 80% ~ 100%，特异性为 88% ~ 96%，但对其他部位（如肺部）的囊的准确性较低。现在可以对有问题的病例进行聚合酶链式反应（PCR）检测。嗜酸性粒细胞增多并非始终存在，因此不是一个可靠的指标。

影像学检查

超声、CT 和 MRI：

- 对于检测棘球蚴囊，尤其是肝内的棘球蚴囊，它们都非常敏感
- 这些检查都缺乏特异性，不足以确定棘球蚴病的诊断

Rx 治疗

急性期治疗

- 治疗方式有四种：经皮介入、手术、化疗和观察。建议进行专家会诊，并根据囊的大小和外观做出治疗决定（图 35-4）
- 阿苯达唑 400 mg，口服，每日 2 次，然后经皮穿刺-注射-复吸（PAIR）治疗单纯性幼虫囊。方法包括穿刺（P）和针吸（A）囊内容物，然后注射（I）高渗盐水（15% ~ 30%）或

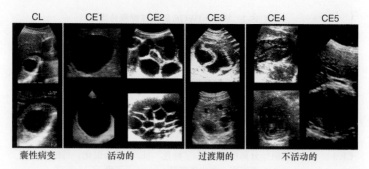

图 35-4 世界卫生组织棘球蚴病超声分类标准化。CL：囊性病变，没有明显的壁，可能有其他诊断；CE1：囊性病变，壁可见，可能显示原头节（棘球蚴沙）。CE2：病变包括内间隔。CE3：病变可能从壁上脱落或有子囊伴内部增厚。CE4：病变是具有变性的异质性病变。CE5：病变显示有钙化。（From Goldman L，Schafer AI：Goldman's Cecil medicine，ed 24，Philadelphia，2012，Saunders.）

无水乙醇，等待 20 ～ 30 min，然后再次抽吸（R），最后冲洗。阿苯达唑疗程为 28 天。治愈率为 96%

- 手术切除：治愈率 90%
- 治疗过程取决于临床表现和临床反应，单用化疗通常持续数月至数年。阿苯达唑的替代品包括甲苯达唑和吡喹酮单独或与甲苯达唑联合使用。

预后

- 由于晚期复发的可能性，手术或药物治疗后长期随访是必要的
- 在手术或药物治疗成功后，每隔 6 ～ 12 个月进行抗体检测和影像学检查，持续数年

转诊

所有患者都应进行专家咨询

 重点和注意事项

专家点评

如有必要，囊肿切除应该由经验丰富的外科医生来完成。

推荐阅读

Agudelo Higuita NI et al: Cystic echinococcosis, *J Clin Microbiol* 54:518-523, 2016.

McManus DP et al: Diagnosis, treatment and management of echinococcosis, *BMJ* 344:e3866, 2012.

第 36 章　丝虫病
Filariasis

Tara C. Bouton，Philip A. Chan，Glenn G. Fort

王俊轶　译　张龙举　张骅　审校

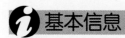 基本信息

定义

　　丝虫病是由在全球热带和亚热带地区发现的皮下寄生吴策线虫（*Wuchereria*）属和布鲁丝虫（*Brugia*）属引起的感染总称。该病的特征是急性淋巴炎与慢性淋巴阻塞相关的间歇热或反复发作的呼吸困难和支气管痉挛。

同义词

　　淋巴丝虫病

　　象皮肿

　　热带性肺嗜酸性粒细胞浸润症

ICD-10CM 编码

B74.0　班氏吴策线虫引起的丝虫病

B74.1　马来丝虫引起的丝虫病

B74.9　未指明的丝虫病

流行病学和人口统计学

　　发病率（美国）：美国自 20 世纪初以来再没有发现丝虫感染，最后一次发现地方性淋巴丝虫病的地区是南卡罗来纳州的查尔斯顿。其他种类布鲁丝虫导致的动物源性感染在北美偶有报道

　　发病率（世界）：得益于旨在阻止感染传播的群体药物配给运动，全球发病率处于稳步下降中。但是，淋巴丝虫病仍流行于 73 个国家，4000 万人具有临床症状，1500 万人罹患象皮肿，2500 万男性患有丝虫病引起的生殖器肿胀（通常为鞘膜积液）

　　好发性别：男性

　　好发年龄：男性和女性均在 15 ～ 35 岁风险最高

体格检查和临床表现

- 临床症状由急性淋巴炎或慢性淋巴阻塞引起
- 尽管存在微丝蚴血症，但许多患者无症状
- 淋巴管炎和淋巴结炎发作与发热、头痛和背部肿痛症状有关。局部肿痛或急性淋巴管 / 结炎通常由成虫死亡引起
- 也可出现急性精索炎和附睾 / 睾丸炎；通常都可在数天至数周内缓解，但往往会复发
- 慢性感染可能伴淋巴水肿，最常见表现为鞘膜积液
- 这是一种进行性疾病，引起非凹陷性水肿并可能涉及全部肢体的肌力改变
- 象皮肿发生在约 10% 的患者中，阴囊或下肢的皮肤增厚并皲裂，此后患者反复发生皮肤溃疡和感染
- 乳糜尿，当淋巴管破入尿道或鞘膜乳糜积液时可出现
- 热带性肺嗜酸性粒细胞浸润症也可发生，它由对肺内微丝蚴引发的 IgE 升高反应引起，并导致夜间哮喘、乏力、体重下降、嗜酸性粒细胞增多和影像学显示肺部浸润

病因学

由蚊子传播给人类的三种线虫寄生虫之一引起：

- 班氏吴策线虫（*W. bancrofti*，> 90% 的病例；图 36-1）：非洲（包括埃及）、中美洲、南美洲、太平洋岛屿和加勒比海盆地地区

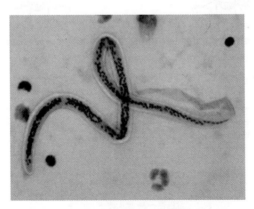

扫二维码看
彩图

图 36-1　（扫二维码看彩图）外周血中的班氏吴策线虫微丝蚴。（Courtesy Division of Parasitic Diseases and Malaria，Centers for Disease Control and Prevention. From Wein AJ et al：Campbell-Walsh urology，ed 11，Philadelphia，2016，Elsevier.）

- 马来丝虫（*B. malayi*）：局限于印度、马来西亚和东南亚其他地区
- 帝汶丝虫（*B. timori*）：局限于印度尼西亚群岛
- 被感染的蚊子叮咬后：

  丝虫幼虫移入淋巴管和淋巴结，并成熟为雄性成虫（2～4 cm）和雌性成虫（4～10 cm）（图 36-2）。丝状体发育需要沃尔巴克氏菌（*Wolbachia*）
- 受精后，雌性丝虫繁殖 10 000 或更多的微丝蚴通过淋巴管进入血液
- 夜现周期性，即血液循环中微丝蚴在夜间（此时蚊子活跃）出现频率增加，这个特性对于通过血涂片进行诊断非常重要
- 人类是终宿主
- 急性和慢性炎症和淋巴管肉芽肿改变：成虫与宿主免疫系统复杂相互作用的结果
- 最终导致纤维化和阻塞
- 长期反复暴露，极可能发展为阻塞性淋巴疾病，其中约 30% 感染者会发展为淋巴水肿/鞘膜积液

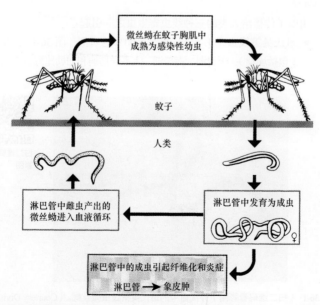

图 36-2　引起淋巴丝虫病的丝虫生活史。（From Souhami RL，Moxham J：Textbook of medicine，ed 4，London，2002，Churchill Livingstone.）

诊断

鉴别诊断

米尔罗伊病、术后瘢痕形成和恶性淋巴水肿。

评估

若患者在疫区居住 3 ～ 6 个月或更长时间并且主诉反复发作的淋巴管炎、淋巴结炎、阴囊水肿或血栓性静脉炎，无论是否伴有发热症状，可怀疑诊断。

实验室检查

- 血涂片吉姆萨或瑞特染色发现微丝蚴以确诊。夜间（尤其是晚上 10 点至凌晨 2 点之间）涂片检出率最高
- 乳糜尿或鞘膜积液偶可出现微丝蚴
- 仅在急性淋巴管炎或淋巴结炎期间会出现明显的嗜酸性粒细胞增多
- 血清抗体检测，包括酶联免疫吸附试验和间接荧光抗体（通常无法将各种形式的丝虫病，以及急性感染还是陈旧性感染区分）
- 免疫测定［如循环丝虫抗原（CFA）］：微丝蚴血症患者比无微丝蚴血症患者抗原检测检出率更高

影像学检查

- 胸部 X 线检查：网状结节浸润（热带性肺嗜酸性粒细胞浸润症）
- 确诊微丝蚴血症的男性患者中，阴囊超声检查有助于找到成虫，并可能见到"丝虫舞蹈征"

Rx 治疗

非药物治疗

- 象皮肿标准护理：
  1. 抬高患肢
  2. 使用弹力袜

3. 足部局部护理

- 常规伤口护理，以治疗慢性溃疡和预防继发感染
- 鞘膜积液可能需要手术干预

急性期治疗

- 枸橼酸乙胺嗪（Diethylcarbamazine citrate，DEC）可使微丝蚴血症减少 90%

    1. 对成虫特别是班氏吴策线虫的作用不确定

    2. 口服剂量为 6 mg/kg 每日分 3 次，共 14 天或每日 6 mg/kg 共 14 天，联合 6 周多西环素每日 200 mg 治疗（减少班氏吴策线虫和微丝蚴数量）

    3. 如果疑似合并罗阿丝虫或盘尾丝虫病则不应使用 DEC，可导致严重不良反应，包括失明和死亡

- 伊维菌素单独或与 DEC 联用可减少微丝蚴血症发生率。伊维菌素可杀死微丝蚴，但不能杀死成虫
- 这些药物的副作用包括严重低血压反应伴头晕，头痛，发热和呕吐，尤其是对于微丝蚴负载量高的患者
- 世界卫生组织（WHO）建议：在地方性流行区域以 DEC 顿服单用（优先选用）或与伊维菌素联合使用治疗
- 抗生素（青霉素或头孢菌素）可用于治疗作为下肢并发症出现的软组织细菌合并感染（蜂窝织炎或淋巴管炎）
- 多西环素治疗 1～2 个月可减少成虫的数量并减轻淋巴病变
- 近期一项研究显示，伊维菌素、乙胺嗪、阿苯达唑的三药联合治疗方案比乙胺嗪联合阿苯达唑治疗方案对微丝蚴的清除率更高[①]

慢性期治疗

- 鞘膜积液的手术引流
- 乳糜尿患者暂无满意治疗方法

预后

很少致命，但象皮肿相关肢体和阴囊畸形对患者心理影响巨大

---

① King CL et al：A trial of a triple-drug treatment for lymphatic filariasis，N Engl J Med 379：1807-1810，2018.

转诊

外科医生进行鞘膜积液治疗；适当时进行淋巴水肿治疗。

预防

建议打算前往流行区域旅行或居留者采取预防措施，如使用蚊帐和含避蚊胺（DEET）的驱蚊剂，尤其是在蚊子传播疾病最为活跃的夜间。

推荐阅读

Fox LM: Lymphatic filariasis. In *CDC Yellow book 2018: health information for international travel*, New York, 2017, Oxford University Press.

Molyneux DH: Tropical lymphedemas—control and prevention, *N Engl J Med* 366:1169-1171, 2012.

第 37 章　血吸虫病
Schistosomiasis

Russell J. McCulloh

杨姣　译　何李　童瑾　张骅　审校

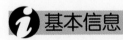 基本信息

定义

血吸虫病是由血吸虫感染引起的，血吸虫生活史如图 37-1 所示。

同义词

裂体吸虫病

尿路血吸虫病

肝脾血吸虫病

游泳者痒疹

片山热

钉螺热

ICD-10CM 编码

B65　血吸虫病（裂头吸虫病）

B65.0　由埃及血吸虫引起的血吸虫病

B65.1　由曼氏血吸虫引起的血吸虫病

B65.2　由日本血吸虫引起的血吸虫病

B65.8　其他血吸虫病

B65.9　未指明的血吸虫病

流行病学和人口统计学

发病率：

- 全世界有超过 2.3 亿人患病，其中有 2000 万重症患者，以及每年超过 20 万人死亡。尽管南欧的发病率可能正在上升，但全球大约 85% 的病例发生在非洲。前往疫区的旅行者有被感染的风险
- 血吸虫病的地理分布局限于北纬 36° 至南纬 34° 之间的区域，

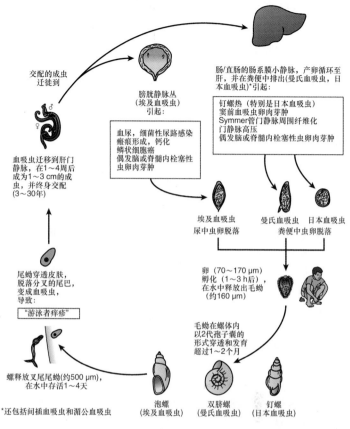

图 37-1　血吸虫生活史。［From King CH：Schistosomiasis. In Guerrant RL，et al.（eds）：Tropical infectious diseases, principles, pathogens, and practice, ed 2, Philadelphia, 2006, Churchill Livingstone.］

这一区域的淡水温度平均为 25 ～ 30℃（77 ～ 86℉），非常适合淡水螺（中间宿主）栖息

好发人群：尾蚴暴露通常发生在 5 ～ 10 岁的男孩

地理分布：

● 曼氏血吸虫分布在撒哈拉以南非洲、中东、南美洲和加勒比海的热带和亚热带地区

● 埃及血吸虫分布在北非、撒哈拉以南非洲、中东和印度

● 日本血吸虫分布在亚洲，特别是在中国、菲律宾、泰国和印

度尼西亚

- 间插血吸虫分布在喀麦隆和刚果民主共和国
- 湄公血吸虫分布在湄公河附近地区（老挝和柬埔寨）

病因学和发病机制

- 人类感染主要由 5 种血吸虫（3 种常见，2 种不常见）引起：曼氏血吸虫、埃及血吸虫、日本血吸虫、湄公血吸虫和间插血吸虫
- 感染通过接触含有感染性尾蚴的淡水而发生，这些幼虫可穿透完整的皮肤并转化为血吸虫
- 尾蚴一旦进入人类体内，根据它们物种的不同，最终会到达不同器官的小静脉，并发育成成虫。而雄虫和雌虫不断繁殖
- 成虫长 1～3 cm，存活 3～7 年。雌虫产卵后，卵与淡水接触就会变成毛蚴，然后进入淡水螺（中间宿主）体内。毛蚴进一步发育，在水中以尾蚴形式离开螺，这些幼虫将进入终宿主人体内
- 成虫产生的虫卵被释放到血液中，并可能侵入局部组织。这种组织损伤会引起肉芽肿性反应，涉及 Th2 细胞因子、嗜酸性粒细胞和巨噬细胞
- 这些肉芽肿含有虫卵及其释放的防止组织坏死的蛋白水解酶。肉芽肿的形成会导致人类的慢性炎症和疾病表现
- 在美国，大多数病例是在国外旅行期间感染的，或者出现在移民身上
- 急性疾病的潜伏期通常为 2～12 周，但慢性感染可能会在数年内保持无症状

体格检查和临床表现

急性症状：

- 游泳者痒疹：尾蚴最初侵入皮肤。最常见的是日本血吸虫感染
- 钉螺热：感染早期对迁徙寄生虫的全身超敏反应，持续 2～10 周

慢性症状：

- 血吸虫病流行地区的儿童生长迟滞
- 肠道血吸虫病：
  1. 腹痛

2. 食欲不振

3. 血性腹泻

4. 缺铁性贫血

5. 肠息肉

6. 肠溃疡和狭窄

- 肝血吸虫病：

  1. 肝大

  2. 脾大

  3. 门静脉高压

  4. 食管静脉曲张和呕血

  5. 腹水

- 尿路血吸虫病：

  1. 血尿（镜下或肉眼）

  2. 排尿困难

  3. 尿频

  4. 膀胱、输尿管和女性生殖道纤维化

  5. 膀胱鳞状细胞癌

  6. 蛋白尿

  7. 肾病综合征

并发症：

- 神经系统并发症：

  1. 脊髓或脑肉芽肿

  2. 横贯性脊髓炎

  3. 癫痫或局灶性神经功能障碍

  4. 认知功能受损

- 肺部并发症：

  1. 肉芽肿性肺动脉内膜炎

  2. 肺动脉高压

  3. 肺源性心脏病

- 其他并发症包括输卵管梗阻和不孕症

- 反复菌血症和反复尿路感染

- 重要的系统并发症：营养不良、生长发育障碍

合并症：

- HIV：血吸虫病可能会增加感染 HIV 的风险

- 乙型和丙型肝炎：合并感染的人似乎有更严重的疾病

- 疟疾：血吸虫病对疟疾感染可能有保护作用

Dx 诊断

鉴别诊断

- 阿米巴病
- 细菌性痢疾
- 肠息肉
- 前列腺疾病
- 泌尿生殖道肿瘤
- 尿路细菌感染

评估

- 尿液或粪便显微镜检查
- 组织活检（直肠，最好直视取活检）
- 血清学检查
- 全血细胞计数
- 肝功能检查
- 腹部包括膀胱的超声检查
- 腹部 CT
- 尿／血清抗原检测

实验室检查

- 全血细胞计数可显示嗜酸性粒细胞增多、贫血、血小板减少
- 肝功能检查显示碱性磷酸酶和谷氨酰转肽酶轻度升高
- 显微镜检查：粪便和尿液检查虫卵
- 血清学检查：酶联免疫吸附试验检测血吸虫抗体和抗原，特别是对有症状的旅行者。但区分疫区患者的活动性感染和既往感染的能力有限
- 直肠或膀胱黏膜活检。虽然还没有广泛使用，但聚合酶链式反应检测也已经被应用，特别是在以前接受治疗或镜检呈阴性而血清学结果呈阳性的患者中

影像学检查

- 腹部 X 线检查显示"胎头"钙化

- 超声检查可以发现膀胱壁增厚、肾积水和输尿管积水，以及膀胱息肉或钙化。还可以检测到增厚的纤维化肝门束
- 食管镜检查可以发现食管静脉曲张
- 肝活检还可能显示肉芽肿和门静脉周围纤维化（也称为 Symmer 管门静脉纤维化）
- 膀胱镜检查应考虑用于持续出现泌尿系统症状的病例，因为有患膀胱癌的风险，在儿科病例中也是如此

Rx 治疗

- 口服抗组胺药可以减轻游泳者痒疹的症状（暴露在水中后尾蚴穿透皮肤的反应）。患者皮肤病症状可逐渐缓解
- 治疗埃及血吸虫和曼氏血吸虫病的首选药物是吡喹酮 40 mg/kg，口服，分为一次或两次服用。日本血吸虫和湄公血吸虫病需要分三次服用，剂量为 60 mg/kg
- 有血吸虫病证据的孕妇或哺乳期妇女应接受吡喹酮治疗。孕妇最好在怀孕 3 个月后使用吡喹酮
- 替代疗法：奥沙尼奎 15 mg/kg，口服，每日 1 次，或 20 mg/kg，口服，每日 1 次，用于治疗顽固性曼氏血吸感染；美曲膦酯治疗尿路血吸虫病，但目前尚未使用
- 口服类固醇的适应证是钉螺热和中枢神经系统受累

预后

接受治疗的患者通常对治疗有反应。只有在治疗后 6 个月内排泄物中的活虫卵完全消失时，才能最终治愈。在有效治疗后，患者可能会排出数月到数年的死亡虫卵，这需要在初始治疗后检查以确认其有无活力。

转诊

- 向具有寄生虫学和地理医学知识的感染科专家寻求治疗和跟进
- 如果晚期肝脾血吸虫病需要食管静脉曲张硬化出血的治疗，则需胃肠科专家进行相关治疗
- 转诊至泌尿外科医生对泌尿生殖道埃及血吸虫感染的泌尿系统并发症进行处理和跟进

重点和注意事项

专家点评

预防：

- 每年使用吡喹酮进行化疗：
  1. 大剂量、广泛化预防性化疗
  2. 以疫区人群为目标
- 灭螺：
  1. 灭螺（历史上无效）
  2. 环境改良
  3. 生物控制
- 减少与水的接触并防止污染：
  1. 提供家居用水以防止污水接触人类
  2. 提供排泄物卫生处理以防止暴露在螺栖息地
- 疫苗正在研发中
- 改善生活水平

筛查：

- 来自疫区的旅行者和难民以及接触过淡水的人：
  1. 血清学检查
  2. 尿液和粪便镜检

推荐阅读

Cavalcanti MG et al: The advances in molecular and new point-of-care (POC) diagnosis of schistosomiasis pre- and post-praziquantel use: in the pursuit of more reliable approaches for low endemic and non-endemic areas, *Front Immunol* 28(10):858, 2019, https://doi.org/10.3389/fimmu.2019.00858.

Clerinx J, van Gompel A: Schistosomiasis in travelers and migrants, *Travel Med Infect Dis* 9(1):6-24, 2011.

Colley DG et al: Human schistosomiasis, *Lancet* 383:2253-2264, 2014.

Colley DG, Evan Secor W: Immunology of human schistosomiasis, *Parasite Immunol* 36(8):347-357, 2014.

Ekpo UF et al: Schistosomiasis in infants and pre-school-aged children in sub-Saharan Africa: implication for control, *Parasitology* 139(7):835-841, 2012.

Holtfreter MC et al: Schistosoma haematobium infections acquired in Corsica, France, August 2013, *Euro Surveill* 19(22):20821, 2014.

Nelwan ML: Schistosomiasis: life cycle, diagnosis, and control, *Curr Ther Res Clin Exp* 91:5-9, 2019, https://doi.org/10.1016/j.curtheres.2019.06.001.

Wu W, Huang Y: Application of praziquantel in schistosomiasis japonica control strategies in China, *Parasitol Res* 112(3):909-915, 2013.

第38章 弓形虫病
Toxoplasmosis

Tara C. Bouton，Philip A. Chan，Glenn G. Fort

林玉蓉　译　杨礼腾　审校

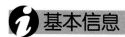 基本信息

定义

弓形虫病是由刚地弓形虫通过摄入未煮熟的肉、未煮熟的贝类或猫粪便而传播的感染。

ICD-10CM 编码
B58.9　未指明的弓形虫病

B58.3　肺弓形虫病

B58.89　累及其他器官的弓形虫病

P37.1　先天性弓形虫病

流行病学和人口统计学

发病率（美国）：
- 血清阳性率地域差异大且随年龄的增长而增加，与该地区猫的流行率以及某些活动例如在屠宰场工作或养猫相关
- 2009—2010 年，育龄妇女血清阳性率为 9.1%
- 2006—2014 年，每 10 000 名活产婴儿中有 0.23 例先天性弓形虫病
- HIV 感染者的血清阳性率约为 11%

好发性别： 无性别差异

好发年龄：
- 婴儿期（先天性感染）
- 患病率随年龄增长而增加

发病高峰： 拉丁美洲、非洲和其他温带气候地区血清阳性率比美国高出很多

遗传学： 先天性感染：
- 发病率和严重程度随母体妊娠期感染时间而不同

1. 10% ～ 25%（妊娠初期）

2. 30% ～ 54%（妊娠中期）

3. 60% ～ 65%（妊娠晚期）

- 妊娠初期发生的先天性感染最严重
- 妊娠晚期 89% ～ 100% 的感染无症状
- 胎儿的风险和母亲的症状无相关性

体格检查和临床表现

- 获得性（免疫正常宿主）：常为亚临床隐性感染，可出现淋巴结肿大、疲劳和其他全身中毒症状，症状轻微，持续几周后消失
- 获得性（CD4 ＋ T 细胞计数＜ 100/μl 的 AIDS 患者，造血干细胞移植受者）：最常见的表现是脑炎，伴有头痛、精神异常和发热。可能有肌无力或其他局灶性神经异常和癫痫发作。也可表现为肺炎、脉络膜视网膜炎或其脏器受累
- 获得性（免疫受损宿主）：

1. 脑炎

2. 心肌炎（特别是心脏移植患者）

3. 肺炎

- 免疫正常宿主的眼部感染：非先天性感染在感染后第二或第三个十年时表现为局灶性坏死性视网膜炎，伴有畏光、视力模糊、眼部疼痛，感染累及黄斑时出现中心视力缺失
- 先天性：孕前 6 ～ 8 周或孕期的急性感染孕妇常无症状。先天感染的婴儿 40% 有症状。眼病为脉络膜视网膜炎和失明，而中枢神经系统病变的表现为颅内钙化导致的癫痫、脑积水、小头畸形、精神运动障碍或智力低下和脑炎

病因学

- 刚地弓形虫：

1. 普遍存在的细胞内寄生原虫

2. 世界性分布

3. 猫是终宿主（图 38-1）

4. 即使温度很低，卵囊仍可以在潮湿的土壤中存活一年

- 人类感染：

1. 摄入猫脱落的在土壤、垃圾箱、蔬菜中卵囊

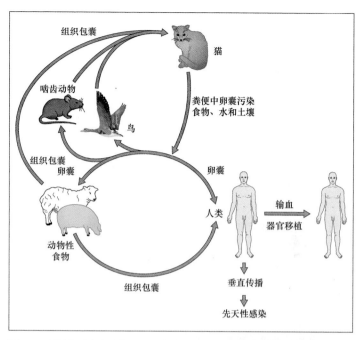

图 38-1 刚地弓形虫生活史。（From Kanski JJ, Bowling B：Clinical ophthalmology, a systematic approach，ed 7，Philadelphia，2010，Saunders.）

2.摄入未煮熟的含有组织包囊的肉或贝类

3.垂直传播

Dx 诊断

鉴别诊断

- 淋巴结病：
  1.传染性单核细胞增多症
  2.巨细胞病毒（CMV）单核细胞增多症
  3.猫抓病
  4.结节病
  5.结核
  6.淋巴瘤
  7.转移癌

- 免疫受损宿主颅内肿块：
  1. 淋巴瘤
  2. 结核
  3. 脑脓肿
- 免疫受损宿主肺炎：
  1. 耶氏肺孢菌（卡氏肺孢菌）肺炎（肺孢子虫病）
  2. 肺结核
  3. 真菌感染
- 脉络膜视网膜炎：
  1. 梅毒
  2. 结核
  3. 组织胞浆菌病（免疫正常宿主）
  4. CMV
  5. 单纯疱疹
  6. 真菌感染
  7. 结核
- 心肌炎：
  心脏移植受者的器官排斥反应
- 先天性感染：
  1. 风疹
  2. CMV
  3. 单纯疱疹
  4. 梅毒
  5. 李斯特菌病
  6. 胎儿红细胞增多症
  7. 脓毒症

评估

- 急性感染，免疫正常宿主：
  1. 全血细胞计数
  2. 在连续血液标本中间隔 3 周的血样弓形虫血清学抗体（IgG，IgM）检测
  3. 若未能确诊行淋巴结活检
- 免疫受损宿主
  1. 中枢神经系统（CNS）症状：

a. 出现中枢神经系统症状时行头颅 CT 或 MRI

b. 安全情况下行脊椎穿刺

c. 经验性治疗无效行脑活检

2. 眼部症状：

a. 眼底镜检查

b. 血清学检测

c. 很少行玻璃体穿刺

3. 肺部症状：

a. 胸部 X 线检查

b. 支气管肺泡灌洗

c. 经支气管或开胸肺活检

4. 心肌炎：

a. 心肌酶

b. 心电图

c. 心内膜活检确诊

● 孕期弓形虫病（图 38-2）

1. 孕期 IgM 和 IgG 初筛

a. 阴性，孕妇感染风险高者应每月复查一次

b. IgG 和 IgM 均阳性，行 IgA 和 IgE-ELISA、AC/HS 检验

c. 急性感染时 IgA、IgE-ELISA、AC/HS 检验均升高

d. 血清抗体升高可达 1 年以上

e. 3 ~ 4 周后复查 IgG 明确抗体滴度是否升高

2. 孕期的急性感染未经证实：

a. 胎儿血液取样（血培养、Ig、IgA、IgE）

b. 羊水聚合酶链式反应（PCR）

3. 孕期急性感染已经证实，每隔一周做一次胎儿超声检查明确是否脑室扩大，颅内钙化，肝脾大

● 先天性弓形虫病（图 38-3）：

1. 胎盘组织学

2. 婴儿血液中特异性 IgM 或 IgA

实验室检查

● 抗体检测：

1. 急性弓形虫病确诊需两项以上检测方法（血清抗体转阳或升高 4 倍以上）

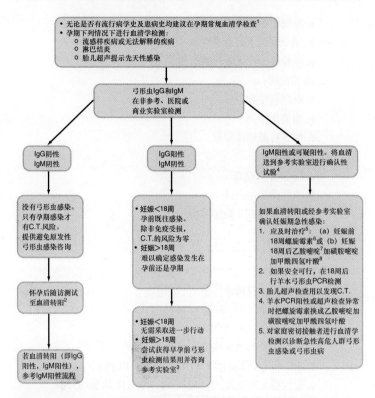

图 38-2   妊娠期弓形虫病的诊断方法和处理流程。大多初始血清学筛查可以通过非参考或商业实验室完成。当 IgM 阳性时去参考实验室检测和专科咨询。C.T.：先天性弓形虫病；IgG：免疫球蛋白 G；IgM：免疫球蛋白 M。[1] 高达 50% 妊娠期间感染弓形虫的妇女没有急性感染的已知危险因素或提示弓形虫病。因此为明确孕期弓形虫风险应对所有孕妇行血清学常规筛查及其他筛查。[2] 在法国里昂最近的一项研究中，据报道每月对血清阴性孕妇进行筛查可显著降低垂直传播和 3 岁时出现临床症状的风险。[3] 怀孕期间咨询治疗弓形虫病的医师专家。[4] 将血清样本送到参考实验室。[5] 治疗方案因国家而异。由于潜在的致畸性，乙胺嘧啶-磺胺嘧啶-甲酰四氢叶酸方案不应在妊娠 12 周前提供给任何孕妇。在欧洲的一些中心，该方案在妊娠 14 周或更晚时提供；在美国，建议在 18 周或更晚时提供。[6] 螺旋霉素在美国不可商购。可以免费咨询后获得。[7] 使用乙胺嘧啶时，应从产前多种维生素中停用叶酸。叶酸可能潜在地抵消药物的抗寄生虫作用。[8] 不应错误地使用叶酸代替甲酰四氢叶酸。（From Bennett JE et al：Mandell，Douglas，and Bennett's principles and practice of infectious diseases，ed 8，Philadelphia，2015，WB Saunders.）

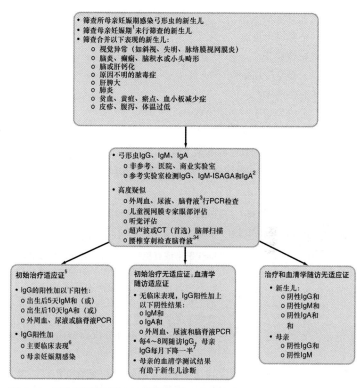

图 38-3　母亲妊娠期感染弓形虫的新生儿诊断方法及处理流程。ISAGA：免疫吸附凝集试验；PCR，聚合酶链式反应。[1] 妊娠期弓形虫病诊疗专家会诊。[2] 血清样品送至参考实验室。[3] 若临床资料表明腰椎穿刺安全可行。[4] 应送脑脊液进行细胞计数和分类（先天性弓形虫病是引起嗜酸性粒细胞增多性脑膜炎的少数原因之一）、蛋白质（先天性弓形虫病是导致脑脊液蛋白极度升高的少数原因之一）、葡萄糖和弓形虫 PCR 检查以确诊。[5] 推荐的治疗方案是乙胺嘧啶＋磺胺嘧啶＋甲酰四氢叶酸（见正文）。[6] 主要临床表现是指脉络膜视网膜炎、脑钙化和脑积水。[7] 母系转移的 IgG 抗体通常在出生后 6 ～ 12 个月内下降和消失。（From Bennett JE et al：Mandell，Douglas，and Bennett's principles and practice of infectious diseases，ed 8，Philadelphia，2015，WB Saunders.）

2. IgM 抗体

　　a. 急性感染 5 天后出现

　　b. 2 周时达到峰值

　　c. 2 个月逐渐下降至消失

　　d. 可能在低水平持续 1 年或更长时间

3. 抗体无法测出

    a. 眼弓形虫病

    b. 再感染

    c. 免疫受损宿主

4. IgG 抗体：

    a. 感染后 1～2 周出现

    b. 峰值在 6～8 周出现

    c. 在数月到数年内逐渐下降

5. 表 38-1 为弓形虫血清学检测的解释指南

表 38-1　弓形虫病血清学检测解释指南

IgG	IgM	IgG 亲和力	解释
阳性	阴性	—	既往感染或有免疫力。当血清 IgG 和 IgM 均呈阳性或特殊时期感染如孕期确诊的最佳检测方法为 IgG 亲和力检测（见下文） 约 25% 新生儿感染 IgM 为假阴性，应将血清标本送参考实验室进一步检测（染色试验、IgM-EIA、IgA-EIA、IgE-EIA/ISAGA、PCR，配对的母亲血清学检测见正文）
阳性	阳性或可疑	高	18 个月内且 12 月前感染，妊娠初期过后，将血清标本送参考实验室进一步行染色试验、复查 IgG 亲和力、IgM-EIA、IgA-EIA、IgE-EIA/ISAGA 和 AC/HS 检测（见上文）
阳性	阳性或可疑	低	过去 12 周内感染。将标本送至参考实验室进一步检测（见上文，染色试验、复查 IgG 亲和力、IgM-EIA、IgA-EIA、IgE-EIA/ISAGA 和 AC/HS），以确定孕期感染时间
可疑	阴性	—	不确定是否感染。再次取样检测或用其他方法检测（IFA 或 ELISA）
可疑	可疑	—	不确定是否感染。再次取样检测或用其他方法检测（IFA 或 ELISA）
可疑	阳性	—	急性感染或 IgM 假阳性，再次取样检测，如果 IgG 仍为阳性或可疑阳性，将标本送至参考实验室进一步检测（见上文，染色试验、复查 IgG 亲和力、IgM-EIA、IgA-EIA、IgE-EIA/ISAGA 和 AC/HS），以确定孕期感染时间

IgG	IgM	IgG 亲和力	解释
阴性	阴性	—	未感染，无抗体
阴性	可疑	—	IgM 假阳性或新近感染。再次取样检测，若 IgM 和 IgG 均呈阳性，IgG 亲和力低为新近感染。若结果仍为 IgG 阴性且 IgM 可疑则未感染，行 IgM-ISAGA
阴性	阳性	—	急性感染或 IgM 假阳性。再次取样检测，如果是同样结果，IgM 假阳性，行 IgM-ISAGA

AC/HS，差异凝集试验；EIA，酶免疫分析；ELISA，酶联免疫吸附试验；IFA，免疫荧光分析；Ig，免疫球蛋白；ISAGA，免疫吸附凝集试验；PCR，聚合酶链式反应。

From Cherry JD et al：Feigin and Cherry's pediatric infectious diseases，ed 8，Philadelphia，2019，Elsevier.

影像学检查

- 胸部 X 线检查肺部
- 头颅 CT（图 38-4）或 MRI（怀疑脑炎）

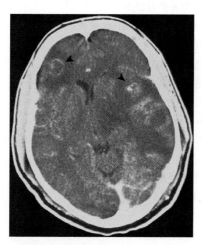

图 38-4　获得性免疫缺陷综合征患者的弓形虫脑炎。头颅 CT 扫描显示双侧环形强化病灶，伴有周围水肿和占位效应。（From Cohen J，Powderly WG：Infectious diseases，ed 2，St Louis，2004，Mosby.）

℞ 治疗

非药物治疗

- 眼部感染：
  1. 光凝固术
  2. 玻璃体切割术
  3. 晶状体切除术
- 先天性颅内感染：
  脑室分流术

急性期治疗

- 急性感染，免疫正常，非妊娠宿主：
  常无需治疗，除非出现慢性严重症状或重要脏器损害
- 急性感染，免疫受损，非 AIDS 患者：
  1. 没有症状仍需治疗
  2. 疗程：
     a. 所有症状和体征消失后继续治疗 4 ～ 6 周
     b. 一般为 6 个月以上
- 复发、免疫损伤、非 AIDS 患者：
  有症状给予治疗
- 急性或复发，AIDS 患者：
  1. 所有患者均需治疗
  2. 疗程：
     a. 3 ～ 6 周
     b. 需终身维持治疗；当患者对抗逆转录病毒治疗有良好的反应同时 CD4 ＋ T 细胞计数＞ 200/μl 保持 3 个月以上，则考虑停止维持治疗
  3. 经验性治疗：
     a. IgG 阳性 AIDS 患者
     b. CT 或 MRI 提示多发环形增强病灶
     c. 7 天内治疗有效的患者占 71%，14 天内占 91%
- 眼部感染：
  1. 所有患者均需治疗
  2. 疗程 1 个月以上

3. 10 天内治疗有效的患者占 70%

4. 必要时撤药

5. 有颅内压升高症状或体征的患者使用类固醇

6. 部分病例需要外科手术治疗

- 治疗方案（表 38-2）：

1. 乙胺嘧啶第一次给予口服负荷剂量 200 mg，以后 50 mg（＜60 kg）至 75 mg（＞60 kg）口服每日一次；加

2. 甲酰四氢叶酸 10～20 mg 口服每日一次；加

3. 磺胺嘧啶 1 g（＜60 kg）至 1.5 g（＞60 kg），口服，每 6 h 一次其他治疗方案（若磺胺类过敏）：每日同时口服乙胺嘧啶 50～75 mg、甲酰四氢叶酸 10～20 mg，并联合以下四药任意一种：①克林霉素 600 mg 口服或静脉注射（最大剂量 1200 mg）6 h 1 次，②克拉霉素 1 g 口服每日 2 次，③氨苯砜每日 100 mg 口服，④阿托伐醌 750 mg 口服 6 h 1 次

- 妊娠期急性感染：

1. 立即治疗

2. 治疗后胎儿感染的风险降低 60%

   a. 妊娠初期血清转阳：

   螺旋霉素 1 g 口服每 8 h 1 次

   b. 妊娠初期后出现血清转阳、羊水 PCR 阳性或超声检查阳性符合先天性弓形虫病：

    （1）磺胺嘧啶每日 75 mg/kg，分两次给药，持续 2 天，然后每口 50 mg/kg，分两次给药，加

    （2）乙胺嘧啶 50 mg，每日 2 次，持续 2 天，然后每天 50 mg 口服，加

    （3）甲酰四氢叶酸每日 10～20 mg 口服

- 先天性感染的产后治疗：

1. 磺胺嘧啶 50 mg/kg 口服，每日 2 次，加

2. 乙胺嘧啶 2 mg/kg 口服，持续 2 天，然后在最初的 2～6 个月 1 mg/kg 口服每日一次，然后每周 3 次，加

3. 甲酰四氢叶酸 5～20 mg，每周 3 次

4. 最短疗程：12 个月

慢性期治疗

AIDS 患者复发风险高（80%）需要维持治疗：

表 38-2 弓形虫病治疗方案

疾病	药物治疗	剂量	疗程
急性获得性感染常无需治疗，除症状严重、重要器官损害、或宿主免疫受损[a]	乙胺嘧啶，加	前 2 日每日 2 mg/kg，以后每日 1 mg/kg	正常宿主 4～6 周或在症状缓解后
	磺胺嘧啶，加	75～100 mg/kg，每日 2 次（最大剂量每日 4 g）；20 kg 以上儿童考虑低剂量（见正文）	2 周；免疫抑制的宿主在症状消除后 4～6 月。对 AIDS 患者，治疗
	甲酰四氢叶酸	每次 5～20 mg，3 次/周；合并骨髓抑制加量使用	至 CD4＋T 细胞计数＞200/μl
较大的儿童眼部感染	乙胺嘧啶，加	前 2 日每日 2 mg/kg，然后每日 1 mg/kg（最大剂量每日 50 mg）	4～6 周或症状缓解后 2 周
	磺胺嘧啶，加	75～100 mg/kg，每日 2 次（最大剂量每日 4 g）；20 kg 以上儿童的较低剂量（见正文）	泼尼松应持续到危及视力的活动性脉络膜视网膜炎消退
	甲酰四氢叶酸，加	5～20 mg，3 次/周	
	泼尼松	1 mg/kg，每日 2 次	
先天性感染	乙胺嘧啶，加	前 2 日每日 2 mg/kg，然后每日 1 mg/kg，持续 6 个月	1 年
	磺胺嘧啶，加	3 次/周（M-W-F），持续 6 个月；100 mg/kg，每日 2 次	
	甲酰四氢叶酸，加	5～10 mg，3 次/周	直到 CSF 蛋白水平升高或危及视力的活动性脉络膜视网膜炎消退
	泼尼松	1 mg/kg，每日 2 次	

续表

疾病	药物治疗	剂量	疗程
妊娠妇女——孕 21 周急性感染	螺旋霉素	每日 3 g,分 2 次空腹口服	直到妊娠 21 周或排除胎儿感染;如果胎儿感染则改用乙胺嘧啶+磺胺嘧啶+甲酰四氢叶酸直到分娩
孕妇-胎儿感染确诊(羊水 PCR 阳性)	乙胺嘧啶,加磺胺嘧啶,加甲酰四氢叶酸	前 2 日每日 100 mg,分 2 次服,以后每日 50 mg 每日 3 g,分 2 次服 每日 5 ~ 20 mg	直到分娩

AIDS: 获得性免疫缺陷综合征;CSF: 脑脊液;PCR: 聚合酶链式反应。

[a] 关于 HIV 感染 /AIDS 患者的更详细建议,请参阅 http://aidsinfo.nih.gov/guidelines。

From Cherry JD et al: Feigin and Cherry's pediatric infectious diseases, ed 8, Philadelphia, 2019, Elsevier.

- 乙胺嘧啶 25 mg 口服每日 4 次
- 磺胺嘧啶 500 mg 口服每日 4 次
- 甲酰四氢叶酸 10 ～ 20 mg 口服每日 4 次

处理

- 预后：
  1. 在免疫正常宿主中预后好
  2. 眼部感染恢复良好（复发常见）
- 妊娠期急性感染的治疗：
  降低先天性弓形虫病的发病率和严重程度
- 先天性感染的治疗：
  1. 智力功能的改善
  2. 视网膜病变消退
- AIDS：
  70% ～ 95% 对治疗有反应

转诊

- 感染科专家会诊：
  1. 免疫受损宿主
  2. 孕妇
  3. 疑难病例
- 儿科传染病专家会诊：
  先天性感染
- 产科医生会诊：
  1. 血清阴性孕妇
  2. 急性血清转阳
- 眼科医生会诊：
  1. 先天性感染
  2. 眼部感染

 重点和注意事项

专家点评

- 预防弓形虫病对血清阴性孕妇和免疫受损宿主最为重要
- 患者教育：

1. 把肉煮到 66℃（150.8℉）
2. 煮鸡蛋
3. 不要喝未经消毒的牛奶
4. 处理生肉后彻底洗手
5. 清洗与生肉接触的厨房表面
6. 洗水果和蔬菜
7. 避免接触可能被猫粪污染的物质

推荐阅读

Maldonado YA, Read JS: Committee on infectious diseases: diagnosis, treatment, and prevention of congenital toxoplasmosis in the United States, *Pediatrics* 139(2):e20163860, 2017.

Panel on Opportunistic Infections in HIV-Infected Adults and Adolescents: Guidelines for the prevention and treatment of opportunistic infections in HIV-infected adults and adolescents: recommendations from the Centers for Disease Control and Prevention, the National Institutes of Health, and the HIV Medicine Association of the Infectious Diseases Society of America. Available at: http://aidsinfo.nih.gov/contentfiles/lvguidelines/adult_oi.pdf.

第 39 章　绦虫感染
Tapeworm Infestation

Lisa Sieczkowski，Russell J. McCulloh

林玉蓉　李云雷　译　杨礼腾　陈俊文　柳威　审校

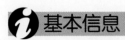 基本信息

定义

　　以成虫形式感染将人作为终宿主的绦虫（绦虫属）有以下四种：牛带绦虫（牛肉绦虫）、猪带绦虫（猪肉绦虫）、阔节裂头绦虫（鱼绦虫）和微小膜壳绦虫（短膜壳绦虫）。另外，一些绦虫（猪带绦虫、肥头绦虫、多头绦虫）以幼虫形式感染人体组织导致囊尾蚴病。其他绦虫以中间形式感染，导致棘球蚴病。表 39-1 描述了人类常见的绦虫寄生虫、典型媒介以及常见症状。

同义词

　　猪囊尾蚴病（猪带绦虫幼虫感染）

ICD-10CM 编码
B68.0　猪带绦虫病

B68.1　牛带绦虫病

B68.9　未指明的绦虫病

B70.0　裂头绦虫病

B71.0　膜壳绦虫病

B71.9　未指明的绦虫感染

流行病学和人口统计学

发病率（美国）：
- 主要发生在移民，特别是拉丁美洲和东南亚移民中
- 发病率因原籍国和饮食习惯不同而有很大差异

患病率（美国）：
- 牛带绦虫：< 0.1%
- 阔节裂头绦虫：< 0.05%

表 39-1　人类常见的绦虫寄生虫及其典型媒介和常见症状

种类	人体发育阶段	常用名称	传染源	感染相关症状
阔节裂头绦虫	绦虫	鱼绦虫	感染淡水鱼中实尾蚴囊	通常轻微，慢性或严重感染可致维生素 B12 缺乏
微小膜壳绦虫	绦虫，拟囊尾蚴	短膜壳绦虫	感染者	轻度腹部不适
牛带绦虫	绦虫	牛肉绦虫	牛肉中的包囊	腹部不适，节片排出
猪带绦虫	绦虫	猪肉绦虫	猪肉中的囊尾蚴	轻微
猪带绦虫（猪囊尾蚴）	囊尾蚴	猪囊尾蚴病	感染患者排出的虫卵	局部感染，占位效应；中枢神经系统感染者，表现为癫痫，脑积水、蛛网膜炎
细粒棘球绦虫	幼虫包囊	棘球蚴囊病	感染狗排出的虫卵	占位效应导致疼痛，邻近器官梗阻；继发性细菌感染少见，棘球子囊近端扩散
多房棘球绦虫	幼虫包囊	肺泡囊肿病	感染犬科动物排出的虫卵	局部侵袭和占位效应导致器官功能障碍；可能有远端扩散
多头蚴虫	幼虫包囊	多头蚴病，囊尾蚴	感染狗排出的虫卵	局部炎症和占位效应
曼氏迭宫绦虫	幼虫包囊	裂头蚴病	感染包囊的桡足类动物，青蛙、蛇	局部炎症和占位效应

Bennett JE et al: Mandell, Douglas, and Bennett's principles and practice of infectious diseases, ed 8, Philadelphia, 2015, WB Saunders.

- 猪带绦虫：< 0.1%
- 微小膜壳绦虫：散发，常呈暴发

好发性别： 无性别差异

好发年龄：

- 牛带绦虫、猪带绦虫、阔节裂头绦虫：20 ~ 39 岁
- 公共机构暴发的微小膜壳绦虫：儿童

体格检查和临床表现

成虫：

- 不同种类的绦虫利用吸盘、钩或槽附着在肠黏膜上
- 不断生长，产生消化 / 体 / 生殖片段，称之为节片
- 症状轻微或无症状、不留后遗症，偶有恶心、厌食或上腹部疼痛

猪囊尾蚴病：猪带绦虫的幼虫感染

- 脑（神经囊尾蚴病）、软组织、内脏的占位性病变
- 神经囊尾蚴病可导致癫痫、脑积水（由脑室梗阻所致）

阔节裂头绦虫慢性感染：

- 维生素 B12 缺乏
- 巨幼细胞贫血

病因学

绦虫：

- 成虫由头（头节）、颈和成百上千节片组成。每个节片都具有雌、雄性生殖器官，包括虫卵
- 成虫寄生在小肠或大肠中；节片和卵通过粪便排出
- 牛带绦虫每节片可产生多达 100 000 个卵，猪带绦虫每节片最多可产生 50 000 个卵
- 虫卵可被其中间宿主吞食（图 39-1）
- 卵孵化成幼虫
- 幼虫穿过宿主肠壁，播散到骨骼肌、大脑、内脏
- 幼虫经数周后发育成囊尾蚴（囊内头节）
- 人类进食被污染的牛肉（牛带绦虫）、猪肉（猪带绦虫）或鱼（阔节裂头绦虫）
- 幼虫头节吸附于肠壁，在胃肠道内发育为成虫
- 微小膜壳绦虫因吞食人或啮齿动物粪便中的虫卵而感染

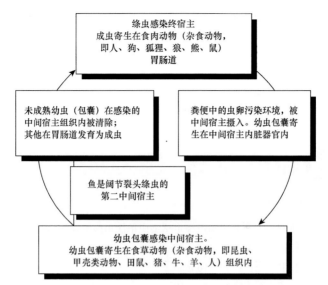

图 39-1　绦虫在不同宿主体内幼虫、成虫转换过程。（Bennett JE et al：Mandell, Douglas, and Bennett's principles and practice of infectious diseases, ed 8, Philadelphia, 2015, WB Saunders.）

猪囊尾蚴病：

- 人类食入被粪便中猪带绦虫卵所污染的食物
- 虫卵在肠道孵化成幼虫并穿过肠壁
- 幼虫在组织中（特别是软组织和中枢神经系统）广泛播散形成囊性病灶，囊内有活或死的幼虫

Dx 诊断

评估

- 检查粪便中的虫卵或节片（绦虫）：
  1. 显微镜下不能区分带绦虫卵类型，但可通过节片区分
  2. 带绦虫卵为圆形，直径 30 ~ 40 μm
- 头颅 CT 和 MRI（神经囊尾蚴病）
- 推荐对神经囊尾蚴病以 ELISA 法检测血清抗体行确认试验
- 酶联免疫电转移印迹法（EITB）是首选的血清确认试验，因 ELISA 法敏感性 / 特异性差

- 全血细胞计数提示嗜酸性粒细胞增多

影像学检查

- 绦虫：偶于上消化道检查时发现
- 神经囊尾蚴病：
  1. CT 或 MRI 较易发现脑囊肿
  2. 偶见钙化灶

Rx 治疗

急性期治疗

- 所有成人及儿童肠道绦虫感染应单次口服吡喹酮治疗
  1. 猪带绦虫：5 ～ 10 mg/kg
  2. 牛带绦虫：5 ～ 10 mg/kg
  3. 阔节裂头绦虫：5 ～ 10 mg/kg
  4. 微小膜壳绦虫：25 mg/kg，严重感染者 7 ～ 10 日后重复治疗一次
- 吡喹酮通过引起绦虫外皮层改变，使其对钙离子的渗透性增加，钙离子在虫体内蓄积而引起虫体麻痹
- 治疗后 1 个月、3 个月复查粪便以确认治愈
- 可使用通便药以促进死虫排出
- 对于鱼、牛肉或猪肉绦虫感染可使用氯硝柳胺替代：成人 2 g 口服 1 次，儿童 50 mg/kg 口服 1 次。微小膜壳绦虫感染：成人每日口服 2 g，疗程 7 天；儿童：11 ～ 34 kg 者，第一天口服 1 g，以后每日口服 500 mg，连续 6 天；超过 34 kg 者，第一天口服 1.5 g，以后每日口服 1 g，连续 6 天
- 有症状的猪囊尾蚴病，应考虑以下治疗：
  1. 可自行退化（即不用治疗，实质钙化的神经囊尾蚴病也可如此）
  2. 外科手术治疗，特别是脑室梗阻者（神经囊尾蚴病）
  3. 每日口服阿苯达唑 15 mg/kg（最大剂量 1200 mg），疗程 10 ～ 14 天或以上
  4. 每日口服吡喹酮 50 mg/kg，疗程 10 ～ 14 天或以上
  5. 地塞米松每日 0.1 mg/kg，抗寄生虫治疗开始前 1 ～ 3 天给药，疗程 10 ～ 14 天，酌情加 / 减

　　　6. 抗癫痫药疗程 1 年。使用类固醇治疗神经囊尾蚴病可降低中枢神经系统炎症反应，增加中枢神经系统阿苯达唑的水平

　　　7. 有颅内压增高者，驱虫治疗前应先治疗颅内压升高

- 二线治疗：

　　1. 眼部感染

　　2. 颅内感染，由于寄生虫坏死引起的局部炎症可能导致严重的组织损伤 / 炎症（如第四脑室感染）

- 神经囊尾蚴病患者可能需要辅助抗癫痫药物治疗

慢性期治疗和预防

- 必要时重复治疗
- 避免进食未煮熟的猪肉、其他肉类或鱼
- 猪囊尾蚴病：正确洗手，正确处理人类排泄物

处理

- 神经囊尾蚴病患者应由神经科医生随诊
- 有眼部受累患者应由眼科医生随诊

转诊

　　如有可能，神经囊尾蚴病患者应由具有治疗这类经验的感染科医生评估。

 重点和注意事项

专家点评

　　猪带绦虫是最危险的绦虫，因为有可能通过自身感染的方式患猪囊尾蚴病。

相关内容

　　猪囊尾蚴病（相关重点专题）

推荐阅读

Brunetti E, White AC: Cestode infestations: hydatid disease and cysticercosis, *Infect Dis Clin North Am* 2692:421-435, 2012.

Garcia HH, Nash TE, Del Brutto OH: Clinical symptoms, diagnosis, and treatment of neurocysticercosis, *Lancet Neurol* 13(12):1202-1215, 2014.

Lightowlers MV: Control of Taenia solium taeniasis/cysticercosis: past practices and new possibilities, *Parasitology* 140:1566-1577, 2013.

Neumayr A et al: Justified concern or exaggerated fear: the risk of anaphylaxis in percutaneous treatment of cystic echinococcosis: a systematic literature review, *PLoS Negl Trop Dis* 6:e1154, 2011.

White AC et al: Diagnosis and treatment of neurocysticercosis: 2017 clinical practice guidelines by the Infectious Diseases Society of America (IDSA) and the American Society of Tropical Medicine and Hygiene (ASTMH), *Am J Trop Med Hyg* 98:945-966, 2018.

第40章 微孢子虫病
Microsporidiosis

Tara C. Bouton，Philip A. Chan，Glenn G. Fort

王鹏 译 陈俊文 审校

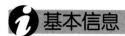 基本信息

定义

微孢子虫病是一种单细胞胞内孢子形成原生生物引起的感染。感染更常见于 HIV 感染 /AIDS 患者、旅行者、儿童、器官移植受者、隐形眼镜佩戴者和老年人。

同义词

比氏肠微孢子虫感染

脑炎微孢子虫感染

ICD-10CM 编码

A07.8 微孢子虫病，肠内

B60.8 微孢子虫病

H16.8 角膜炎，微孢子虫性

流行病学和人口统计学

微孢子虫是广泛存在于环境中的原生生物，可感染脊椎动物和无脊椎动物宿主，通过摄入或吸入孢子和经由皮肤或眼睛损伤直接接触进入。

患病率：免疫功能正常人群的患病率尚不清楚，在最近对健康人粪便的研究中，患病率从 5% 到 45% 不等。

在抗逆转录病毒治疗后的时代，患病率有所下降；然而，在一项针对无症状 HIV 感染者的研究中，15% 的患者在小肠活检中发现了微孢子虫存在的证据。

危险因素：佩戴隐形眼镜的正常宿主会出现诸如非血性水样腹泻和角膜结膜炎等感染，但免疫受损的宿主如 AIDS 患者、器官移植受者和骨髓移植受者患上更严重的疾病、其他器官受累和播散性感

染的风险更大。应当建议 CD4＋T 细胞计数小于 $200/\mu l$ 的 AIDS 患者避免接触未经处理的水和未煮熟的肉类或海鲜

体格检查和临床表现

每种微孢子虫报告的感染不同：

- 比氏肠微孢子虫可引起腹泻、消瘦综合征、胆管炎、鼻炎或支气管炎
- 肠脑炎微孢子虫可引起腹泻、肠穿孔、胆管炎、肾炎、角膜结膜炎和播散性感染
- 兔脑炎微孢子虫可引起肝炎、腹膜炎、脑炎、尿道炎、前列腺炎、肾炎、鼻窦炎、角膜结膜炎、膀胱炎、蜂窝织炎和播散性感染
- 脑炎微孢子虫可引起角膜结膜炎、鼻窦炎、肺炎、肾炎、前列腺炎、尿道炎、膀胱炎和播散性感染

病因学

- 微孢子虫有 1200 种，但只有 7 个不同属的 14 种感染人类。引起人类疾病的四种最常见种类是：
  1. 比氏肠微孢子虫
  2. 肠脑炎微孢子虫
  3. 兔脑炎微孢子虫
  4. 脑炎微孢子虫
- 这些感染人类的基因型已经在家畜、农场和野生动物中被发现，因此可能是一种人畜共患病

Dx 诊断

鉴别诊断

- 其他引起水样非血性腹泻的原因：诸如病毒、贾第鞭毛虫、隐孢子虫、环孢子虫和贝氏等孢子球虫
- 其他引起角膜结膜炎的原因：疱疹性角膜结膜炎和棘阿米巴角膜炎

评估

包括对粪便、体液或组织样本中的微孢子虫孢子（直径 $1 \sim 2\ \mu m$）进行显微镜检查。

实验室检查

- 光学显微镜下改良三色染色法可用于粪便、尿液、黏液或组织的染色。孢子在蓝绿色背景下呈粉红色
- 荧光技术：荧光增白剂染色、Uvitex 2B 和真菌–荧光试剂盒
- 间接免疫荧光
- 血清学：检测 IgM 和 IgG 抗体
- 确切的病原体：聚合酶链式反应（PCR）

Rx 治疗

急性期治疗

治疗将取决于病原体和所累及的部位。

- 目前尚无可用于比氏肠微孢子虫的治疗方法。然而，通过开始抗逆转录病毒治疗（ART）来恢复免疫已被证明可以缓解 AIDS 患者的症状。在适用的情况下，应将 ART 作为初始治疗的一部分。全身性烟曲霉素治疗已显示出一定的成功
- 除比氏肠孢子虫和角膜微孢子虫以外的微孢子虫引起的肠道感染或播散性感染：根据免疫抑制水平，阿苯达唑 400 mg 口服每日 2 次，2 ~ 4 周。儿童：每日分次口服 15 mg/kg。对于播散性疾病（尤其是气管普孢子虫或按蚊微孢子虫感染），可考虑加用伊曲康唑
- 角膜结膜炎：局部外用烟曲霉素 70 μg/ml 滴眼液（前 4 天每 2 h 1 次，每次 2 滴；后每次 2 滴，每日 4 次）。如果伴有肠道疾病，据免疫抑制的程度，加用阿苯达唑 400 mg 口服每日 2 次，2 ~ 4 周

慢性期治疗

- 抗动力药物对控制腹泻很有用
- 持续的免疫抑制可能导致复发；因此，对于 HIV 携带者，考虑进行慢性维持治疗，直到 CD4 + T 细胞计数保持 > 200/μl 达 6 个月

转诊

- 如果 HIV/AIDS 呈阳性，则由感染科医生进行抗逆转录病毒治疗

- 如果怀疑有角膜结膜炎，则由眼科医生进行治疗

 重点和注意事项

专家点评

- 微孢子虫感染易发生在 CD4 ＋ T 细胞计数 ＜ 50/μl 的 HIV 阳性患者中
- 微孢子虫孢子可在环境中长时间保持活性（如数月）

推荐阅读

Anane S, Attouchi H: Microsporidiosis: epidemiology, clinical data and therapy, *Gastroenterol Clin Biol* 34(8-9):450, 2010.

Didier ES, Weiss LM: Microsporidiosis: not just in AIDS patients, *Curr Opin Infect Dis* 24(5):490, 2011.

Garg P: Microsporidia infection of the cornea—a unique and challenging disease, *Cornea* 32(Suppl 1):S33, 2013.

Panel on Opportunistic Infections in HIV-Infected Adults and Adolescents: Guidelines for the prevention and treatment of opportunistic infections in HIV-infected adults and adolescents: recommendations from the Centers for Disease Control and Prevention, the National Institutes of Health, and the HIV Medicine Association of the Infectious Diseases Society of America. Available at http://aidsinfo.nih.gov/contentfiles/lvguidelines/adult_oi.pdf.

第 41 章　美洲锥虫病
Chagas Disease

Patricia Cristofaro

徐文娟　译　屈亚莉　张骅　审校

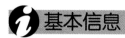 基本信息

定义

美洲锥虫病（Chagas disease）是由原生动物寄生虫克鲁斯锥虫引起的一种感染性疾病。这是一种由多种野生动物和驯养动物宿主携带的吸血猎蝽虫所致的病媒传播疾病。该疾病的特征是急性非特异性发热性疾病，在可变潜伏期之后，可能会出现慢性心脏、胃肠道和神经系统后遗症。在全球范围内，美洲锥虫病影响了 800 万～ 1100 万人；病媒传播疾病（与先天性感染相反）只发生在美洲。

同义词

Chagas 病

流行病学和人口统计学

发病率（美国）：

- 7 例本地传播案例发生于加利福尼亚州、得克萨斯州、田纳西州和路易斯安那州
- 在过去 20 年中，美国 CDC 报告了 6 例实验室获得性感染、3 例输血相关感染和 9 例输入性感染（输入性病例均未涉及返乡游客）
- 器官移植相关感染
- 先天性母婴传播（超过一代）
- 粪锥虫传播（即通过受感染病媒的粪便传播）被感染率相对较低；克鲁斯锥虫所引起的感染一般每年不到 1%。在高发地玻利维亚，最高发病率为每年 4%（见推荐阅读 Bern C：NJEM 373：456-466，2015）

患病率（美国）：根据对西班牙献血者的地区性血清流行率研究，估计有 300 000 ～ 300 500 人因为目前存在于美国的克鲁斯锥虫而感

染该病，在美国有 800 万～ 1000 万人被认为受到感染

好发性别：无差异

好发年龄：

- 在高发地区，急性感染的平均年龄：约 4 岁
- 两种慢性疾病的年龄分布不同，取决于地理位置
- 慢性疾病平均发病年龄：通常在 35 ～ 45 岁

发病高峰：未知

遗传学：

- **先天性感染**：先天性感染很常见，伴随而来的是胎儿的高死亡率和幸存儿的高发病率
- **新生儿感染**：在农村地区，不符合标准的住房内可发生感染

体格检查和临床表现

- 感染昆虫粪便污染皮肤破损处，约 1 周后出现炎性病变（美洲锥虫肿）
  1. 皮肤硬化和红斑
  2. 通常伴有局部淋巴结病变
  3. 这种病变很容易被忽视
- 出现 Romaña 征，包括单侧无痛性眼睑和眼周水肿（图 41-1），结膜侵入所致，这种情况很罕见，但病发后几乎可以确诊

扫本章二维码看彩图

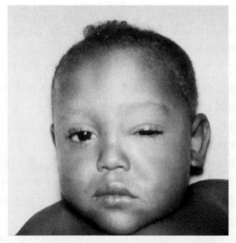

图 41-1 （扫本章二维码看彩图）患有急性美洲锥虫病的阿根廷儿童的 **Romaña** 征。（Courtesy Dr. Humberto Lugones，Santiago del Estero，Argentina.）

- 局部症状后会出现全身发热、乏力、厌食、面部和下肢水肿、全身淋巴结肿大和轻度肝脾大
- 小部分患者会引发心肌炎，有时会导致充血性心力衰竭，甚至死亡
- 中枢神经系统疾病罕见，如脑膜脑炎，预后差
- 疾病的症状和体征会持续数周至数月，随后是急性疾病的自发消退；紧接着患者进入疾病的不确定期（无症状伴发亚寄生虫血症和对克鲁斯锥虫抗原的反应性抗体）
- 慢性疾病可能在最初感染后数年至数十年才显现：
  1. 最常见的受累器官包括心脏，然后是胃肠道；胃肠道疾病最常见于南美洲的南锥地区，由于克鲁斯锥虫的变种导致了不同的结果取向。在所有感染区域，心脏受累占主导地位，心脏受累表现为心律失常或心肌病，但很少同时发生
  2. 心肌病是双侧受累，但主要累及右心室，常伴心尖部动脉瘤和附壁血栓
  3. 心律失常是希氏束（房室束）受累的结果，可能是高发地区成人猝死的主要原因
  4. 伴有头晕和晕厥症状的右心衰竭、血栓栓塞和心律失常是其特征性表现
  5. 心肌纤维化是室性心动过速的原因；电生理检查后可手术切除
     a. 食管扩张患者：吞咽困难和疼痛，慢性咳嗽和反胃，常致吸入性肺炎
     b. 巨结肠：腹痛和慢性便秘，严重时可能导致肠梗阻和肠穿孔
     c. 中枢神经系统症状：通常继发于心脏栓塞
     d. 不同程度的周围神经病变

病因学

- 克鲁斯锥虫：
  1. 只在美洲发现，从美国南部到阿根廷北部
  2. 通过各种吸血猎蝽（"接吻"）昆虫传染给人类（图 41-2），主要属类是锥猎蝽属、锥蝽属和红猎蝽属
  3. 通常在洞穴和树木中发现，受感染的昆虫将寄生虫传播到自然宿主（如负鼠和犰狳）

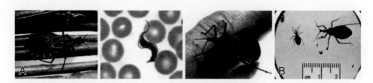

图 41-2 （扫本章二维码看彩图）克鲁斯锥虫的锥蝽病媒。**A**. 锥猎蝽属。**B**. 红猎蝽属。［A，Courtesy Centers for Disease Control and Prevention，Atlanta GA. B，From Kirchhoff LV: Trypanosoma species（American trypanosomiasis，Chagas'disease）: biology of trypanosomes. In Bennett JE，Dolin R，Blaser MJ（eds）: Mandell，Douglas，and Bennett's principles and practice of infectious diseases，ed 8，Philadelphia，2015，Elsevier.］

4. 昆虫入侵农田而进入动物区，在农村住宅中安家，因此传播循环包括人类和家畜
5. 摄入具有循环锥鞭毛体的动物或人的血液引起昆虫初始感染
6. 在昆虫的中肠中增殖，然后分化为循环后期锥鞭毛体，在随后的吸血过程中随昆虫粪便排出
7. 感染昆虫粪便通过污染黏液、结膜、伤口传播给第二哺乳动物宿主（图 41-3）

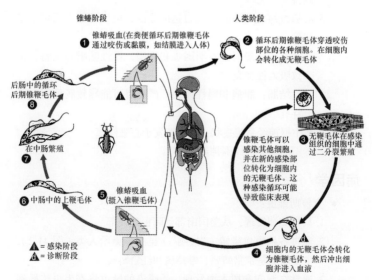

图 41-3 克鲁斯锥虫在其昆虫载体和哺乳动物宿主中的生活史。（Courtesy Centers for Disease Control and Prevention，Atlanta，GA.）

- 在脊椎动物宿主中：
    1. 寄生虫进入不同类型的细胞，在细胞内转化为无鞭毛体，然后分化为锥鞭毛体
    2. 细胞膜破裂后，寄生虫侵入局部组织或通过血液向远处扩散，在带虫者体内继续感染
- 除了昆虫媒介，克鲁斯锥虫还可通过输血、经胎盘传播，偶尔也会继发于实验室感染或进食（包括母乳）
- 口腔感染会导致更严重的急性感染，甚至死亡
- 2007 年，在美国供血开始实施自愿筛查，估计涵盖 75% ～ 90% 的供血
- 输注血小板比浓缩红细胞更具传染性

 诊断

鉴别诊断

急性期：

- 早期非洲锥虫病
- 西半球黏膜皮肤利什曼病

慢性期：

- 特发性心肌病
- 特发性失弛缓症
- 先天性或获得性巨结肠症

评估

诊断时主要考虑：

- 已知流行地区的居住史
- 最近在流行地区输注血液制品史
- 实验室职业暴露史
- 受感染母亲的子女
- 受感染个体的兄弟姐妹 / 家庭成员

实验室检查

用于急性诊断：

- 可用新鲜血液封片（图 41-4）、白膜层法或吉姆萨染色法涂片以检出克鲁斯锥虫

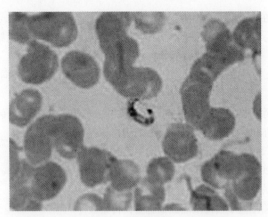

图 41-4 （扫本章二维码看彩图）人体血液中的克鲁斯锥虫。 病原体出现在血液中，其特征是短小的 C 形或 S 形的锥鞭毛体，有一个显著的动基体（kinetoplast）。除此之外，它是单态的。（From Hoffman R et al.：Hematology, principles and practice，ed 7，Philadelphia，2018，Elsevier.）

- 病媒接种诊断法，一种通过实验室饲养的昆虫媒介，在其叮咬疑似感染的对象后检查寄生虫，并在液体培养基中培养体液以确定诊断的技术
  1. 由于完成的时间太长而受阻
  2. 在药物治疗的临床决策中使用有限
  3. 虽然病媒接种诊断法和肉汤培养被认为比体液的显微镜检查更敏感，但敏感性可能不超过 50%
  4. 这种诊断方法很少使用
- 血清学检测的最新进展包括免疫印迹法、原位间接荧光抗体法、PCR 和免疫色谱分析（Chagas Stat Pak）
- 对急性感染、再感染或先天性感染的治疗反应可通过定量 PCR 进行评估。这一测试现在已成为标准，并普遍使用

慢性克鲁斯锥虫感染：

- 采用传统的血清学检查，包括补体结合试验（CF）、间接免疫荧光（IIF）、间接血凝和酶联免疫吸附试验（ELISA）
- 血清学检查敏感性和特异性不确定，并可频繁出现假阳性结果
- 唾液酶联免疫吸附试验可作为流行区慢性锥虫病流行病学研究中的筛查诊断试验

- 确诊至少需要两种不同的测试，如果不一致，则需要三种测试

Rx 治疗

非药物治疗

- 慢性锥虫性心脏病：主要支持治疗包括 ICD、起搏器、胺碘酮、心脏移植
- 食管扩张症：该症状采取饮食措施或胃食管交界区的肺扩张
- 锥虫性巨结肠症：在其初期，可行高纤维饮食、泻药和灌肠

急性期治疗

现在推荐所有急性、不确定性和慢性的患者都采用抗寄生虫治疗。对 50 岁以上的患者进行治疗时需权衡利弊，因为这个年龄的治疗似乎更具药毒性。严重慢性心肌病患者也可能不适合该方法。可使用针对美洲锥虫病制定的疾病严重程度评分来评估。

单疗程苄硝唑或硝呋替莫被认为有大约 50% 的治愈率。请拨打寄生虫病公共咨询热线（美国）（770-448-7775）、parasites.cdc.gov，www.cdc.gov/parasites/chagas，美国 CDC 药物服务热线（404-639-3670）。

苄硝唑（一种硝基咪唑类衍生物）：

- 在有限的试验中证明了与硝呋替莫相似的功效；通常有更好的耐受性，被大多数专家视为一线治疗药物
- 建议口服剂量：$5 \sim 7$ mg/（kg·d），持续 $30 \sim 90$ 天

硝呋替莫：

- 建议成人口服剂量：$8 \sim 10$ mg/（kg·d），每日 3 次，持续 $90 \sim 120$ 天
- 接受寄生虫治疗的患者中约有 50% 治愈率；应该尽早开始使用
- 这两种药物都不能在孕期使用
- 严重肾功能或肝功能不全者请勿使用

三唑类药物提供了一种新的治疗方法，但迄今为止效果不令人满意。有病例报道显示泊沙康唑治疗有效。试验表明泊沙康唑对慢性美洲锥虫病患者具有抗锥虫活性的作用。然而，泊沙康唑组在随访中出现治疗失败的患者明显多于苄硝唑组。

慢性期治疗

- 无论治疗与否，所有克鲁斯锥虫感染患者都应每年进行心脏评估和 12 导联心电图检查
- 对于不确定期或慢性期的患者：最近的一项非对照试验表明，苄硝唑对锥虫性心肌病患者有益
- 出现缓慢性心律失常的患者：应用心脏起搏器
- 在充血性心力衰竭患者中：
  1. 用标准模式治疗扩张型右侧心肌病
  2. 终末期心肌病患者可选择心脏移植；复发率低，易于治疗，不会继发同种异体移植物感染
  3. 晚期患者可选择肌切开术或食道切除术
  4. 有血栓栓塞风险患者可选择抗凝治疗
  5. 心律失常患者可选择抗心律失常药物
- 晚期锥虫性巨结肠症合并慢性粪便嵌塞、肠穿孔或罕见的肠扭转可选择手术治疗

预后

根据一些前瞻性研究，虽然大多数感染克鲁斯锥虫的患者不会出现有症状的美洲锥虫病，但有 20% ～ 30% 的患者可能会出现。

转诊

- 所有患者请咨询感染科专家
- 所有患者在严重怀疑病情时与 CDC 沟通
- 由心脏病专家为慢速心律失常患者植入起搏器及处理充血性心力衰竭、复杂心律失常
- 对于有症状的锥虫性巨食管症或巨结肠症的疾病应咨询外科医生

 重点和注意事项

专家点评

- 对受感染母亲的所有子女进行美洲锥虫病筛查；家庭成员也应接受筛查
- 在接受实体器官移植或骨髓移植的患者、AIDS 患者或接受化疗的患者中，可能有疾病不确定期的再激活

- 与锥虫性心肌病相关的死亡率预测因子包括：充血性心力衰竭、QT 间期延长、左心室收缩末期舒张压、病理 Q 波的存在、频发的室上性心动过速和心电图上孤立的左前分支阻滞（left anterior fascicular block，LAFB）
- 锥虫性食管疾病有较高的食管恶性肿瘤发生率
- 在某些流行地区，使用含有拟除虫菊酯的帘子可减少或消除美洲锥虫病传播
- 苄硝唑治疗慢性锥虫性心肌病的随机试验显示，通过 5 年的随访，血清寄生虫检测有显著效果，但临床恶化程度没有显著降低（推荐阅读中 Morillo CA et al：NEJM 373：1295-1306，2015）。

推荐阅读

Altcheh J et al: Adverse effects after the use of benznidazole in infants and children with Chagas disease, *Pediatrics* 127:e212, 2011.

Bahia MT et al: Therapeutical approaches under investigation for treatment of Chagas disease, *Expert Opin Investig Drugs* 23:1225, 2014.

Bennett C et al: Chagas disease surveillance activities–seven states, 2017 *MMWR* 67:738, 2018.

Bern C: Antitrypanosomal therapy for chronic Chagas' disease, *N Engl J Med* 364:2527-2534, 2011.

Bern C: Chagas' disease, *N Engl J Med* 373:456, 2015.

Bern C et al: Trypanosoma cruzi and Chagas' disease in the United States, *Clin Microbiol Rev* 24:655, 2011.

Bern C et al: Chagas Disease in the immunocompromised host, *Curr Opin Infect Dis* 25:450, 2012.

Cardoso CS et al: Beneficial effects of benznidazole in Chagas disease, *PLoS Negl Trop Dis* 12:e0006814, 2018.

Centers for Disease Control: Chagas disease: antiparasitic treatment. www.cdc.gov/parasites/chagas/health_professionals/tx.html.

Centers for Disease Control and Prevention: Congenital transmission of Chagas' disease—Virginia 2010, *MMWR Morb Mortal Wkly Rep* 61:477, 2012.

CDC. Blood donor screening for Chagas disease–US 2006-7, *MMWR* 58:141, 2007.

daMatta et al: Stroke correlates in chagassic and non-chagassic cardiomyopathies, *PLoS One* 7:e35116, 2012.

Diazgranados CA: Chagasic encephalitis in HIV patients, *Lancet Infect Dis* 9:324, 2009.

Duffy T et al: Accurate real-time PCR strategy for monitoring bloodstream parasitic loads in Chagas disease patients, *PLoS Negl Trop Dis* 3:e419, 2009.

Fabbro DL et al: Trypanocide treatment of women infected with Trypanosoma cruzi and its effect on preventing congenital Chagas, *PLoS Negl Trop Dis* 8:e3312, 2014.

Garcia MN et al: Evidence of autochthonous Chagas disease in southeastern Texas, *Am J Trop Med Hyg* 92:325, 2015.

Forsyth CJ et al: Safety Profile of Nifurtimox for treatment of Chagas disease in the US, *CID* 63:1056, 2016.

Huprikar S: T. cruzi infection in solid organ recipients in the US, 2001-11, *Am J Transplant* 13:2418, 2013.

InBios: FDA clears first point of care rapid diagnostic test kit for Chagas disease, Seattle, 2016.

Kransdorf EP: Heart transplantation for Chagas cardiomyopathy in the US, *Am J Transplant* 13:3262, 2013.

Marti-Carvajal AJ et al: Pharmacological interventions for treating heart failure in patients with Chagas cardiomyopathy, *Cochrane Database Sys Rev* 7:CD009077, 2016.

Messenger LA et al: Toward improving early diagnosis of congenital Chagas disease in an endemic setting, *Clin Infect Dis* 65:268, 2017.

Miller DA et al: Tolerance of benznidazole in a United States Chagas Disease clinic, *Clin Infect Dis* 60:1237, 2015.

Molina I et al: Randomized trial of posaconazole and benznidazole for chronic Chagas' disease, *N Engl J Med* 370:1899-1908, 2014.

Morillo CA et al: Randomized trial of benznidazole for chronic Chagas' cardiomyopathy, *N Engl J Med* 373:1295-1306, 2015.

Murcia L et al: Risk factors and primary prevention of congenital Chagas disease in a nonendemic country, *Clin Infect Dis* 56:496, 2013.

第 42 章　利什曼病
Leishmaniasis

Glenn G. Fort

刘凯雄　译　何李　童瑾　张骅　审校

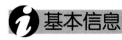 基本信息

定义

利什曼病（Leishmaniasis）是由利什曼原虫属（Leishmania）的一组异质性细胞内原生动物寄生虫引起的一种媒介传染病，可引起多种不同的临床症状。利什曼病寄生虫大多通过白蛉叮咬传播给人类。

同义词

黑热病
东半球利什曼病
西半球利什曼病

ICD-10CM 编码

B55.9　未指明的利什曼病
B55.0　内脏利什曼病
B55.1　皮肤利什曼病
B55.2　黏膜皮肤利什曼病

流行病学和人口统计学

发病率：每年总新发病例约 200 万例，其中内脏利什曼病新发 50 万例，近 4 亿人有患病风险。它在近 100 个国家流行

- 在地理上可分为西半球和东半球型
- 感染可分为皮肤、黏膜皮肤和内脏利什曼病
- 不同的利什曼原虫可导致不同的疾病改变
- 潜伏期：黏膜皮肤利什曼病的潜伏期为 1 周至数月；内脏利什曼病的潜伏期为 2～6 个月（范围为 10 天至数年）

- 传播方式：多数情况下是通过雌蛉传播（东半球主要是白蛉，
  西半球主要是罗蛉），也可通过共用针头、输血、器官移植、
  母婴垂直传播和性传播等方式传播
- 利什曼原虫的宿主包括犬科动物、啮齿动物和人类
- 皮肤利什曼病曾在美国驻伊拉克军事人员中报道（2001—
  2015 年超过 2000 例）
- 前往疫区的游客在接触不到 1 周后就会被感染
- 未治疗的内脏利什曼病几乎都会死亡

体格检查和临床表现

皮肤综合征：

- 局部皮肤利什曼病：通常表现为在白蛉叮咬部位皮肤溃疡
  （图 42-1），数周或数月内消退，通常残留瘢痕
- 黏膜利什曼病通常由巴西利什曼原虫引起；也称为"美洲利
  什曼病"
- 复发性利什曼病
- 弥漫性皮肤利什曼病内脏综合征
- 内脏营养性利什曼病：发热、慢性疲劳不适、咳嗽、间歇性

扫本章二维
码看彩图

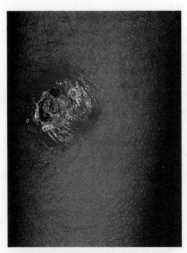

图 42-1 （扫本章二维码看彩图）皮肤利什曼病。四岁儿童的红斑、结痂斑块。（Courtesy William Burrows，M.D. In Paller AS，Mancini，AJ：Hurwitz clinical pediatric dermatology，a textbook of skin disorders of childhood and adolescence，ed 5，2016，Elsevier.）

腹泻和腹痛。体征包括淋巴结肿大、肝脾大、皮肤色素沉着、瘀点、黄疸、水肿和腹水
- 黑热病后皮肤利什曼病：广泛性皮疹，常为丘疹或结节性；严重者皮肤黏膜脱落

病因学

- 东半球利什曼病：热带利什曼原虫，硕大利什曼原虫，埃塞俄比亚利什曼原虫，杜氏利什曼原虫，婴儿利什曼原虫
- 西半球利什曼病：巴西利什曼原虫，墨西哥利什曼原虫，恰氏利什曼原虫，圭亚那利什曼原虫，巴拿马利什曼原虫
- 恰氏利什曼原虫与婴儿利什曼原虫类似
- 利什曼原虫报道已有 20 多种
- 宿主被白蛉叮咬后，前鞭毛体阶段的寄生虫被真皮中的巨噬细胞吞噬并转化为无鞭毛体。通过简单的二分裂复制，使细胞破裂并侵袭其他网状内皮细胞

Dx 诊断

鉴别诊断

- 疟疾
- 非洲锥虫病
- 布鲁氏菌病
- 伤寒
- 细菌性心内膜炎
- 全身组织胞浆菌病
- 慢性粒细胞性白血病
- 霍奇金病和其他淋巴瘤
- 结节病
- 肝硬化
- 结核

评估

- 病变皮肤的全层穿刺活检
- 活检标本可用于培养和组织学检查
- PCR：SMART Leish PCR，RT-PCR

- 骨髓穿刺用于内脏利什曼病诊断
- 资源匮乏地区进行脾针吸活检

实验室检查

- 全血细胞计数：贫血、中性粒细胞减少、血小板减少和嗜酸性粒细胞减少
- 肝功能检查：高丙球蛋白血症、低白蛋白血症和高胆红素血症
- 血尿素氮和肌酐升高
- 吉姆萨染色的印片或切片组织或在 NMN（Novy，MacNeal，Nicolle）或 Schneider 果蝇培养基培养，通过细胞内无鞭毛体（图 42-2）证实特异性诊断
- 血清学诊断：ELISA、直接凝集试验和 K39 ELISA 的局限性在于无法检测到既往感染，并且内脏与皮肤利什曼病之间可能存在交叉反应，血清学不能有效诊断皮肤利什曼病
- 黑山皮肤检测：美国未使用
- PCR 是皮肤利什曼病最敏感的诊断测试之一。例如 SMART Leish PCR 和 RT-PCR，它们也可用于物种检测

℞ 治疗

非特异性治疗或支持治疗

- 营养饮食

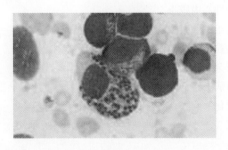

图 42-2 （扫本章二维码看彩图）骨髓巨噬细胞感染婴儿利什曼原虫。如图所示，虽然在巨噬细胞中常见，但从受损宿主细胞分离出的细胞外无鞭毛体在这种情况中也很常见。（From Hoffman R：Hematology，basic principles and practice，ed 6，Philadelphia，2013，Saunders.）

- 抗菌药物治疗合并感染
- 输血
- 补充铁和维生素

特异性抗逆转录病毒治疗：

内脏利什曼病

- 两性霉素 B 脂质体是治疗内脏利什曼病的首选药物
- 五价锑剂：葡萄糖酸锑钠（Pentostam）静脉注射 / 肌内注射和葡甲胺锑酸（Glucantime）静脉注射 / 肌内注射。但它们具有明显的心脏毒性和引起临床胰腺炎，而且在亚洲、印度北部和尼泊尔等部分地区出现耐药性
- 米替福新（每日 2.5 mg/kg，分 2 次口服，持续 28 天，但患者体重必须至少 30 kg）是治疗皮肤、黏膜和内脏疾病的有效口服药物。动物试验中出现致畸的副作用，因此孕妇禁用

肠外利什曼病

- 五价锑剂或两性霉素 B 脂质体
- 米替福新

皮肤利什曼病（轻度疾病）

- 巴龙霉素软膏每日 2 次，持续 10 天，间断 10 天，再续用 10 天
- 巴龙霉素乳膏（15%）
- 液氮冷冻治疗或激光疗法
- 病变皮肤内使用锑剂（葡萄糖酸锑盐或葡甲胺锑酸盐）

皮肤利什曼病（中度疾病）

- 米替福新
- 葡萄糖酸锑盐
- 葡甲胺锑酸盐
- 氟康唑 200 mg 口服每日一次，持续 6 周
- 酮康唑 600 mg 口服每日一次，持续 30 天
- 两性霉素 B

预后

随访检查对于早期诊断和治疗复发具有重要意义。

转诊

向感染科专家寻求准确诊断和管理。

重点和注意事项

专家点评

- 通过控制宿主进行预防：杀灭动物宿主，在黑热病流行地区对人类进行大规模治疗
- 通过虫媒控制进行预防：使用蚊帐和筛网，喷洒杀虫剂
- 疫苗处于开发和临床试验阶段。目前无批准销售的疫苗
- 合并 HIV 感染可导致严重和（或）非典型症状，并需要强化治疗以及抗逆转录病毒治疗

推荐阅读

Aronson NE, Joya CA: Cutaneous leishmaniasis: updates in diagnosis and management, *Infect Dis Clin North Am* 33:101-117, 2019.

Burza S et al: Leishmaniasis, *Lancet* 392:951-970, 2018.

Copeland NK, Aronson NE: Leishmaniasis: treatment updates and clinical practice guidelines review, *Curr Opin Infect Dis* 28(5):426-437, 2015.

de Vries HJ et al: Cutaneous leishmaniasis: recent developments in diagnosis and management, *Am J Clin Dermatol* 16(2):99-109, 2015.

Ejazi SA, Ali N: Developments in the diagnosis and treatment of visceral leishmaniasis during the last decade and future prospects, *Expert Rev Anti Infect Ther* 11(1):79-98, 2013.

No JH: Visceral leishmaniasis: revisiting current treatments and approaches for future discoveries, *Acta Trop* 155:113-123, 2016.

Salah AB et al: Topical paromomycin with or without gentamicin for cutaneous leishmaniasis, *N Engl J Med* 368:524-532, 2013.

Scott P: Leishmaniasis, a parasitized parasite, *N Engl J Med* 364:1773-1774, 2011.

Sundar S et al: Single-dose liposomal amphotericin B for visceral leishmaniasis in India, *N Engl J Med* 362:504-512, 2010.

Torres-Guerrero E et al: Leishmaniasis: a review, *F1000Res* 6:750, 2017.

Van Griensven J, Diro E: Visceral leishmaniasis: recent advances in diagnostics and treatment regimens, *Infect Dis Clin North Am* 33:79-99, 2019.

第43章　巨细胞病毒感染
Cytomegalovirus Infection

Glenn G. Fort

张小芳　译　张骅　审校

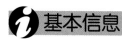 **基本信息**

定义

巨细胞病毒（cytomegalovirus，CMV）感染是一种疱疹病毒引起的感染，在一般人群中很常见，有多种传播机制，通常发生在儿童和青少年时期。CMV 与妊娠有关，可能是一种先天性疾病。CMV 感染还与免疫受损状态有关，可能会危及生命。

同义词

CMV

嗜异性凝集试验阴性单核细胞增多症

巨细胞包涵体病毒

ICD-10CM 编码

B25.9　未指明的巨细胞病毒病

P35.1　先天性巨细胞病毒感染

Z20.820　接触和（怀疑）暴露于水痘

流行病学和人口统计学

- 血清普遍存在：成人抗体阳性率达 60% ~ 90%
- 围产期、日托期感染增加，以及生殖年龄感染增加，与性活动有关

传播途径

- 输血传播
- 性传播疾病（STD），通过子宫、宫颈黏液和精液
- 通过母乳
- 移植器官——骨髓、肾、肝、心脏或肺
- 唾液

体格检查和临床表现

儿童： 先天性——如果是先天性，25% 的感染儿童有症状：

- 瘀点状皮疹
- 黄疸和（或）肝脾大
- 嗜睡
- 呼吸窘迫
- 中枢神经系统受累，癫痫发作

出生后获得：

- CMV 单核细胞增多症
- 咽炎、喉炎、支气管炎、肺炎

健康成年人： 常见：

- 可能无症状
- CMV 单核细胞增多症与 EB 病毒单核细胞增多症相似
- 发热持续 9 ~ 30 天，平均 19 天

不太常见：

- 渗出性咽炎
- 淋巴结病，肝炎，脾大
- 间质性肺炎（罕见）
- 非特异性皮疹
- 血小板减少 / 溶血性贫血

罕见：

- 吉兰-巴雷综合征
- 脑膜炎
- 心肌炎

免疫抑制患者：

- 发热性单核细胞增多症
- 消化道溃疡，肝炎，肺炎，视网膜炎，脑病，脑膜脑病
- 与 HIV 相关——痴呆，脱髓鞘，视网膜炎，非结石性胆囊炎，肾上腺炎，腹泻，小肠结肠炎，食管炎
- 糖尿病合并胰腺炎
- 与 HIV 相关的肾上腺炎

病因学

- 人类疱疹病毒（HHV）-5
- CMV 感染可以保持潜伏状态，并通过免疫抑制再激活

Dx 诊断

鉴别诊断

先天性：

- 急性病毒、细菌、寄生虫感染，包括其他先天传播因素（弓形虫病、风疹、梅毒、百日咳、哮吼、支气管炎）

获得性：

- EB 病毒单核细胞增多症
- 甲、乙、丙型肝炎
- 隐孢子虫病
- 弓形虫病
- 鸟分枝杆菌感染
- 人类疱疹病毒 -6
- 急性 HIV 感染

评估

- 临床表现结合实验室结果，常合并白细胞减少，血小板减少，淋巴细胞增多。诊断手段包括血清学检测、聚合酶链式反应（PCR）、白细胞中 CMV PP25 抗原的检测、体液和尿液中病毒的分离以及"猫头鹰眼"细胞内包涵体的细胞病理学显示
- 血清学：
  1. 检测 CMV-IgM 抗体提示最近感染。CMV-IgG 抗体通常在感染后 2 ～ 3 周出现
  2. 在血浆中进行分子检测（PCR 病毒载量）
  3. CMV 抗原血症检测：检测外周血白细胞中病毒 pp65 蛋白的抗体。这些检测和 PCR 检测用于免疫功能低下者、AIDS 患者和器官移植受者
- 培养：用人成纤维细胞培养血液、脑脊液、尿液、肺泡灌洗液和活检标本，但需要 1 ～ 6 周的时间
- 眼底镜——视网膜有白色颗粒状成分的坏死斑
- 活检——组织样本上的"猫头鹰眼"包涵体
- HIV

影像学检查

- 胸部 X 线片——如果怀疑肺炎，考虑支气管镜检查
- 内镜检查——如果胃肠道受累
- CT/MRI——如果中枢神经系统受累

Rx 治疗

非药物治疗

- 严格的洗手和标准预防措施限制了 CMV 在医疗保健设施中的传播
- 抗逆转录病毒治疗（ART）在 CD4 + T 细胞计数 < 50/μl 的患者中使用，目标是在 3 ~ 6 个月的时间内使 CD4 + T 细胞 > 100/μl

急性期治疗

对于免疫功能低下的患者，静脉注射更昔洛韦或口服缬更昔洛韦抗病毒治疗是合适的。它也可以用于有严重疾病的免疫功能正常的患者。

对于患有 CMV 视网膜炎或肺炎的免疫受损宿主：

- 更昔洛韦 5 mg/kg 每 12 h 1 次静脉注射，持续 14 ~ 21 天，然后缬更昔洛韦：900 mg 口服，每 24 h 1 次或替代方案
- 更昔洛韦眼内植入物加缬更昔洛韦 900 mg 口服，每 24 h 1 次或替代方案
- 膦甲酸 90 mg/kg 每 12 h 1 次，持续 14 ~ 21 天，然后 90 ~ 120 mg/kg 静脉注射每 24 h 1 次或替代方案
- 西多福韦 5 mg/kg 每日静脉注射持续 14 天，然后 5 mg/kg 静脉注射持续 2 周
- 福米韦生——挽救疗法治疗 CMV 视网膜炎，300 μg 注入玻璃体内

预后

- 免疫功能低下的患者（特别是那些 AIDS 患者、骨髓和实体器官移植受者，以及细胞介导的免疫功能障碍的患者）的 CMV 感染将需要一名熟悉此类患者护理的感染科专家或免疫学家进行专业、长期的随访

- CMV 单核细胞增多症，肝炎，咽炎等在免疫正常宿主中，通常是自限性感染，不需要特殊的随访计划

转诊

- 如果患者有 CMV 视网膜炎，转诊至眼科医生
- 如果患者 HIV 阳性，转诊至感染科专家或 AIDS 专家
- 移植受者感染 CMV，转诊至细胞免疫学家或移植专家
- 先天性 CMV 感染患者转诊至儿科感染病专家

❗ 重点和注意事项

CMV 在环境中普遍存在，并由隐性感染 CMV 的人无症状地传播，因此很难对免疫功能低下的患者产生保护性免疫。

推荐阅读

Al-Omari A et al: Cytomegalovirus infection in immunocompetent critically ill adults: literature review, *Ann Intensive Care* 6(1):110, 2016.

Asberg A et al: Valganciclovir for the prevention and treatment of CMV in solid organ transplant recipients, *Expert Opin Pharmacother* 11:1159-1166, 2010.

Navarro D: Expanding role of cytomegalovirus as a human pathogen, *J Med Virol* 88:1103-1112, 2016.

Plosa EJ et al: Cytomegalovirus infection, *Pediatr Rev* 33:156-163, 2012.

第 44 章　EB 病毒感染
Epstein-Barr Virus Infection

Glenn G. Fort

吴鹭龄　译　陈俊文　审校

 基本信息

定义

EB 病毒感染是指由 EB 病毒（Epstein-Barr virus，EBV）引起的一种疾病。

同义词

传染性单核细胞增多症（infectious mononucleosis，IM）

接吻病

ICD-10CM 编码

B27.80	其他无并发症的传染性单核细胞增多症
B27.81	其他传染性单核细胞增多症合并多发性神经病
B27.82	其他传染性单核细胞增多症合并脑膜炎
B27.89	其他传染性单核细胞增多症伴其他并发症
B27.90	未指明的传染性单核细胞增多症，无并发症
B27.91	未指明的传染性单核细胞增多症，合并多发性神经病
B27.92	未指明的传染性单核细胞增多症，合并脑膜炎
B27.99	未指明的传染性单核细胞增多症，伴其他并发症

流行病学和人口统计学

发病率（美国）：每年每 10 万人口中有 5 例发病

好发性别：无，尽管女性发病高峰期要早两年左右

好发年龄：

- IM 的临床证据：最常见于 15 ～ 24 岁
- EBV 感染：在社会经济地位较低的群体中发病较早

体格检查和临床表现

- 大多数 EBV 感染无症状，或可导致非特异性病毒相关疾病

- 潜伏期为 1 ～ 2 个月，随后可能出现厌食、低热、乏力、头痛和畏寒的前驱症状；几天后，可出现咽炎、中至高度发热和淋巴结肿大的临床三联征，伴有疲劳和乏力
- 咽炎通常是最严重的症状；常见白色或坏死性渗出物附着
- 对称性淋巴结肿大，在颈后区比颈前区明显，但也可能是弥漫性的
- 可发生脾大（50%），最常见于发病的第 2 周
- 斑丘疹或麻疹样皮疹不常见，但常见于接受氨苄西林治疗的患者（图 44-1）。患者可能出现腭部瘀斑、眶周或眼睑水肿。皮肤及口腔黏膜毛状白斑（oral hairy leukoplakia，OHL）可能与 EBV 的活跃复制和 EBV 编码蛋白（如潜伏膜蛋白 -1）的作用有关
- 可能出现的临床表现：发热和淋巴结肿大，不伴有咽炎
- IM 患者经常出现恶心、呕吐和厌食，这可能反映了 90% 的感染者出现轻度肝炎
- 虽然脾破裂、气道阻塞和恶性肿瘤等并发症是严重和致命的，但它们并不常见，往往会完全恢复
- 血液学损害包括溶血性或再生障碍性贫血、血小板减少症、血栓性血小板减少性紫癜 / 溶血尿毒症综合征和弥散性血管

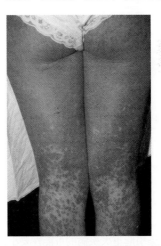

扫二维码看彩图

图 44-1　（扫二维码看彩图）传染性单核细胞增多症氨苄西林所致皮疹患者。 斑丘疹延伸至躯干和四肢。皮疹常呈紫红色，常伴有瘙痒。（Bennett JE et al：Mandell，Douglas，and Bennett's principles and practice of infectious diseases，ed 8，Philadelphia，2015，Saunders.）

内凝血（DIC）。肺炎、心肌炎、胰腺炎、肠系膜淋巴结炎、肌炎和肾小球肾炎也可能发生。神经系统受累包括吉兰-巴雷综合征，面神经麻痹，脑膜脑炎，无菌性脑膜炎，横贯性脊髓炎，周围神经炎和视神经炎

- IM 通常是一种自限性的疾病。急性症状在 1～2 周内消失，但乏力和疲劳症状通常持续数月
- EBV 与移植受者和 AIDS 患者的淋巴细胞增生综合征有关
- 越来越多的证据表明 EBV 感染与非洲伯基特、B 细胞或 T 细胞淋巴瘤和鼻咽癌有关。表 44-1 描述了 EBV 相关恶性肿瘤

表 44-1　EBV 相关恶性肿瘤

恶性肿瘤	EBV 感染率 %
霍奇金病	约 40
非霍奇金淋巴瘤	
伯基特淋巴瘤	20～95
弥漫大 B 细胞淋巴瘤与 CD30$^+$Ki-1$^+$间变性大细胞淋巴瘤	10～35
淋巴瘤样肉芽肿病	80～95
富于 T 细胞的 B 细胞淋巴瘤	20
血管免疫母细胞性淋巴瘤	＞80
T 细胞、NK 细胞和 T/NK 细胞淋巴瘤	30～90
鼻咽癌	＞95
胃腺癌	5～10
脓胸相关淋巴瘤	＞95
免疫功能低下患者的平滑肌肉瘤	＞95

NK 细胞，自然杀伤细胞；T 细胞，T 淋巴细胞。
From Hoffman R et al: Hematology: basic principles and practice, ed 5, Philadelphia, 2009, Churchill Livingstone.

病因学

- EBV 是一种无处不在的病毒
- 儿童时期感染引起重大疾病的可能性要小得多
- 青春期晚期 IM 的频繁发生归因于两性间开始社会接触
- 尽管 EBV 偶尔可通过输血传播，但通常需要密切接触才能传播；许多情况下，亲吻时通过唾液传播可能是造成传播的原因

Dx 诊断

鉴别诊断

- 巨细胞病毒（CMV）引起嗜异性抗体阴性的传染性单核细胞增多症
- 虽然临床表现相似，但 CMV 感染更多见于输血后
- 细菌和病毒引起的咽炎
- 弓形虫病
- HIV 引起急性逆转录病毒综合征
- 淋巴瘤
- 莱姆病

评估

嗜异性抗体和血涂片全血细胞计数。表 44-2 描述了常见的 EBV 特异性抗体。

表 44-2　常见的 EBV 特异性抗体

特异性抗体	IM 中阳性率（%）	在 IM 中出现时间	持续时间	注释
病毒衣壳抗原				
VCA-IgM	100	出现临床症状时	4～8 周	高度敏感和特异；具有主要诊断作用
VCA-IgG	100	出现临床症状时	终身	有助于显示既往 EBV 感染
早期抗原				
Anti-D	70	发病后 3～4 周达到高峰	3～6 个月	与疾病严重程度相关；见于 NPC 患者
Anti-R	低	发病后 2 周至数月	2 个月到 3 年以上	偶尔出现严重的病例；见于非洲伯基特淋巴瘤患者
EBNA	100	发病后 3～4 周	终身	排除原发性 EBV 感染

EBNA，EBV 核抗原；EBV，EB 病毒；Ig，免疫球蛋白；IM，传染性单核细胞增多症；NPC，鼻咽癌；VCA，病毒衣壳抗原。
Adapted from Schooley RT：Epstein-Barr virus（infectious mononucleosis）. In Mandell GL et al（eds）：Principles and practice of infectious diseases，Philadelphia，2010，Churchill Livingstone.

实验室检查

- 常见白细胞增多，淋巴细胞相对增多 50% 以上，同时中性粒细胞计数减少
- IM 的标志：非典型淋巴细胞占 10% 以上（非特异性的）
- 轻度血小板减少
- 红细胞压积下降预示可能发生了脾破裂或免疫性溶血性贫血
- 大多数情况下肝细胞酶和冷球蛋白升高
- 嗜异性抗体：
  1. 通过传染性单核细胞增多症检测试剂盒的测量，可能在发病时即阳性，也可能在病程后期出现阳性。其准确率为 71% ～ 90%，但在发病第 1 周的假阴性率为 25%
  2. 若临床高度怀疑，应在 1 周内复查试验阴性者
  3. 据报道，原发性 HIV 感染可使其出现假阳性
- 病毒衣壳抗原（VCA）IgG 和 IgM 很少用于诊断，但在儿童中具有更高的价值，因为大多数 8 岁以下儿童的嗜异性抗体为阴性
- CMV 的 PCR DNA 检查是发生淋巴细胞增生综合征的移植受者的首选检查

影像学检查

胸部 X 线检查：

- 可能很少出现浸润性病变
- 可能出现左侧膈肌抬高伴脾破裂

Rx 治疗

非药物治疗

- 支持治疗，包括休息
- 如果发生脾破裂，则行脾切除术
- 输血纠正严重贫血或血小板减少

急性期治疗

- 药物治疗不适用于无并发症的疾病
- 避免服用阿司匹林，因为有患瑞氏综合征的风险
- 避免使用氨苄西林和阿莫西林，因为它们经常会导致非过敏性皮疹。阿奇霉素也需谨慎使用

- 对于患有严重血小板减少症、溶血性贫血、扁桃体增大导致气道阻塞或暴发性肝衰竭的患者，建议使用类固醇。泼尼松口服 60 ～ 80 mg，每天 1 次，持续 3 天，然后在 1 ～ 2 周内逐渐减量
- 尽管可能减少最开始的病毒释放，但几乎没有证据支持在传染性单核细胞增多症中使用抗病毒药物，如阿昔洛韦

慢性期治疗

已经报道了一种极其罕见的伴有持续发热和疲劳的慢性 IM，应该与和 EBV 无关的慢性疲劳综合征相鉴别。

预后

所有症状最终得以缓解。

转诊

若不只是轻微的疾病。

 # 重点和注意事项

- EB 病毒感染将在 95% 的世界人口的一生中的某个时候发生
- 据了解，抗生素诱导的 IM 皮疹是一种短暂的病毒介导的免疫改变，它为抗原耐受性丧失和对抗生素产生可逆的迟发性超敏反应奠定了基础

专家点评

在发病的第 1 个月内避免接触性运动，因为即使在临床未检测到的脾大的情况下，0.1% ～ 0.5% 的患者也可能发生脾破裂。

相关内容

单核细胞增多症（相关重点专题）

推荐阅读

Shepard RJ: Exercise and the athlete with infectious mononucleosis, *Clin J Sport Med* 27:168-178, 2017.

Thompson DF, Ramos CL: Antibiotic-induced rash in patients with infectious mononucleosis, *Ann Pharmacother* 51:154-162, 2017.

Womack J, Jimenez M: Common questions about infectious mononucleosis, *Am Fam Physician* 91(6):372-376, 2015.

第45章　单核细胞增多症
Mononucleosis

Lauren J. Maskin，Russell J. McCulloh

唐飞　译　童瑾　胡晶晶　审校

基本信息

定义

传染性单核细胞增多症（infectious mononucleosis，IM）是一种通常由 EB 病毒（EBV）引起的症状性感染，其特征是典型的发热、扁桃体咽炎和淋巴结病（主要是颈部）三联征。疲劳也是很常见的表现。IM 于 1920 年被首次提及，用于描述一种以急性感染过程为特征并伴有非典型大外周血淋巴细胞的综合征。

同义词

EBV

接吻病

ICD-10CM 编码

B27　传染性单核细胞增多症

B27.0　疱疹病毒单核细胞增多症

B27.1　巨细胞病毒单核细胞增多症

B27.8　其他传染性单核细胞增多症

B27.9　传染性单核细胞增多症

流行病学和人口统计学

发病率（美国）：每年每 10 万人中约 500 例；在世界范围内，30 岁之前终身患病率约为 90%

好发性别：发病率相同，但是女性发病年龄较早

好发年龄：症状性感染最常见于 15 ～ 24 岁。在发达国家，获得原发性 EBV 感染的年龄可能增大。幼儿很少出现 IM 临床症状。儿童期感染在社会经济地位较低的群体中更为常见，并可能因地理位置或社会因素而异，如拥挤、共用一间卧室、孕期教育、日托和

学校区域

体格检查和临床表现

- 经过 4 ～ 7 周的潜伏期后，有两种常见的表现。第一种表现为前驱期，连续多日逐渐出现发热、寒战、乏力和厌食。随后出现第二种表现，即咽炎、发热和淋巴结病的经典三联征。患者经常报告经历了一生中最严重的咽痛。咽炎（图 45-1）是典型的最严重症状，其特征是扁桃体白色渗出物，可能扩散到舌。多达一半的患者可能有腭瘀点

- 淋巴结病（非坏死性）情况各异，但好发于颈前三角和颈后三角

- 脾大通常在发病第二周可以触诊。多数患者在行超声评估时存在一定程度的脾大。伴随一定程度肝炎的肝大也很常见。75% 的病例谷丙转氨酶（ALT）有所升高

- 皮疹（图 45-2）并不常见，但几乎所有接受氨苄西林或阿莫西林治疗的患者都会因暂时性青霉素过敏而出现皮疹

- IM 通常是一种自限性疾病（2 ～ 4 周），但乏力和疲劳的症状可能会持续一段时间才能缓解

- 有时，IM 可表现为无咽炎症状的发热和淋巴结肿大

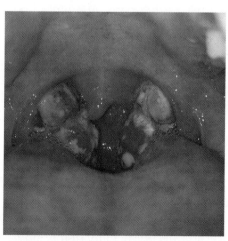

扫本章二维
码看彩图

图 45-1 （扫本章二维码看彩图）青壮年传染性单核细胞增多症合并腭部瘀斑的渗出性咽炎 1 例。（Courtesy Dr. Lauren Kjolhede，Baylor College of Medicine，Children's Hospital of San Antonio，San Antonio，TX. In Hoffman R et al：Hematology，basic principles and practice，ed 7，Philadelphia，2018，Elsevier.）

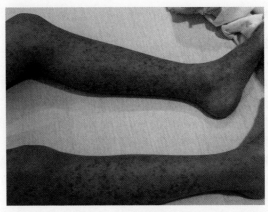

图 45-2 （扫本章二维码看彩图）一例传染性单核细胞增多症 **10** 岁男孩的全身性皮疹。（Courtesy Dr. Luis A. Castagnini，Baylor College of Medicine，Children's Hospital of San Antonio，San Antonio，TX. In Hoffman R et al：Hematology，basic principles and practice，ed 7，Philadelphia，2018，Elsevier.）

- 虽然急性并发症可能会很严重，但并不常见，往往会完全康复。报告的并发症包括淤胆型肝炎、慢性肝炎甚至肝衰竭；溶血性贫血；脾破裂；或者气道损伤
- 脾破裂很少见，发生率＜ 1%，但最为凶险。任何伴有急性腹痛或胸痛的确诊或疑似 IM 患者应考虑是否存在脾破裂。多数脾破裂病例在出现症状的前 3 周内发生
- 1% ～ 3% 的病例报告了伴有喘鸣、发绀和（或）呼吸急促表现的气道损伤。如出现气道损伤，应住院治疗
- 全身性糖皮质激素适用于具有气道阻塞风险的患者的治疗，可在 12 ～ 36 h 内缓解症状，如果使用类固醇不足以降低阻塞风险，可实施急性扁桃体切除术
- 晚期并发症可能包括淋巴细胞增生性癌症（伯基特淋巴瘤和霍奇金淋巴瘤）、多发性硬化、类风湿关节炎和慢性活动性 EB 病毒感染（CAEBV）
- EBV 也可能引起噬血细胞性疾病，也称为 EBV 相关噬血细胞性淋巴组织细胞增生症（EBV-HLH），其特征为发热、脾大和血细胞减少伴有铁蛋白和可溶性 CD25 升高
- 框 45-1 和表 45-1 概述了免疫正常患者的 IM 特征

框 45-1 免疫正常患者 IM 特征概述

EB 病毒（人类疱疹病毒 4 型）

病理生理学

- 病毒通过口咽上皮和淋巴细胞进入
- 病毒附着在 B 细胞上的 CD21
- 病毒抗原——病毒衣壳抗原（VCA）、早期抗原（EA）、EB 核抗原（EBNA）——产生并诱导抗体产生

体液免疫反应

- 针对 VCA 的 IgM 在潜伏期和前驱期升高，在数周至数月内下降
- 针对 VCA 的 IgG 在潜伏期升高，在恢复期下降，可终身检出
- EA 抗体在发病后 2～3 周升高，然后下降
- EBNA 抗体在恢复期升高，可终身检出

细胞免疫反应

- T 细胞在发病第二周被激活
- CD8＋杀伤性 T 细胞杀死感染的 B 细胞
- 自然杀伤细胞杀死被感染的 B 细胞
- 一些休眠的记忆 B 细胞仍然潜伏感染

临床特征

- 4～7 周潜伏期
- 症状隐匿
- 发热，咽痛，淋巴结病
- 青少年、年轻人比幼儿更容易出现症状

实验室特征

- 白细胞增多伴绝对淋巴细胞增多和非典型淋巴细胞
- 短暂的单核细胞增多
- 早期相对和绝对中性粒细胞减少
- 半数病例出现轻度血小板减少
- 1%～3% 的病例患有溶血性贫血，并且往往具有抗 I 型特异性
- 转氨酶升高的病例占 85%～100%，但临床黄疸罕见
- 斑点试验基于马红细胞的凝集，具有简单、快速、特异的优势
- 嗜异性抗体（HA）试验基于牛红细胞基质和豚鼠肾对 IM 特异性 HA 的差异吸收

From McPherson RA，Pincus MR：Henry's clinical diagnosis and management by laboratory methods，ed 23，Philadelphia，2017，Elsevier.

表 45-1　儿童和成人传染性单核细胞增多症的临床表现

体征或症状	频率（%）		
	＜4 岁	4—16 岁	成人（范围）
淋巴结病	94	95	93～100
发热	92	100	63～100
咽痛或扁桃体炎	67	75	70～91
渗出性扁桃体炎	45	59	40～74
脾大	82	53	32～51
肝大	63	30	6～24
咳嗽或鼻炎	51	15	5～31
皮疹	34	17	0～15
腹痛或不适	17	0	2～14
眼睑浮肿	14	14	5～34

From Hoffman R et al: Hematology, basic principles and practice, ed 7, Philadelphia, 2018, Elsevier.

病因学

　　IM 最常见的病因是首次感染 EBV（90%）。巨细胞病毒（CMV）是其他 10% IM 的最常见病因，但 CMV 感染通常发生在婴儿期或幼儿期，且症状最轻。其他病因包括人类疱疹病毒 6 型、单纯疱疹病毒 1 型和人类免疫缺陷病毒。儿童期原发性 EBV 感染很少或不会引起症状；持续的疲劳和反复 / 持续的发热是父母带有症状的孩子去医院就诊的最常见原因。

　　EBV 感染口咽部的上皮细胞和休眠 B 细胞，然后出现于唾液中，这使 EBV 可以通过咳嗽、分享饮料 / 食物和接吻传播；因此也称为"接吻病"。由于此类亲密接触在青少年时期会增加，因此发病更为普遍。EBV 在更低龄人群的传播方式尚不明确。

　　EBV 水平在感染活跃期达到峰值，但可在口咽部持续长达 18 个月。EBV 也可通过性传播，因为 EBV 可以在宫颈上皮细胞和男性精液中分离。有证据显示 EBV 也可通过输血、实体器官移植或造血细胞移植传播。

Dx 诊断

鉴别诊断

- 巨细胞病毒引起的嗜异性抗体阴性的传染性单核细胞增多症
- 细菌和病毒导致的咽炎
- 弓形虫病
- HIV 引起的急性逆转录病毒综合征，淋巴瘤

评估

初始检查包括嗜异性抗体（传染性单核细胞增多症检测试剂盒）和全血细胞分类计数。图 45-3 对具有急性 IM 和非典型淋巴细胞增多症临床症状的患者的血清学评估进行了说明。

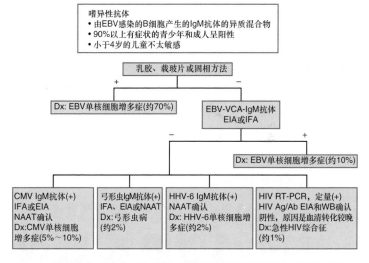

图 45-3　急性传染性单核细胞增多症和非典型淋巴细胞增多症临床症状患者的血清学评估。 Ab，抗体；Ag，抗原；CMV，巨细胞病毒；Dx，诊断；EBV，EB 病毒；EIA，酶免疫分析；HHV-6，人类疱疹病毒 6 型；HIV，人类免疫缺陷病毒；IFA，免疫荧光分析；IgM，免疫球蛋白 M；NAAT，核酸扩增试验；RT-PCR，逆转录聚合酶链式反应；VCA，病毒衣壳抗原；WB，免疫印迹。（From McPherson RA，Pincus MR：Henry's clinical diagnosis and management by laboratory methods，ed 23，Philadelphia，2017，Elsevier.）

实验室检查

- 约 85% 与 EBV 相关的 IM 患者的嗜异性抗体试验呈阳性，这使其成为诊断 EBV 感染的最佳初始检测（敏感性为 71%～90%）。然而，此项检测在发病第一周有 25% 的假阴性率，因为嗜异性抗体数量可能不会超过疾病早期检测限度。如果临床高度怀疑，阴性结果应重复检测；阳性结果常见于症状 < 2 周的患者和 < 4 岁的儿童。其他急性感染、自身免疫性疾病和癌症也有嗜异性抗体试验假阳性的报道

- 大约 10% 的患者的嗜异性抗体试验会持续阴性。在这种情况下，可以用 EBV 病毒衣壳抗原（VCA）IgG 和 IgM 抗体检测，以及 EBV 核抗原（EBNA）抗体进行进一步的检测，以便进行感染分期。IM 试剂盒检测阴性病例的早期诊断可通过将 IgM 分离到 VCA 来进行，VCA 通常在急性发病期内呈阳性，并在 4～6 周后消失。如果 IM 试剂盒检测在 8 周内持续阴性（没有抗体试验显示存在急性感染），应考虑替代诊断。IM 试剂盒检测通常在 3～6 个月内保持阳性，但可持续 1 年以上

- 白细胞计数增加是常见的，伴随相关的淋巴细胞增多和中性粒细胞减少。非典型淋巴细胞（图 45-4）是 IM 的标志，但不是确诊指标。轻度血小板减少很常见。血细胞比容下降可能是脾破裂或严重免疫介导的溶血性贫血的信号。肝细胞酶和冷球蛋白升高较为常见

影像学检查

胸部 X 线检查可能很少显示浸润。脾破裂时可能会出现左侧横

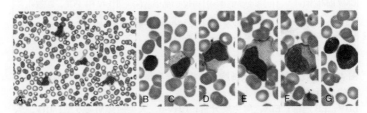

图 45-4 （扫本章二维码看彩图）单核细胞增多症。传染性单核细胞增多症的外周血涂片。低倍镜（**A**）显示中等程度的高白细胞计数和大量的反应性或非典型淋巴细胞。高倍镜（**B—G**）显示了淋巴细胞形态谱，包括用于比较的静止小淋巴细胞（**B**）、大颗粒淋巴细胞（**C**）、非典型形状，也称为反应性淋巴细胞（**D—F**），以及循环浆细胞（**G**）。（From Hoffman R et al：Hematology, basic principles and practice, ed 5, Philadelphia, 2009, Churchill Livingstone.）

膈抬高。

Rx 治疗

非药物治疗

- 不存在特殊治疗；重点是用止痛药、退热药和补液进行支持治疗和症状缓解。一些人提倡支持性休息，但对结果的影响尚不清楚。长时间休息可能会导致病情恶化，从而进一步加剧疲劳
- 脾破裂时应予切除；患有严重贫血或血小板减少症应予输血

急性期治疗

- 包括皮质类固醇在内的药物治疗不适用于轻度疾病或症状缓解。皮质类固醇的使用有争议，因为其可能会妨碍病毒载量的清除
- 然而，对于患有严重急性并发症如血小板减少症、溶血性贫血或有气道阻塞风险的患者，应考虑使用类固醇（图 45-5）

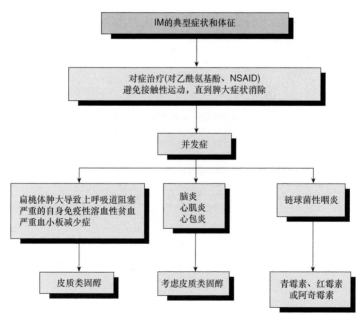

图 45-5 传染性单核细胞增多症的治疗。IM，传染性单核细胞增多症；NSAID，非甾体抗炎药。[From Young NS et al（eds）：Clinical hematology, St Louis, 2006, Mosby.]

- 阿昔洛韦等抗病毒药物对 IM 无治疗作用

慢性期治疗

CAEBV 患者须接受造血细胞移植治疗。

处理

处理原则是所有症状的最终消除。

 重点和注意事项

专家点评

- 在发病的第一个月应避免接触性运动，因为在此期间可能会发生脾破裂，即使在临床上没有发现脾大的情况下也可能会发生脾破裂
- 30% ~ 75% 的大学新生对 EBV 血清反应阴性。每年有近 20% 的易感人群被感染，其中高达 50% 的人发展成 IM

相关内容

EB 病毒感染（相关重点专题）

推荐阅读

Dunmire SK et al: Infectious mononucleosis, *Curr Top Microbiol Immunol* 390:211-240, 2015.

Fugl A, Andersen CL: Epstein-Barr virus and its association with disease – a review of the relevance to general practice, *BMC Fam Pract* 20:62, 2019.

Rezk E et al: Steroids for symptom control in infectious mononucleosis, *Cochrane Database Syst Rev* 8, 2015.

Shephard RJ: Exercise and the athlete with infectious mononucleosis, *Clin J Sport Med* 27(2):168-178, 2017.

Womack J, Jimenez M: Common questions about infectious mononucleosis, *Am Fam Physician* 91(6):372-376, 2015.

第 46 章　水痘
Varicella

Fred F. Ferri

林玉蓉　赵瑞　译　战云飞　刘国梁　审校

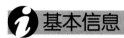 基本信息

定义

水痘是由水痘-带状疱疹病毒引起的一种病毒性疾病，以全身性水疱疹和发热为特征。

同义词

水痘（chickenpox）

ICD-10CM 编码
B01.9　水痘不伴并发症
B01.8　水痘伴并发症
B01.0　水痘脑膜炎
B01.11　水痘脑炎和脊髓炎
B01.12　水痘脊髓炎
B01.2　水痘肺炎
B01.81　水痘性角膜炎
B01.89　其他水痘并发症
Z20.820　接触和（怀疑）暴露于水痘

流行病学和人口统计学

- 水痘具有极强的传染性。超过 90% 未接种过疫苗的接触者会被感染
- 水痘的潜伏期为 9～21 天
- 春季是发病的高峰期
- 主要发病年龄为 5～10 岁
- 感染期为自临床症状出现前 2 天至所有皮疹结痂
- 大多数患者在水痘发作后将具有终身免疫力；接种水痘疫苗

后保护期约为 6 年

体格检查和临床表现

- 体征随临床病程的不同而不同。最初的症状包括发热、寒战、背痛、全身不适和头痛
- 成年人的症状通常更严重
- 初期皮损通常发生在躯干部（向心分布），偶尔出现在面部；这些皮损主要由 3 ～ 4 mm 大小、表面有明显水疱（图 46-1）的不规则红色丘疹组成（亦如玫瑰花瓣上的露珠）
- 疾病初期伴有剧烈瘙痒
- 第 4 天不再出现新发水疱，第 6 天水疱结痂
- 病变蔓延到面部和四肢（即离心扩散）
- 病程中各期皮损同时存在
- 5 ～ 14 天水疱结痂脱落。瘢痕形成可能与继发性细菌感染有关（图 46-2 和图 46-3）
- 体温在水疱暴发时最高，水疱消失后体温恢复正常
- 皮肤损伤可能会重叠感染化脓性链球菌或金黄色葡萄球菌
- 体检时可能出现潜在并发症的迹象（例如，细菌性皮肤感染、神经系统并发症、肺炎、肝炎）
- 可能会出现轻微的全身症状（如食欲减退、肌痛、头痛、躁动）；这些症状在成年人中最为常见
- 抓挠严重时可抓破皮肤

病因学

水痘-带状疱疹病毒（varicella-zoster virus，VZV）是一种人类

扫本章二维码看彩图

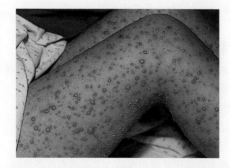

图 46-1 （扫本章二维码看彩图）水痘。（From Swartz MH：Textbook of physical diagnosis，ed 7，Philadelphia，2014，WB Saunders.）

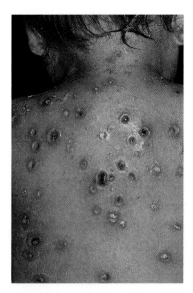

图 46-2　（扫本章二维码看彩图）水痘瘢痕。本例患者原发性水痘皮损继发细菌感染，可见大而深的瘢痕。（From Paller AS et al：Hurwitz clinical pediatric dermatology，a textbook of skin disorders of childhood and adolescence，ed 5，Philadelphia，2016，Elsevier.）

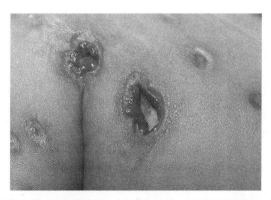

图 46-3　（扫本章二维码看彩图）水痘，复杂型。这名免疫缺陷的女童继发皮肤化脓性链球菌感染，导致皮肤深溃疡形成。（From Paller AS et al：Hurwitz clinical pediatric dermatology，a textbook of skin disorders of childhood and adolescence，ed 5，Philadelphia，2016，Elsevier.）

疱疹病毒 3 型（HHV-3），可表现为水痘或带状疱疹（即带状疱疹是水痘病毒的再活化）。

Dx 诊断

鉴别诊断

- 其他病毒感染
- 脓疱病
- 疥疮
- 药疹
- 荨麻疹
- 疱疹样皮炎
- 天花

评估

根据病史及临床表现可作出诊断。

实验室检查

- 一般不需要实验室检查
- 全血细胞计数提示白细胞及血小板减少
- 血清水痘滴度（即血清水痘 IgG 抗体水平显著升高）、皮肤活组织检查或 Tzanck 涂片检查只有当诊断不明确时才使用

Rx 治疗

非药物治疗

- 使用止痒剂缓解症状
- 避免抓破皮肤和皮肤表面感染
- 使用温和肥皂洗澡
- 应经常洗手

急性期治疗

- 对乙酰氨基酚治疗发热和肌痛；阿司匹林会增加瑞氏综合征的风险应避免应用
- 对 13 岁或以上的健康、非妊娠患者早期迹象出现应及时（即发病后 24 h 内）口服阿昔洛韦（20 mg/kg，4 次 / 日，5 天）、伐昔洛韦或泛昔洛韦，可降低症状体征的持续时间和严重程

度。免疫功能低下患者给予静脉注射阿昔洛韦 500 mg/m² 或 10 mg/kg，8 h 1 次，7～10 天

- 水痘在皮疹出现前 2 天至出现后几天的传染性最强。儿童和成人接种水痘疫苗是可行的，免疫力持续至少 6 年。无免疫性的健康成年人及儿童暴露于水痘-带状疱疹病毒后可预防接种水痘减毒活疫苗（Varivax）。HIV 感染者及其他免疫缺陷患者不应接种减毒活疫苗
- 有水痘疫苗禁忌证的暴露患者可应用水痘-带状疱疹免疫球蛋白（Vari ZIG）进行治疗，这种免疫球蛋白可以有效预防易感人群感染水痘，肌内注射剂量为 12.5 U/kg，最大剂量 625 U。为了预防暴露后感染水痘，在疑似暴露后尽早（即 10 天内）给予使用水痘-带状疱疹免疫球蛋白
- 水痘引起的瘙痒可以给予口服抗组胺药（如西替利嗪 25 mg，6 h 1 次）和止痒药（如炉甘石）治疗
- 口服抗生素只用于继发感染和有感染病灶的患者，不作为常规用药，最常见感染微生物为链球菌和葡萄球菌

处理

- 具有免疫能力的成年人和儿童病程一般是良性的
- 发生水痘的婴儿无法控制感染，患病后应给予水痘-带状疱疹免疫球蛋白治疗，如果没有水痘-带状疱疹免疫球蛋白，给予丙种球蛋白治疗

 重点和注意事项

专家点评

- 水痘-带状疱疹免疫球蛋白可从最近地区的红十字血液中心或亚特兰大疾病控制和预防中心获得
- 建议对所有未患水痘的人群接种水痘疫苗；成人和青少年（＞13 岁）接种 2 次，每剂 0.5 ml，间隔 4～8 周

第 47 章 天花
Smallpox

Fred F. Ferri

郭天芳 译 张龙举 审校

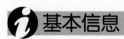 基本信息

定义

天花是由天花病毒感染引起的，天花病毒是正痘病毒属的一种 DNA 病毒。是一种人类病毒，没有已知的非人类宿主。病毒进入口咽或呼吸道黏膜后发生自然感染。

ICD-10CM 编码

B03　天花

T50.B11A　天花疫苗中毒，偶然的（无意的），初次接触

T50.B11D　天花疫苗中毒，偶然的（无意的），继发接触

T50.B11S　天花疫苗中毒，偶然的（无意的），后遗症

T50.B12A　天花疫苗中毒，故意自残，初次接触

T50.B12D　天花疫苗中毒，故意自残，继发接触

T50.B12S　天花疫苗中毒，故意自残，后遗症

T50.B13A　天花疫苗中毒，外袭，初次接触

T50.B13D　天花疫苗中毒，外袭，继发接触

T50.B13S　天花疫苗中毒，外袭，后遗症

T50.B14A　天花疫苗中毒，未指明，初次接触

T50.B14D　天花疫苗中毒，未指明，继发接触

T50.B14S　天花疫苗中毒，未指明，后遗症

T50.B15A　天花疫苗不良反应，初次接触

T50.B15D　天花疫苗不良反应，继发接触

T50.B15S　天花疫苗不良反应，后遗症

T50.B16A　天花疫苗剂量不足，初次接触

T50.B16D　天花疫苗剂量不足，继发接触

T50.B16S　天花疫苗剂量不足，后遗症

Z20.89　接触和（怀疑）暴露于其他传染病

流行病学和人口统计学

- 天花感染于 1977 年在世界上被消灭。最后一例天花病例发生在 1978 年，是实验室暴露所致。生物恐怖主义的威胁重新引起了人们对天花病毒的兴趣
- 常规的天花疫苗接种止于 1972 年
- 天花是与患者面对面接触时，通过飞沫在人与人之间传播。急性全身水疱疹或脓疱疹患者疑似天花的标准见框 47-1。根据临床标准对天花风险的分类见框 47-2

框 47-1　急性全身性水疱疹或脓疱疹患者疑似天花的诊断标准

天花主要标准
- 发热前驱症状
  1. > 38.3℃（> 101°F），出疹前 1 ～ 4 天
  2. 伴有头痛、背痛、腹痛
- 坚实，深埋，界限清楚的小泡 / 脓疱
- 身体各部位处于同一发展阶段的病变

天花次要标准
- 呈离心分布
- 首发病变位于咽部，口腔黏膜
- 患者出现"中毒"症状
- 皮疹发展缓慢：
  每期 1 ～ 2 天：斑疹、丘疹、小泡
- 手掌和足底病变

From Vincent JL et al: Textbook of critical care, ed 6, Philadelphia, 2011, WB Saunders.

框 47-2　根据临床标准对天花的风险分类

高风险
- 发热前驱症状
- 典型的天花病变
- 病变处于同一发展阶段

中风险
- 发热前驱症状和另一个天花主要标准或者
- 发热前驱症状和四种或四种以上天花次要标准

低风险
- 无发热前驱症状或者
- 发热前驱症状和少于四种天花次要标准

From Vincent JL et al: Textbook of critical care, ed 6, Philadelphia, 2011, WB Saunders.

- 患者在患病第一周传染性最强，因为这时唾液中病毒数量最多；然而，传播的风险持续至所有结痂脱落
- 暴露后的潜伏期约为 12 天（范围 7 ~ 17 天）
- 被污染的衣物或床单也会传播病毒。需要采取特别预防措施，确保用消毒剂和热水适当清洗患者的所有床上用品和衣物。漂白剂和季铵盐等消毒剂可用于清洁被污染的表面

体格检查和临床表现

- 始发症状包括高热、乏力、头痛和背痛。2 ~ 3 天后出现特征性皮疹，面部、手臂和腿部最明显（图 47-1）
- 皮疹开始是扁平的红色病变，并以同样的速度发展。皮疹呈离心性
- 病灶摸起来很硬，呈圆形，或脐状，逐渐化脓，并在第 2 周开始结壳
- 3 ~ 4 周后，痂开始形成，然后分离和脱落。病变部位的色素脱失持续 3 ~ 6 个月。瘢痕通常在脸上最广泛
- 皮疹可伴有发热、头痛、全身不适、呕吐和腹痛
- 对于某些患者，天花病毒可产生迅速致命的毒血症
- 天花的并发症包括脱水、肺炎、睑缘炎、结膜炎和角膜溃疡

扫二维码看
彩图

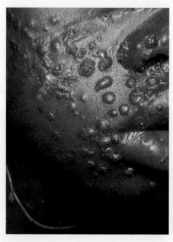

图 47-1 （扫二维码看彩图）天花。来自加纳的天花患者面部多发、紧张性脓疱。（Courtesy Centers for Disease Control and Prevention，Dr. J. Noble Jr. From Paller AS，Mancini AJ：Hurwitz clinical pediatric dermatology，a textbook of skin disorders of childhood and adolescence，ed 5，Philadelphia，2016，Elsevier.）

病因学

　　天花是由天花病毒引起的。这种病毒至少有两种毒株，毒性最强的称为重型天花病毒，毒性较弱的称为类天花病毒（alastrim）。

 诊断

鉴别诊断

- 其他病毒引起的皮疹（如出血性水痘、麻疹、柯萨奇病毒）。表 47-1 总结了天花和水痘的鉴别特征

表 47-1　天花与水痘的鉴别特征

	天花	水痘
前驱症状	高热、头痛、背痛、乏力	低热，全身症状轻微
皮肤检查	离心分布； 脓疱均在同一发展阶段； 皮疹较深	向心分布； 同一时间不同阶段的小泡和硬皮丘疹； 皮疹较浅
瘢痕	常见，常严重	偶然的；通常轻微（除非继发细菌感染）
并发症	细菌感染、肺炎、关节炎、脑炎、失明、死亡	细菌感染；很少有肺炎、脑炎、关节炎

From Paller AS, Mancini AJ: Hurwitz clinical pediatric dermatology, a textbook of skin disorders of childhood and adolescence, ed 5, Philadelphia, 2016, Elsevier.

- 腹痛可能与阑尾炎相似
- 脑膜炎球菌败血症
- 昆虫叮咬
- 脓疱病
- 疱疹样皮炎
- 天疱疮
- 丘疹性荨麻疹

评估和实验室检查

- 实验室检查需要高级防护设施（BL-4）
- 电子显微镜下的水疱刮诊可将痘病毒颗粒与水痘-带状疱疹病毒或单纯疱疹病毒区分开。为获取水疱或脓疱液，可能需要

用手术刀钝刃打开病灶。可用棉签来收集液体

- 在没有电子显微镜情况下，可应用吉姆萨染色后，使用光学显微镜观察天花病毒颗粒（Guarnieri 小体）
- PCR 技术和限制性片段长度多态性可以快速鉴别天花

影像学检查

对于怀疑肺炎患者可行胸部 X 线片检查。

 治疗

非药物治疗

- 支持治疗
- 严重者静脉补液
- 对天花疑似病例应进行严格的呼吸和接触隔离

急性期治疗

- 目前尚无有效的治疗方法。3 ~ 4 天内接种疫苗可预防或显著改善继发症状。牛痘免疫球蛋白可用于疫苗并发症的治疗，也可用于疫苗禁忌者的接种
- 患者可以从支持治疗中受益（如静脉补液，对乙酰氨基酚用于疼痛或发热）
- 只有当继发性细菌感染发生时才有抗生素指征。如果天花病灶是继发性感染，应使用耐青霉素酶抗生素
- 角膜损伤应考虑局部外用碘苷

预后

- 重型天花的死亡率为 20% ~ 50%。类天花的死亡率为 1%
- 重型天花后，80% 的幸存者中发现坑状病变（最常见的是在面部）
- 1% 的患者出现全眼炎和病毒性角膜炎致盲或继发性眼部感染
- 2% 的儿童患有由生长骨干骺端病毒感染引起的关节炎

转诊

在所有天花病例中，必须进行身份确认并通知当地卫生部门。

重点和注意事项

- 天花病毒是脆弱的；气溶胶状态下，1 ～ 2 天内灭活。接触到最初释放病毒气溶胶的建筑物不需要进行消毒。确诊首诊病例，通常在暴露后 2 周内，建筑内的病毒就会消失。然而，被感染的患者会传播病毒，并有可能污染物体表面。标准的医院级消毒剂，如季铵盐，对杀灭物体表面的病毒有效，应用于对病房或其他受污染表面的消毒。在医院里，患者的床单应该用热压法消毒，或者用加消毒剂的热水洗涤。在焚化前，传染性废物应放在生物危害袋中，并用高压灭菌法消毒
- 有症状的疑似或确诊的天花患者可传播病毒。患者应进行医疗隔离，以避免病毒传播。此外，与天花患者有密切接触的人应立即接种疫苗，并密切观察是否有天花症状
- 传统的天花疫苗是以疫苗病毒复制为基础的，有相当大的副作用。最近修饰的疫苗病毒安卡拉株（MVA）作为天花疫苗的Ⅲ期临床试验没有发现任何安全问题。免疫应答和主要皮肤反应的衰减提示 MVA 疫苗对天花病毒感染有保护作用[1]

专家点评

- 接触天花人群，暴露 4 天内接种疫苗可减轻病情严重程度，甚至可预防天花
- 天花疫苗包含另一种名为牛痘的活病毒，该疫苗不包含天花病毒。接种天花疫苗会引起传染性的皮肤病变。如果直接接触皮损处或用不戴手套的手随便触摸绷带，皮肤损伤处的疫苗病毒会传染给他人。接种后约 21 天，在痂脱落之前，接种部位是有传染性的
- 初次疫苗接种可使 95% 以上的人对天花产生完全免疫，有效期可达 10 年

---

[1]　Pittman PR et al：Phase 3 Efficacy Trial of Modified Vaccinia Ankara as a Vaccine against Smallpox，N Engl J Med 381（20）：1897-1908，2019.

第48章　风疹
Rubella

Fred F. Ferri

李子广　译　柳威　张骅　审校

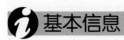 **基本信息**

定义

风疹是一种由风疹病毒引起的轻度疾病，当孕妇感染风疹病毒时，它可以传播给胎儿而引起严重的先天性问题。

同义词

德国麻疹（German measles）

ICD-10CM 编码	
B06.9	风疹无并发症
B06	风疹
B06.8	风疹伴其他并发症
P35.0	先天性风疹综合征
Z23	免疫接种
B06.00	风疹伴神经并发症，未指明
B06.01	风疹脑炎
B06.02	风疹脑膜炎
B06.09	风疹伴其他神经系统并发症
B06.81	风疹肺炎
B06.82	风疹关节炎
B06.89	其他风疹并发症
Z20.4	接触和（疑似）暴露于风疹

流行病学和人口统计学

- 预防接种前（即 1969 年之前）：
  1. 每 10 万人年报告病例为 28 例，其中 8 例＞ 15 岁
  2. 每 10 万活产婴儿中有 4 例患先天性风疹综合征

- 自大规模接种疫苗后（即 1980 年后），大多数病例发生在未免疫人群中，每 10 万人每年患病人数＜1 例（后天和先天性）（图 48-1）
- 目前，10%～20% 的育龄妇女易感
- 妊娠早期发生先天性感染的长期并发症的风险最高；妊娠中期先天性感染和长期并发症的风险都会下降。尽管在妊娠晚期，先天性感染的风险会增加，但没有长期并发症的风险

体格检查和临床表现

- 获得性感染：
  1. 潜伏期：14～21 天
  2. 前驱症状：1～5 天；低热，头痛，乏力，厌食，轻度结膜炎、鼻炎、咽炎、咳嗽，颈、枕下、耳后淋巴结肿大
  3. 皮疹：1～5 天
- 黏膜疹：腭斑疹
- 皮疹：斑点状疹开始暴发于面部和颈部（图 48-2），然后蔓延到躯干和四肢：
  1. 偶有脾大和肝炎（皮疹期间）

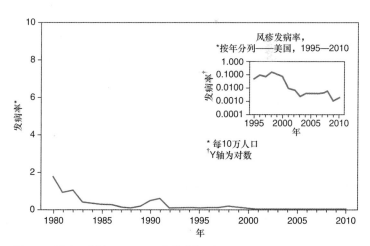

图 48-1　风疹。美国 1980—2010 年发病率。（From Centers for Disease Control and Prevention：Summary of notifiable diseases—United States, 2010, MMWR 59：1-111, 2012.）

扫二维码看
彩图

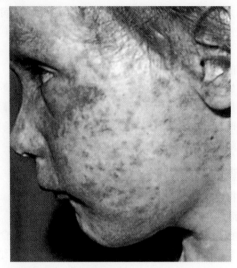

图 48-2 （扫二维码看彩图）风疹患者皮疹。(From Kliegman RM et al：Nelson textbook of pediatrics，ed 19，Philadelphia，2011，Saunders.）

2. 并发症：关节炎（15%，主要为成年女性）、血小板减少症、心肌炎、视神经炎、脑炎（均＜0.1%）
- 先天性感染（表 48-1）：
  1. 耳聋：85%
  2. 宫内生长迟缓：70%
  3. 白内障：35%
  4. 视网膜病变：35%
  5. 动脉导管未闭：30%
  6. 肺动脉发育不良：25%
  7. 宫内死亡：20%
  8. 智力低下：10%～20%
  9. 脑膜脑炎：10%～20%
  10. 行为障碍：10%～20%
  11. 肝脾大：10%～20%
  12. 骨质疏松：10%～20%
  13. 糖尿病（1型）：35 岁前 10%～20%
  14. 其他先天性心脏病：2%～5%

表 **48-1**　先天性风疹综合征的病理结果

系统	病理学
心血管	动脉导管未闭
	肺动脉狭窄
	室间隔缺损
	心肌炎
中枢神经系统	慢性脑膜炎
	实质坏死
	血管炎伴钙化
眼	小眼畸形
	白内障
	虹膜睫状体炎
	睫状体坏死
	青光眼
	视网膜病变
耳	耳蜗出血
	内皮坏死
肺	慢性单核细胞间质性肺炎
肝	肝巨细胞转化
	肝纤维化
	小叶混乱
	胆汁淤积
肾	间质性肾炎
肾上腺	皮质细胞肥大
骨	畸形类骨
	类骨矿化不良
	软骨变薄
脾、淋巴结	髓外造血
胸腺	组织细胞反应
	无生发中心
皮肤	真皮红细胞生成

From Kliegman RM et al：Nelson textbook of pediatrics，ed 19，Philadelphia，2011，Saunders.

病因学和发病机制

- 获得性感染：

    1. 病毒于上呼吸道入侵

2. 病毒复制发生在淋巴结，然后血行播散到许多器官，包括胎盘

3. 免疫复合物可能是皮疹和关节炎的原因

- 先天性感染：

1. 胎儿在母体时通过胎盘感染

2. 胎儿的细胞损伤主要是由胎儿血管炎或免疫介导的炎症和损伤导致的胎儿细胞溶解引起的

Dx 诊断

鉴别诊断

- 获得性风疹综合征：

1. 肠道病毒、腺病毒、人类细小病毒 B19、麻疹病毒等其他病毒感染

2. 猩红热

3. 过敏反应

4. 川崎综合征

- 先天性风疹综合征：

先天性梅毒、弓形虫病、单纯疱疹、巨细胞病毒和肠道病毒也会引起类似的问题

评估

- 获得性感染

1. 血清学试验［血凝抑制试验、中和试验、补体结合试验、被动凝集试验、酶免疫分析（enzyme immunoassay，EIA）、酶联免疫吸附试验（enzymelinked immunosorbent assay，ELISA）］

2. 早期（第 2～4 周）可检测 IgM 抗体（EIA 法）

3. 急性期（皮疹发病后 7 天）和恢复期（14 天后）可检测 IgG 抗体（ELISA 法）

- 先天性感染

1. 病毒培养（鼻咽部）

2. 血清学检测：选择 EIA 法检测抗风疹病毒 IgM 抗体（出生 5 个月后）

免疫接种

- 四种现有疫苗（占所有疫苗 92%）可提供持久性免疫性。适应证：
  1. 所有 1 岁以上儿童（作为麻疹-流行性腮腺炎-风疹疫苗的一部分）
  2. 青春期后女性
- 免疫接种情况未知（建议不要在接种后 3 个月内怀孕）
- 婚前血清学筛查风疹免疫性
- 产前风疹血清学筛查
- 易感妇女产后接种
- 对可能接触风疹的女职工进行血清学筛查（例如教师、儿童保育人员、保健工作者）

禁忌证

- 怀孕
- 近期输注免疫球蛋白或输血（前 2 周至后 3 个月）
- 免疫缺陷（AIDS 患者除外）
- 不良反应：
  1. 发热、皮疹或淋巴结肿大：5% ~ 15%
  2. 关节痛：儿童 0.5%；成年女性 25%
  3. 短暂性周围神经病变（罕见）

Rx 治疗

- 无有效抗病毒药物
- 适当处理特定的先天性疾病

第49章 登革热
Dengue Fever

Glenn G. Fort

杨礼腾　译　刘娅妮　张骅　审校

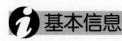 基本信息

定义

登革热（dengue fever，DF）是大多数热带和亚热带国家特有的传染病。它是世界范围内最广泛传播的虫媒病毒性疾病。致病因素是黄病毒科单股正链 RNA 病毒登革病毒，有四种不同但密切相关的血清型（DEN-1、DEN-2、DEN-3、DEN-4）。登革病毒由伊蚊传播，主要载体为埃及伊蚊，其次为白纹伊蚊，框 49-1 描述了世界卫生组织登革热病例分类。

同义词

典型登革热

框 49-1　2009 年世界卫生组织登革热病例分类

登革热
急性发热性疾病，有流行区旅居史，有以下情况两种或两种以上：
头痛或眼眶后疼痛
恶心或呕吐
皮疹
周身疼痛
止血带试验阳性
白细胞减少
任何警示症状（腹痛，持续呕吐，液体积聚，黏膜出血，嗜睡，肝大，红细胞压积增加，实验室确认的血小板计数下降）

严重登革热，包括登革休克综合征
严重的毛细血管通透性增加和血浆渗漏导致登革休克综合征
液体积聚和呼吸窘迫
严重出血
严重器官受累（肝，中枢神经系统，心脏，肾等）

From Vincent JL et al: Textbook of critical care, ed 6, Philadelphia, 2011, WB Saunders.

登革

登革出血热

登革休克综合征

DF

ICD-10CM 编码

A90　登革热［典型登革热］

A91　登革出血热

流行病学和人口统计学

　　发病率和患病率：登革热的发病率被低估了。最近的评估表明，每年有 3.9 亿登革热感染，其中 9600 万表现出临床症状。流行期间的发病率在每年 1‰～ 10‰，高流行国家儿童的发病率高达 292‰。在过去的 30 年里，发病率增加了 30 倍。2010—2017 年，美国各州共报告了 5387 例登革热病例；93% 的病例与旅行有关。夏威夷（＜ 50 例）、佛罗里达州（103 例）、得克萨斯州（24 例）和纽约州（1 例）报告了本土病例。登革热在非洲、亚洲和西太平洋地区 100 多个国家流行。欧洲也发生了疫情。登革热呈周期性变化，每 3 ～ 5 年暴发一次。在从热带返回的发热旅行者中，高达 8% 的人证实了 DF

　　危险因素：流行区旅行史。少有的美国本土病例在得克萨斯州、夏威夷和佛罗里达州被确诊。大多数本土病例表现为单纯发热，少数病例出现登革出血热（dengue hemorrhagic fever，DHF）或登革休克综合征（dengue shock syndrome，DSS）。最近几年在欧洲也有本土传播的报道（法国南部、克罗地亚和葡萄牙）

体格检查和临床表现

- 临床表现从无症状感染到休克综合征
- 有症状的 DF 感染可分为三类：
  1. 不明原因发热
  2. 典型 DF：以急性发热性疾病为特征，伴有头痛、眶后疼痛、疲劳、轻微的呼吸和胃肠道症状、肌痛或关节痛（"破骨热"）；DF 通常遵循 3 ～ 14 天的潜伏期，发热通常持续 5 ～ 7 天；体检表现可能包括黄斑皮疹（图 49-1）、淋巴结肿大、咽部红斑和结膜充血；一些患者可能经历出血的临床表现如瘀斑、紫癜等（图 49-2），以及较罕见的鼻出血、

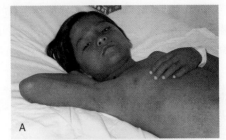

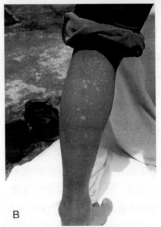

图 49-1 （扫本章二维码看彩图）登革热恢复期的特征性皮肤表现。**A**.恢复期第一周出现的早期黄斑弥漫性皮疹。**B**."充血区域的岛状白斑"为典型的恢复期皮疹。（From Vincent JL et al：Textbook of critical care，ed 6，Philadelphia，2011，WB Saunders.）

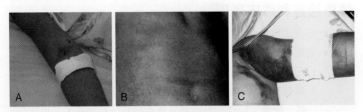

图 49-2 （扫本章二维码看彩图）登革热的急性皮肤表现。**A**.注射部位附近的特征性轻微出血。**B**.已确诊的登革休克综合征患者的皮疹。**C**.静脉注射（IV）后严重出血。工作人员应在静脉注射后按压 5 min，以确保出血停止。（From Vincent JL et al：Textbook of critical care，ed 6，Philadelphia，2011，WB Saunders.）。

牙龈出血和消化道出血；在怀孕期间，DF 与早产、子宫出血、宫内死亡、新生儿死亡和母婴传播的风险增加有关

3. DHF/DSS：在感染者中发生不到 3%。早期病程与典型登革热相似，但发病后 4～7 天出现出血性血浆渗漏，导致低蛋白血症、周围水肿、腹水、胸腔和心包积液，病程中红细胞压积增加 20%；血小板减少也是一个标志，其临床表现为瘀斑、瘀点、黏膜出血和肠出血；可进展为 DSS 伴循环衰竭，表现为脉搏快/弱、低血压和脉压 < 20 mmHg；提示 DHF/DSS 的症状包括黏膜出血、腹痛、持续呕吐、突然退热、精神状态改变和呼吸窘迫

病因学

被感染的蚊子叮咬后，病毒在局部淋巴结中复制，然后通过血液和淋巴系统传播到其他组织。潜伏期一般为 4～7 天（范围为 3～14 天）。严重疾病（DHF/DSS）发展的最重要危险因素是年轻、女性、既往感染和病毒基因型。大多数 DHF/DSS 病例发生在继发性异源（不同于首次暴露）感染期间或登革热免疫母亲所生的婴儿的初级感染期间。在这种情况下，非中和交叉反应性抗体促进病毒进入细胞，产生更高的病毒负担和更强的炎症反应。此外，来自既往感染的记忆 T 细胞优先扩增，因为与对当前血清型具有较高亲和力的初始 T 细胞相比，激活阈值较低。这导致病毒的次优清除和更快、更强的细胞因子产生，导致血管通透性增加和血浆渗漏。"亚洲"基因型 DEN-2 和 DEN-3 与严重疾病有关。

Dx 诊断

鉴别诊断

- 流感
- 麻疹
- 风疹
- EB 病毒
- 西尼罗病毒
- HIV 转化
- 疟疾
- 寨卡病毒

- 伤寒
- 钩端螺旋体病
- 奇昆古尼亚热
- 立克次体病
- 早期严重急性呼吸综合征
- 其他病毒性出血热

DHF 由以下 WHO 标准定义：

- 发热持续 2～7 天
- 出血倾向（自发性出血或止血带试验阳性）
- 血小板减少
- 血浆渗漏的证据

评估

- 基于旅行史，接触史和临床表现怀疑 DF
- 可进行止血带试验，寻找出血表现；在收缩压和舒张压中间充气压袖带 5 min；当前臂上每平方英寸（6.5 cm²）超过 20 个瘀点时，试验结果为阳性

实验室检查

- 全血细胞计数，肝功能检查，血生化检查
- 基于鉴别诊断的其他实验室检查（例如疟疾涂片、传染性单核细胞增多症检测/EB 病毒滴度、HIV 检测）
- 结合登革病毒的暴露史和症状特征，抗登革病毒 IgM 抗体阳性提示最近感染，抗登革病毒 IgG 抗体阳性表明可能有既往感染
- 在急性期（发病后＜6 天）和恢复期之间，IgG 和 IgM 抗体滴度增加 4 倍确认诊断；IgM 相关的酶联免疫吸附试验（ELISA）经常使用，但在病程早期试验结果为阴性
- 用逆转录酶聚合酶链式反应（CDC 分发给医疗实验室）从血清中鉴定登革病毒。核酸扩增试验（NAAT）是诊断的首选方法
- 登革病毒和寨卡病毒是蚊媒黄病毒，其传播周期相似，均分布于整个热带和亚热带，并有相似的疾病表现。图 49-3 和图 49-4，说明了对具有登革病毒和寨卡病毒两种病毒感染风险及有临床合并症的非妊娠与妊娠患者进行两种病毒检测的建议

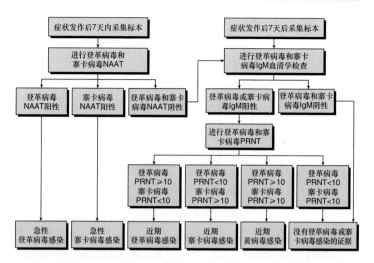

图 49-3　对具有登革病毒和寨卡病毒两种病毒感染风险及临床合并症的非妊娠患者进行两种病毒检测的建议。标本和试验选择：对血清进行登革病毒和寨卡病毒 NAAT、IgM 抗体检测和 PRNT 检测。一些 NAAT 也可以使用血浆、全血、脑脊液或尿液进行，一些抗体测试可以使用血浆、全血或脑脊液。实验室可以选择同时进行登革病毒和寨卡病毒 NAAT 和 IgM 抗体检测，而不是顺序进行，也可以选择进行登革病毒非结构蛋白 -1 检测，而不是登革病毒 NAAT。重复试验的适应证：如果患者的疾病具有流行病学或临床意义（例如，第一例局部传播、新的传播模式或不寻常的临床综合征），则在同一标本中新提取的 RNA 上重复阳性 NAAT。对于不确定的 IgM 抗体测试结果，重复 IgM 抗体测试或对同一标本进行 PRNT。在没有进行 PRNT 的地区，报告不确定的结果，并要求第二个血清标本进行 IgM 抗体测试。结果解读：登革病毒和寨卡病毒 IgM 抗体可在感染数月后的血清中检测到。无法确定感染的具体时机。在解释血清学诊断测试的结果时，应考虑已知在暴露地点流通的病毒流行病学数据和临床发现。IgM，免疫球蛋白 M；NAAT，核酸扩增试验；PRNT，斑块减少中和试验。[From Sharp TM et al：Dengue and Zika virus diagnostic testing for patients with a clinically compatible illness and risk for infection with both viruses，MMWR Recomm Rep 68（RR-1）：1-10，2019.]

影像学检查

根据临床需求而定。

 治疗

对登革热没有特效的药物治疗。

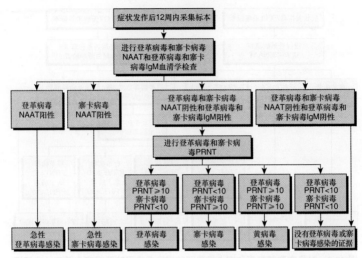

图 49-4 对具有登革病毒和寨卡病毒两种病毒感染风险及临床合并症的妊娠患者进行两种病毒检测的建议。标本和试验选择：对血清进行登革病毒和寨卡病毒 NAAT、IgM 抗体检测和 PRNT 检测。一些 NAAT 也可以使用血浆、全血、脑脊液或尿液进行，一些抗体测试可以使用血浆、全血或脑脊液。登革病毒 NAAT 不需要使用发病后 7 天后采集的标本。一些实验室可能选择进行登革病毒非结构蛋白 -1 检测，而不是登革病毒 NAAT。重复检测的适应证：如果寨卡病毒 NAAT 在单个标本上呈阳性，而 IgM 抗体检测为阴性，则在同一标本中新提取的 RNA 上重复 NAAT。对于不确定的 IgM 抗体测试结果，重复 IgM 抗体测试或对同一标本进行 PRNT。在没有进行 PRNT 的地区，报告不确定的结果，并要求第二个血清标本进行 IgM 抗体测试。结果解读：登革病毒和寨卡病毒 IgM 抗体可在感染数月后血清中检测到。无法确定感染的具体时机。在解释血清学诊断测试的结果时，应考虑已知在暴露地点流通的病毒流行病学数据和临床发现。IgM，免疫球蛋白 M；NAAT，核酸扩增试验；PRNT，斑块减少中和试验。[From Sharp TM et al: Dengue and Zika virus diagnostic testing for patients with a clinically compatible illness and risk for infection with both viruses, MMWR Recomm Rep 68（RR-1）：1-10, 2019.]

非药物治疗

- 以支持治疗为主
- 早期和正确的补液可降低 DHS/DSS 死亡率

急性期治疗

- 以支持治疗为主
- 至少每天监测血小板计数和红细胞压积

- 血小板计数 < 10 万的患者 DHF 的风险增加，应将患者收住院进行监测
- 红细胞压积增加 20% 表明大量血浆丢失，应将患者重症监护和经静脉补液
- 发热应该用对乙酰氨基酚治疗；阿司匹林和非甾体抗炎药由于其抗凝作用应该避免使用

预后

- 典型的登革热通常是自限性的，并且很少致命
- 在 500 000 个早期入院治疗的 DHF/DSS 病例中，死亡率大约 2.5%
- DHF/DSS 的死亡率在未经适当治疗的情况下可高达 20%，但及时识别并治疗后可降至 1% 以下

转诊

- 怀疑 DF，转诊至感染科专家会诊
- 若条件允许，转诊或转院到对 DHF/DSS 有经验的医疗中心

 # 重点和注意事项

专家点评

- 卫生保健提供者应考虑到从流行地区返回的旅客都有感染登革热的可能
- 考虑到潜伏期，如果在离开流行区 2 周后开始出现症状，就可以排除登革热感染
- 无症状登革热感染是常见的；然而，初次感染引起的免疫反应，增加了随后感染导致 DHF/DSS 的风险
- 血清学检测是复杂的，与黄病毒有交叉反应（包括黄热病和乙型脑炎病毒）
- 与疾病控制与预防中心登革热科联系，可了解更多信息和测试（www.cdc.gov/dengue）

预防

- 在美国没有批准的登革热疫苗。一种四价减毒活疫苗（CYD-TDV）在美国境外可用。并建议只对既往感染登革病毒的人

使用①

- 最近对一种四价登革热疫苗候选疫苗（TAK-003）进行的Ⅲ期临床试验发现，在该疾病流行的国家，该疫苗对有症状的登革热有效②

- 对于旅行者来说，最有效的预防措施是使用防护服和含有 DEET 的驱虫剂来避免蚊虫叮咬

- 伊蚊主要在白天叮咬，通常生活在城市地区

推荐阅读

Bhatt S et al: The global distribution and burden of dengue, *Nature* 496(7446), 2013.

Centers for Disease Control and Prevention (CDC): Dengue and dengue hemorrhagic fever. Available at: https://www.cdc.gov/dengue/clinicalLab/index.html. Accessed August 2013.

Centers for Disease Control and Prevention (CDC): Locally acquired dengue, Key West, Florida 2009–2010, *MMWR Morb Mortal Wkly Rep* 59(577), 2010.

Dejnirattisai W et al: Cross-reacting antibodies enhance dengue virus infection in humans, *Science* 328:745-748, 2010.

Hadinegoro SR et al: Efficacy and long-term safety of a dengue vaccine in regions of endemic disease, *N Engl J Med* 373:1195-1206, 2015.

Marchand E et al: Autochthonous case of dengue in France, *Eurosurveillance* 18, October 2013.

Sharp TM et al: Dengue and Zika virus diagnostic testing for patients with a clinically compatible illness and risk for infection with both viruses, *MMWR Recomm Rep* 68:1-10, 2019.

Simmons CP et al: Dengue, *N Engl J Med* 366:1423-1432, 2012.

Tomashek K: Dengue fever (DF) and dengue hemorrhagic fever (DHF), CDC traveler's health yellow book. Available at: https://wwwnc.cdc.gov/travel/yellowbook/2014/chapter-3-infectious-diseases-related-to-travel/dengue. Accessed August 2014.

Villar L et al: Efficacy of a tetravalent dengue vaccine in children in Latin America, *N Engl J Med* 372:113-123, 2015.

World Health Organization: Dengue and severe dengue. Available at: https://www.who.int/mediacentre/factsheets/fs117/en. Accessed September 2015.

---

① Villar L et al：Efficacy of a tetravalent dengue vaccine in children in Latin America，N Engl J Med 372：113-123，2015.

② Biswal S et al：Efficacy of a tetravalent dengue vaccine in healthy children and adolescents，N Engl J Med 381（21）：2009-2019，2019.

第 50 章　黄热病
Yellow Fever

Glenn G. Fort

罗力　译　刘凯雄　审校

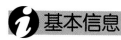 基本信息

定义

黄热病是一种蚊媒传播，主要发生在肝的全身感染。由黄热病毒（yellow fever virus，YFV）引起。YFV 是一种感染肝的黄病毒。临床范围从无症状感染到危及生命。老年人的严重程度和死亡率最高。

同义词

YFV 引起的热带出血热

ICD-10CM 编码
A95.9　未指明的黄热病

流行病学和人口统计学

地理分布：
- 南美和非洲，分布在北纬 15° 到南纬15° 之间的国家
- 世界卫生组织估计每年有超过 20 万病例，其中 3 万死亡。90% 以上的病例发生在非洲
- 2016 年安哥拉和巴西暴发黄热病：2017 年在米纳斯吉拉斯州开始，然后蔓延到其他地区，目前仍继续蔓延

发病率：非洲和亚马逊地区约为 3%

患病率：流行区约 20%

好发性别：非洲和亚马逊的男性农民

体格检查和临床表现

- 大多数黄热病患者无症状
- 症状在带病毒的蚊子叮咬 3 ～ 6 天后突然出现
- 病毒血症期（早期）：

1. 发热、寒战
2. 重度头痛
3. 腰骶痛
4. 肌痛、恶心、乏力
5. 结膜炎
6. 相对性心动过缓（Faget 征）
- 中毒期（短暂恢复后）：
1. 黄疸
2. 少尿
3. 蛋白尿
4. 出血
5. 脑病
6. 休克
7. 酸中毒
- 病死率：25% ~ 50%

病因学

- 黄热病毒：小的包膜单链 RNA 病毒
1. 黄病毒，感染肝细胞
2. 感染后期，细胞病变作用（由抗体和细胞介导）产生病理变化
- 病媒生物
1. 埃及伊蚊（城市）
2. 伊蚊属，趋血蚊属（尤其是亚马逊地区）（农村）
3. 主要宿主：人和猿
4. 存在两个传播周期：
　a. 蚊和非人灵长类动物的森林或丛林循环
　b. 蚊和人类的城市循环

发病和病理机制：

- 病毒复制始于蚊叮咬部位，播散至淋巴管和局部淋巴结。血运传播至其他器官，尤其是肝、脾和骨髓
- 直接器官损害和血管活性因子导致休克和致命疾病
- 肝细胞、肾和心肌内可见病毒抗原
- 特征性肝小叶肝细胞中部坏死
- 消化道黏膜表面出血

354

Dx 诊断

鉴别诊断

- 病毒性肝炎
- 钩端螺旋体病
- 疟疾
- 伤寒
  1. 斑疹伤寒
  2. 回归热
- 其他出血热，如登革热和埃博拉出血热（表 50-1）

实验室检查

- 全血细胞计数
  1. 轻度白细胞减少
  2. 血小板减少
  3. 贫血
- 肝功能检查
  1. AST 水平超过 ALT 水平

表 50-1　病毒性出血热（HF）

传播模式	疾病	病毒
蜱媒传播	克里米亚-刚果出血热 *	刚果病毒
	凯萨努森林病	凯萨努森林病毒
	鄂木斯克出血热	鄂木斯克病毒
蚊媒传播 †	登革热	登革病毒（4 种类型）
	裂谷热	裂谷热病毒
	黄热病	黄热病毒
感染动物或污染物	阿根廷出血热	胡宁病毒
	玻利维亚出血热	Machupo 病毒
	拉沙热 *	拉沙病毒
	马尔堡病 *	马尔堡病毒
	埃博拉出血热 *	埃博拉病毒
	肾综合征出血热	汉坦病毒

* 患者可能具有传染性；院内感染很常见。
† 基孔肯亚病毒很少与瘀点和鼻出血相关。一些病例有严重出血的报告。

2. 碱性磷酸酶正常或轻度升高

3. 胆红素水平升高

- 尿素氮和肌酐升高

- 蛋白尿

- 凝血试验

1. 凝血酶原时间异常或

2. 出现弥散性血管内凝血（DIC）

- 持续性低血糖

- 脑脊液

1. 脑脊液细胞增多

2. 蛋白质含量增加

- 确诊：

1. 血液病毒分离：耗时费力，需数周

2. 血清病毒抗原（ELISA）

3. 血液或组织中病毒 RNA 的聚合酶链式反应（PCR）

4. IgM ELISA 检测

a. 首选血清学检查

b. 5 ～ 7 天内可显示

c. 血清配对证实抗体升高

d. 与其他黄病毒感染存在交叉反应

5. 尸体肝组织标本的免疫组化染色

Rx 治疗

急性期治疗

- 对乙酰氨基酚（头痛和发热）和 H_2 受体阻滞剂（胃肠出血），由于出血风险而避免使用阿司匹林

- 出血和休克则输血、容量补充

- 肾衰竭选择透析

- 避免使用依赖肝代谢的镇静剂和药物

预后

需随访至肝、肾、中枢神经系统恢复。人感染可出现出血热，20% ～ 50% 重症患者有致命风险。

转诊

向感染科专家寻求准确的诊断和管理。

 重点和注意事项

预防

- 黄热病可通过免疫接种预防
- 黄热病康复可获得持久免疫力
- 减毒活疫苗（YF-Vax）可在接种疫苗之后的 10 天内提供 95% 的保护性免疫。建议旅行者每 10 年进行再次接种，但 2015 年 6 月美国免疫咨询委员会（ACIP）建议大多数旅行者接种单次疫苗；并且 2016 年 6 月世界卫生组织建议停止再次接种疫苗，一剂即产生终生免疫。前往南美和非洲热带国家旅行之前，需核查疫苗证书以确认免疫状态。疫苗无反应者并非常见。过度抗炎细胞因子和高水平的调节性 T 细胞主要见于老年人
- ACIP 仍然建议对以下情况进行再次免疫：
  1. 第一次接种疫苗时怀孕的妇女
  2. 造血干细胞移植受者
  3. 第一次接种疫苗时 HIV 呈阳性（CD4 + T 细胞＞ 200/μl）
  4. 计划长时间待在疫区或前往高度流行地区（西非）
  5. 处理黄热病毒的实验室人员
- 疫苗禁忌证：
  1. 婴儿＜ 6 个月（接种疫苗后脑炎）
  2. 免疫抑制患者，如 CD4 + T 细胞计数＜ 200/μl 的 HIV 感染者、白血病和淋巴瘤患者
  3. 因其是减毒活病毒孕妇和哺乳期母亲禁用。若从旅行地区感染风险明显高于接种风险，则可在孕期和哺乳期接种疫苗
  4. 鸡蛋过敏患者
- 疫苗的不良反应：
  1. 一般
     a. 轻度头痛、肌痛、低热（临床试验中 25% 接种疫苗者出现）
     b. 速发型超敏反应（鸡蛋过敏史）

2. 疫苗相关性神经性疾病（疫苗后脑炎，每百万人 1.8 例）

    a. 婴儿多见

    b. 成人仅见于首次接种疫苗者

3. 疫苗相关性内脏毒性（每百万人 2.2 例）

    a. 类似于野生型黄热病综合征，通常致命

    b. 首次接种疫苗者，尤其 ≥ 60 岁

- 将活病毒联合疫苗与麻疹、流行性腮腺炎和风疹联合使用可显著降低黄热病疫苗应答

- YF-Vax 在 2017 年年中在美国上市，预计短缺将持续到 2019 年年中，届时新的生产设施将建成。一个替代但类似的产品为 Stamaril（欧洲制造），在 FDA 的扩大准入计划下可在黄热病大量疫苗中心获得

推荐阅读

Beck AS, Barrett AD: Current status and future prospects of yellow fever vaccines, *Expert Rev Vaccines* 14:1479-1492, 2015.

Centers for Disease Control and Prevention: Yellow fever vaccine: recommendations of the Advisory Committee on Immunization Practices (ACIP), *MMWR* 59(RR-7):1-27, 2010.

Monath TP: An inactivated cell-culture vaccine against yellow fever, *N Engl J Med* 346:1326-1333, 2011.

Staples JE et al: Yellow fever vaccine booster doses: recommendations of the Advisory Committee on Immunization Practices, *MMWR* 64(23):647-650, 2015.

Waggoner JJ et al: Yellow fever virus: diagnostics for a persistent arboviral threat, *J Clin Microbiol* 56(10):e00827, 2018.

第51章 西尼罗病毒感染
West Nile Virus Infection

Glenn G. Fort

王俊轶 译 张龙举 审校

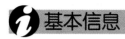 基本信息

定义

虫媒病毒主要通过蚊叮咬传播给人类。西尼罗病毒（West Nile virus，WNV）是美国国内获得性虫媒病毒疾病的主要病原。

同义词

WNV
西尼罗病毒热
西尼罗病毒脑炎
神经侵袭性西尼罗病毒感染
非神经侵袭性西尼罗病毒感染

ICD-10CM 编码
A92.30 未指明的西尼罗病毒感染

流行病学和人口统计学

- 在 1999 年之前，西尼罗病毒感染局限于中东地区，偶尔在欧洲暴发。1999 年西半球开始诊断出该病毒感染。西尼罗病毒感染首先在美国东北和中大西洋地区各州发现，此后每年都以一种总体上向西迁移的模式不断地传播到其国内新的地区。自 2004 年西尼罗病毒感染扩散到西部各州以来，其发病率时升时降。目前所有美国本土大陆上（除外夏威夷和阿拉斯加州）都报告了西尼罗病毒感染的人类病例。从 1999 年到 2016 年，美国发生了超过 780 000 例西尼罗病毒感染病例，其中 21 574 例有神经损害、2017 例死亡。上报有症状的西尼罗病毒感染患者总死亡率约为 4%。在北美地区，该病毒感染已成为需上报的虫媒病毒性脑炎中流行率最高的疾病，并且还

359

可能会持续数十年。2017 年，美国 48 个州和哥伦比亚特区共报告了 1425 例神经侵袭性西尼罗病毒感染（如脑膜炎、脑炎、急性松弛性瘫痪），全国发病率为 0.44/10 万。加利福尼亚州，得克萨斯州和科罗拉多州的报告病例数最高。2018 年神经侵袭性西尼罗病毒感染发病率比 2008—2017 年的发病率中位数高出 25%

- 该病毒由多种鸟类、马和一些其他动物携带。它通过带病毒的蚊子叮咬传播给人类。因此，西尼罗病毒感染主要发生在仲夏至中秋，即蚊子最密集的时段（图 51-1）

- 大多数严重病例都发生在年龄大于 50 岁人群。好发没有性别差异。某些 HLA 单倍型似乎易出现重症（例如 HLA-A68 和 HLA-C08）

- 人际传播少见，但有报道可通过输血、器官移植、母乳喂养传播，以及可能的围产期传播。现在美国常规对供血进行西尼罗病毒核酸检测，以降低传播风险

体格检查和临床表现

- 低于 20% 的患者会发展为有症状感染者。疾病的初始症状没有特异性，骤然发热（西尼罗热），伴乏力、眼痛、食欲不振、头痛，偶有皮疹和淋巴结肿大。少见情况下可发生心肌

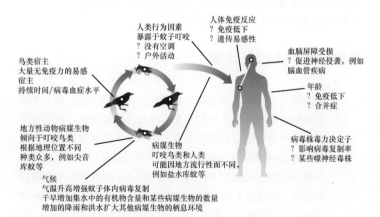

图 51-1　西尼罗病毒的传播循环以及气候因素，宿主动物因素，蚊媒因素和人体因素影响病毒感染与致病的实例。（Bennett JE，Dolin R，Blaser MJ：Mandell，Douglas，and Bennett's principles and practice of infectious diseases，ed 8，Philadelphia，2015，Saunders.）

炎、肝炎或胰腺炎

- 脑炎是西尼罗病毒感染最常见的神经表现。也可发生无菌性脑膜炎
- 大约每 150 例中有 1 例，尤其是在老年患者（> 70 岁），可发生严重的神经后遗症［神经侵袭性西尼罗病（WNND）］。最常见的表现是共济失调，脑神经麻痹，视神经炎，癫痫发作，脊髓炎和多发性神经根炎

病因学

西尼罗病毒与黄热病毒，登革病毒，圣路易斯脑炎病毒和乙型脑炎病毒同为黄病毒属成员。其在自然界中有大量宿主，能感染许多鸟类以及某些哺乳动物，并主要通过被感染的库蚊或其他蚊叮咬而传播到人类，发病高峰在夏末和初秋。导致的神经疾病是由直接侵入中枢神经系统引起的。

 诊断

鉴别诊断

- 更常见病毒（如肠病毒，单纯疱疹病毒）引起的脑膜炎或脑炎
- 细菌性脑膜炎
- 血管炎
- 真菌性脑膜炎（例如隐球菌感染）
- 结核性脑膜炎

实验室检查

- 全血细胞计数，电解质（低钠血症常见）
- 腰椎穿刺和脑脊液（CSF）检查：典型表现为脑脊液淋巴细胞增多，葡萄糖水平正常，蛋白质水平升高
- 脑脊液西尼罗病毒 IgM 抗体水平：有症状患者进行检测对WNND 有诊断价值。初始发热症状后 9 天内就能检测到抗体，并可持续数月。近期接种过乙型脑炎或黄热病疫苗者罕见情况下可出现假阳性结果

影像学检查

脑部 MRI 检查排除肿块病变和脑水肿。

治疗

非药物治疗

可能需要住院治疗、静脉补液和呼吸机支持。

急性期治疗

目前还没有临床试验证实的特异性治疗方法。利巴韦林和干扰素 α-2b 在体外试验中有抗病毒活性。静脉注射康复患者血浆免疫球蛋白治疗正在研究中，但已有一项静脉注射高滴度免疫球蛋白的临床试验未显示出对 WNND 的临床意义。

慢性期治疗

严重神经功能损伤的患者通常需要进行慢性康复治疗。WNND 后的精神障碍似乎比最初认识到的更为普遍和严重。

预后

从急性感染中恢复后，根据需要进行慢性康复。西尼罗病毒感染患者的身体和精神预后指标大约 1 年内恢复正常。合并其他基础疾病与更长的康复时间相关。

转诊

- 转诊至感染科专家
- 转诊至公共卫生部门

❗ 重点和注意事项

专家点评

- 因为该疾病进程无特异性，并可与一些更常见的疾病相似，因此诊断需要基于高度疑似
- 特异性实验室检查只有公共卫生实验室才能进行
- 高峰季节使用避蚊胺（DEET）喷雾剂、派卡瑞丁（Picaridin）喷雾剂、柠檬桉油（OLE）或 PMD，可以防止蚊叮咬避免传播。3 岁以下的儿童不应使用 OLE 和 PMD
- 目前只有马匹疫苗，而人类疫苗研制还需数年

推荐阅读

Centers for Disease Control and Prevention: West Nile virus disease and other nationally notifiable arboviral diseases—United States, 2017, *MMWR* 67:1137-1141, 2018.

David S, Abraham AM: Epidemiologic and clinical aspects on West Nile virus, a globally emerging pathogen, *Infect Dis (London)* 48:571-586, 2016.

Lanteri MC et al: Association between HLA class I and class II alleles and the outcome of West Nile virus infection: an exploratory study, *PloS One* 6(8):e22948, 2011.

Patel H et al: Long-term sequelae of West Nile virus-related illness: A systematic review, *Lancet Infect Dis* 15:951-959, 2015.

Petersen LR et al: West Nile virus: Review of the literature, *J Am Med Assoc* 310:308-315, 2013.

Saxena V et al: West Nile virus, *Clin Lab Med* 37:243-252, 2017.

第52章 寨卡病毒
Zika Virus

Glenn G. Fort

林玉蓉 译 杨礼腾 审校

 基本信息

定义

寨卡病毒是蚊媒黄病毒属，在 2016 年成为全球公共卫生事件。这种病毒感染通常引起亚临床或轻度流感样症状，严重者可并发新生儿小头畸形及成人吉兰-巴雷综合征。目前没有针对病毒的有效治疗方法和疫苗。

同义词

寨卡热

寨卡病毒病

ICD-10CM 编码
A92.8　其他特定的蚊媒介的病毒性发热
A92.5　寨卡病毒病

流行病学和人口统计学

发病率：

- 2016 年 20 多个国家和地区报告寨卡病毒在当地传播，被宣布为紧急公共卫生事件
- 据报道，截至 2016 年 6 月仅巴西一国就有 130 多万人感染寨卡病毒
- 美国：截至 2018 年 8 月 1 日，已报告有症状的寨卡病毒感染达 5716 例。其中，从受影响地区返回的旅客中有 5430 例。231 例据推测是通过当地蚊媒传播（佛罗里达州和得克萨斯州）；其他途径传播 55 例：性传播（52 例）、实验室传播（2 例）、经未知接触的人际传播（1 例）。在美国属地（波多黎各、维尔京群岛和关岛）已经出现了 37 262 例病例，绝大多

数是本地传播的

- 孕妇感染寨卡病毒：美国本土有 2000 多例，美国全境超过 5000 例
- 宫内暴露于寨卡病毒的婴儿有七分之一受到感染损害：通过对 1450 名 1 岁的有暴露史的婴儿的研究发现，9% 的婴儿神经系统发育异常：癫痫、听力障碍、吞咽困难、脑瘫样运动；6% 的婴儿有先天畸形：小头畸形、脑损害、眼部异常；1% 的婴儿同时患有先天畸形和神经系统发育异常

发病高峰：因蚊媒传播所以在炎热多蚊的时间流行

患病率：在雅浦岛暴发疫情中有 70% 的人口在 13 周内受到感染。虽然寨卡病毒在美洲的传播有所下降，但在一些地区如印度和东南亚，疫情和感染持续发生

危险因素：病毒可通过以下不同方式传播：

- 最常见于带病毒蚊叮咬
- 母婴垂直传播
- 阴道、肛门、口腔性行为。精液里病毒存活时间 > 2 个月
- 输血
- 器官或组织移植
- 实验室暴露

体格检查和临床表现

- 潜伏期 3 ～ 14 天不等。
- 约 80% 的患者无症状，但随后仍可能出现并发症
- 常见症状：
  1. 轻微发热，肌痛，头痛
  2. 关节痛（累及手足小关节）
  3. 腹痛
  4. 水肿
  5. 淋巴结炎
  6. 眶后痛，结膜炎
  7. 皮肤斑丘疹
- 并发症：
  1. 神经系统并发症：脑膜脑炎，成人吉兰-巴雷综合征，横贯性脊髓炎，脑脊髓炎和慢性炎性脱髓鞘性多发性神经病
  2. 新生儿小头畸形：从轻度发育迟缓到脑性瘫痪

a. 研究表明巴西小头畸形的发病率升至 2% ~ 8%，研究仍在进行中

b. 新生儿异常的程度取决于感染发生时的妊娠阶段

c. 30% 的感染孕妇可能有不良的胎儿表现，如出现死胎、宫内生长迟缓、伴或不伴小头畸形、视神经损伤和心室钙化

- 寨卡病毒是嗜神经病毒，可以通过血脑屏障

病因学

- 寨卡病毒：与黄热病毒、登革病毒、西尼罗病毒同属黄病毒属
- 1947 年首次发现于乌干达寨卡森林中一只发热的恒河猴
- 1954 年在尼日利亚发现了第一例人类病例，以后在非洲和东南亚地区散发出现，直到 2007 年雅浦岛（密克罗尼西亚联邦）首次出现疫情，之后法属波利尼西亚出现大规模疫情（2013 年）
- 寨卡病毒于 2015 年 5 月经巴西巴伊亚传入美洲
- 在法属波利尼西亚发现寨卡病毒与吉兰–巴雷综合征有关，2015 年 9 月在巴西首次发现与小头畸形有关
- 传播媒介是生活在包括美国南部在内的热带和亚热带地区的埃及伊蚊以及生活在温带地区（包括大西洋中部美国各州）和热带地区的白纹伊蚊

Dx 诊断

鉴别诊断

- 病毒性关节炎（表 52-1）：
  1. 登革热：由同类蚊传播并具有类似临床表现
  2. 基孔肯亚病毒：由同类蚊传播并具有类似临床表现，但临床多为高热以及手、足、膝和背部剧烈疼痛
  3. 细小病毒
  4. 风疹
- 麻疹
- 钩端螺旋体病
- 疟疾
- 立克次体感染：非洲蜱咬热和回归热

表 52-1　寨卡病毒病与登革热、基孔肯亚热的临床特征比较 [a]

特征	寨卡病毒病	登革热	基孔肯亚热
发热	+～++	+++	+++
斑丘疹	+++	+	++
瘙痒	++	−／+	−／+
结膜炎	++	−	+／−
关节痛	++	+	+++
肌痛	+	++	+
头痛	+	++	++
面部浮肿	+／−	++	+
腭出血点	+／−	++	+
出血	−	++	−
休克	−	+	−

主要改编自 Ingrid Rabe 在美国 CDC 的演示 "Zika Virus：What Clinicians Need to Know"，a Clinician Outreach and Communication Activity（COCA）Call，Atlanta，GA，January 26，2016.

[a] 一项有关尼加拉瓜患者所有三种病毒的研究表明这三种病毒在发热、结膜炎、关节痛和头痛方面表现更为相似。

评估

- 典型临床表现、流行地区旅居史或与流行地区的人性接触，应考虑疑似寨卡病毒感染
- 图 52-1 示有疫区旅行史孕妇检查流程
- 图 52-2 示有暴露史但无疫区居住史的孕妇检查流程
- 图 52-3 示疫区居住史伴或不伴寨卡病毒临床表现孕妇的检查流程
- 框 52-1 汇总了婴儿和儿童寨卡病毒推荐的实验室检测
- 框 52-2 汇总了对可能患先天性寨卡病毒感染的婴儿推荐的临床评估和实验室测试
- 图 52-4 汇总了基于临床表现，对可能患有先天性寨卡病毒感染的婴儿的评估建议

实验室检查

- 急性感染时血清或尿液中寨卡病毒逆转录聚合酶链式反应

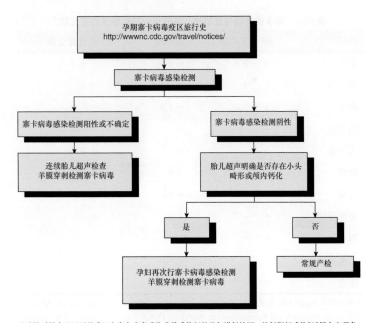

* 建议对符合以下两种或以上寨卡病毒感染症状或体征的孕妇进行检测：旅行期间或旅行2周内出现急性发作的发热，斑丘疹，关节痛或结膜炎。检测项目包括寨卡病毒逆转录聚合酶链式反应（RT-PCR），寨卡病毒免疫球蛋白M（IgM）和血清中和抗体(http://www.aphl.org/Materials/cdcmeo_Zika_Chik_Deng_Testing_011916.pdf)。由于症状和流行地区其他病毒性疾病重叠，建议行登革病毒或基孔肯亚病毒感染相关检测。

† 对没有寨卡病毒感染症状的孕妇，旅行后2~12周检测寨卡病毒IgM，结果为阳性或可疑阳性，测定血清中和抗体。

§ 母亲寨卡病毒感染的实验室标本证据：① 任何临床标本中通过RT-PCR检测到寨卡病毒RNA；或② 寨卡病毒IgM阳性时，寨卡病毒中和抗体滴度比比血清登革病毒中和抗体滴度高4倍以上，如果小于4倍则认为检测结果为不确定。

¶ 直到妊娠中晚期超声才能发现胎儿小头畸形或颅内钙化。

** 妊娠15周推荐使用羊膜穿刺术。通过RT-PCR检测羊水中寨卡病毒RNA。羊水RT-PCR检测的敏感性和特异性尚不清楚。

图 52-1 更新的临时指南：有寨卡病毒疫区旅行史孕妇 ** 检测流程 *、†、§、¶。（From Oduyebo T et al：Update：interim guidelines for health care providers caring for pregnant women and women of reproductive age with possible Zika virus exposure—United States，2016，MMWR 65（5）：122-127，2016，fig. 1 p. 124.）

（Zika RT-PCR）：

1. 血清：仅在病毒血症时呈阳性（发病后 3 ～ 7 天）

2. 尿液：发病后 14 天内呈阳性

- 血清学：发病超过 14 天者采用 ELISA 法检测寨卡病毒 IgM 及 IgG

- 其与其他黄病毒有交叉反应；登革热和黄热病可导致假阳性应注意鉴别

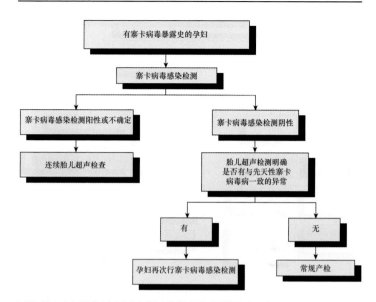

* 建议对符合以下两种或以上寨卡病毒感染症状或体征的孕妇进行检测：旅行期间或旅行2周后或性行为暴露史后出现急性发作的发热、斑丘疹，关节痛或结膜炎。检测项目包括寨卡病毒逆转录聚合酶链式反应（RT-PCR），寨卡病毒免疫球蛋白M（IgM）和血清中和抗体。
更多信息请访问http://www.aphl.org/Materials/cdcmeo_Zika_Chik_Deng_Testing_011916.pdf。
由于症状和流行地区其他病毒性疾病重叠，建议行登革病毒或基孔肯亚病毒感染相关检测。
† 对没有寨卡病毒感染症状的孕妇，旅行后2~12周检测寨卡病毒IgM，结果为阳性或可疑阳性，测定血清中和抗体。
§ 母亲寨卡病毒感染的实验室证据：① 任何临床标本中通过RT-PCR检测到寨卡病毒RNA；或② 寨卡病毒IgM阳性时，寨卡病毒中和抗体滴度应比血清登革病毒中和抗体滴度高4倍以上，如果小于4倍则认为检测结果为不确定。
¶ 胎儿先天性寨卡病毒病包括小头畸形，颅内钙化以及脑和眼异常。妊娠中晚期超声才能发现上述异常。
** 寨卡病毒暴露包括前往寨卡病毒疫区旅行史(http://wwwnc.cdc.gov/travel/notices)，或与有疫区旅行或接触史的男子进行没有保护的性行为（阴道性交，肛门性交或口交）。如果性伴侣双方均无症状，不推荐孕妇进行病毒筛查。

图 52-2　更新的临时指南：有寨卡病毒暴露史的非疫区居住孕妇 ** 检验流程 *,†,§,¶。（From Petersen E et al：Update：interim guidelines for health care providers caring for pregnant women and women of reproductive age with possible Zika virus exposure—United States，2016，MMWR 65（12）：315-322，2016，fig. 1 p. 319.）

影像学检查

- 胎儿超声用于筛查胎儿寨卡病毒感染并发症
- 胎儿畸形最早可在妊娠 18～20 周发现，通常在妊娠中晚期发现
- 胎儿小头畸形是指头围小于母胎医学会发布的同胎龄平均值 3 个标准差以上，小于美国 CDC 胎龄平均值的第 3 个百分位数

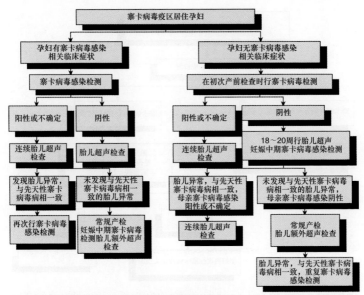

* 有寨卡病毒感染临床表现孕妇的检测包括寨卡病毒逆转录聚合酶链式反应（RT-PCR）和寨卡病毒免疫球蛋白M（IgM）以及血清中和抗体。更多信息请访问http://www.aphl.org/Materials/cdcmeo_Zika_Chik_Deng_Testing_011916.pdf。由于症状和流行地区其他病毒性疾病重叠，建议行登革病毒或基孔肯亚病毒感染相关检测。如果检测到基孔肯亚或登革病毒RNA，请按照现有指南进行治疗。及时识别和治疗登革病毒感染可以大降低并发症和死亡的风险。如果怀孕后期出现与寨卡病毒感染相一致的临床表现，重复寨卡病毒检测。

† 可以为有寨卡病毒感染临床表现孕妇提供检测。检测寨卡病毒IgM，如果IgM测试结果为阳性或不确定，则检测血清中和抗体。由于与其他黄病毒的交叉反应，居民先前接触过其他黄病毒（例如登革病毒，黄热病毒）者血清学检测的结果难以解释。

§ 母亲寨卡病毒感染的实验室证据：① 任何临床标本中通过RT-PCR检测到寨卡病毒RNA；或② 寨卡病毒IgM阳性时，寨卡病毒中和抗体滴度应比血清登革病毒中和抗体滴度高4倍以上，如果小于4倍则认为检测结果为不确定。

¶ 胎儿先天性寨卡病毒病包括小头畸形，颅内钙化以及脑和眼异常。妊娠中晚期超声才能发现上述异常。

** http://wwwnc.cdc.gov/travel/notices/。当地卫生官员应根据有关寨卡病毒传播等级和实验室能力确定何时实施无症状孕妇的筛查。

†† 出现一种或以上体征或症状（发热，皮疹，关节痛或结膜炎的急性发作）可诊断寨卡病毒病。

图 52-3 有疫区居住史 ** 伴或不伴寨卡病毒病临床表现 †† 孕妇的检查流程 *, †, §, ¶。

[From Petersen E et al：Update：interim guidelines for health care providers caring for pregnant women and women of reproductive age with possible Zika virus exposure—United States，2016，MMWR 65（12）：315-322，2016，fig. 2 p. 320.]

框 52-1 婴幼儿寨卡病毒实验室检查建议 *, †, ‡

疑似先天性寨卡病毒感染

- 从脐带或出生2天内婴儿身上采集血液标本检测血清寨卡病毒 RNA、寨卡病毒免疫球蛋白 M（IgM）和中和抗体，以及登革病毒 IgM 和中和抗体
- 脑脊液用于其他项目检测同时应行寨卡病毒 RNA、寨卡病毒 IgM 和中和抗体，登革病毒 IgM 和中和抗体检测
- 胎盘和脐带固定标本行寨卡病毒免疫组化染色，胎盘和脐带固定和冷冻标本行寨卡病毒逆转录聚合酶链式反应（RT-PCR）检测

续框

- 如果孕期未行寨卡病毒检测，则同时检测母亲血清寨卡病毒 IgM 和中和抗体，登革病毒 IgM 和中和抗体

疑似急性寨卡病毒病

- 症状出现时间＜ 7 天，行血清 RT-PCR 检测（若其他项目检测获得脑脊液则同时检测）寨卡病毒 RNA
- 如果未检测到寨卡病毒 RNA 且症状出现时间≥ 4 天，检测血清（若其他项目检测获得脑脊液则同时检测）寨卡病毒 IgM 和中和抗体，登革病毒 IgM 和中和抗体

* 先天性感染检测适应证：①孕期前往或居住在寨卡病毒疫区妇女所生的患有小头畸形或颅内钙化的婴儿；②寨卡病毒感染检测结果阳性或不确定的母亲所生婴儿。

† 小于 18 岁的婴儿和儿童急性病期检查适应证：①在过去 2 周内前往或居住在疫区；②有以下两种以上的表现：发热、皮疹、结膜炎或关节痛。出生 2 周内的婴儿①母亲在分娩后 2 周内曾前往或居住在受影响地区；②有以下两种以上的表现：发热、皮疹、结膜炎或关节痛。

‡ 有关寨卡病毒感染的实验室检查的更多信息，请访问 www.cdc.gov/zika/state-labs/index.html。

框 52-2　疑似先天性寨卡病毒感染的临床评估和实验室检查建议

对所有疑似先天性寨卡病毒感染婴儿执行以下操作：

- 全面体检，包括仔细测量头围，身长，体重和胎龄评估
- 对新生儿神经系统异常、畸形、肝脾大，皮疹或其他皮肤病变进行相关专科会诊。拍摄皮疹，皮肤病变或畸形的全身照片并保存
- 颅脑超声，如果妊娠晚期产前超声检查排除大脑发育异常可不行此检查
- 出院前或出生后 1 个月内行诱发耳声反射测试或听性脑干反应测试评估听力。初始听力筛查异常的婴儿应转诊至听力学家
- 出院前或出生后 1 个月内检查视网膜。婴儿如果初始眼睛评估异常，应转诊至儿科眼科医生
- 针对婴儿临床表现的其他评估

小头畸形或颅内钙化的婴儿，增加以下评估内容：

- 临床遗传学家或畸形学家会诊
- 儿科神经科医生会诊以确定适当神经系统检查（例如，超声，计算机断层成像，磁共振成像和脑电图）
- 儿科感染科专家会诊与其他先天性感染性疾病鉴别，如梅毒、弓形虫病，风疹，巨细胞病毒感染，淋巴细胞脉络丛脑膜炎病毒感染和单纯疱疹病毒感染
- 包含血小板的全血细胞计数；肝功测试，包括谷丙转氨酶，天冬氨酸转氨酶和胆红素
- 通过临床和影像学检查与其他先天性异常鉴别，如遗传或其他致畸原因

Adapted from Staples JE et al: Interim guidelines for the evaluation and testing of infants with possible congenital Zika virus infection—United States，MMWR 65（3）：63-67，2016.

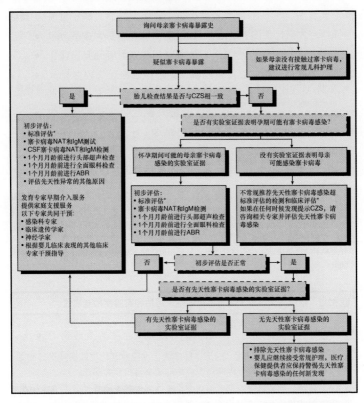

图 52-4　基于婴儿临床表现、*,†母亲测试结果§,¶和婴儿测试结果**,††对疑似先天性寨卡病毒感染婴儿的评估建议——美国，2017 年 10 月。* 医疗保健处应对所管理的所有婴儿在出生时及随后的健康体检中给予标准评估，包括①全面体检，包括生长参数和②适合年龄的视力筛查和发育监测与筛查。婴儿在出生时应该接受标准的新生儿听力筛查，最好使用听性脑干反应筛查。† 如果新生儿使用耳声发射法听力筛查通过，1 月龄前进行自动 ABR。§ 怀孕期间可能感染寨卡病毒的实验室证据定义为：①寨卡病毒 RNA NAT：在任何母体，胎盘或胎儿标本上检测到寨卡病毒感染（称为 NAT 确认）；或②诊断寨卡病毒感染，感染时间无法确定或未指明黄病毒感染，母体标本的血清学检测不能确定感染的时间（即寨卡病毒 IgM 阳性 / 可疑阳性，寨卡病毒 PRNT 滴度 ≥ 10，无论登革病毒 PRNT 值如何；或寨卡病毒 IgM 阴性，登革病毒 IgM 阳性或可疑阳性，寨卡病毒 PRNT 滴度 ≥ 10，无论登革病毒 PRNT 滴度如何）。波多黎各并不经常建议使用 PRNT 确认寨卡病毒感染，包括孕妇感染（https://www.cdc.gov/zika/laboratories/lab-guidance.html）。¶ 该组包括在怀孕期间从未接受过测试的女性，也包括那些由于测试的时机、敏感性和特异性而导致测试结果为阴性的女性。由于后一个问题不容易识别，所有怀孕期间可能接触寨卡病毒但没有实验室证据证明可能感染寨卡病毒的母亲，包括那些用现有技术检测为阴性

的母亲，都应被纳入这一组。** 应尽早对婴儿进行寨卡病毒实验室检测，最好在出生后的前几天内进行，包括婴儿血清和尿液同时检测寨卡病毒 NAT，以及血清检测寨卡病毒 IgM。如果有先前用于其他目的获得的脑脊液，则应对脑脊液进行寨卡病毒 NAT 和寨卡病毒 IgM 检测。†† 先天性寨卡病毒感染的实验室证据包括寨卡病毒 NAT 阳性或如果进行了 PRNT 确认，寨卡病毒 IgM 非阴性，且中和抗体测试阳性。ABR：听性脑干反应；CSF：脑脊液；CZS：先天性寨卡综合征；IgM：免疫球蛋白 M；NAT：核酸检测；PRNT：斑块减少中和试验。（From Adebanjo T et al：Update：interim guidance for the diagnosis，evaluation，and management of infants with possible congenital Zika virus infection—United States，2017，MMWR 66（41）：1089-1099，2017，fig. 1 p. 1093.）

 治疗

非药物治疗

休息及补液。

急性期治疗

- 使用对乙酰氨基酚退热，但在排除登革病毒感染前应避免使用阿司匹林或其他非甾体抗炎药。阿司匹林会增加出血的风险，非甾体抗炎药不应用于孕妇。儿童避免服用阿司匹林以防并发瑞氏综合征
- 用抗组胺药控制皮疹
- 尚无特效抗病毒药物治疗

转诊

由妇产科专家对有寨卡病毒暴露的孕妇进行评估。框 52-3 总结

框 52-3　对疑似先天性寨卡病毒感染的婴儿进行长期随访建议

对于所有疑似先天性寨卡病毒感染的婴儿，建议进行长期随访：

- 将病例报告给州、地区或当地卫生部门，在报告初始给予重点监控及相关指导
- 6 个月及发育迟缓的婴儿再次进行听力筛查。确保对听力筛查异常的婴儿给予相关随访
- 仔细评估出生后第一年的头围及生长发育，经相关医学专家（如儿科神经学、发育和行为儿科学、物理和语言治疗）指导以期其生长发育获得里程碑式最佳状态

Adapted from Staples JE et al：Interim guidelines for the evaluation and testing of infants with possible congenital Zika virus infection—United States，MMWR 65（3）：63-67，2016.

了对可能有先天性寨卡病毒感染婴儿的长期随访建议。

重点和注意事项

- 伊蚊也能传播登革病毒和基孔肯亚病毒
- 美国 CDC 对有寨卡病毒暴露史的孕妇和婴儿诊治提供服务：1-800-CDC-INFO
- 疫苗开发正在进行中，但目前没有可用的疫苗
- 在佛罗里达州暴发的疫情中，空中喷洒美国环境保护署（EPA）注册的杀虫剂与其他的灭蚊方案同时实施

专家点评

寨卡病毒已影响有疫区旅居史者献血。有疫区旅行史者需推迟献血至少 28 天。美国食品药物监督管理局（FDA）的新指南要求在寨卡病毒传播活跃的地区对献血者进行寨卡病毒检测。

预防

- 穿长袖衬衫、长裤和佩戴帽子
- 驱虫剂：在伊蚊活跃的白天涂抹于暴露皮肤
  1. DEET：20% ～ 50% 浓度的二乙甲苯酰胺
  2. 至少 20% 浓度的艾卡啶
  3. 柠檬桉树提取物，浓度至少为 30%
- 衣物可以用扑灭司林（氯菊酯）浸泡液或 1% 喷雾处理
- 2 个月以下的婴儿不要使用驱虫剂，3 岁以下的儿童应避免使用柠檬桉油
- 框 52-4 为寨卡病毒疫区对尝试受孕人员提供孕前咨询的建议
- 框 52-5 为男方有疫区居住或旅行史的夫妇预防寨卡病毒性传播的建议

框 52-4　寨卡病毒疫区孕前咨询建议

寨卡病毒暴露风险评估

环境

- 家用空调，纱窗
- 工作环境
- 居住地蚊虫密度
- 当地寨卡病毒传播等级

续框

个人蚊虫防护措施
- 防护服
- 使用 EPA 注册的驱虫剂
- 排空 / 清除容器中的积水

个人防止性传播措施
- 妊娠期使用避孕套或禁欲

妊娠期寨卡病毒感染的探讨
- 寨卡病毒病的症状 / 体征
- 妊娠期寨卡病毒感染可能产生的不良后果
- 感染持续时间未知

探讨生殖生活计划
- 生育能力
- 年龄
- 生育史
- 既往病史
- 个人价值观、偏好

此时与妇女及其伴侣讨论怀孕的风险 / 好处
- 如果现在不想怀孕，讨论避孕方法

Adapted from Adebanjo T et al：Update：Interim guidance for the diagnosis，evaluation，and management of infants with possible congenital Zika virus infection—United States，MMWR 66（41）：1089-1099，2017.

框 52-5　防止寨卡病毒性传播的建议，适用于夫妻中男方有疫区旅行或居住史

女方怀孕
- 孕期使用避孕套，或孕期禁欲

其他担心性传播的夫妻 *
- 男方确诊或具有寨卡病毒病临床症状，发病后至少 6 个月内使用避孕套或禁欲
- 男方有疫区旅行史但无寨卡病毒病相关临床表现，在离开该疫区后至少 8 周内使用避孕套或禁欲
- 男方有疫区居住史但无寨卡病毒病相关临床表现，在疾病流行期间使用避孕套或禁欲

* 长期正规使用避孕套是暂无生育需求的夫妇最有效的避孕方法，同时也可以预防性传播感染，有生育需求的夫妇需考虑很多因素，详见 Petersen EE et al：Update：interim guidance for health care providers caring for women of reproductive age with possible Zika virus exposure—United States，2016，MMWR 2016.

From Oduyebo T et al：Update：interim guidance for health care providers caring for pregnant women with possible Zika virus exposure—United States，MMWR 66（29）：781-793，2017.

患者和家庭教育

- 埃及伊蚊和白纹伊蚊均在白天活跃，因此日间防护非常重要
- 最近的一项研究评估了寨卡病毒在体液中的持久性，在 95% 的受感染男性中，寨卡 RNA 在大约 4 个月后从精液中被清除。前往疫区并出现症状的男性应避免性接触，或在之后至少 3 个月内使用避孕套
- 为居住在寨卡病毒疫区并有怀孕打算的人提供咨询建议

相关内容

登革热（相关重点专题）

黄热病（相关重点专题）

推荐阅读

Calvert GA et al: Zika virus infection: epidemiology, clinical manifestations and diagnosis, *Curr Opin Infect Dis* 29(5):459-466, 2016.

Focosi D et al: Zika virus: implications for public health, *Clin Inf Dis*, 2016 Apr 5. Pii: ciw210.

Heald-Sargent T, Muller W: Zika virus: a review for pediatricians, *Pediatr Ann* 46:e428-e432, 2017.

Hendrixson DT, Newland JG: Zika virus infection in children, *Infect Dis Clin North Am* 32:215-224, 2018.

Paz-Bailey G et al: Persistence of Zika virus in body fluids - final report, *N Engl J Med* 379:1234-1243, 2017.

Petersen LR et al: Zika virus, *N Engl J Med* 374:1552-1563, 2016.

Sampathkumar P, Sanchez JL: Zika virus in the Americas, *Mayo Clin Proc* 91:514-521, 2016.

Shirley DT, Nataro JP: Zika virus infection, *Pediatr Clin North Am* 64:937-951, 2017.

Valentine G et al: Zika virus–associated microcephaly and eye lesions in the newborn, *J Pediatric Infect Dis Soc* 5(3):323-328, 2016.

Vouga M, Baud D: Imaging of congenital Zika virus infection: the route to identification of prognostic factors, *Prenat Diagn* 36(9):799-811, 2016.

第53章　第五病（细小病毒 B19 感染）

Fifth Disease（Parvovirus B19 Infection）

Rebecca Cangemi，Dominick Tammaro

刘凯雄　译　陈俊文　审校

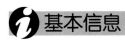 **基本信息**

定义

细小病毒 B19（parvovirus B19，后简称 B19）是一种细小、无包膜的单链 DNA 病毒，属于细小病毒科的红病毒属（Erythrovirus）。于 1975 年首次被发现，当时正在对血液样本进行乙型肝炎筛查并呈假阳性结果（B 组 19 号样本）。它可导致人类疾病，由于感染的宿主的基础状况不同，可以从无症状到致命。与传染性红斑（erythema infectiosum，EI）或"第五病"有关，是一系列常见的六种感染学龄儿童引起病毒疹的第五种（病毒），并按首次描述的日期顺序命名。此外，细小病毒 B19 会导致胎儿、成年人和免疫功能低下患者多种临床表现。

同义词

细小病毒 B19

传染性红斑

第五病

ICD-10CM 编码

B08.3　传染性红斑［第五病］

流行病学和人口统计学

细小病毒 B19 感染在全球范围内发生。人类是唯一已知的宿主。

发病率： 1%～9% 的孕妇受该病毒影响。在 B19 流行期间，约 20% 的学校工作人员或儿童保育人员（易感人群）感染。家庭接触人员感染率可高达 50%

发病高峰：在美国 B19 感染冬末和初夏高发，通常为周期性局部流行，每 4～10 年达到高峰

患病率：随年龄增长，携带细小病毒 B19 保护性 IgG 抗体的人群比例增加。约 15% 的学龄儿童和 50%～80% 的成年人有保护性抗体。育龄妇女中一半缺乏 B19 抗体，而孕妇中 30%～40% 也缺乏 B19 抗体

好发年龄：5～18 岁

危险因素：

- 接触学龄儿童
- 免疫抑制
- 先天性或获得性血液学异常
- 输血
- 组织移植
- 感染母体向胎儿的垂直传播

体格检查和临床表现

临床表现差异大，受感染者的年龄、血液学和免疫状况的影响。在免疫功能正常个体中约 25% 感染者无症状，50% 有非特异性流感样症状，而 25% 有 B19 感染的典型症状，包括皮疹和（或）关节痛。五种典型的临床症状与细小病毒 B19 感染相关：

- 第五病 / 传染性红斑（EI）：

  EI 最常见于儿童，也可能见于成人。EI 的突出特征是颊部鲜红色、无触痛皮疹，唇周苍白，从而产生典型的"掌掴脸"外观（图 53-1），随后常出现躯干和四肢网状、花边样皮疹

扫本章二维码看彩图

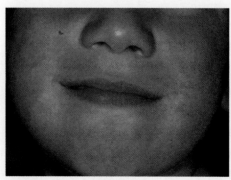

图 53-1 （扫本章二维码看彩图）**传染性红斑**。双侧脸颊红斑，被比喻为"掌掴脸"外观。（From Paller AS，Mancini AJ：Hurwitz clinical pediatric dermatology：a textbook of skin disorders of childhood and adolescence，ed 5，Philadelphia，2016，Elsevier.）

（图 53-2 和图 53-3）。通常是一过性的、自限性疾病，起于流感样前驱症状，如发热、乏力、肌痛、卡他性鼻炎、头痛、恶心和腹泻。一旦病毒血症缓解，产生抗体，面颊疹就会出现，因而它被认为是继发于免疫复合物沉积所致

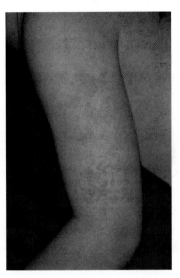

图 53-2 （扫本章二维码看彩图）传染性红斑。患者上臂网状红斑。（From Paller AS，Mancini AJ：Hurwitz clinical pediatric dermatology：a textbook of skin disorders of childhood and adolescence，ed 5，Philadelphia，2016，Elsevier.）

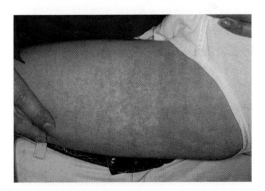

图 53-3 （扫本章二维码看彩图）传染性红斑。一例传染性红斑患者的大腿内侧出现斑片状红斑伴网状改变。（From Paller AS，Mancini AJ：Hurwitz clinical pediatric dermatology：a textbook of skin disorders of childhood and adolescence，ed 5，Philadelphia，2016，Elsevier.）

- 关节病：

  急性多发关节痛和多关节炎在成人（尤其妇女）中更为常见，通常可累及四肢对称的小关节。关节炎呈非侵蚀性。关节症状通常在 3 周内消失，很少持续或复发。在感染的成年人中 75% 出现皮疹，但是在 EI 中，不到 20% 出现典型的"掌掴脸"皮疹。温度、日晒、运动或情绪紧张可加剧皮疹

- 短暂性再生障碍性危象（transient aplastic crisis，TAC）：

  TAC 发生在血液系统疾病患者中，引起血液红细胞破坏增加（如镰状细胞疾病）或血液红细胞生成减少（如缺铁性贫血）。由于严重贫血，TAC 患者表现为面色苍白，虚弱和嗜睡，通常需要输血。TAC 通常是自限性的，1～2 周可以恢复

- 胎儿感染导致非免疫性胎儿水肿，宫内胎儿死亡或流产：

  B19 感染的孕妇有 30% 的可能性传染给胎儿。流产的风险为 5%～10%，妊娠前 20 周发生胎儿感染的风险最大。尚无研究显示细小病毒导致先天性畸形

- 免疫功能低下者纯红细胞再生障碍：

  在免疫功能低下患者（如白血病、其他癌症、HIV 感染、先天性免疫缺陷和组织移植等）可出现慢性感染和严重的、有时危及生命的贫血

  其他表现：

- 其他皮肤表现如瘀斑、丘疹-紫癜性手套袜套综合征（PPGSS），为 B19 感染的罕见表现。初始表现手足痛性红斑硬结，然后进展为腕和踝关节出现有明显边缘的红斑皮疹。皮肤改变可进一步发展为瘀斑、紫癜和大疱伴皮肤剥落。PPGSS 主要见于年轻人，通常在 1～3 周内恢复

- B19 与多种疾病和临床表现有关，包括慢性关节炎、血管炎、心肌炎、免疫性血小板减少症、中性粒细胞减少症、肾炎、淋巴结炎、脑膜炎、脑炎、嗜血细胞综合征和暴发性肝病。尚未确定 B19 在这些疾病中的因果作用

病因学，传染性和传播方式

- B19 优先感染红系祖细胞，在其细胞内复制并具有直接细胞毒性，导致严重贫血或纯红细胞再生障碍

- 暴露后的 5～10 天病毒血症和传染性最强，在免疫功能正常宿主中持续 1 周。此后开始产生抗体，并出现皮疹和关节痛

的典型症状

- 传播方式包括接触呼吸道分泌物、母婴垂直传播、经皮暴露于血液以及输注血液制品
- 细小病毒 B19 无包膜衣壳、耐热，难以用溶剂去污剂灭活，可能污染血液制品

 诊断

鉴别诊断

根据临床表现，鉴别诊断包括：

- 传染性红斑
- 玫瑰疹、风疹、麻疹、A 组链球菌以及其他儿童期病毒疹
- 传染性单核细胞增多症
- 急性 HIV 感染
- 药疹
- 急性多关节炎
- 幼年型类风湿关节炎（斯蒂尔病）
- 继发于急性病毒感染的短暂性关节炎

评估

- 大多数细小病毒 B19 感染患者症状轻微，不需要行实验室检查，5～7 天内可恢复
- 健康儿童可通过典型 EI 临床表现进行诊断
- 对于免疫抑制人群、严重贫血或短暂性再生障碍性危象（TAC）的患者和孕妇可能需要实验室检查进行诊断
- 有细小病毒严重并发症风险和高暴露风险的人群可能从抗体检测中获益，以确定其是否对细小病毒产生免疫

实验室检查

- 全血细胞计数（CBC）和网织红细胞计数：网织红细胞计数和血细胞比容指示感染的严重程度。CBC 通常提示正细胞性正色性贫血。纯红细胞再生障碍时网织红细胞明显减少或缺失。机体一旦产生中和抗体，网织红细胞随之增加。白细胞和血小板计数通常正常
- 细小病毒 B19 IgM 和 IgG：细小病毒 B19 IgM 酶联免疫吸附

试验广泛用于免疫功能正常宿主的诊断，是首选方法。IgM 在感染 7～10 天内可检测到，并可能持续数月。IgG 抗体在感染后 15 天左右可检测到，并持续终身

- DNA 聚合酶链式反应（PCR）是最灵敏的细小病毒 B19 病毒检测方法，是免疫功能低下的个体、胎儿和可疑持续感染的免疫功能正常患者诊断的首选方法。血清中病毒 DNA 的高滴度表明存在活动性感染。罕见 B19 变异体可能被某些 PCR 方法量化不足。当疾病得到治疗或恢复后，在数月至数年的时间中，通过 PCR 在患者的血清中可能检测到低水平的 B19 DNA，并且在无活动感染患者组织中可能检测到低水平的病毒 DNA
- 骨髓活检：纯红细胞再生障碍患者的骨髓检查显示完全或几乎无红细胞前体。可见大量含有嗜酸性核内含物的特征性的巨原红细胞
- 图 53-4 阐述了对孕妇细小病毒 B19 感染的分析
- 产前检查：胎儿颈后透明层厚度测量和多普勒静脉导管测速

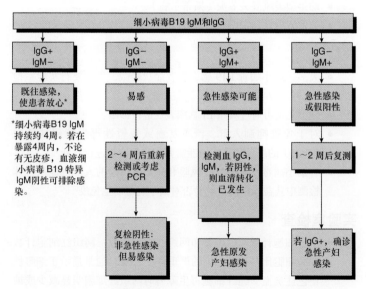

图 53-4　细小病毒 B19 感染检测流程。（From Stephen G，Gillham J：Fetal infection：a pragmatic approach to recognition and management，Obstet Gynecol Reprod Med 22：299-303，2012.）

仪可提示严重的胎儿贫血。超声检查可能显示胎儿水肿、腹水、胸腔积液和胎儿水肿伴心脏扩大

Rx 治疗

由于大多数 B19 感染是无症状或轻症，呈自限性，治疗主要为支持治疗。包括非甾体抗炎药缓解关节症状，退热药（如对乙酰氨基酚）用于发热，以及适当的补液。

- 无抗病毒药物
- 严重贫血和纯红细胞再生障碍通常需要输血，直到红细胞（RBC）生成恢复正常；胎儿感染可能需宫内输血
- 启动抗逆转录病毒治疗（ART）可缓解 B19 诱导的 HIV 感染患者贫血
- 骨髓移植用于无法纠正的骨髓再生障碍的患者
- 胎儿水肿的主要治疗方法是分娩，对于严重水肿的患者可进行复苏和通气

静脉注射免疫球蛋白（IVIG）可用于免疫功能低下的慢性 B19 感染和慢性贫血患者的治疗，也可用于某些急性、严重感染患者。

处理

- B19 感染通常是自限性的，症状通常在几周内缓解，大多数情况下只需要支持治疗
- 在皮疹出现之前的 1 周内，患者具有传染性。一旦出现皮疹，患者不再被认为具有传染性，无需隔离
- 持续性关节炎伴或不伴关节侵蚀患者应由风湿病医师进行评估
- 贫血在免疫功能正常患者通常是短暂性的，可自发性缓解，红细胞数日至一周内可恢复生成。然而在血液学异常患者中可能出现严重贫血，系短暂性再生障碍性危象或纯红细胞再生障碍所致，需立即进行血液学评估和输血
- 患有 TAC 或慢性细小病毒 B19 感染的患者存在医院内传播的风险，住院时应隔离，防止飞沫传播
- 对慢性感染和贫血的患者可能需要进行 IVIG 治疗可行性评估
- B19 感染的孕妇有 30% 的胎儿传染风险。应密切监测胎儿健康和发育情况。若存在胎儿水肿，可能需要输血或转诊至三级护理中心进行分娩

转诊

- 若出现骨髓抑制需转诊至血液科医师
- 若出现严重或糜烂性关节炎需转诊至风湿病科医师

 ## 重点和注意事项

- 免疫功能正常患者 3 周内疾病可自行缓解
- 成人患者对称性小关节炎多见，而儿童患者面部皮疹多见
- 在血液学异常、免疫功能低下、恶性肿瘤或存在器官移植病史的患者中，B19 感染可能引起严重贫血伴或不伴短暂性骨髓再生障碍性危象，进而可能导致慢性贫血
- 孕期感染可导致胎儿贫血、胎儿水肿或胎儿丢失

预防

- 个人感染控制措施，包括手部卫生；打喷嚏和咳嗽时要捂住口；不接触眼、口或鼻；不分享食物和饮料；避免与患者接触
- 免疫功能低下或 TAC 患者需采取隔离预防措施，防止飞沫传播
- 血库和血制品检测：2009 年 6 月 FDA 发布指南，要求制造商进行细小病毒 B19 核酸检测以降低血制品传播细小病毒 B19 的可能风险
- 疫苗研究尚无明显进展，仍停留在 Ⅰ / Ⅱ 期临床试验

推荐阅读

Dollat et al: Extra-haematological manifestations related to human parvovirus B19 infection: retrospective study in 25 adults, *BMC Infectious Diseases* 18:302, 2018.

Kerr JR: The role of parvovirus B19 in the pathogenesis of autoimmunity and autoimmune disease, *J Clin Pathol* 69:279-291, 2016.

Landry ML: Parvovirus B19, *Microbiol Spectr* 4(3), 2016. Web. 01 July 2017 www.asmscience.org/content/journal/microbiolspec/10.1128/microbiolspec. DMIH2-0008-2015.

Manaresi Gallinella: Advances in the development of antiviral strategies against parvovirus B19, *Viruses* 11:659, 2019.

Mayo Clinic Staff: "Parvovirus infection." Parvovirus infection. *Mayo Clinic*, 24 Mar, 2015. Web. 17 Aug. 2016 www.mayoclinic.org/diseases-conditions/parvovirus-infection/basics/definition/con-20023045, 24 Mar. 2015.

Melamed N et al: Fetal thrombocytopenia in pregnancies with fetal human parvovirus-B19 infection, *Am J Obstet Gynecol* 212(6):793. e1-e8, 2015.

Parvovirus B19 (fifth disease). Centers for Disease Control and Prevention. www.cdc.gov/parvovirusb19/fifth-disease.html. Accessed August 9, 2019.

Pregnancy and fifth disease. Centers for Disease Control and Prevention. www.cdc.gov/parvovirusb19/pregnancy.html. Accessed August 9, 2019.

Rodríguez Bandera AI et al: Acute parvovirus B19 infection in adults: a retrospective study of 49 cases, *Actas Dermosifiliogr* 106:44-50, 2015.

Sim et al.: Human parvovirus B19 infection in patients with or without underlying diseases, *J Microbiol Immunol Infect* 52(4), 2019.

第 54 章 狂犬病
Rabies

Glenn G. Fort

罗力 译 刘凯雄 张骅 审校

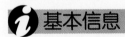 基本信息

定义

狂犬病是一种致命的人畜共患病，由弹状病毒科中若干种嗜神经病毒引起，并通过受感染动物咬伤人类而传播。

同义词

恐水症

ICD-10CM 编码
A82.9 *未指明的狂犬病*

流行病学和人口统计学

发病率（美国）：美国每年约 2 例。1980—2015 年 83 人感染狂犬病，其中 25 例是在狂犬病流行国家暴露于狂犬病动物所致的境外输入病例，5 例患者接受过器官组织移植。自 2008 年以来 9 名美国人死于狂犬病，都有境外狂犬病毒暴露史。美国大多数病例为蝙蝠传播，而全球大多数病例由狗传播

好发性别：男性感染者多见（70%）

体格检查和临床表现

- 人潜伏期通常为 1～3 个月，从数天到 8 年不等
- 面部咬伤的潜伏期较短；四肢受累潜伏期稍长
- 家畜通常需 10 天强制检疫
- 前驱症状：
  1. 发热
  2. 头痛
  3. 乏力

    4. 暴露部位疼痛或麻木

    5. 咽痛

    6. 胃肠道症状

    7. 精神症状

- 急性神经系统阶段，有中枢神经系统受累的客观证据
- 两种表现形式
- 躁狂型（80%）：

    1. 极度亢奋和行为异常与相对平静期交替出现

    2. 幻觉、定向障碍

    3. 癫痫发作

    4. 乏力

    5. 饮水引起恐惧、疼痛以及咽喉痉挛

    6. 昏迷、死亡

- 瘫痪型（20%）：

    1. 渐进性弛缓性瘫痪

    2. 被咬肢体通常更为突出

    3. 深部腱和跖反射消失

    4. 肌束颤动

病因学

- 狂犬病毒：弹状病毒科，狂犬病毒属
- 美国的病例与下列有关：

    1. 蝙蝠

    2. 浣熊

    3. 狐狸

    4. 臭鼬

- 小型啮齿动物（松鼠、小鼠、大鼠和花栗鼠）和兔类动物（如家兔）几乎未报告有狂犬病。在美国也从未发生过此类动物引起人类狂犬病传播
- 美国 1997—2006 年 19 例狂犬病病例中，有 17 例是蝙蝠源性感染，但许多人无咬伤或抓伤的临床证据
- 输入病例通常与狗有关
- 特殊感染：

    1. 器官移植：肾、肝、动脉

    2. 通过实验室工作人员和洞穴探险者的气溶胶传播

Dx 诊断

鉴别诊断

- 震颤性谵妄
- 破伤风
- 癔症
- 精神障碍
- 其他病毒性脑炎（框 54-1）
- 吉兰–巴雷综合征
- 脊髓灰质炎

评估

- 死亡前诊断需要多种标本（唾液、后颈发际处全层皮肤活检、脑脊液、血清）和多种检测方式（PCR、抗体、病毒抗原的免疫荧光、病毒培养）

框 54-1 狂犬病的鉴别诊断

病毒性脑炎
单纯疱疹病毒感染（HSV-1）
虫媒病毒感染（如东方马脑炎、西方马脑炎、西尼罗脑炎、日本脑炎、加利福尼亚脑炎、裂谷热）
肠病毒感染：71 型肠病毒
脑型疟
急性播散性脑脊髓炎（ADEM）
边缘系统脑炎
吉兰–巴雷综合征
脊髓灰质炎
狂犬病疫苗后脑脊髓炎
破伤风
肉毒中毒
药物
 直接毒性：药物诱导的精神错乱［例如：苯环己哌啶（PCP）］
 药物综合征：5- 羟色胺综合征、神经阻滞剂恶性综合征
 药物戒断综合征：严重酒精戒断综合征
典型精神疾病
狂犬病性癔症

From Cherry JD et al：Feigin and Cherry's pediatric infectious diseases，ed 8，Philadelphia，2019，Elsevier.

- 用于进行狂犬病测试的动物应实施安乐死，应保持大脑完整性
- 内氏小体是神经元中发现的嗜酸性细胞质包涵体，是狂犬病最显著的组织学特征，通常在尸检中发现
- 动物狂犬病病例需行以下任一方式的实验室确诊：
  1. 直接免疫荧光（DFA）测试呈阳性（最好是中枢神经系统组织）
  2. 狂犬病毒的分离（细胞培养或实验动物）
- 图 54-1 描述评估狂犬病暴露方法和暴露后预防措施（PEP）

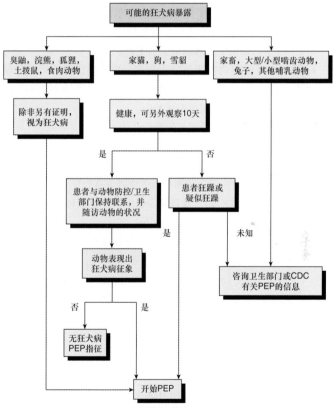

图 54-1 美国评估狂犬病暴露与启动暴露后预防措施（PEP）的方法。CDC，疾病控制与预防中心。（From Adams JG et al：Emergency medicine，clinical essentials，2nd ed，Philadelphia，Elsevier，2013.）

℞ 治疗

非药物治疗

- 隔离患者以防止传播
- 支持疗法

急性期治疗

- 目前尚无有效的治疗方法。2005 年个案报道一例 15 岁狂犬病女性患者存活，接受过被称为密尔沃基疗法的氯胺酮、咪达唑仑、利巴韦林和金刚烷胺的联合治疗。但该疗法在随后的 40 多例病例中失败而被认为无效
- 其他未经证实的方法包括干扰素、皮质类固醇、昏迷疗法、米诺环素以及脑血管痉挛预防。病毒 RNA 聚合酶抑制剂法匹拉韦正在细胞和小鼠研究试验中
- 重点在暴露后潜在暴露者的预防（表 54-1）：
  1. 尽快彻底肥皂和水冲洗伤口。若条件允许用杀菌剂（如聚维酮碘溶液）冲洗伤口
  2. 暴露 72 h 内使用主动和被动免疫最为有效
- 疫苗：美国 CDC 最近建议减少暴露后疫苗接种剂量。目前狂犬病暴露后的预防措施建议如下：
  1. 既往未接种过患者，采用人二倍体细胞疫苗（HDCV）或纯化鸡胚细胞疫苗（PCECV）于第 0、3、7 和 14 天各注射一次，每次 1 ml，肌内注射（三角肌区）
  2. 既往接种过患者，予 HDCV 或 PCECV 在第 0、3 天各注射一次，每次 1 ml，肌内注射（三角肌区）。未接种过疫苗者需基于体重接种人类狂犬病超免疫球蛋白（20 IU/kg）。若解剖允许，伤口注射足量的免疫球蛋白；剩余可注于其他部位
- 对于感染高风险者，使用 HDCV 或吸附狂犬病疫苗（RVA）（在第 0、7 和 21 或者 28 天，1 ml 肌内注射）进行预防：
  1. 兽医
  2. 实验室狂犬病毒研究工作者
  3. 洞穴探险者
  4. 到流行区旅行者

表 54-1　暴露前后狂犬病疫苗接种方案

疫苗接种	途径	接种的日期	附注
暴露前	IM*	第 0，7，21 或 28 日	美国和 WHO 标准三剂量疗法
	ID[†]	第 0，7，21 或 28 日	经济，但不用于服用抗疟药物的患者；美国非常规疗法；WHO 建议
暴露后[‡]	IM*	第 0，3，7，14 日	美国标准四剂量疗法
	IM*	第 0（2 倍剂量），7，21 日	在一些 RIG 不能使用的国家，称为 2-1-1 计划
	ID[†]	第 0，3，7（每次 2 倍剂量），28 日	在泰国使用的 PVRV、PCECV 方法，称为 2-2-2-0-1 计划
	ID[†，§]	第 0（8 倍剂量），7（4 倍剂量），28，90 日	用于发展中国家的 HDCV、PCECV 或 PVRV 细胞培养疫苗，称为 8-0-4-0-1-1
强化（再次暴露）	IM*	第 0，3 日	只有在有记录的细胞培养疫苗接种后[¶]
	ID[†]	第 0，3 日	只有在有记录的细胞培养疫苗接种后[¶]

HDCV，人二倍体细胞疫苗；ID，皮内注射；IM，肌内注射；PCECV，纯化鸡胚细胞疫苗；PVRV，纯化细胞狂犬病疫苗；RIG，狂犬病免疫球蛋白；WHO，世界卫生组织。

* 联合 RIG。

[†] 三角肌注射 0.1 ml。

[‡] 三角肌注射 0.5 ml（PVRV）或 1 ml（视疫苗而定）。

[§] 多部位注射 0.1 ml（见正文）。

[¶] 或注射其他疫苗后出现病毒中和抗体。

From Cherry JD et al：Feigin and Cherry's pediatric infectious diseases, ed 8, Philadelphia, 2019, Elsevier.

预后

狂犬病通常致命，是病死率最高的传染病之一。

转诊

- 转诊至传染病咨询部门
- 转诊至当地卫生机构

 重点和注意事项

专家点评

- 美国大部分病例是由以下原因所致：

1. 蝙蝠咬伤，通常是密切接触或间接接触被感染的蝙蝠唾液

之后

2. 美国以外多为狗咬伤

- 黏膜接触病毒传播罕见（洞穴、实验室获得病例）
- 暴露后预防措施可预防暴露者狂犬病。公众对接触蝙蝠后狂犬病暴露风险的认识有待提高

推荐阅读

Boland TA et al: Phylogenetic and epidemiologic evidence of multiyear incubation in human rabies, *Ann Neurol* 75:155, 2014.

De Serres G et al: Bats in the bedroom, bats in the belfry: reanalysis of the rationale for rabies postexposure prophylaxis, *Clin Infect Dis* 48:1493, 2009.

Dyer JL et al: Rabies surveillance in the United States during 2013, *J Am Vet Med Assoc* 245:1111, 2014.

Fooks AR et al: Current status of rabies and prospects for elimination, *Lancet* 384:1389-1399, 2014.

Harrist A et al: Human rabies–Wyoming and Utah, *MMWR* 65(21):2015, 2016.

Hemachudha T, Wilde H: Survival after treatment of rabies, *N Engl J Med* 353(10):1068, 2005.

Hemachudha T et al: Human rabies: neuropathogenesis, diagnosis, and management, *Lancet Neurol* 12:498, 2013.

National Association of State Public Health Veterinarians: I: Compendium of animal rabies prevention and control, *MMWR Recomm Rep* 60(RR-6):1-17, 2011.

Uwanyiligira M et al: Rabies postexposure prophylaxis in routine practice in view of the new Centers for Disease Control and Prevention and World Health Organization recommendations, *Clin Infect Dis* 55:201, 2012.

Venkatesan A et al: Case definitions, diagnostic algorithms, and priorities in encephalitis: consensus statement of the International Encephalitis Consortium, *Clin Infect Dis* 57:1114, 2013.

第 55 章 巴贝虫病
Babesiosis

Patricia Cristofaro

王金威　卢晔　译　张骅　审校

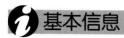 基本信息

定义

巴贝虫病是一种由蜱传播的动物原虫病，由红细胞内寄生虫巴贝虫属引起。人类偶然感染，导致非特异性发热性疾病，该疾病在免疫受损的宿主中可能很严重。

ICD-10CM 编码
B60.0　巴贝虫病

流行病学和人口统计学

发病率（美国）：2011—2015 年美国疾病控制与预防中心（CDC）报道有 7612 例巴贝虫病病例。27 个州报告了病例，其中 94.5% 病例发生在 7 个州

患病率（美国）：

- 在高流行地区，血清阳性率从 9%（罗得岛州）到 21%（康涅狄格州）不等
- 纽约报道的病例数量最多

好发性别：男性（最有可能是在娱乐或职业活动期间接触病媒生物）

好发年龄：50 岁以上者或新生儿，严重程度明显增加

发病高峰：春季和夏季，5—9 月

遗传学：未知

先天性感染：有明确的垂直传播证据

新生儿感染：许多围产期传播病例

输血：很多实例。献血时使用田鼠巴贝虫抗体和 DNA 筛查可显著降低输血传播巴贝虫病的风险

体格检查和临床表现

- 潜伏期为 1～4 周，或 6～9 周，输血相关疾病有时更长
- 逐渐出现不规则发热、寒战、大汗、头痛、肌痛、关节痛、疲劳和尿色变深。症状通常在蜱叮咬后 1 个月和输血后 6 个月之内开始。发热是最常见的临床表现
- 体格检查：瘀点、轻度肝脾大和黄疸。大多数患者体检正常
- 感染分歧巴贝虫（欧洲）会产生更严重的疾病，症状迅速出现，寄生虫血症增加，进展为大规模血管内溶血和肾衰竭

病因学

- 病媒生物：鹿蜱、肩突硬蜱（也被称为极小硬蜱）
  1. 春季和夏季的幼虫和若虫阶段寄生于啮齿动物，成虫寄生于鹿
  2. 每一个阶段都需要血液才能成熟并进入下一阶段，因此会感染人类
  3. 在流行地区的温暖月份，人们在从事户外活动时容易被感染
  4. 蜱必须附着 36～72 h 才能传播感染
- 田鼠巴贝虫和分歧巴贝虫占人类感染的大多数原因。表 55-1 比较了巴贝虫病的病原体和临床表现
- 在美国，田鼠巴贝虫引起的病例来自东北海岸的近海岛屿，包括南塔基特岛、科德角和马萨诸塞州的玛莎葡萄岛；罗德岛州的布洛克岛；和纽约州的长岛、火岛、谢尔特岛；以及附近的大陆，包括康涅狄格州、罗德岛州、马萨诸塞州、纽约州和新泽西州
- 加利福尼亚州、佐治亚州、马里兰、明尼苏达州、弗吉尼亚州、威斯康星州报告了零星病例，最近华盛顿州报告了 WA-1 亚种，密苏里州报告了 MO-1 亚种
- 分歧巴贝虫与欧洲的人类疾病有关，在欧洲，这种疾病仍然很少见，并且主要与无脾相关
- 猎户巴贝虫（*Babesia venatorum*）正在成为在中国大陆的重要病原体
- 田鼠巴贝虫的病例多数无症状
- 可通过输入红细胞或被红细胞污染的血小板传播
- 混合感染（田鼠巴贝虫和伯氏疏螺旋体，即莱姆病的病原体）估计发生在 30%（罗德岛州和康涅狄格州）到 60%（纽约州）的病例中

表 55-1　巴贝虫病的病原体和临床表现

巴贝虫种类	地理分布	蜱媒	动物宿主	流行病学	临床表现
分歧巴贝虫	英国、西欧、东欧、瑞典、俄罗斯；美国未报告	蓖籽硬蜱	牛、驯鹿	潜伏期：1～4周，发生在养牛区夏季 针对脾切除和免疫功能低下患者	暴发性病程，病死率高 发热、强直、头痛、肌痛、黄疸、血红蛋白尿、溶血性贫血、急性肾衰竭、多器官衰竭
田鼠巴贝虫	与美国东北部伯氏疏螺旋体流行区相似，特别是纽约州、马萨诸塞州、康涅狄克州和罗德岛州附近的岛屿以及康涅狄克州、新泽西州、威斯康星州和明尼苏达州	鹿蜱：极小硬蜱和肩突硬蜱	白足鼠	潜伏期：蜱叮咬后1～4周或输血后4～9周 主要由蜱若虫传播 针对年龄较大但不一定免疫功能低下的患者，在因HIV感染而免疫功能低下、高龄及合并伯氏疏螺旋体感染的患者中尤为严重 季节性与蜱若虫活动平行；80%的病例发生在5～8月	通常在年轻健康患者中无症状 自限性流感样发热性疾病，伴有厌食、乏力、嗜睡，1周后出现高热、多汗、肌痛；轻度脾大、罕见肝大，后期溶血、溶血性贫血、血小板减少、黄疸、急性肾衰竭，尤其是脾切除患者、老年人或免疫功能低下者 并发症包括 ARDS、DIC 病死率为 5%

续表

巴贝虫种类	地理分布	蜱媒	动物宿主	流行病学	临床表现
MO-1（分歧巴贝虫的近亲或亚种）	密苏里州和肯塔基州的农村	岸状硬蜱（兔蜱）	兔、鸟	潜伏期：蜱叮咬后1~4周 季节性：春季到秋季 针对脾切除者，与分歧巴贝虫一致	同田鼠巴贝虫，通常无症状，除了脾切除者，他们会出现严重寄生虫血症和多器官衰竭
WA-1（吉氏巴贝虫的近亲或亚种）	华盛顿州的农村	硬蜱，包括岱状硬蜱	未知，怀疑是野生犬科动物和有蹄类动物	潜伏期：1~4周 针对脾切除者、老年人、早产儿 免疫功能低下者，可能通过输血传播	同田鼠巴贝虫，通常无症状，除了脾切除者，他们会出现严重寄生虫血症和多器官衰竭
CA-1、CA-2等（骡鹿和大角羊巴贝虫的近种或亚种）	主要是美国太平洋海岸，加利福尼亚州的农村和半农村地区	硬蜱	未知，怀疑是骡鹿和大角羊	潜伏期1~4周 针对脾切除者、老年人、免疫功能低下者和早产儿	同田鼠巴贝虫，通常无症状，除了脾切除者，他们会出现严重寄生虫血症和多器官衰竭

ARDS: 急性呼吸窘迫综合征；DIC: 弥散性血管内凝血。

From Bennett JE, Dolin R, Blaser MJ: Mandell, Douglas, and Bennett's principles and practice of infectious diseases, ed 8, Philadelphia, 2015, Saunders.

Dx 诊断

鉴别诊断

- 疟疾
- 埃立克体病
- 钩端螺旋体病
- 沙门菌感染，包括伤寒
- 急性病毒性肝炎
- 出血热
- 亚急性细菌性心内膜炎

评估

有流行区旅居史的任何发热患者都应该怀疑，无论是否有接触蜱或蜱叮咬史，尤其是无脾者。巴贝虫病的标志是溶血导致贫血。可能出现肝酶升高、血小板减少和急性肾损伤。

实验室检查

- 诊断巴贝虫病的首选方法是全血样本的聚合酶链式反应（PCR）
- 对于经验丰富的医生，对吉姆萨染色薄涂片进行序贯检查同样有效
- 通过 PCR 获得的巴贝虫 DNA 具有与薄血涂片的显微镜分析相当的敏感性和特异性。在感染开始时，寄生虫载量小，PCR 比涂片更敏感
- 通过间接免疫荧光法（IFA）进行血清学诊断对田鼠巴贝虫具有特异性
  1. 由于无法区分暴露的患者和感染活跃期的患者，因此无法进行分析
  2. IgG 滴度 ≥ 1：64 指示血清阳性，而 ≥ 1：1024 可诊断为急性感染。IgM 滴度为 1：64 指示急性感染
  3. IgM 间接免疫荧光抗体检测可能高度敏感并且对诊断具有特异性。IgM 滴度为 1：64 是急性感染的指标
- 全血细胞计数（CBC）可显示轻中度血小板减少和贫血。白细胞（WBC）计数可能正常、升高或降低。血生化指标异常

升高，包括肌酐、肝功能、乳酸脱氢酶以及间接胆红素和总胆红素水平；触珠蛋白低

- 红细胞内寄生虫的吉姆萨或瑞特（Wright）染色法薄血涂片检查（图 55-1）：
  1. 其典型涂片中可观察到由胞质链连接的四个子细胞组成的"四分体"或"马耳他十字"，但较少见
  2. 更常见的是，由单个染色质点组成的较小形式偏心地位于蓝染的细胞质内
  3. 被寄生的红细胞可能被多重感染，但不会增大
  4. 可以观察到红细胞外的虫体
  5. 配子体不可见，这是疟疾的特征

Ⓡ 治疗

非药物治疗

补充水分，支持治疗。

急性期治疗

- 脾完整的患者：主要为无症状或有自限性症状
- 向任何有症状的患者提供治疗。表 55-2 总结了治疗建议

扫二维码看彩图

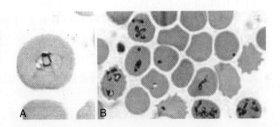

A B

图 55-1 （扫二维码看彩图）巴贝虫。人类因蓖籽硬蜱叮咬而感染来自牛的梨浆虫是一种罕见的现象。正常人感染梨浆虫可能会引起自限性发热和寄生虫血症，如在美国东北海岸通过肩突硬蜱进行感染的啮齿动物寄生虫田鼠巴贝虫（A）。可能会出现严重的红细胞感染，然而，在脾切除术患者中会导致致命的溶血性贫血。该患者死于来自苏格兰的一种牛寄生虫分歧巴贝虫的感染（B）。偶尔感染人类的其他巴贝虫物种，包括来自美国的 WA-1、CA-1 和 MO-1 亚种，通过分子生物学方法进行区分。（Hoffman R et al: Hematology, basic principles and practice, ed 7, Philadelphia, 2018, Elsevier.）

表 55-2　人类巴贝虫病的治疗

病原体	严重程度	成人	儿童
田鼠巴贝虫 *	轻度[†]	第 1 天阿托伐醌 750 mg 每 12 h 1 次 PO ＋阿奇霉素 500 mg PO，从第 2 天开始，每日 250 mg PO	第 1 天阿托伐醌 20 mg/kg 每 12 h 1 次 PO（最大剂量 750 mg）＋阿奇霉素 10 mg/kg PO（最大剂量 500 mg）。然后从第 2 天起，每日 5 mg/kg PO（最大剂量 250 mg）
	重度[‡,§]	克林霉素 300 ～ 600 mg 每 6 h 1 次 IV 或 600 mg 每 8 h 1 次 PO ＋奎宁 650 mg 每 8 h 1 次 PO	克林霉素 7 ～ 10 mg/kg 每 6 ～ 8 h 1 次 IV 或 7 ～ 10 mg/kg 每 6 ～ 8 h 1 次 PO（最大剂量 600 mg）＋奎宁 8 mg/kg 每 8 h 1 次 PO（最大剂量 650 mg）
分歧巴贝虫 *		立即完成 RBC 置换再加克林霉素 600 mg 每 6 ～ 8 h 1 次 IV ＋奎宁 650 mg 每 8 h 1 次 PO	立即完成 RBC 置换，再加上克林霉素 7 ～ 10 mg/kg 每 6 ～ 8 h 1 次 IV（最大剂量 600 mg）和奎宁 8 mg/kg 每 8 h 1 次 PO（最大剂量 650 mg）

IV：静脉注射；PO：口服；RBC：红细胞。

注：使用奎宁时应进行心电监测；肝、肾疾病时监测奎宁血药浓度。

* 治疗 7 ～ 10 天，但疗程可能会有所不同。

[†] 在免疫功能低下的患者中已使用阿托伐醌（750 mg，每日 2 次）和更高剂量的阿奇霉素（每日 600 ～ 1000 mg）。通过这种方案，症状和寄生虫血症可以更快地缓解。

[‡] 如果发生高度寄生虫血症（≥ 10%），严重贫血（＜ 10 g/dl）或肺，肾或肝功能不全，请考虑部分或完全 RBC 置换。即使寄生虫血症低于 10%，如果出现急性呼吸窘迫综合征或类似全身炎症反应综合征的综合征，也应考虑 RBC 置换。

[§] 在无脾个体和免疫缺陷患者中，持续性或复发性的巴贝虫病应治疗至少 6 周，包括不能检测出寄生虫的 2 周。

From Bennet et al：Principles and practice of infectious diseases, ed 8, Philadelphia, 2015, Elsevier.

- 重症患者必须接受治疗，尤其是无脾、老年或免疫抑制的患者
- 在第 1 天将阿托伐醌 750 mg 每 12 h 1 次和 500 mg 阿奇霉素联合使用，然后每天 250 mg 联合治疗 7 ～ 10 天，与克林霉素和奎宁的治疗方案一样有效，不良反应更少。这是轻度疾病的首选疗法
- 硫酸奎宁 650 mg 口服，每日 3 次和克林霉素 600 mg 口服，每日 3 次（600 mg 肠外注射每日 4 次）合用 7 ～ 10 天。重

症患者入院并用克林霉素和奎宁或阿奇霉素加阿托伐醌治疗
- 除抗微生物治疗外，还可进行换血：成功治疗与无脾患者相关的高水平的田鼠巴贝虫或分歧巴贝虫寄生虫血症的严重感染。建议对寄生虫血症 > 10% 的患者进行换血，但对于任何重症患者也都可以考虑进行
- 复发和免疫受损的患者可能需要更长时间的治疗

预后

预后通常良好，致命的结果罕见。

转诊

- 如果严重怀疑诊断，尤其是对于无脾者、年老或免疫功能低下的患者，应及时向感染科专家进行咨询
- 对于住院治疗的重病患者，除了抗生素治疗外，可能还需要换血

 重点和注意事项

专家点评

- 在无脾宿主或免疫缺陷宿主中预防巴贝虫病的最佳方法是避开病媒流行的地区，尤其是 5—9 月
- 如果在流行地区居住或旅行是不可避免的，建议患者每天进行皮肤自我检查，穿浅色衣服（以便于去除蜱），将裤子塞入袜子中，并在皮肤或衣服上涂抹驱蜱剂（二乙基甲苯酰胺和邻苯二甲酸二甲酯）
- 建议每天检查家庭宠物（如猫和狗）的蜱
- 分歧巴贝虫感染，尤其是在无脾患者中，通常是致命的
- 巴贝虫病和莱姆病、无形体病、宫本螺旋体病和 Powassan 病毒的并发病例已有记录——检查重病患者的合并感染
- 克林霉素和奎宁的组合已成功用于治疗妊娠晚期的巴贝虫病，对胎儿无明显不良影响
- 2011 年，美国疾病控制与预防中心将巴贝虫病列为全国应通报疾病清单之一
- 避免蜱是预防巴贝虫病的首要措施

推荐阅读

Brennan et al: Transmission of B microti parasites by solid organ transplant, *Emerging Infect Dis* 22:11, 2016.

CDC: Parasites-Babesiosis. Treatment. https://www.cdc.gov/parasites/babesiosis/health_professionals/

Gray EB et al: Babesiosis Surveillance—US 2011-2015, *MMWR Survell Summ* 68:1, 2019.

Herwaldt BL et al: Transfusion-associated babesiosis in the United States: a description of cases, *Ann Intern Med* 155:509, 2011.

Jia N et al: Human babesiosis caused by a babesia crassa-like pathogen: *a case series, CID* 67:1110, 2018.

Jiang JF et al: Epidemiological, clinical, and laboratory characteristics of 48 cases of B venatorum infection in China, *Lancet Infect Dis* 15:196, 2015.

Krause PJ: Human babesiosis, *Int J Parasitol* 49(65):1, 2019.

Lemieuz JE et al: A global map of genetic diversity in Babesia microti reveals strong population structure and identifies variants associated with clinical relapse, *Nat Microbiol* 1:16079, 2016.

Li S et al: Splenic Rupture from babesiosis, an emerging concern? *Ticks Tick Borne Dis* 9:1377, 2018.

Mareedu et al: Risk factors for severe infection, hospitalization, and prolonged AM therapy in patients with babesiosis, *Am Trop Med Hyg* 97:1218, 2017.

Mortitz ED et al: Screening for *Babesia microti* in the U.S. blood supply, *N Engl J Med* 375:2236-2245, 2016.

Saifee NH et al: Apheresis for babesiosis: therapeutic parasite reduction or removal of harmful toxins or both? *J Clin Apher* 31:454, 2016.

Sanchez E et al: Diagnosis, treatment, and prevention of Lyme disease, human granulocytic anaplasmosis, and babesiosis, *JAMA* 315(16):1767-1777, 2016.

Vannier E, Krause PJ: Human babesiosis, *N Engl J Med* 366:2397, 2012.

Vannier et al: Babesiosis, *Infect Dis Clinics North Am* 29(7):35, 2015.

Wang G et al: Comparison of a quantitative PCR assay with peripheral smear exam for detection and quantitation of Babesia microti infection in humans, *Diagn Microbiol Infect Dis* 82:109, 2015.

Diuket Wasser et al: Coinfection by ixodes tick-borne pathogens: ecological, epidemiological, and clinical consequences, *Trends Parasitol* 32(30), 2016.

Woolley AE et al: Post-babesiosis warm autoimmune hemolytic anemia, *N Engl J Med* 376:939, 2017.

Wormser GP et al: Emergence of resistance to azithromycin-atovaquone in immunocompromised patients with Babesia microti infection, *Clin Infect Dis* 50:381, 2010.

Young C et al: Preventing transfusion-transmitted babesiosis: preliminary experience of the first laboratory-based blood donor screening program, *Transfusion* 52:1523, 2012.

第56章 科罗拉多蜱传热
Colorado Tick Fever

Fred F. Ferri

王俊轶 译 张龙举 审校

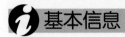 基本信息

定义

科罗拉多蜱传热是一种由科罗拉多蜱传热病毒感染引起的急性、自限性、发热性疾病。

ICD-10CM 编码
A93.2 科罗拉多蜱传热

流行病学和人口统计学

- 发病率：美国每年报道约 330 例
- 人口分布：儿童和成人（不分性别）
- 地理分布：落基山脉海拔 4000 至 10 000 英尺（约 1219 至 3048 米）区域。安得逊革蜱分布区域以外的加利福尼亚州也曾报道散发病例
- 科罗拉多州发病率最高

体格检查和临床表现

- 潜伏期：通常 3 ~ 4 天，也可长达 14 天
- 首发症状：发热、寒战、严重头痛、严重肌痛和皮肤感觉过敏
- 初期症状和体征：
  1. 蜱叮咬（90% 以上患者述有蜱叮咬史）
  2. 发热和寒战
  3. 头痛
  4. 肌痛
  5. 乏力
  6. 虚弱和淡漠
  7. 结膜充血

8. 红斑性咽炎

9. 部分患者有淋巴结肿大和肝脾大

10. 5.6% ～ 12% 患者有斑丘疹或瘀斑样皮疹

- 首发症状持续一周，也可小于一周，但有 50% 患者初期症状缓解后会再次发热 2 ～ 3 天。乏力和虚弱症状在急性期后还可持续数月。慢性期更多出现在老年患者

- 在患儿中，5% ～ 10% 可并发无菌性脑膜炎。在成人中，少见并发症包括：肺炎、肝炎、心肌炎和睾丸附睾炎。此病有母婴垂直传播的可能

病因学

- 病原体：科罗拉多蜱传热病毒，包括 7 种，其中 3 种在美国有分布

- 病媒生物：安得逊革蜱（落基山林蜱，图 56-1）

- 发病机制：蜱叮咬导致人际传播，季节跨度从 3 月到 9 月。病毒感染骨髓中的红细胞前体细胞，病毒血症会持续整个红细胞生命周期，这也是病程迁延的原因。图 56-2 示科罗拉多蜱传热病毒的生态学

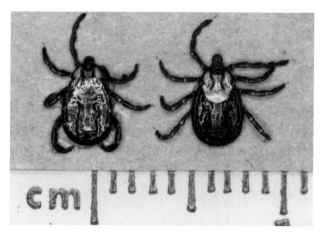

图 56-1 雄性安得逊革蜱成虫（左）和雌性安得逊革蜱成虫（右）。两者都可以传播科罗拉多蜱传热病毒。（Cherry JD et al：Feigin and Cherry's pediatric infectious diseases，ed 8，Philadelphia，2019，Elsevier.）

科罗拉多蜱传热病毒的生态学

科罗拉多蜱传热（CTF）病毒由安得逊革蜱（落基山林蜱）传播。
安得逊革蜱生活在美国西部和加拿大海拔4000～10 000英尺（约1219～3048米）地区。
以下是病毒传播步骤：

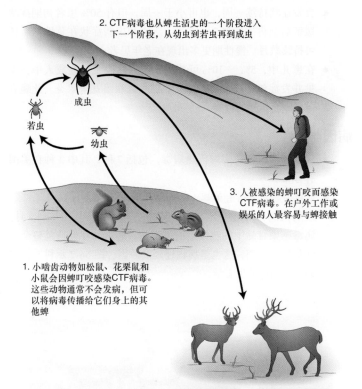

2. CTF病毒也从蜱生活史的一个阶段进入下一个阶段，从幼虫到若虫再到成虫

成虫

若虫

幼虫

3. 人被感染的蜱叮咬而感染CTF病毒。在户外工作或娱乐的人最容易与蜱接触

1. 小啮齿动物如松鼠、花栗鼠和小鼠会因蜱叮咬感染CTF病毒。这些动物通常不会发病，但可以将病毒传播给它们身上的其他蜱

4. 其他动物如麋鹿、土拨鼠和鹿也可以因蜱叮咬感染CTF病毒。但是这些动物将病毒传播给其他蜱的作用不大

图 56-2 科罗拉多蜱传热病毒的生态学。（Courtesy Centers for Disease Control and Prevention. 网址：www.cdc.gov/coloradotickfever/transmission.html.）

 诊断

鉴别诊断

- 落基山斑疹热
- 流行性感冒
- 钩端螺旋体病
- 传染性单核细胞增多症

- 巨细胞病毒感染
- 肺炎
- 肝炎
- 脑膜炎
- 心内膜炎
- 猩红热
- 麻疹
- 风疹
- 斑疹伤寒
- 莱姆病
- 免疫性血小板减少性紫癜（ITP）
- 血栓性血小板减少性紫癜（TTP）
- 川崎病
- 中毒性休克综合征
- 血管炎

评估

出现上述症状并与蜱叮咬病史和流行地区旅居史相关时，考虑科罗拉多蜱传热。

实验室检查

- 全血细胞计数：
  1. 白细胞减少
  2. 非典型淋巴细胞
  3. 中度血小板减少
- 通过间接免疫荧光法鉴定红细胞中的病毒
- 通过酶联免疫吸附试验、中和试验或补体结合试验进行血清学检查

℞ 治疗

- 虽然科罗拉多蜱传热病毒对利巴韦林敏感，但尚无特异性治疗方法
- 卧床休息，补液，对乙酰氨基酚
- 避免使用阿司匹林以防血小板减少
- 预防：避免蜱叮咬

第57章 落基山斑点热
Rocky Mountain Spotted Fever

Fred F. Ferri

刘凯雄 译 柳威 张骅 审校

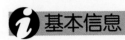 基本信息

定义

落基山斑点热（rocky mountain spotted fever，RMSF）是由立氏立克次体感染引起的经蜱传播的危及生命的发热性疾病。当传染媒介蜱唾液腺里立氏立克次体传播至皮肤，在内皮细胞的细胞质中扩散和复制，并引起广泛血管炎和终末器官损害时，就会发生感染。

同义词

RMSF

ICD-10CM 编码

A77.0 立氏立克次体引起的斑点热

流行病学和人口统计学

发病率： 每年 10 万人中有 0.18 ～ 0.32 例。全美均有感染病例报告

患病率： 在美国东南部最为流行，其次是中南部各州，但各地均可见。RMSF 发生主要地区从北卡罗来纳州延伸到俄克拉荷马州。据最新报道，亚利桑那州东部常见的棕色狗蜱（血红扇头蜱）是立氏立克次体的传播媒介

好发性别： 男女发病率相近

好发年龄： 可发生于任何年龄段，5 ～ 14 岁儿童常见

体格检查和临床表现（表57-1）

- 潜伏期：3 ～ 12 天
- 初始症状：发热、头痛、不适、肌痛
- 皮疹：斑疹是 RMSF 的特点

表 57-1　落基山斑点热常见病史、体征和症状及其占比

常见病史、体征和症状	%
蜱叮咬	65
发热	100
皮疹	＞90
手掌和足底皮疹（图 57-1）	80
头痛	90
肌痛	75
恶心或呕吐	60
腹痛	40
结膜炎	30
水肿	20
肺炎	15
任何严重神经系统并发症（包括木僵、谵妄、癫痫、共济失调、视神经盘水肿、局灶性神经功能缺失、昏迷）	30

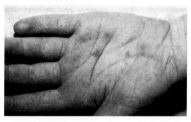

扫本章二维码看彩图

图 57-1　（扫本章二维码看彩图）落基山斑点热手掌皮疹。［From Walker DH，Raoult D：Rickettsia rickettsii and other spotted fever group rickettsiae（Rocky Mountain spotted fever and other spotted fevers）. In Mandell GL et al（eds）：Principles and practice of infectious diseases，ed 5，New York，2000，Churchill Livingstone.］

1. 50% 患者前 3 天出现皮疹；到第 5 天，90% 出现。无皮疹者＜10%
2. 早期表现：腕和踝出现白化红斑，然后扩散至躯干、手掌和足底（图 57-2）。超过 30% 患者皮疹累及手掌和足底，通常无面部皮疹
3. 病变可进展为丘疹，最终成为非斑疹（瘀斑或可触及的紫癜）
- 胃肠道症状：
1. 恶心、呕吐和腹痛常见
2. 偶尔类似"急腹症"（例如阑尾炎、胆囊炎）

407

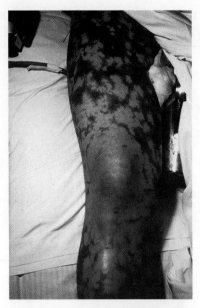

图 57-2 （扫本章二维码看彩图）落基山斑点热晚期下肢皮疹表现。（Courtesy of Theodore Woodward，MD. From Marx JA et al：Rosen's emergency medicine：concepts and clinical practice，7 ed，Philadelphia，2010，Elsevier.）

　　3. 轻症肝炎
- 心肺受累：
　　1. 间质性肺炎
　　2. 心肌炎
- 肾受累：
　　1. 肾前性氮质血症
　　2. 间质性肾炎
　　3. 肾小球肾炎
- 神经系统受累：
　　1. 脑炎（意识错乱、嗜睡、谵妄）
　　2. 共济失调
　　3. 惊厥
　　4. 脑神经麻痹
　　5. 言语障碍
　　6. 轻偏瘫或轻截瘫

7. 痉挛
- 暴发性 RMSF：
早期广泛的血管坏死导致多系统病变和死亡

病因学和发病机制

- 病原体：立氏立克次体（一种胞内寄生菌）
- 病媒生物：犬蜱和林蜱（蜱存在垂直传播，但啮齿动物的水平传播是该病原体的重要来源）。在美国，立氏立克次体主要通过美洲犬蜱（变异革蜱）和落基山林蜱（安得逊革蜱）传播
- 发病机制：立氏立克次体通过附着于血管内皮细胞而血行传播，可导致血管炎。本病的临床表现是由血管通透性增加引起

 诊断

鉴别诊断

甲型流感、肠病毒感染、伤寒、钩端螺旋体病、传染性单核细胞增多症、病毒性肝炎、败血症、埃立克体病、胃肠炎、急腹症、支气管炎、肺炎、脑膜炎球菌败血症、播散性淋球菌感染、继发性梅毒、细菌性心内膜炎、中毒性休克综合征、猩红热、风湿热、麻疹、风疹、斑疹伤寒、立克次体痘、莱姆病、药物超敏反应、特发性血小板减少性紫癜、血栓性血小板减少性紫癜、川崎综合征、免疫复合物血管炎、结缔组织病。

评估

- 急性发热性疾病的患者伴有头痛和肌痛时需考虑 RMSF，尤其是有蜱暴露史者。无皮疹并不能排除诊断
- 立克次体抗体需要数周才能产生；因此血清学检查在急性疾病中价值有限
- 框 57-1 为落基山斑点热的诊断标准

实验室检查（表 57-2）

- 血小板减少和转氨酶升高常见（见下文）
- 脑脊液分析示细胞增多，以淋巴细胞为主

框 57-1   落基山斑点热诊断标准

实验室标准

- 通过商业、国家或参考实验室进行的标准化检测，证明立氏立克次体抗原反应的血清抗体滴度在配对血清样本之间有显著变化
- 免疫组织化学显示临床样本中立氏立克次体抗原
- 聚合酶链式反应（polymerase chain reaction，PCR）法检测出临床样本中的立氏立克次体 DNA
- 临床标本细胞培养分离出立氏立克次体

对于确诊病例，须实验室检测确认抗体滴度变化；通常使用的检测方法包括但不限于间接免疫荧光抗体试验（IFAT）测定抗体滴度≥4 倍的增高或降低，或酶联免疫吸附试验（ELISA）测量的等效光密度变化

病例分类（美国 CDC 疾病定义，2004）

确诊：临床可疑患者经实验室检查确诊

疑诊：临床可疑患者，单份血清立氏立克次体抗体反应滴度提示目前或既往感染（阈值滴度由各实验室确定）

CDC，疾病控制与预防中心。

From Diagnosis and management of tickborne rickettsial diseases: Rocky Mountain spotted fever, ehrlichioses, and anaplasmosis—United States. MMWR Recomm Rep 55（RR-4）: 18, 2006, and from Marx JA et al: Rosen's emergency medicine: concepts and clinical practice, 7 ed, Philadelphia, 2010, Elsevier.

表 57-2   落基山斑点热实验室检查结果及其占比

常规检查	%
白细胞计数	
＜ 10 000/μl	72
＞ 10% 带（bands）	69
血小板计数	
＜ 150 000/μl	52
＜ 99 000/μl	32
血钠＜ 132 mmol/L	56
天冬氨酸转氨酶≥ 2 倍正常值	62
谷丙转氨酶≥ 2 倍正常值	39
胆红素＞ 1.4 mg/dl	30
脑脊液	
压力≥ 250 mm H_2O	14
葡萄糖≤ 50 mg/dl	8
蛋白质≥ 50 mg/dl	35
白细胞计数≥ 5/μl	38
单核细胞为主	46
多核细胞为主	50

- 病原体检查：
  1. 立氏立克次体抗体滴度（间接荧光抗体检测）：2 周内呈 4 倍增加可诊断 RMSF，因此尽管敏感性和特异性接近 100%，但对患者照护无益
  2. 能够提供及时诊断的唯一检查是皮肤活检免疫组织学标本中发现立氏立克次体

Rx 治疗

- 一线治疗：口服或静脉注射多西环素，每日 200 mg，分 2 次使用，连续 7 天或退热后 2 天
- 替代治疗：氯霉素每日 50 mg/kg，分 4 次使用。孕期首选氯霉素，因多西环素对胎儿骨骼和牙齿存在影响。退热后继续治疗至少 2 天

预后

- 怀疑 RMSF 时，须经验性给予抗生素治疗
- 病死率：5% ～ 10%（若在疾病第 5 天开始治疗，则增加 5 倍，延迟治疗多见于无皮疹患者和非蜱活动高峰季节）。严重 RMSF 患者可出现的长期后遗症包括：轻截瘫、听力下降、周围神经病、大小便失禁；小脑、前庭和运动功能障碍；语言障碍；截肢；阴囊皮肤坏死后疼痛

第58章 南部蜱相关皮疹病
Southern Tick-Associated Rash Illness（STARI）

Glenn G. Fort

刘凯雄 译 童瑾 胡晶晶 审校

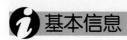 基本信息

定义

南部蜱相关皮疹病（southern tick-associated rash illness，STARI）是一种类似于莱姆病的游走性红斑（erythema migrans，EM）样皮疹，由美国东部、东南部和中南部的美洲花蜱（美洲钝眼蜱）叮咬造成。

同义词

Master 病

南部莱姆病

ICD-10CM 编码
A93.8 其他特定节肢动物传播的病毒引起的发热

流行病学和人口统计学

发病率：在美国发病率不明

发病高峰：由于与蜱叮咬有关，在春季和夏季更为常见

危险因素：人类进入蜱栖息的林区的活动，如徒步旅行、草坪护理、打猎和在树林中散步

体格检查和临床表现

- 它是一种不断扩大性的红斑样病变（图 58-1），边界不规则，中央清晰，在美洲花蜱叮咬部位周围形成。通常出现在叮咬后 7 天内，可扩大到直径 8 cm 或以上。是类似于莱姆病的游走性红斑样皮疹
- 其他相关症状类似莱姆病，包括头痛、疲劳、全身疼痛和恶心，但无临床进展或并发症

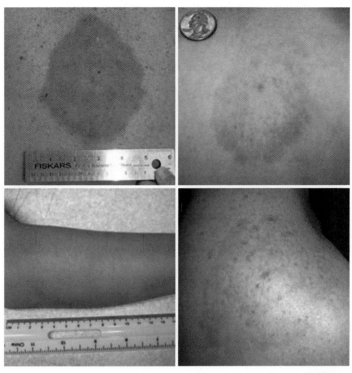

图 58-1 （扫本章二维码看彩图）南部蜱相关皮疹病常见皮疹。

扫本章二维
码看彩图

病因学

　　南部蜱相关皮疹病病因不明。曾有一种可疑的的致病微生物，lonestari 螺旋体被发现，但从未从人类患者身上分离出来。这种微生物已从美洲花蜱（图 58-2）和鹿中分离出来。

Dx 诊断

鉴别诊断

　　莱姆病：由肩突硬蜱叮咬引起，也引起类似的皮疹，称为游走性红斑。病原体为伯氏疏螺旋体。

评估

　　来自有美洲花蜱的地区，合并皮疹及临床综合征和近期有被蜱叮咬的患者应考虑诊断。

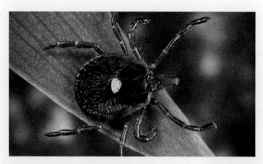

图 58-2 （扫本章二维码看彩图）南部蜱相关皮疹病的病媒蜱。

实验室检查

- STARI 没有明确的血清学检测指标
- STARI 患者的莱姆病酶联免疫吸附试验（ELISA）可能不明或呈弱阳性，但莱姆病蛋白质印迹法试验和莱姆病 C6 肽试验为阴性

 治疗

口服多西环素每次 100 mg，每日 2 次，持续 10 天，可快速缓解症状。这也是用于治疗莱姆病的药物。对于对多西环素过敏的患者或孕妇与儿童，可以使用阿莫西林。成人用量：口服给药，每次 500 mg，每日 3 次。

重点和注意事项

专家点评

Wormser 等人的一项研究观察了 STARI 和莱姆病之间的差异：

- STARI 患者比莱姆病患者更容易回忆起蜱叮咬史
- STARI 从蜱叮咬到出现皮疹的时间较短（平均 6 天）
- 与莱姆病伴游走性红斑样皮疹患者相比，有游走性红斑样皮疹的 STARI 患者较少出现其他症状
- STARI 患者较少出现多处皮肤病变，病变的大小比莱姆病患者小（STARI 患者为 6 ~ 10 cm，莱姆病患者为 6 ~ 28 cm），病变更圆，中央更清晰

- 通过抗生素治疗，STARI 患者的症状缓解速度比莱姆病患者快

预防

驱虫剂可用于防止蜱附着。例如避蚊胺（DEET）、埃卡瑞丁、柠檬桉油（OLE）或对薄荷烯 -3,8- 二醇（PMD）和合成 OLE。

相关内容

莱姆病（相关重点专题）

埃立克体病和无形体病（相关重点专题）

巴贝虫病（相关重点专题）

落基山斑点热（相关重点专题）

推荐阅读

CDC.: Southern tick-associated rash illness (STARI). . . Available at: www.cdc.go v/stari/disease/index.html.

Goldstein IM et al: Hitting the target: Lyme or STARI, *J La State Med Soc* 165: 83-87, 2013.

Philpp MT et al: Serologic evaluation of patients from Missouri with erythema migrans-like skin lesions with the C6 Lyme test, *Clin Vaccine Immunol* 13:1170-1171, 2006.

Wormser GP et al: Prospective clinical evaluation of patients from Missouri and New York with erythema migrans-like skin lesions, *Clin Infect Dis* 41:958, 2005.

第59章 埃立克体病和无形体病
Ehrlichiosis and Anaplasmosis

Patricia Cristofaro

唐飞 译 童瑾 审校

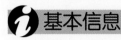 基本信息

定义

人单核细胞埃立克体病（human monocytic ehrlichiosis，HME）和人粒细胞无形体病（human granulocytic anaplasmosis，HGA）属于蜱媒立克次体疾病。埃立克体病是埃立克体属和无形体属引起的感染的通用表述。表59-1描述了此类疾病的病原体、传播媒介和地理分布。

同义词

人粒细胞埃立克体病（HGE）

人单核细胞埃立克体病（HME）

人粒细胞无形体病（HGA）

无形体病

人嗜粒细胞无形体病

HGE

HGA

HME

ICD-10CM 编码

A77.40 未指明的埃立克体病

A77.41 查菲埃立克体病（查菲埃立克体）

A77.49 其他埃立克体病

流行病学和人口统计学

发病率（美国）：罗德岛州（每百万人口中36.5例）、纽约州、新泽西州、康涅狄格州、威斯康星州、明尼苏达州和北加利福尼亚州的总体发病率最高；自2006年以来，在美国发现了超过3000例

表 59-1　人埃立克体病和无形体病

	人单核细胞埃立克体病（HME）	人粒细胞埃立克体病（HGE）	人粒细胞无形体病（HGA）
曾用疾病命名法	人单核细胞埃立克体性埃立克体病	人嗜粒细胞埃立克体病	人嗜粒细胞埃立克体无形体病
病原体	查菲埃立克体	尤因埃立克体，犬埃立克体，委内瑞拉报告一例无症状人类病例	嗜吞噬细胞无形体
白细胞靶点	单核细胞存噬体	中性粒细胞存噬体	粒细胞-中性粒细胞存噬体
病媒体	美洲钝眼蜱（美洲花蜱）	美洲钝眼蜱（美洲花蜱），变异革蜱（美洲犬蜱）	全沟硬蜱（美洲鹿蜱）——肩突硬蜱，蓖籽硬蜱，太平洋硬蜱
动物宿主	白尾鹿，土狼，狗	白尾鹿，狗	嗜肉动物，鹿，反刍动物，马
美国地区分布	美国东南部和中南部	美国中南部	美国东北部，中西部，加利福尼亚北部
美国地区患病率	每十万人口2～5例	美国中南部≤10%的疑似HME病例感染尤因埃立克体	每十万人口50～60例；亚临床感染的儿童血清阳性率高（＞20%）
发生季节	4～9月，高峰在7月	春季～秋季	5～7月
潜伏期（周）	1～4	1～4	1～4
传播方式	叮咬，血液制品输注	叮咬，血液制品输注	叮咬，血液制品输注，院内感染
常见临床表现	发热，不适，头痛，肌痛，皮疹＜40%	初始表现相同，但严重程度较轻，但免疫功能低下群体除外	发热，不适，头痛，肌痛；皮疹极少见

续表

	人单核细胞埃立克体病（HME）	人粒细胞埃立克体病（HGE）	人粒细胞无形体病（HGA）
实验室检查异常	白细胞减少，血小板减少，转氨酶升高	白细胞减少，血小板减少，转氨酶升高	更加明显的白细胞减少，血小板减少，转氨酶升高
潜在并发症，特别是免疫低下群体	脑膜脑炎，急性肾衰竭和呼吸衰竭，肝炎，心肌炎	更温和，可能性更小，但 HIV/AIDS、器官移植，长期皮质类固醇治疗导致的免疫低下患者除外	可能在患有高热、横纹肌溶解、意识障碍、出血病症、急性肾小管坏死、成人呼吸窘迫综合征的免疫功能低下患者中较为显著；一些特殊的免疫功能低下患者可能包括第 VIII 脑神经麻痹、臂丛神经病变、脱髓鞘性多发性神经病
病死率（CFR）	3%，免疫功能低下者病死率更高	无死亡报告	0.5%，免疫功能低下者病死率较高
推荐的确诊检查	瑞特染色的外周血涂片，单核细胞质内典型桑椹胚样细胞团，通过 PCR 检测 DNA，培养	瑞特染色外周血涂片，中性粒细胞质内典型桑椹胚样细胞团，通过 PCR 检测 DNA	瑞特染色片显示中性粒细胞胞中存在典型的胞质内聚集物，通过 PCR 检测 DNA，初始和配对血清样品中免疫荧光抗体增加
当前抗生素耐药性	氟喹诺酮类	氟喹诺酮类	氟喹诺酮类
目前推荐的抗生素疗法，成人	多西环素，100 mg/kg PO bid，或四环素，250～500 mg/kg PO qid，最短退热后 3 天，最长 14～21 天	多西环素，100 mg/kg PO bid，或四环素，250～500 mg/kg PO qid，最短退热后 3 天，最长 14～21 天	多西环素，100 mg/kg PO bid，或四环素，250～500 mg/kg PO qid，最短退热后 3 天，最长 14～21 天

续表

	人单核细胞埃立克体病（HME）	人粒细胞埃立克体病（HGE）	人粒细胞无形体病（HGA）
目前推荐的抗生素疗法，儿童	多西环素，4.4 mg/kg PO bid，或四环素，25～50 mg/kg PO qid，最短退热后 3 天，最长 14～21 天	多西环素，4.4 mg/kg PO bid，或四环素，25～50 mg/kg PO qid，最短退热后 3 天，最长 14～21 天	多西环素，4.4 mg/kg PO bid，或四环素，25～50 mg/kg PO qid，最短退热后 3 天，最长 14～21 天

bid，每日 2 次；CNS，中枢神经系统；DNA，脱氧核糖核酸；HIV/AIDS，人类免疫缺陷病毒感染 / 获得性免疫缺陷综合征；PCR，聚合酶链式反应；PO，口服；qid，每日 4 次。

From Bennett JE, et al.: Mandell, Douglas, and Bennett's principles and practice of infectious diseases, ed 8, Philadelphia, 2015, Saunders.

病例

  好发性别： 男性与女性发病比例为 2 ∶ 1

  好发年龄： 50—70 岁病情最为严重

  发病高峰： 全年均有发生，发病高峰出现于 5—7 月，并于 9 月再次出现

体格检查和临床表现

- 典型的埃立克体病平均在发病 9 天（5～14 天）后出现症状
- 最常见的首发症状
  1. 发热（96%）
  2. 寒战
  3. 头痛（72%）
  4. 肌痛
- 后续症状
  1. 厌食，恶心
  2. 关节痛
  3. 咳嗽
  4. 意识模糊（20% 的 HME 患者有脑膜脑炎）
  5. 腹痛
  6. 皮疹（红斑至脓疱），HME ＜ 30%，HGA 不常见
- 并发症
  1. 肝炎
  2. 间质性肺炎；急性呼吸窘迫综合征
  3. 肾衰竭和呼吸衰竭
  4. 脱髓鞘性多发性神经病
  5. 中毒性休克样综合征
  6. 致命机会性感染，通常为 HGA

病因学

- 病原体是 HME 查菲埃立克体、HGA 嗜吞噬细胞无形体和 HGE 尤因埃立克体
- 病媒生物
  1. 几乎可以肯定为蜱媒传播，最近被证实很少通过被感染的血液传播（包括院内感染）。围产期和器官移植传播也有相关记录

2. 由美国东北各州的肩突硬蜱和中南、东南和大西洋中部各州的美洲花蜱传播。图 59-1 描述了引起 HME 的查菲埃立克体、引起 HGA 的嗜吞噬细胞无形体和引起 HGE 的尤因埃立克体的生命周期

3. 超过 90% 的患者报告了蜱暴露，60% 的患者报告了蜱叮咬

- 哺乳动物宿主：鹿、马、狗、白足鼠、牛、绵羊、山羊、野牛
- 宿主的炎症和免疫反应决定了粒细胞以外最终的疾病谱，包括肝炎、间质性肺炎和伴有轻度氮质血症的肾炎
- 6% ～ 21% 的 HGA 患者也存在其他硬蜱病的血清学证据。蜱媒疾病：莱姆病或巴贝虫病

查菲埃立克体引起的HME，
嗜吞噬细胞无形体引起的HGA和尤因埃立克体引起的HGE

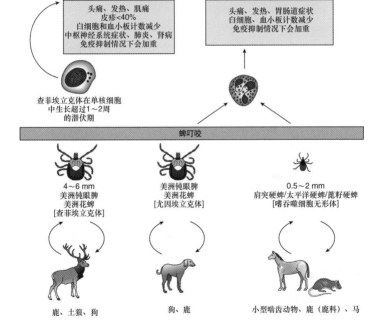

图 59-1　（扫本章二维码看彩图）人单核细胞埃立克体病（HME，查菲埃立克体引起）、人粒细胞无形体病（HGA，嗜吞噬细胞无形体引起）和人粒细胞埃立克体病（HGE，尤因埃立克体引起）。（From Dumler JS：Ehrlichiosis and anaplasmosis. In Guerrant RL，Walker DH，Weller PF（eds）：Tropical infectious diseases：principles，pathogens and practice，3rd ed，Philadelphia，2011，Elsevier，pp. 339-343.）

扫本章二维码看彩图

- 通常可以康复；HGE 的病死率大约是 1%
- 需要重症监护室护理：7%

Dx 诊断

鉴别诊断

- 落基山斑点热、科罗多拉蜱传热、Q 热、回归热
- 巴贝虫病
- 钩端螺旋体病
- 莱姆病
- 兔热病
- 伤寒、副伤寒
- 布鲁氏菌病
- 病毒性肝炎
- 脑膜炎球菌血症
- 传染性单核细胞增多症
- 血液恶性肿瘤
- TTP（血栓性血小板减少性紫癜）
- 表 59-2 描述了具有非特异性发热性疾病临床表现的蜱媒疾病的临床诊断线索

评估

- 急性期血样吉姆萨染色涂片
- 全血细胞计数白细胞减少、血小板减少、肝酶升高、血尿素氮（BUN）/ 肌酐升高
- 用于血清学检测的急性期血清样本：在急性感染时很少检测到抗体（抗体通常在临床发病 2 ～ 4 周后出现）
- 胸部 X 线片检查
- 很少需要做骨髓穿刺

实验室检查

- 聚合酶链式反应（PCR）有助于早期诊断：用 PCR 检测血液或脑脊液（CSF）中的埃立克体 / 无形体 DNA（表 59-3）
- 吉姆萨染色的涂片显示粒细胞或单核细胞内微生物桑椹胚样细胞团（敏感性 20% ～ 75%）（图 59-2）

表 59-2　提示具有非特异性发热性疾病特征的蜱媒疾病的临床诊断线索（病史、体格检查或实验室检查）*

疾病	线索
无形体病	轻微皮疹可能 白细胞或血小板计数低 肝转氨酶升高
巴贝虫病	溶血表现 脾切除史 出现轻微皮疹、肝大或脾大
莱姆病	仔细检查皮肤是否有与游走性红斑相符的皮疹 心脏传导阻滞引起的心动过缓 伴第Ⅶ脑神经麻痹或淋巴细胞性脑膜炎
科罗拉多蜱传热	马鞍热曲线
落基山斑点热	斑丘疹或点状皮疹 白细胞计数正常或血小板计数低 低钠血症 周围性水肿
回归热	伴随无发热间隔的反复发热
兔热病	局部溃疡 局部淋巴结病 可伴发肺炎

* 区别于流行病学背景表明的蜱媒疾病。

表 59-3　人单核细胞埃立克体病诊断试验及其与病程相关的相应敏感性和特异性

诊断试验	时间	敏感性（%）	特异性（%）
显示桑椹胚样细胞团的外周血涂片	早期（第 1 周）	3～20	>90
聚合酶链反应（PCR）	早期（第 1 周）	55～87	99
带有免疫荧光试验（IFA）的血清检测	晚期（7～14 天后），要求在 2～3 周内增加 4 倍	94～100	99

From Hilal T，Snapp WK：The perils of country life：human monocytic ehrlichiosis，Am J Med 128（8），2015.

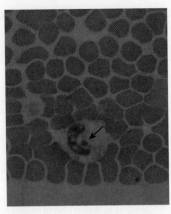

图 59-2 （扫本章二维码看彩图）感染人粒细胞无形体病（嗜吞噬细胞无形体）的白细胞。（Courtesy of Dr. Daniel Caplivski, Division of Infectious Diseases, Mount Sinai School of Medicine.）

- CBC：进行性白细胞减少和血小板减少，在第 7 天达到最低点
- C 反应蛋白浓度通常升高
- 肝功能检查（LFTs）：肝转氨酶、乳酸脱氢酶和碱性磷酸酶升高
- 可见血浆肌酐浓度升高
- 血清学滴度（IFA）> 80 或抗原滴度增加 4 倍

影像学检查

- 胸部 X 线片检查显示间质性肺炎（不常见）
- 脑炎病例的脑 MRI

Rx 治疗

急性期治疗

- 立即治疗以减轻急性程度和并发症
- 多西环素：100 mg，每日 2 次，持续 7 ～ 14 天，是成人和 8 岁以上儿童（每日 4 mg/kg，分两次服用）的首选疗法
- 多西环素现在也被推荐给 8 岁以下的儿童使用（Red Book，见推荐阅读）
- 利福平：300 mg，每日 2 次，持续 7 ～ 10 天，可用于孕妇。

　　8 岁以下儿童，剂量为 10 mg/kg，每日 2 次

- 给予适当的治疗后，大多数患者在 24～48 h 内退热

预后

不良预后指标包括：

- 高龄或免疫抑制
- 伴随慢性疾病（如糖尿病、胶原血管病）
- 缺乏诊断识别
- 特异性抗生素治疗启动延迟
- 伴随 HIV 感染或器官移植状况

处理

每 2～4 周重复检测 CBC，直至正常。

转诊

对于疑似病例，请咨询感染科专家。

 重点和注意事项

- 在明尼苏达州和威斯康星州发现了一种新的致病性埃立克体，与鼠埃立克体密切相关。生物特异性 PCR 和血清学检测可用于鉴别诊断
- 可引发疾病的蜱附着时间仅需 4 h
- 抗生素治疗启动的延迟导致预后不良，一旦怀疑有感染就立即施行抗生素治疗

推荐阅读

Abusaada K et al: Successful treatment of human monocytic ehrlichiosis with rifampin, *Cureus* 8:e444, 2016.

Alhumaiden H et al: Transfusion-transmitted anaplasmosis from leukoreduced red blood cells, *Transfusion* 53:181, 2013.

American Academy of Pediatrics: Ehrlichia, anaplasma, and related infections. *Red Book: 2018 report of the committee on infectious diseases*, ed 31, American Academy, 2018, pp323.

Bakken JS: Human granulocytic anaplasmosis, *Infect Dis Clin North Am* 22:433, 2008.

Chapman AS et al: Diagnosis and management of tickborne rickettsial diseases: Rocky Mountain spotted fever, ehrlichiosis, and anaplasmosis-United States: a practical guide for physicians and other health-care and public health professionals, *MMWR Recomm Rep* 55(1), 2006.

CDC: Summary of Notifiable Diseases-US,2010, *MMWR Rep* 59(1):2012.

CDC: Anaplasmosis statistics and epidemiology. http://www.cdc.gov/anaplasmos is/stats/index.html. Accessed Jan. 22, 2018.

Cross R et al: Revisiting doxycycline in pregnancy and early childhood—time to rebuild its reputation? *Expert Opin Drug Saf* 15:367, 2016.

Dumler JS: Anaplasma and Ehrlichia infection, *Ann N Y Acad Sci* 1063:361, 2005.

Dumler JS: The biological basis of severe outcomes in Anaplasma phagocytophilum infection, *FEMS Immunol Med Microbiol* 64(13), 2012.

Eickhoff C, Blaylock J: Tickborne diseases other than Lyme in the United States, *Cleve Clin J Med* 84(7):555-567, 2017.

Goel R et al: Death from Transfusion-Transmitted Anaplasmosis; New York, USA, *Emerging Infect Dis* 24:1548, 2017.

Havens NS et al: Fatal ehrlichial myocarditis in a healthy adolescent: a case report and review of the literature, *CID* 54:e113, 2012.

Horowitz HW et al: Perinatal transmission of the agent of human granulocytic ehrlichiosis, *NEJM* 339:375, 1998.

Ismail N et al: Immune mediators of protective and pathogenic immune responses in patients with mild and fatal human monocytotropic ehrlichiosis, *BMC Immunol* 13:26, 2012.

Nichols HK et al: Increasing incidence of ehrlichiosis in the United States, 2008-2012, *Am J Trop Med Hyg* 94:52, 2016.

Otrock ZK et al: Ehrlichia-induced hemophagocytic lymphohistiocytosis: a case series and review of literature, *Blood Cells Mol Dis* 55:191, 2015.

Pritt B et al: Emergence of a new pathogenic Ehrlichia species, Wisconsin and Minnesota, *N Engl J Med* 365:422-429, 2009.

Sachdev SH et al: Severe life-threatening Ehrlichia chaffeensis transmitted through solid organ transplantation, *Transpl Infect Dis* 16:119, 2014.

Sanchez E et al: Diagnosis, treatment, and prevention of Lyme disease, human granulocytic anaplasmosis, and babesiosis, a review, *JAMA* 315(16):1767–1777, 2016.

Scorpio DG et al: Anaplasma-phagocytophilum-Related Defects in CD8, NKT, and NK Lymphocyte Cytotoxicity, *Front Immunol* 9:710, 2018.

Sigurjonsdottir VK et al: Anaplasmosis in pediatric patients: case report and review, *Diagn Microbiol Infect Dis* 89:230, 2017.

Weil AA et al: Clinical findings and diagnosis in human granulocytic anaplasmosis: a case series from Massachusetts, *Mayo Clin Proc* 87(3):233-239, 2012.

Wormser GP et al: The clinical assessment, treatment, and prevention of Lyme disease, human granulocytic anaplasmosis, and babesiosis: clinical practice guidelines by the Infectious Diseases Society of America, *Clin Infect Dis* 43:1089, 2006.

第 60 章　莱姆病
Lyme Disease

Glenn G. Fort

刘凯雄　译　杨礼腾　审校

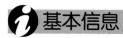 基本信息

定义

莱姆病是一种由感染伯氏疏螺旋体的蜱叮咬传播的多系统炎症性疾病。蜱 36 ~ 48 h 吸一次血，并将感染传递给宿主。

同义词

Bannwarth 综合征（欧洲）
慢性萎缩性肢端皮炎

ICD-10CM 编码

A69.20　未指明的莱姆病
A69.21　莱姆病引起的脑膜炎
A69.22　莱姆病引起的其他神经系统疾病
A69.23　莱姆病引起的关节炎
A69.29　莱姆病相关的其他疾病

流行病学和人口统计学

发病率（美国）：美国为每 10 万人 4.4 例；是美国最常见的病媒传播感染，每年新报告病例超过 3 万。90% 病例发生在马萨诸塞州、康涅狄格州、罗德岛州、纽约州、新泽西州、宾夕法尼亚州、明尼苏达州、威斯康星州和加利福尼亚州。传播区域正进一步扩展到南部和东北部。该病还发生在欧洲和亚洲，不同种类的蜱作为传播媒介。表 60-1 总结了与莱姆病相关的主要病媒蜱和螺旋体

发病高峰：5—11 月
好发性别：男女接近
好发年龄：中位年龄 28 岁

表 60-1　与莱姆病相关的主要蜱媒和螺旋体

蜱类	分布	伯氏疏螺旋体基因型
肩突硬蜱	北美东部	狭义伯氏疏螺旋体
太平洋硬蜱	北美西部	狭义伯氏疏螺旋体
蓖籽硬蜱	西欧和中欧	嘎氏疏螺旋体、包柔氏疏螺旋体、狭义伯氏疏螺旋体
全沟硬蜱	中欧和亚洲	嘎氏疏螺旋体、包柔氏疏螺旋体

From Piesman J, Humair P-F: The spirochetes and vector ticks of Lyme borreliosis in nature. In Sood SK（ed）: Lyme Borreliosis in Europe and North America, Hoboken, NJ, 2011, John Wiley & Sons.

体格检查和临床表现

莱姆病可能出现以下阶段：

- 早期局限期（潜伏期 3～30 天）：早期莱姆病，游走性红斑（EM）；皮疹，通常在蜱叮咬部位（美国 CDC 将游走性红斑定义为扩张的红斑或丘疹，≥5 cm，伴或不伴中央消退）。EM 可在 60%～80% 的局限性感染中发现；蜱叮咬后 3～32 天可出现发热、肌痛
- 早期传播阶段（潜伏期 3～6 周）：几天至一周后多器官系统受累，包括中枢神经系统（无菌性脑膜炎型或特发性面神经麻痹），关节（关节炎或关节痛）和心脏（包括不同程度的传导阻滞），与疏螺旋体播散有关
- 晚期（潜伏期数月至数年）：蜱叮咬后数月至数年，中枢和外周神经系统、心脏和关节累及

莱姆病常见的体征和症状包括：

- 游走性红斑（图 60-1）。大多数 EM 患者（约 80%）病灶单发，病原体通过血行播散至皮肤的其他部位，导致较小的红斑移行病灶
- 淋巴结肿大、颈部疼痛、咽红、肌痛和肝脾大
- 患者不适，疲劳、嗜睡、头痛、发热/寒战、颈部疼痛、肌痛和背痛

病因学

伯氏疏螺旋体通过蜱叮咬传播（主要是幼虫，但也有成虫）。人体被蜱唾液中螺旋体感染，并且通常蜱需附着超过 36 h。

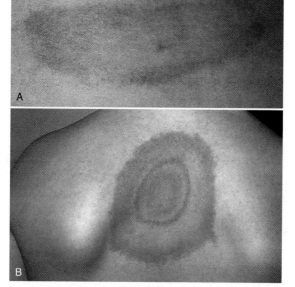

图60-1 （扫二维码看彩图）游走性红斑。**A**.在皮损中央附近可见蜱叮咬痕迹。**B**.典型的牛眼征。[From Huppert H-I, Dressler F. Lyme disease. In：Cassidy J et al（eds）：Textbook of pediatric rheumatology，ed 6，Philadelphia，2011，WB Saunders. In Hochberg MC：Rheumatology，ed 7，Philadelphia，2019，Elsevier.]

📋 诊断

临床表现、流行区蜱暴露和伯氏疏螺旋体应答抗体检测。早期血清学检查通常是阴性。因此早期流行病学史和游走性红斑足可诊断莱姆病，无需实验室检查。

鉴别诊断

- 慢性疲劳/纤维肌痛
- 急性病毒性疾病
- 巴贝虫病
- 人粒细胞无形体病

评估

血清检测是莱姆病实验室诊断的主要手段。目前推荐使用敏感的酶免疫分析（EIA）或免疫荧光法。对阳性或模棱两可结果的标本进行免疫印迹法。

实验室检查

- ELISA 测试阳性或模棱两可，则进行免疫印迹法检测 IgM 和 IgG（表 60-2）。若 3 条带中有 2 条带出现，则 IgM 为阳性。若 10 条带中有 5 条出现，则 IgG 阳性
- 另一种血清学试验是 VLSE C6 ELISA（C6 肽），其检测 IgG 反应更早，比 ELISA 更敏感，但其特异性低于两层检测方法
- 病程早期，血清学往往难以提示诊断，继发免疫反应缓慢
- 皮肤病变（EM）培养和滑膜液或 CSF 聚合酶链式反应（PCR）可以诊断活动性感染
- 图 60-2 是莱姆病相关关节炎诊治流程

影像学检查

- 心电图
- 超声心动图（心脏受累出现传导异常时）
- 脑部 CT 和 MRI（中枢神经系统受累时）

Rx 治疗

早期局限性莱姆病：

- 成人多西环素 100 mg，每日 2 次，连续 10 ～ 14 天（儿童 ≥ 8 岁，每日 2 mg/kg，分 2 次），（多西环素提供的优势是治疗可能的合并埃立克体病感染）或成人阿莫西林 500 mg，每日 3 次（儿童：每日 50 mg/kg，分 3 次），连续 14 ～ 21 天

表 60-2　莱姆病血清学免疫印迹法检测确诊的解释标准

病程	同型试验	阳性试验标准
感染后第一个月内	IgM	以下 3 条带中有 2 条存在：23 kD（OspC），39 kD（BmpA）和 41 kD（Fla）
感染后第一个月后	IgG	10 条带中有 5 条存在：18 kD、21 kD、28 kD、30 kD、39 kD、41 kD、45 kD、58 kD（非 GroEL）、66 kD 和 93 kD

Ig，免疫球蛋白。

Modified from Centers for Disease Control and Prevention: Recommendations for test performance and interpretation from the Second National Conference on Serologic Diagnosis of Lyme Disease, MMWR Morb Mortal Wkly Rep 44: 590-591, 1995.

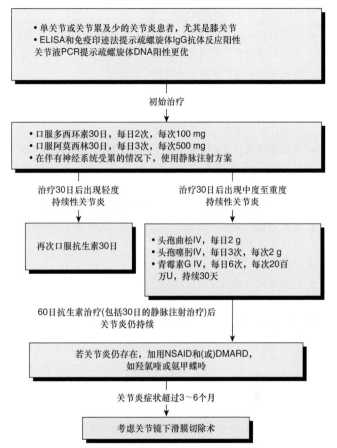

图 60-2 莱姆病相关关节炎的诊断和治疗。DMARD，疾病修饰抗风湿药物；ELISA，酶联免疫吸附试验；Ig，免疫球蛋白；IV，静脉注射；NSAID，非甾体抗炎药；PCR，聚合酶链式反应。(From Hochberg MC：Rheumatology, ed 7，Philadelphia，2019，Elsevier.)

- 孕妇和≤ 8 岁儿童治疗：头孢呋辛酯 500 mg，每日 2 次，连续 14 ~ 21 天（儿童：每日 30 mg/kg，分 2 次），阿奇霉素 500 mg 口服，连续 7 ~ 10 天，但不作一线药物，因比多西环素和阿莫西林疗效差
- 清除吸血蜱后 72 h 内单剂 200 g 多西环素可显著降低流行区域莱姆病的风险，是未怀孕的成年人和≥ 8 岁儿童适合的预

防方法

早期播散性和晚期持续性感染：

- 尽管最近证据支持对门诊早期神经性莱姆病患者予口服 14 天多西环素治疗，但通常建议 28 天疗程。而且，多西环素和头孢曲松钠对急性播散性莱姆病疗效近似[①]
- 关节炎：多西环素或阿莫西林联合丙磺舒治疗 28 天
- 神经系统受累需静脉注射抗生素，口服抗生素无反应者，予静脉注射头孢曲松或头孢噻肟
- 头孢曲松每日 2 g 静脉注射；或头孢噻肟 2 g 每 8 h 1 次，静脉注射；或青霉素 G 500 万 U，每日 4 次，上述药物连续 21 ～ 28 天
- 心脏受累：静脉注射头孢曲松或头孢噻肟，并行心电监护
- 延长口服或静脉注射抗生素治疗（长达 90 天），可改善症状并优于安慰剂

莱姆病后综合征：

- 即使接受合理抗生素治疗的患者也会存在疲劳、不适、疼痛和注意力不集中等致残症状，可能由宿主过度炎症反应引起
- 无需抗生素治疗。对于初始抗生素治疗后仍存在无法解释的持续症状患者，抗生素治疗临床获益（如果有的话）和承载重大风险并存
- 支持治疗

预后

- 需对关节痛-神经炎症状患者进行仔细的随访和支持治疗
- 10% ～ 20% 接受治疗患者可能有疲劳、睡眠紊乱和肌肉骨骼不适症状。在合理治疗的患者中，EM 反复发作系再感染而不是复发

转诊

- 存在重大的神经系统并发症（脑膜炎、脊髓炎、眼肌麻痹、特发性面神经麻痹）需神经内科专家会诊
- 出现心脏传导障碍或心包炎的证据需心内科专家会诊

---

① Sanchez E et al：Diagnosis，treatment，and prevention of Lyme disease，human granulocytic anaplasmosis，and babesiosis：a review，JAMA 315（16）：1767-1777，2016.

重点和注意事项

- 在莱姆病流行地区，出现典型的游走性红斑足以让医师做出明确诊断

- 经过合理（最终成功）的抗生素治疗后，部分莱姆病患者头痛、乏力和关节痛等非特异性症状可持续数月。长程抗生素治疗不会带来额外的益处

- 在教学医院的莱姆病就诊中心诊治的大多数患者中，无证据表明当前或以前存在伯氏疏螺旋体感染。精神病合并症和其他心理因素在某些患者的临床表现和后遗症明显，将长期症状归因于"慢性莱姆病"是不正确的

- 重要的是要意识到蜱叮咬会传播莱姆病、埃立克体病和（或）巴贝虫病（原虫），而后两种病原需要进行单独的血清学检测和可能的治疗。埃立克体病用多西环素治疗，但巴贝虫病需要另一种疗法。Powassan 病毒也可以通过蜱叮咬传播，在加拿大东部以及美国中北部、东北部和中西部出现脑炎。病例数一直在增加

- 蜱叮咬保护：经美国环境保护署（EPA）注册的驱虫剂，其中包含 DEET，异丙啶，驱蚊酯，柠檬桉油（OLE），对羟基苯甲酸 3,8- 二醇（PMD）或 2- 十一碳烷酮，可以防止蜱吸附，持续几个小时。OLE 和 PMD 不能用于 3 岁以下儿童

推荐阅读

Berende A et al: Randomized trial of longer-term therapy for symptoms attributed to Lyme disease, *N Engl J Med* 374:1209-1220, 2016.

Halperin JJ: Chronic Lyme disease: misconceptions and challenges for patient management, *Infect Drug Resist* 15:119-128, 2015.

Hu LT: In the clinic. Lyme disease, *Ann Intern Med* 164(9):ITC65-ITC80, 2016.

Jutras BL et al: *Borrelia burgdorferi* peptidoglycan is a persistent antigen in patients with Lyme arthritis, *Proc Natl Acad Sci U S A*, 116(27):13498-13507, 2019.

Klempner MS et al: Treatment trials for post-Lyme disease symptoms revisited, *Am J Med* 126:665-669, 2013.

Nadelman RB et al: Differentiation of reinfection from relapse in recurrent Lyme disease, *N Engl J Med* 367:1883-1890, 2012.

Sanchez E et al: Diagnosis, treatment, and prevention of Lyme disease, human granulocytic anaplasmosis, and babesiosis: a review, *JAMA* 315:1767-1777, 2016.

Shapiro ED: Lyme disease, *N Engl J Med* 370:1724-1731, 2014.

Yeung C, Baranchuk A: Diagnosis and treatment of Lyme carditis: JACC review topic of the week, *J Am Coll Cardiol* 73:717-726, 2019.

第 61 章　疟疾
Malaria

Glenn G. Fort

王俊轶　译　杨礼腾　张骅　审校

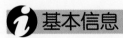 基本信息

定义

疟疾是一种由红细胞内疟原虫引起并由雌性按蚊传播的原虫性疾病。绝大多数热带地区都是流行区域，以消耗热为特征并往往出现典型的疟疾发作表现。疟原虫属中有五种通常能感染人类（表 61-1）：

- 恶性疟原虫
- 间日疟原虫
- 三日疟原虫
- 卵形疟原虫
- 诺氏疟原虫

同义词

周期热

间日疟

三日疟

热带巨脾

ICD-10CM 编码

B50.9　未指明的恶性疟

B51.9　间日疟不伴并发症

B52.9　三日疟不伴并发症

B53.0　卵形疟

B53.8　其他经寄生虫学证实的疟疾，未分类

B54　未指明的疟疾

流行病学和人口统计学

全球：

表 61-1　引起人类疟疾的疟原虫种类特征

特征	种类				
	恶性疟原虫	间日疟原虫	卵形疟原虫	三日疟原虫	诺氏疟原虫
潜伏期天数（范围）	12（8～25）	14（8～27）	17（15至≥18）	28（15至≥40）	11（9至＞12）
发热周期性（h）	无	48	48	72	24
最早出现配子体时间（天）	10	3	?	?	?
复发	否	是	是	否	否
未经治疗的感染持续时间（年）	1～2	1.5～4	1.5～4	3～50	?
RBC 倾向	较新细胞（但可以侵袭全周期细胞）	网织红细胞	网织红细胞	成熟细胞	?
特征形态	环形体 多样的感染细胞 香蕉状配子体	薛氏小点 增大的 RBC	薛氏小点 增大的 RBC	正常大小细胞 带状或矩形的滋养体	环形体 偶见多样的感染细胞 带状

RBC，红细胞。

From Cherry JD et al: Feigin and Cherry's textbook of pediatric infectious diseases, ed 8, Philadelphia, 2019, Elsevier.

- 2017 年超过 100 个国家报告了约 2.17 亿病例
- 2017 年约有 435 000 例死亡，其中 80% 以上的死亡为撒哈拉以南非洲儿童
- 有 30 亿人生活在疟疾流行区域
  美国：
- 2017 年，美国 CDC 报告了约 2078 例。在大部分报告的病例中，国外感染的美国国民未遵循使用适于其罹患疟疾国家的化学药物预防方案

美国超过 50% 的报告病例是恶性疟。美国平均每年有 6 人因此死亡。

- 大多数感染局限于：
  1. 外来移民人口
  2. 从流行区域返回的旅客或部队
- 偶可通过受感染的血液制品暴露或静脉吸毒者通过共用针头传播
- 可能发生先天性传播
- 有当地蚊媒传播报道
- 存在有效的蚊媒
  1. 美国东部的白魔按蚊（*A. albimanus*）
  2. 美国西部的弗氏按蚊（*A. freeborni*）

地理分布：

- 恶性疟原虫：撒哈拉以南非洲、巴布亚新几内亚、所罗门群岛、海地、印度次大陆
- 间日疟原虫：中美洲、南美洲、北非、中东、印度次大陆
- 卵形疟原虫：西非
- 三日疟原虫：全球
- 诺氏疟原虫：东南亚

寄生虫生活史（图 61-1）：

- 人体感染始于雌性按蚊叮咬（只有雌性按蚊吸血）将疟原虫子孢子注入血液中。叮咬通常发生于黄昏和黎明之间
- 随后子孢子进入肝并侵入肝细胞
- 在肝细胞中，子孢子成熟为组织裂殖体或成为休眠子
- 组织裂殖体通过产生大量裂殖子（10 000 ～ 30 000）扩大感染
- 每个裂殖子都能够侵入红细胞，并可在红细胞中建立无性繁

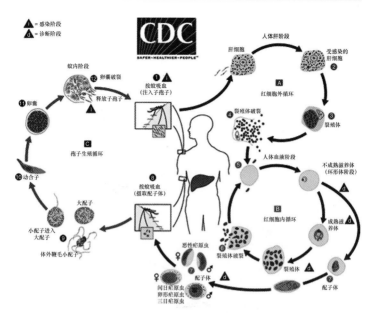

图 61-1　（扫本章二维码看彩图）感染人类的疟原虫生活史。 疟原虫的生活史涉及两个宿主。在吸血时，感染的雌性按蚊将子孢子注入人体宿主中①。子孢子感染肝细胞②并成熟为裂殖体③，裂殖体破裂并释放裂殖子④（值得注意的是，间日疟原虫和卵形疟原虫中，休眠期的休眠子可在肝中持续存在，并在数周甚至数年后侵入血流，从而导致复发）。在肝内初步复制之后［红细胞外繁殖（A）］，寄生虫在红细胞中进行无性繁殖［红细胞内繁殖（B）］。裂殖子感染红细胞⑤。环形体阶段的滋养体成熟为裂殖体，裂殖体破裂释放裂殖子⑥。部分寄生虫分化为有性红细胞阶段（配子体）⑦。血液期寄生虫是引起该病临床表现的原因。雌性按蚊在吸血时会摄取雄性（小配子母细胞）和雌性（大配子母细胞）配子体⑧。寄生虫在蚊中的繁殖被称为孢子生殖周期（C）。在蚊胃中，小配子穿透大配子，产生合子⑨。合子继而变成运动型并伸长（动合子）⑩，侵入蚊中肠壁，在那里发展为卵囊⑪。卵囊生长、破裂并释放子孢子⑫，并进入蚊唾液腺。将子孢子接种①到新的人类宿主中将使疟原虫的生活史持续下去。（From Centers for Disease Control and Prevention. About Malaria：Biology；www.cdc.gov/malaria/about/biology/ in Cherry JD et al：Feigin and Cherry's textbook of pediatric infectious diseases, ed 8, Philadelphia, 2019, Elsevier.）

扫本章二维码看彩图

殖周期

- 无性繁殖周期在 48 或 72 h（三日疟原虫）周期结束时产生并释放 24 ～ 32 个裂殖子

- 仅复发性间日疟或卵形疟出现休眠子，并且可保持休眠长达

5 年

- 最终一些红细胞内的疟原虫发育为配子体。雌性按蚊通过吸血摄入的雄性和雌性配子体在蚊肠中受精，产生二倍体合子并成熟为动合子；产生的单倍体子孢子迁移到蚊的唾液腺以感染其他人

体格检查和临床表现

- 发热是疟疾的标志，被称为疟疾发作，最初为每日发热直到几周后与感染同步，此时间日疟、卵形疟或恶性疟每隔一天发热（间日热），三日疟每隔两天一次发热（三日热）。表 61-2 描述了 WHO 重症疟疾标准
- 经典疟疾发作特征为：
  1. 发冷期：突发畏寒伴寒战
  2. 发热期：高热（约 40℃；104℉）伴躁动
  3. 发汗期：患者退热
- 非特异性症状有：
  1. 头痛
  2. 咳嗽
  3. 肌痛
  4. 呕吐
  5. 腹泻
  6. 黄疸
- 恶性疟原虫：
  1. 四种中致病性最强

表 61-2 世界卫生组织重症疟疾标准（2000 年）

意识损害
虚脱
呼吸窘迫
多次癫痫发作
黄疸
血红蛋白尿
异常出血
严重贫血
循环衰竭
肺水肿

From Kliegman RM et al: Nelson textbook of pediatrics, ed 19, Philadelphia, 2011, WB Saunders.

2. 迅速进展为高负荷寄生虫血症

3. 致命性疟疾的重要原因

4. 通常不出现经典的疟疾发作表现

5. 暴露后的潜伏期为 12 天（范围：9 ～ 60 天）

6. 红细胞的黏附和重新定位在发病机制中起关键作用

7. 红细胞在重要器官聚集引起致命性并发症

8. 脑型疟是一种可怕的并发症

9. 侵袭全周期的红细胞

10. 缺乏休眠子（肝内阶段），不会复发

11. 血涂片通常仅显示环状体

12. 疟色素为黑色

13. 配子体香蕉状；若出现在血中，涂片可诊断

14. 氯喹耐药广泛存在

- 间日疟原虫：

1. 引起间日疟；每隔一天发热

2. 附着红细胞需要 Duffy 血型抗原 FYA 或 FYB 相关受体

3. FyFy 表型（大多数在西非）个体对间日疟具有抵抗力

4. 暴露后潜伏期为 14 天（范围：8 ～ 27 天）

5. 休眠子可能导致数年后感染复发

6. 主要感染网织红细胞

7. 在外周血涂片中可见不规则状的大环形体和滋养体，增大的红细胞和薛氏小点（Schüffner dots）

8. 疟色素为黄褐色

9. 来自巴布亚新几内亚的间日疟原虫对氯喹的敏感性低

10. 需要伯氨喹根除休眠子

- 卵形疟原虫：

1. 也引起间日疟；每隔一天发热

2. 主要发生在热带非洲

3. 暴露后的潜伏期为 14 天（范围：8 ～ 27 天）

4. 休眠子可导致感染复发

5. 主要感染网织红细胞

6. 被感染的红细胞呈卵圆形，含有大环形体或带有薛氏小点的滋养体

7. 疟色素为深棕色

8. 消灭子孢子需要伯氨喹

9. 目前尚未报道有氯喹抗性
- 三日疟原虫：
  1. 引起三日疟；每隔两天发热
  2. 慢性疟疾感染的常见原因
  3. 离开流行地区后可持续 20 ～ 30 年
  4. 全球分布
  5. 暴露后潜伏期为 30 天（范围：16 ～ 60 天）
  6. 缺乏休眠子（肝内阶段）
  7. 若治疗不当，可在血液中持续存在多年
  8. 慢性感染可引起可溶性免疫复合物，导致肾病综合征
  9. 主要感染成熟红细胞
  10. 在外周血涂片中常见带状或矩形的滋养体
  11. 疟色素为黑褐色
- 脑型疟：
  1. 可怕的恶性疟原虫感染并发症
  2. 死亡率约为 20%
  3. 发病机理了解甚少
  4. 争论主要集中于是寄生虫聚集引起的局部缺血还是寄生虫毒素诱导的细胞因子导致
  5. 癫痫发作和精神状态改变导致的昏迷是主要表现
  6. 可能存在低血糖，乳酸性酸中毒和循环肿瘤坏死因子 α（TNF-α）升高
  7. 脑脊液检查：白细胞计数或蛋白质含量可不高，乳酸浓度升高和脑脊液压力可增加，特别是在儿童中

Dx 诊断

鉴别诊断

- 伤寒
- 登革热
- 黄热病
- 病毒性肝炎
- 流行性感冒
- 布鲁氏菌病

- 尿路感染
- 利什曼病
- 锥虫病
- 立克次体病
- 钩端螺旋体病

评估

- 临床诊断十分不准确
- 血涂片中发现疟原虫至关重要
- 新的分子诊断技术（聚合酶链式反应，快速诊断试验）很有前景（表 61-3）

实验室检查

- 需用厚血膜和薄血膜法鉴定疟原虫（图 61-2）。应尽快使用吉姆萨染色法检查患者血膜是否含寄生虫
- 厚血膜法涂片更敏感，主要用于检测寄生虫的存在
- 薄血膜法涂片用于虫种区分和密度评估
- 疑似疟疾但血涂片未发现寄生虫的患者应每 12 ~ 24 h 重复进行血涂片检查，连续 3 天

血涂片准备工作：

- 必须用刺破手指获得的新鲜血液制备
- 薄血膜法涂片染色前用甲醇固定
- 厚血膜法涂片不固定
- 涂片需用 3% 的吉姆萨溶液（pH 7.2）染色 30 ~ 45 min
- 评估寄生虫密度应通过油镜计数血膜中受感染的红细胞百分比，而非计数寄生虫

疟疾血涂片阅片常见错误：

- 血小板覆盖红细胞
- 将伪影误认为寄生虫
- 担心错过阳性玻片

疟疾的分子诊断：

- 快速诊断试验（RDT）：
  1. 利用免疫层析侧流技术进行抗原检测
  2. 目前仅一种 RDT 获 FDA 批准：BinaxNOW 疟疾检测试剂盒

表 61-3 美国可用的疟疾快速诊断试验 [a]

RDT 名称	靶向疟疾抗原	检测疟疾种类	敏感性	注释
BinaxNOW	HRP-2 和 aldolase	恶性疟、间日疟、三日疟和卵形疟	恶性疟为 94%、非恶性疟为 84%、单纯间日疟原虫感染为 87%、单纯卵形疟原虫和三日疟原虫感染为 62%	单纯恶性疟原虫感染敏感性提高到 96%、总体特异性为 99%、FDA 批准在美国使用
ParaSight F	HRP-2	恶性疟	在肯尼亚，当寄生虫 > 60/μL 时，为 96.5% ～ 100%，当寄生虫数量少时则更低；在旅客中，当寄生虫 < 50/μL 时，为 40%，寄生虫 > 100/μL 时，为 93%	11.9% ～ 20% 血涂片中寄生虫已清除的患者中，抗原持续 6 ～ 7 天；FDA 未批准在美国使用
ICT Malaria Pf/Pv	HRP-2 和 aldolase	恶性疟和间日疟	恶性疟为 97%、间日疟为 44%	恶性特异性为 90%、间日疟特异性为 100%、FDA 未批准在美国使用
OptiMAL-IT	LDH	恶性疟、间日疟、三日疟和卵形疟	85% ～ 95%，随着寄生虫密度减少而降低	恶性特异性为 100%、间日疟特异性为 75% ～ 85%、FDA 未批准在美国使用
Clearview	LDH	恶性疟、间日疟、三日疟和卵形疟	93% 特异性，恶性疟、间日疟、三日疟和卵形疟敏感性分别为 99%、90%、86% 和 60%	恶性特异性为 100%，间日疟特异性为 99%、三日疟为 99%、卵形疟为 60%；FDA 未批准在美国使用

FDA，美国食品药品监督管理局；HRP-2，抗原富组氨酸蛋白 2；ICT，免疫层析诊断试验；LDT，实验室自建方法；RDT，快速诊断试验。

[a] 考虑到低寄生虫血症负荷时存在较高假阴性率，并且在疑似重症疾病时，RDT 为阴性时应进行直接镜检。

From Cherry JD et al: Feigin and Cherry's textbook of pediatric infectious diseases, ed 8, Philadelphia, 2019, Elsevier.

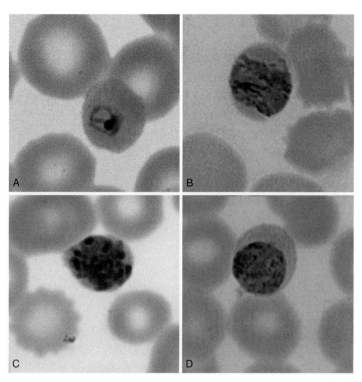

图 61-2 （扫本章二维码看彩图）三日疟原虫形态。早期滋养体（**A**）较小但比恶性疟原虫纤细。此例滋养体环不规则，核染质点位于主要细胞质内。晚期滋养体（**B**）贯穿红细胞，呈较厚的"带状"。特征性的"雏菊头"裂殖体（**C**）内有八个裂殖子排列在中央色素周围。最后，配子体（**D**）通常很小，无法填充正常大小的红细胞。（From Bain BJ et al：Dacie and Lewis practical haematology，ed 12，Philadelphia，2017.）

　　3. 该试剂盒基于抗原富组氨酸蛋白 2（HRP-2）和醛缩酶

　　4. 对于恶性疟：敏感性为 95%，特异性为 94%

　　5. 对于间日疟：敏感性 69%，特异性 100%

- BinaxNOW 疟疾检测试剂盒的不足：

　　1. 未批准用于混合感染

　　2. 由于数据有限，不用于三日疟和卵形疟

　　3. 阳性结果需显微镜结果确认

　　4. 阴性结果需厚薄血膜涂片确认

　　5. 由于寄生虫消除后抗原持续存在导致假阳性，因此该检测

不能用于治疗监测

- 其他可用的诊断试验包括：
  1. 带标记单克隆抗体检测疟疾抗原
  2. 核酸扩增和检测：聚合酶链式反应（PCR）检测水平可低至每微升血液 1 ～ 5 只寄生虫。PCR 可检测混合种类感染，现被认为是诊断金标准
  3. 荧光显微镜下吖啶橙或其他染色
  4. 暗视野显微镜

Rx 治疗

非药物治疗

灭蚊措施：

- 使用化学喷雾剂清除蚊虫繁衍点
- 在流行区域正确使用蚊帐
- 使用防护服
- 使用灭虫喷雾剂（扑灭司林）、蚊香或避蚊胺（DEET）等驱蚊剂。对于成年人，避蚊胺（30% ～ 50%）通常至少可以保护 4 h。对于儿童，使用浓度 ≤ 20% 的避蚊胺

急性期治疗

明确疟疾诊断对于特异性抗疟疾化疗至关重要。

无合并症的氯喹敏感间日疟、卵形疟或三日疟（非恶性疟）：

- 氯喹：
  1. 成人：立即口服 600 mg 碱基（= 1000 mg 盐基），然后在 6 h、24 h 和 48 h 口服 300 mg 碱基（= 500 mg 盐基）
  2. 儿童：立即口服碱基 10 mg/kg，然后在 6 h、24 h 和 48 h 口服碱基 5 mg/kg
  3. 最大总剂量：1500 mg 碱基（= 2500 mg 盐基）
  4. 替代药物是羟氯喹（商品名 Plaquenil）：立即口服 620 mg 碱基（= 800 mg 盐基），然后在 6 h、24 h 和 48 h 口服 310 mg 碱基（= 400 mg 盐基）
- 对于间日疟原虫和卵形疟原虫，需要每天 15 mg 伯氨喹治疗 14 天，以根除红细胞外的形态，尤其是引起复发的休眠子

- 应在给予伯氨喹之前检测葡萄糖 -6- 磷酸脱氢酶缺乏症（G6PD）。不推荐对 G6PD 患者使用伯氨喹，因为伯氨喹可导致 G6PD 患者溶血甚至死亡。在使用伯氨喹进行化学预防或治疗之前，必须有证明葡萄糖 -6- 磷酸脱氢酶水平正常的记录
- 已有耐氯喹间日疟原虫的报道记录；在这种情况下，使用硫酸奎宁（10 mg/kg）联合四环素或多西环素或克林霉素治疗 7 天

无合并症的恶性疟或不确定虫种：

- 氯喹可谨慎用于氯喹敏感区域的恶性疟（氯喹比奎宁更快速有效）
- 对于无合并症的恶性疟，CDC 建议基于青蒿素的口服联合治疗（ACT）作为一线药物。尽管有许多 ACT 组合，但在美国唯一批准的 ACT 是尚未广泛应用的蒿甲醚 – 苯芴醇（artemether-lumefantrine，商品名 Coartem）。不要因试图寻找该药而延误治疗时机；使用另外的一线治疗药物。成人剂量：4 片蒿甲醚 – 苯芴醇（20/120 mg）顿服，8 h 后再次服用 4 片，随后每 12 h 服用 4 片持续 2 天（随食物服用）。可导致 QT 间期延长。不建议 5 kg 以下婴儿使用。儿童剂量取决于体重：
  1. 5 ～ 15 kg：1 片（20/120 mg）顿服，8 h 后再服 1 片，随后每 12 h 服用 1 片持续 2 天
  2. 16 ～ 25 kg：2 片（40/240 mg）顿服，8 h 后再服 2 片，随后每 12 h 服用 2 片持续 2 天
  3. 26 ～ 35 kg：3 片（60/360 mg）顿服，8 h 后再服 3 片，随后每 12 h 服用 3 片持续 2 天
  4. > 35 kg：同成人
- 阿托伐醌 – 氯胍（Atovaquone-Proguanil，商品名 Malarone）：250 mg 阿托伐醌 /100 mg 氯胍：成人剂量：每天 1 次，每次口服 4 片成人片剂，连续 3 天，随食物服用。儿童剂量：根据体重使用儿童片剂（62.5 mg 阿托伐醌 /25 mg 氯胍）：
  1. 5 ～ 8 kg：每天 1 次，每次口服 2 片儿童片剂，连续 3 天
  2. 9 ～ 10 kg：每天 1 次，每次口服 3 片儿童片剂，连续 3 天
  3. 11 ～ 20 kg：每天 1 次，每次口服 1 片成人片剂，连续 3 天
  4. 21 ～ 30 kg：每天 1 次，每次口服 2 片成人片剂，连续 3 天
  5. 31 ～ 40 kg：每天 1 次，每次口服 3 片成人片剂，连续 3 天
  6. > 40 kg：每天 1 次，每次口服 4 片成人片剂，连续 3 天

- 成人的另一种一线治疗选择是每 8 h 口服硫酸奎宁（盐）10 mg/kg（通常为 650 mg）一次，持续 3 ～ 7 天，联合多西环素口服，每天 2 次，一次 100 mg，使用 7 天。儿童剂量：硫酸奎宁口服，每天 3 次，每次 10 mg/kg，联合克林霉素每天总剂量 20 mg/kg，分 3 次服用，使用 7 天
- 表 61-4 总结了一些重症恶性疟的治疗指南

替代药物：

- 成人使用硫酸奎宁联合克林霉素每日 3 次，每次 900 mg，共 7 天
- 成人使用甲氟喹 750 mg 口服，然后 6 ～ 12 h 后再口服 500 mg
- 虫种未知时，可以使用阿托伐醌-氯胍或硫酸奎宁联合多西环素。世界卫生组织（WHO）也建议使用蒿甲醚-苯芴醇治疗未知虫种，但其在美国仅批准用于恶性疟
- 在美国尚不可用的其他 ACT 组合：青蒿琥酯-阿莫地喹，青蒿琥酯-甲氟喹，青蒿琥酯-磺胺多辛-乙胺嘧啶，双氢青蒿素-哌喹，青蒿琥酯-四磷酸咯萘啶

注： 寄生虫血症可在治疗最初 24 ～ 36 h 内反常升高，这并不代表治疗失败

重症恶性疟：

- 属于危急症，重症监护是首选
- 监测血糖、乳酸、动脉血气分析很重要
- 葡萄糖酸奎尼丁盐 10 mg/kg 负荷剂量（最大 600 mg）溶于生理盐水（NS）中静脉注射；缓慢注射时长 1 ～ 2 h 或以上，然后连续输注 0.02 mg/（kg·min），直到患者可以口服
- 需要监测心电图以发现 QT 间期延长。还需要监测血压和血糖，避免出现低血糖
- 或者，静脉注射青蒿琥酯：第 0 h 静脉注射 2.4 mg/kg，此后在第 12 和 24 h 静脉注射 2.4 mg/kg，每天一次。如果体重 < 20 kg，则每剂使用 3.0 mg/kg。该药物未经 FDA 批准，但可通过美国疾病控制与预防中心（CDC）获得。最近的一项研究表明，在不能口服药物的成人和儿童中，青蒿琥酯静脉治疗优于奎宁静脉治疗
- 寄生虫血症 > 30% 或孕妇和老年重症患者可选择血浆置换术

注： 世界卫生组织（WHO）建议静脉注射青蒿琥酯作为低传播地区成人和儿童严重疟疾的治疗选择。关于高传播地区儿童的数据

表 61-4　重症恶性疟治疗指南

药物	剂量	注释
青蒿素类化合物 青蒿琥酯 蒿甲醚	在 0 h, 12 h, 24 h IV 2.4 mg/kg, 然后每日 IV, 直到患者能够过渡到以下 PO 方案: 1. 蒿甲醚＋苯芴醇: 分别含（20＋120）mg,（40＋240）mg 的蒿甲醚和苯芴醇片剂 　● 成人≥35 kg:（80＋480）mg, 每日 2 次, 持续 3 天 　● 儿童: 　　● 5 kg≤体重＜15 kg:（20＋120）mg, 每日 2 次, 持续 3 天 　　● 15 kg≤体重＜25 kg:（40＋240）mg, 每日 2 次, 持续 3 天 　　● 25 kg≤体重＜35 kg:（60＋360）mg, 每日 2 次, 持续 3 天 2. 青蒿琥酯＋阿莫地喹: 一种固定剂量的组合片剂, 分别含有（25＋67.5）mg,（50＋135）mg,（100＋270）mg 的青蒿琥酯和阿莫地喹 　● 成人≥36 kg:（200＋540）mg, 每天 1 次, 持续 3 天 　● 儿童: 　　● 4.5 kg≤体重＜9 kg:（25＋67.5）mg, 每天 1 次, 持续 3 天 　　● 9 kg≤体重＜18 kg:（50＋135）mg, 每天 1 次, 持续 3 天 　　● 18 kg≤体重＜36 kg:（100＋270）mg, 每天 1 次, 持续 3 天	青蒿琥酯在美国处于"新药研究"阶段, 仅可向美国 CDC（770-488-7788）要求提供。资格要求包括无法口服药物、高负荷寄生虫血症、重症疟疾的临床证据、奎尼丁不耐受或禁忌。如果奎尼丁治疗失败以及无法快速获得奎尼丁。青蒿琥酯无法进行静脉注射或肌内给药, 青蒿琥酯直肠栓剂（10 mg/kg）可用于 5 岁以下的儿童。＜8 岁儿童和妊娠期禁用多西环素。在美国, 阿托伐醌-氯胍被包装成固定剂量的组合片剂, 成人为 250 mg 阿托伐醌/100 mg 氯胍, 儿童为 62.5 mg 阿托伐醌/25 mg 氯胍。尚未确定妊娠期阿托伐醌-氯胍的安全性

续表

药物	剂量	注释
	3. 双氢青蒿素（DHA）＋哌喹（PPQ）：片剂分别含（20＋160）mg、（40＋320）mg DHA 和 PPQ ● 成人： ● 36 kg≤体重＜75 kg：（120＋960）mg，每天 1 次，持续 3 天 ● 体重≥75 kg：（160＋1280）mg，每天 1 次，持续 3 天（超过100 kg 的剂量尚无数据） ● 儿童： ● 5 kg≤体重＜7 kg：（10＋80）mg，每天 1 次，持续 3 天 ● 7 kg≤体重＜13 kg：（20＋160）mg，每天 1 次，持续 3 天 ● 13 kg≤体重＜24 kg：（40＋320）mg，每天 1 次，持续 3 天 ● 24 kg≤体重＜36 kg：（80＋640）mg，每天 1 次，持续 3 天 4. 青蒿琥酯或奎宁联合多西环素口服 7 天，每次口服 100 mg，每天 2次，共 7 天 5. 青蒿琥酯或奎宁联合克林霉素口服 7 天，每日口服碱基 20 mg/kg，每天 3 次，共 7 天 起始剂量：3.2 mg/kg IM（大腿前侧）；维持剂量：每天 1.6 mg/kg IM，直到患者能够如先前对青蒿琥酯所述的那样过渡为口服方案	

续表

药物	剂量	注释
金鸡纳属生物碱类方案		
二盐酸奎宁	入院时盐基剂量为 20 mg/kg IV 或 IM，然后每 8 h 注射 10 mg/kg。如果无法 IV，可给予 IM。还应同时服用以下药物之一： 1. 如前所述的 ACT 2. 如前所列的多西环素。如果患者无法 PO，则每 12 h IV 100 mg，并尽可能转为 PO。避免快速 IV 3. 如前所列的克林霉素。如果患者无法 PO，给予碱基 IV 10 mg/kg 的负荷剂量，然后每 8 h IV 碱基 5 mg/kg，并尽可能转为 PO。避免快速 IV	应控制奎宁的 IV 速度，每小时盐基不超过 5 mg/kg 的水平。通常将药物稀释在 5% 葡萄糖中，并输注超过 4 h。在美国不能静脉注射奎宁给药。IM 给药时，应将剂量分开到始给药，稀释至 60～100 mg/kg 分别注射到每侧大腿。严重肾和（或）肝功能不全的患者在 48 h 后应将奎宁剂量减少三分之一（至盐基每 12 h 10 mg/kg）。<8 岁儿童和妊娠期禁用多西环素
葡萄糖酸奎尼丁	入院时 IV 碱基 6.25 mg/kg（＝盐基 10 mg/kg），输注时间超过 1～2 h。然后持续输注碱基 0.0125 mg/（kg·min）（＝盐基 0.02 mg/kg·min）。另一种方案是静脉输注碱基 15 mg/kg（＝盐基 24 mg/kg）负荷剂量，输注时间超过 4 h，输注负荷剂量 8 h 后开始每 8 h 输注碱基 7.5 mg/kg（＝盐基 12 mg/kg），每次输注时间超过 4 h。如前所述的奎宁作为第二应与第二种药物联合使用	如果患者在前 48 h 内接受＞ 40 mg/kg 奎宁或在前 12 h 接受甲氟喹治疗，则应省略负荷剂量。严重肾（或）肝功能不全的患者在 48 h 后应将剂量减少三分之一

ACT，基于青蒿素的口服联合治疗；CDC，疾病控制与预防中心；IM，肌内注射；IV，静脉注射；PO，口服。
From Vincent JL et al: Textbook of critical care, ed 7, Philadelphia, 2017, Elsevier.

有限，WHO 建议使用青蒿琥酯、蒿甲醚或奎宁治疗

多重耐药疟疾：

- 甲氟喹 1250 mg 顿服
- 或卤泛曲林每 6 h 500 mg，服用 3 剂，1 周后重复该疗程
- 通常首选联合治疗

预后

致死性疟疾的风险因素：

- 化学预防药物失败
- 寻求医疗救护延误
- 误诊

疟疾并发症：

- 贫血
- 酸中毒
- 低血糖
- 呼吸窘迫
- 弥散性血管内凝血
- 黑尿热
- 肾衰竭
- 休克

转诊

- 重症疟疾并发症转诊至感染科专家或旅行医学专家
- 如果发生重症脑型疟或发生其他主要器官衰竭，转诊至重症监护专家
- 所有疟疾病例都必须由医疗保健提供者或实验室人员报告给当地和州卫生部门

 重点和注意事项

宿主反应

- 对疟疾的特异性免疫反应可预防高负荷寄生虫血症和发病，但不能预防感染
- 流行区域成年人中，常见无症状寄生虫血症而未发病（带虫

免疫）

- 免疫力对感染的疟原虫种和虫株均具有特异性
- 无法获得针对所有虫株的免疫力
- 由于脾的免疫和过滤功能，正常的脾功能是重要的宿主因素
- 体液免疫和细胞免疫都参与免疫防御
- 免疫者的血清中 IgG，IgM 和 IgA 多克隆水平升高
- 抗原性变异蛋白 PfEMP1 抗体对于恶性疟的防御非常重要
- 已证明来自免疫者被动转移的 IgG 具有保护性
- 母源抗体可为婴儿提供相对保护，使其免受严重侵害
- 遗传疾病（镰状细胞病、地中海贫血和葡萄糖 -6- 磷酸脱氢酶缺乏症）可保护人体免于死亡，因为寄生虫无法在低氧张力下有效生长，从而防止了高负荷寄生虫血症
- 红细胞中缺乏 Duffy 因子者对间日疟原虫感染具有抵抗力
- 非特异性防御机制，例如细胞因子（TNF-α、IL-1、IL-6、IL-8），在保护中也起重要作用，引起发热（40℃损伤成虫）和其他病理效应

预防疟疾：药物可用于预防疟疾，并取决于特定区域的氯喹耐药水平（表 61-5）

表 61-5　预防疟疾药物方案

药物	成人剂量	儿童剂量	注释
氯喹敏感地区			
磷酸氯喹（首选药物）	每周一次口服 500 mg 盐基（300 mg 碱基）	8.3 mg/kg 盐基（5 mg/kg 碱基）每周一次，上限为成人最高剂量为 300 mg 碱基	暴露前 1～2 周开始，暴露期间继续使用，暴露后继续使用 4 周可用于妊娠妇女
硫酸羟氯喹	每周一次口服 400 mg 盐基（310 mg 碱基）	6.5 mg/kg 盐基（5 mg/kg 碱基）每周一次	暴露前 1～2 周开始，暴露期间继续使用，暴露后继续使用 4 周氯喹的替代品，仅在对氯喹敏感疟疾地区使用
氯喹耐药地区			
阿托伐醌 - 氯胍	每天 250 mg/100 mg（1 片）	5～8 kg：每天服用儿童片剂 9～10 kg：每天服用儿童片剂	在暴露前 1～2 天开始，在暴露期间继续使用，并在暴露后持续 7 天

药物	成人剂量	儿童剂量	注释
		11 ~ 20 kg：每天服用 1 片儿童片剂 21 ~ 30 kg：每天服用 2 片儿童片剂 31 ~ 40 kg：每天服用 3 片儿童片剂 > 40 kg：每天服用 1 片成人片剂	儿童片剂含有 62.5 mg 阿托伐醌和 25 mg 盐酸氯胍 见禁忌证
甲氟喹	每周一次口服 250 mg 盐基（228 mg 碱基）	≤9 kg：每周一次口服 5 mg/kg 盐基（4.6 mg/kg 碱基） 20 ~ 30 kg：每周一次口服片剂 31 ~ 45 kg：每周一次口服片剂 > 45 kg：每周一次口服片剂	暴露前 1 ~ 2 周开始，暴露期间继续使用，暴露后继续使用 4 周
或			
多西环素	每日 100 mg	每日 2.2 mg/kg，最多 100 mg	在暴露前 1 ~ 2 天开始，暴露期间继续使用，并在暴露后持续 4 周；勿用于 < 8 岁儿童或孕妇
或			
替代药物			
伯氨喹	每天一次口服 52.6 mg 盐基（30 mg 碱基）	0.8 mg/kg 盐基（0.5 mg/kg 碱基），最高剂量为成人剂量，每天一次	在暴露前 1 ~ 2 天开始，暴露期间继续使用，并在暴露后持续 7 天 患有 G6PD、妊娠和哺乳期禁忌 预防用于以间日疟原虫为主的地区
他非诺喹（克林他非）	300 mg 片剂服用 1 次		300 mg 服用一次预防间日疟复发

From Cherry JD et al: Feigin and Cherry's textbook of pediatric infectious diseases, ed 8, Philadelphia, 2019, Elsevier.

无氯喹耐药型恶性疟地区：

每周口服氯喹 300 mg 碱基（500 mg 磷酸氯喹）。在到达疟疾流行区前 1 周开始，随后每周服用，直到离开疟疾流行区后 4 周。儿童剂量：8.3 mg/kg（5 mg/kg 碱基）。成人替代药物包括阿托伐醌-氯胍（Malarone）：每天 1 片成人片剂，到达疟疾流行区域前 1～2 天开始，随后每天服用，直到离开疟疾流行区后 7 天。对于儿童，阿托伐醌-氯胍儿童片剂基于体重使用：

- 11～20 kg：1 片儿童片剂
- 21～30 kg：2 片儿童片剂
- 31～40 kg：3 片儿童片剂
- 40 kg：1 片成人片剂

氯喹耐药型恶性疟地区：

- 阿托伐醌-氯胍（Malarone）：剂量如前
- 每周口服甲氟喹 250 mg（228 mg 碱基），到达疟疾流行区前 1 周开始，每周服用，直到离开疟疾流行区后 4 周。在儿童中，甲氟喹的剂量基于体重：
  1. ≤ 15 kg：5 mg/kg
  2. 16～19 kg：成人 1/4 剂量
  3. 20～30 kg：成人 1/2 剂量
  4. 31～45 kg：成人 3/4 剂量
  5. > 45 kg：成人剂量
- 每天口服多西环素 100 mg，适用于成人和大于 8 岁儿童。出行前 1～2 天开始，在疟疾流行区每日 1 次，离开后每日 1 次持续 4 周
- 他非诺喹（商品名：Arakoda，Krintafel）是一种长效的伯氨喹类似物，FDA 批准两种不同的强度治疗或预防，克林他非（Krintafel）抗逆转录病毒治疗可用于间日疟原虫感染（300 mg 顿服），阿拉科达（Arakoda）用于化学预防：负荷剂量为 200 mg，每天 1 次，持续 3 天。维持剂量为 200 mg，每周 1 次，最后一剂负荷剂量后 7 天开始维持治疗，终剂量为 200 mg 一次（最后维持剂量后 7 天）

特殊人群注意事项：

- 长期访客或旅客
- 12 岁以下的儿童

- 免疫受损宿主
- 孕妇：氯喹和甲氟喹在孕妇中是安全的，但阿托伐醌-氯胍则不安全。最近的一项试验显示，接受双氢青蒿素-哌喹间歇性预防治疗的青春期女性或妇女的妊娠期疟疾负担明显低于磺胺多辛-乙胺嘧啶，并且每月接受双氢青蒿素-哌喹治疗在几个临床终点上优于三剂双氢青蒿素-哌喹疗法[①]。避免使用多西环素和伯氨喹
- 东南亚越来越多的地区出现耐甲氟喹疟疾，包括柬埔寨、泰国和越南。因此，在这些国家的特定地区，不能使用甲氟喹预防或治疗

预防复发[②]：

- 间日疟原虫的治疗需要根除无性繁殖寄生虫，但是只有从肝清除休眠子才能预防复发（一种称为"根治性"的疗法）
- 他非诺喹能缓慢地清除休眠子，单剂 8- 氨基喹啉可有效降低间日疟原虫在葡糖 -6- 磷酸脱氢酶活性正常表型患者中复发风险

疫苗：

- 2015 年，欧洲批准了重组蛋白疫苗 Mosquirix（又称 RTS,S），用于预防非洲婴儿的疟疾。在 6 ～ 12 周龄婴儿中显示约 30% 有效性，在 5 ～ 17 周龄婴儿中显示约 46% 有效性
- 新的 DNA 疫苗正在研发中

疟疾信息：

- 美国 CDC 旅行者健康热线（877）394-8747；美国 CDC 旅行者健康传真（888）232-3299
- 美国 CDC 疟疾流行病学（770）488-7788；网址：www.cdc.gov
- 表 61-6 总结了疟疾预防，诊断和治疗建议的来源

[①] Kakuru A et al：Dihydroartemisinin-piperaquine for the prevention of malaria in pregnancy，N Engl J Med 374：928-939，2016.

[②] Lacerda MVG et al：Single-dose tafenoquine to prevent relapse of Plasmodium vivax malaria，N Engl J Med 380：215-218，2019.

表 61-6　疟疾预防、诊断和治疗建议来源

信息类型	来源	开放时间	电话号码、网址或电子邮箱
预防	美国 CDC 的旅客健康网站(包括在线访问国际旅行健康信息)	全天 24 h	wwwnc.cdc.gov/travel
	(黄皮书)	牛津大学出版社出版麦迪逊大街 198 号,纽约,NY10016-4314	800-451-7556 或www.oup.com/us/
	美国 CDC 疟疾子网站,按国家分类提供疟疾信息和预防(红页)	全天 24 h	www.cdc.gov/malaria/travelers/country_table/a.html
	美国 CDC 疟疾地图应用	全天 24 h	www.cdc.gov/malaria/map
诊断	美国 CDC 寄生虫病和疟疾诊断部门网站(DPDx)	全天 24 h	www.cdc.gov/dpdx/index.html
	美国 CDC 寄生虫病和疟疾诊断部门光盘(DPDx)	通过美国 CDC 寄生虫病和疟疾部门电子邮件订购	dpdx@cdc.gov
治疗	美国 CDC 疟疾分中心	上午 9:00 ~ 下午 5:00 东部时间,周一至周五	770-488-7788 或免费电话 855-856-4713*
	美国 CDC 疟疾分中心	上午 9:00 ~ 下午 5:00 东部时间,周一至周五	770-488-7100*(此号码是美国 CDC 应急中心电话。请工作人员呼叫疟疾分中心值班人员。)www.cdc.gov/malaria/diagnostic_treatment/treatment.html

CDC,疾病控制与预防中心。

* 这些号码仅适用于医疗保健专业人员。

From Cullen KA et al: Malaria surveillance—United States, 2013, MMWR Surveill Summ 65: 1-22, 2016.

推荐阅读

Cohee LM, Laufer MK: Malaria in children, *Pediatr Clin North Am* 64:851-866, 2017.

Daily JP: Malaria 2017: update on the clinical literature and management, *Pediatr Clin North Am* 19(28), 2017.

Freedman DO et al: Medical considerations before international travel, *N Engl J Med* 375:247-260, 2016.

Haston JC et al: Guidance for using tafenoquine for prevention and antirelapse therapy for malaria - United States, 2019, *MMWR* 68(46):1062-1068, 2019.

Johnson BA, Kalra MG: Prevention of malaria in travelers, *Am Fam Physician* 85(10):973-977, 2012.

Lacerda MVG et al: Single-dose tafenoquine to prevent relapse of *Plasmodium vivax* malaria, *N Engl J Med* 380:215-218, 2019.

Plewes K et al: Malaria: what's new in the management of malaria, *Infect Dis Clin North Am* 33:39-60, 2019.

Quattara A, Laurens MB: Vaccines against malaria, *Clin Infect Dis* 60:930-936, 2015.

Twomey PS: Intravenous artesunate for the treatment of severe and complicated malaria in the United States: clinical use under an investigative new drug protocol, *Ann Int Med* 163:498-506, 2015.

White NJ et al: *Malaria, Lancet* 383:723-735, 2014.

Wilson MK: Malaria rapid diagnostic tests, *Clin Infect Dis* 54(11):1637-1641, 2012.

第 62 章　猫抓病
Cat-Scratch Disease

Glenn G. Fort

李爱民　译　刘红梅　审校

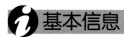 基本信息

定义

　　猫抓病（cat-scratch disease，CSD）是一种传染病，常发生于与猫科动物接触后，临床表现为逐渐扩大的局部淋巴结肿大。非典型症状是多种神经系统表现以及累及眼、肝、脾和骨髓等。该疾病通常是自限性疾病，并且可完全自愈；然而，表现为非典型症状患者，尤其是免疫力低下者，可能会有高发病率和死亡率。

同义词

　　CSD

　　猫抓热

　　良性淋巴网状内皮细胞增生症

　　非细菌性局部淋巴结炎

ICD–10CM 编码
　　A28.1　猫抓病

流行病学和人口统计学

　　患病率：未知

　　发病率（美国）：

- 每年每 10 万人 9 ～ 10 例（每年共 22 000 例）
- 大多数报道的病例发生于 21 岁之前

　　发病高峰：1—8 月

体格检查和临床表现

- 典型最常见的体格检查：局部淋巴结肿大发生在被猫科动物抓伤或与猫科动物接触 2 周内，通常是家庭中新的幼猫

- 淋巴结压痛和肿大最常见于头颈部（图 62-1），其次为腋窝和肱骨内上髁、腹股沟和股骨区
- 皮肤红斑，受累淋巴结有化脓征象
- 仔细检查后，皮肤感染证据表现为非瘙痒性、轻微脓疱或丘疹
- 大多数患者存在发热现象
- 不到三分之一的患者出现不适和头痛
- 少于 15% 的患者为非典型表现：
  1. 通常与淋巴结肿大和低热或持续发热有关（> 101℉，> 38.3℃）
  2. 结膜肉芽肿性病变（帕里诺眼淋巴结综合征），肝、脾和肠系膜淋巴结有局灶性肿块
- 中枢神经系统受累：视神经视网膜炎，脑病，脑炎，横贯性

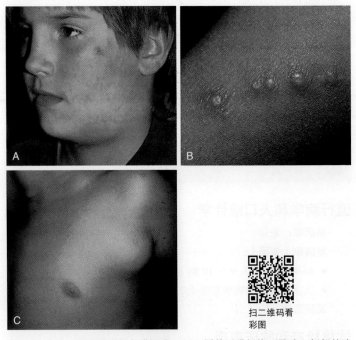

扫二维码看
彩图

图 62-1 （扫二维码看彩图）猫抓病。**A**. 两周前因猫抓挠而导致上颊部的溃疡性丘疹和下颌下淋巴结肿大。**B**. 另一名患者位于猫抓痕的部位的前臂丘疹线。**C**. 同侧腋窝淋巴结明显增大。（Courtesy B.J. Zitelli and H.W. Davis. From Zitelli BJ：Atlas of pediatric physical diagnosis，St Louis，2002，Mosby.）

　　脊髓炎，癫痫发作和昏迷
- 成人和儿童的骨髓炎
- 可能是感染性心内膜炎培养阴性的原因
- 在 HIV 感染和其他免疫功能低下患者中，汉赛巴尔通体是引起细菌性血管瘤和肝紫癜的原因

病因学

- 主要原因：汉赛巴尔通体，可能是猫阿菲彼亚杆菌和克氏巴尔通体
- 传播途径：主要通过直接接触（被猫抓、咬或舔，特别是幼猫）
- 也可通过蚤叮咬传播（蚤从感染的猫科动物身上获得致病菌）；较少的接触狗后发病，原因可能为蚤叮咬
- 细菌侵入宿主后大约两周，局部淋巴组织出现肉芽肿性浸润，肉芽肿浸润与渐进性淋巴肿大有关
- 可能向远处播散（例如，肝、脾和骨髓），通常以局灶性肿块或不连续实质性病变为特征

诊断

鉴别诊断

这种肉芽肿病变必须与以下疾病相鉴别：
- 兔热病
- 结核或其他分枝杆菌感染
- 布鲁氏菌病
- 结节病
- 孢子丝菌病或其他真菌病
- 弓形虫病
- 性病淋巴肉芽肿
- 良性和恶性肿瘤，例如淋巴瘤

评估

　　主诉为逐渐增大区域性（局灶性）淋巴结病，伴有发热和近期有猫科动物接触史的患者，应考虑诊断为猫抓病。当淋巴结病变显著时，猫抓部位的原发性溃疡可能出现也可能消失。

实验室检查

- 血清学：IFA 巴尔通体血清学（滴度 ≥ 1 : 64）强烈提示感染。IFA 滴度 > 1 : 256 可诊断
- 组织、血液或眼内液的 PCR 检测也可辅助诊断但敏感性不高
- 淋巴结活检：肉芽肿性炎症符合 CSD
- 活检组织 Warthin-Starry 银染色可以识别细菌
- 在组织病理学上，Warthin-Starry 银染色已用于鉴定细菌
- 培养：汉赛巴尔通体是一种要求苛刻、生长缓慢的革兰氏阴性棒状杆菌，需要针对组织或血液的特殊培养技术
- 常规实验室检查结果：
  1. 轻度白细胞增多或白细胞减少
  2. 嗜酸性粒细胞罕见
  3. 红细胞沉降率或反应蛋白增高
- 胆红素排泄异常和肝转氨酶升高通常是肉芽肿、肿块或淋巴结引起的胆道梗阻所致
- 在有神经系统表现的患者中，腰椎穿刺通常显示为脑脊液正常，尽管可能有轻度的脑脊液细胞增多和蛋白质适度升高
- CSD 皮肤测试不再用于临床诊断

Rx 治疗

非药物治疗

- 热敷原发性损害部位
- 存在脑炎或昏迷：支持治疗

急性期治疗

- 猫抓病为典型的自限性疾病，一般在 2 ~ 6 个月内自愈。大多数研究表明，抗生素治疗无法使患者获益
- 抗生素疗法应慎用于重症患者，尤其是免疫功能低下的患者，因为这些患者容易发生感染的远处传播，增加感染播散发生率
- 巴尔通体通常对 5 天疗程的阿奇霉素敏感、有效（对于体重 > 45.5 kg 者，第 1 天 500 mg，随后 250 mg 持续 4 天；对于体重 < 45.5 kg 者，第 1 天服用 10 mg/kg，随后 5 mg/kg 持续 4

天)，或四环素、磺胺类和喹诺酮类药物可用 7 ～ 10 天
- 肝脾疾病、视神经视网膜炎和心内膜炎需要更长的疗程治疗
- 解热药和非甾体抗炎药也可用于淋巴结炎

预后

- 总体预后良好
- 通常不建议行手术引流。如果长时间治疗后临床症状无改善，则可能需要切除整个淋巴结

转诊

- 对局部淋巴结肿大、骨病变和肠系膜淋巴结与器官进行诊断性吸引术或切除的情况下需转诊
- 包括心内膜炎在内的器官感染建议转诊至感染科专家
- 眼内肉芽肿病变转诊至眼科医生

推荐阅读

Cheslock MA, Embers ME: Human bartonellosis: an underappreciated public health problem? *Trop Med Infect Dis* 4(2), 2019.

Klotz SA et al: Cat-scratch disease, *Am Fam Physician* 83(2):152-155, 2011.

Psarros G et al: Bartonella henselae infections in solid organ transplant patients: report of 5 cases and review of the literature, *Medicine* 91:111-121, 2012.

Zangwill KM: Cat scratch disease and other Bartonella infections, *Adv Exp Med Biol* 764:159-166, 2013.

第 63 章 钩端螺旋体病
Leptospirosis

Glenn G. Fort

罗玲 译 张骅 审校

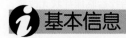 **基本信息**

定义

钩端螺旋体病是由钩端螺旋体引起的人畜共患病。

同义词

魏尔病

ICD-10CM 编码

A27.9 未指明的钩端螺旋体病

A27.0 黄疸出血性钩端螺旋体病

A27.81 钩端螺旋体病无菌性脑膜炎

A27.89 其他形式的钩端螺旋体病

流行病学和人口统计学

发病率（美国）：

- 0.05/100 000
- 由于漏报导致该疾病严重被低估
- 据报道，夏威夷一直是美国的年发病率最高的州，但波多黎各也有暴发

发病高峰： 夏季到秋季

好发性别： 男性（4∶1）

好发年龄： 青少年和年轻的成人

遗传学： 可发生新生儿感染

体格检查和临床表现（表 63-1，图 63-1 和框 63-1）

无黄疸性钩端螺旋体病：

- 较轻微和较常见的疾病表现
- 自限性的全身性疾病，分为两个阶段：

表 63-1 大样本病例分析示钩端螺旋体病患者入院症状及体征

百分比	波多黎各, 1963 $n=208$	中国, 1965 $n=168$	越南, 1973 $n=150$	韩国, 1987 $n=93$	巴巴多斯, 1990 $n=88$	塞舌尔, 1998 $n=75$	巴西, 1999 $n=193$	夏威夷, 2001 $n=353$	印度, 2002 $n=74$
黄疸	49	0	1.5	16	95	27	93	39	34
厌食	—	46	—	80	85	—	—	82	—
头痛	91	90	98	70	76	80	75	89	92
结膜充血	99	57	42	58	54	—	28.5	28	35
呕吐	69	18	33	32	50	40	—	73	—
肌痛	97	64	79	40	49	63	94	91	68
关节痛	—	36	—	—	—	31	—	59	12
腹痛	—	26	28	40	43	41	—	51	—
恶心	75	29	41	46	37	—	—	77	—
脱水	—	—	—	—	37	—	—	—	—
咳嗽	24	57	20	45	32	39	—	—	—
咯血	9	51	15	40	—	13	20	—	35
肝大	69	28	21	17	27	—	—	16	—
淋巴结病	24	49	—	—	21	—	—	—	15
腹泻	27	20	29	36	14	11	—	53	—
皮疹	6	—	7	—	2	—	—	8	12

From Mandell GL et al: Principles and practice of infectious diseases, ed 7, Philadelphia, 2010, Churchill Livingstone.

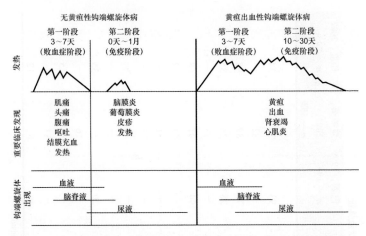

图 63-1 钩端螺旋体病的临床病程：无黄疸性和黄疸出血性钩端螺旋体病。(From Cherry JD et al: Feigin and Cherry's textbook of pediatric infectious diseases, ed 8, Philadelphia, 2019, Elsevier.)

框 63-1 钩端螺旋体病特殊临床表现的病理生理学

溶血性贫血、黄疸、肝损伤
- 钩端螺旋体培养上清中存在溶血素
- 在体外，克隆的赖型钩端螺旋体血清型溶血素表现出细胞膜成孔活性
- 血小板减少，血清凝血酶原减少，宿主维生素 K 缺乏
- 毛细血管损伤，可能是毒素造成的
- 皮肤或黏膜表面出血，很少发生胃肠道出血或重要器官出血
- 肝表现，包括黄疸，很可能是肝细胞损伤的结果
- 溶血可能导致黄疸
- 钩端螺旋体产生的一种或多种毒素或溶解后释放的各种物质可能会损害肝细胞

肾损伤
- 肾小管上皮细胞坏死、急性血管炎、基底膜节段性增厚和间质水肿
- 淋巴细胞、单核细胞、浆细胞以

及中性粒细胞浸润
- 扩张的肾小管管腔内的细胞排列无序、肿胀、紊乱，含有透明、颗粒状、上皮和胆汁管型
- 肾小球显示系膜增生，足突局灶性融合，肾小囊上皮肿胀，基底膜增厚
- 醛固酮和皮质醇分泌增加导致肾钾消耗
- 肾小管间质性肾炎，是与慢性感染相关的最常见病变
- 在肝、肾小管和肾皮质间隙中发现钩端螺旋体
- 钩端螺旋体逃避肾免疫系统，包括缺乏补体、抗原下调、迟发的淋巴细胞浸润和肾小管定植
- 肾血流受损导致肾病
- 宿主对感染的反应可能导致损伤，因为 B 细胞和 T 细胞在肝和肾中可通过 TLR 非依赖性途径诱导炎症

续框

肺部受累

- 肺损伤通常是出血而非急性炎症所致
- 钩端螺旋体直接出现在肺实质内
- 肺泡间隔沉积免疫球蛋白和补体

心血管表现

- 脱水、出血或第三间隙引起的低血容量或低血压
- 出血继发肾上腺功能不全后出现血管塌陷
- 低灌注、局灶性出血性心肌炎、急性冠状动脉炎、心包炎、主动脉炎、心律失常、充血性心力衰竭、高血压、低血容量、电解质失衡或尿毒症
- 心外膜、心内膜和心肌都可能累及

眼部受累

- 可能是钩端螺旋体直接介导的眼部结构损伤，但有研究提示抗体交叉反应在钩端螺旋体相关性复发性葡萄膜炎中有重要作用

神经系统表现

- 脑膜反应仅在抗体形成后发生；钩端螺旋体脑膜炎被认为是抗原-抗体反应的反映
- 钩端螺旋体病的罕见特征包括脑炎、脊髓炎、神经根炎和周围神经炎
- 神经系统表现归因于蛛网膜下腔、视神经盘周围和硬膜下出血

肌肉骨骼表现

- 肌痛：是钩端螺旋体病败血症阶段出现的早期临床特征，与肌肉组织学变化的时间有关，通常可迅速解决
- 钩端螺旋体凝集素滴度出现后肌肉疼痛减轻
- 钩端螺旋体病中的骨骼受累不是一个显著特征

其他

- 肾上腺、淋巴结、脾、胃肠道、胰腺、输尿管或膀胱未见特征性病变
- 睾丸组织间质水肿伴单核细胞和淋巴细胞浸润，与精子发生受损有关

TLR，Toll 样受体。

From Cherry JD et al: Feigin and Cherry's textbook of pediatric infectious diseases, ed 8, Philadelphia, 2019, Elsevier.

1. 败血症阶段：突然出现发热、头痛、严重的肌痛、肌肉僵硬、虚脱，有时循环衰竭；结膜充血是常见的；还可见皮疹、咽炎、肝脾大、淋巴结肿大

2. 免疫阶段：预示着抗体的产生，发生在第一阶段后几天，症状类似，还可能包括肾病、黄疸、肺炎、出血、心律不齐、头痛和嗜睡；标志是无菌性脑膜炎

黄疸出血性钩端螺旋体病（魏尔病）：

- 严重病例，表现为为肝、肾和血管功能障碍
- 双相病程：持续发热、黄疸和氮质血症
- 并发症：少尿或无尿、出血、低血压、血管塌陷

病因学

由钩端螺旋体引起：

- 可感染多种动物，包括大多数哺乳动物
- 与不同宿主相关的特定血清型：家畜中的波摩那钩端螺旋体（*L. pomona*）、犬中的犬钩端螺旋体（*L. canicola*）和啮齿动物中的黄疸出血性钩端螺旋体（*L. icterohemorrhaiae*）。
- 人可接触动物尿液或受污染的水，钩端螺旋体穿透皮肤或黏膜传播
- 这种细菌最重要的宿主是鼠

Dx 诊断

鉴别诊断

- 细菌性脑膜炎
- 病毒性肝炎
- 疟疾
- 登革热
- 汉坦病毒
- 流感
- 军团病

评估

血液、脑脊液和尿液培养：

- 在发病前 10 天，可从血液或脑脊液中分离出病原体
- 应在发病第一周后和 30 天内行尿液培养
- 血清学：显微凝集试验（MAT）被认为是金标准，但仅在参比实验室可用。酶联免疫吸附试验（ELISA）等也可作为筛选试验，聚合酶链式反应（PCR）可用于参考实验室

实验室检查

- 白细胞正常或升高，有时出现类白血病反应，白细胞高达 70 000/μl
- 转氨酶或胆红素升高
- 黄疸患者出现贫血、氮质血症、低凝血酶原血症
- 疾病第一阶段肌酸激酶（CK）升高

- 脑膜炎可见于两个阶段，但第二阶段是无菌性的

影像学检查

胸部 X 线片可能显示间质性非叶性浸润。

Rx 治疗

非药物治疗

- 支持疗法
- 观察脱水、低血压、肾衰竭、出血情况

急性期治疗

- 重型疾病：静脉注射青霉素 G 150 万 U，每 6 h 1 次（儿童：每天 25 万～40 万 U/kg，静脉注射，分 4～6 次使用）或头孢曲松 1～2 g 每 24 h 1 次（儿童：每天静脉注射一次 80～100 mg/kg）或多西环素 100 mg 静脉注射每 12 h 1 次（儿童：每天 2 mg/kg，两次等分剂量）。治疗应持续 7 天
- 轻型疾病：多西环素 100 mg，口服，每日 2 次，或阿莫西林 25～50 mg/kg，分 3 次等剂量口服 7 天，或阿奇霉素 500 mg，口服，每日 1 次，3 天（儿童：第一天口服 10 mg/kg，然后每天 5 mg/kg，连续 2 天）
- 对于 8 岁以下儿童和怀孕女性：首选阿奇霉素或阿莫西林
- 如果出现低凝血酶原血症，需服用维生素 K
- 青霉素治疗时可能出现赫氏反应（Jarisch-Herxheimer reaction）

处理

- 在无黄疸性钩端螺旋体病中，抗生素可以降低症状的严重程度和持续时间
- 黄疸出血性钩端螺旋体病，即使接受支持治疗，死亡率也可能高达 10%

转诊

- 如果病情严重
- 如果治疗没有反应

预防

感染风险增加的旅行者可从暴露前 1 ~ 2 天开始，在整个暴露期内，每周接受一次多西环素 200 mg 的药物预防。

推荐阅读

Haake DA, Levett PN: Leptospirosis in humans, *Curr Top Microbiol Immunol* 387:65-97, 2015.

Jimenez JIS: Leptospirosis: report from the Task Force on Tropical Diseases by the World Federation of Societies of Intensive and Critical Care Medicine, *J Crit Care* 43:361-365, 2018.

Lau C et al: Leptospirosis: an emerging disease in travelers, *Travel Med Infect Dis* 8(1):33-39, 2010.

Toyokawa T et al: Diagnosis of acute leptospirosis, *Expert Rev Anti Infect Ther* 9(1):111-121, 2011.

第 64 章 布鲁氏菌病
Brucellosis

Patricia Cristofaro

张冬 译 张骅 审校

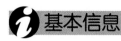 基本信息

定义

布鲁氏菌病是由四种布鲁氏菌之一引起的人畜共患传染病。它通常表现为无明显特征的发热性疾病，是世界上最常见的人畜共患病。

同义词

马耳他热，波状热
班戈病

ICD-10CM 编码
A23.9 未指明的布鲁氏菌病

流行病学和人口统计学

- **发病率（美国）**：每年 100 ～ 200 例布鲁氏菌病例（可能有漏报），主要是由马耳他布鲁氏菌感染引起的。随着旅游和全球化，病例数量在全球各地不断增加
- **好发性别**：男性
- **好发年龄**：成人
- **先天性感染**：最近的证据表明，未经治疗的孕妇在妊娠早期和中期有很高的自然流产率
- **新生儿感染**：如果母亲在怀孕期间感染，新生儿也可能发生感染

体格检查和临床表现

- 潜伏期为 1 周至 3 个月
- 患者可能无症状或出现非特异性症状，如发热、多汗、乏力、

　体重下降、抑郁、关节痛和关节炎
- 发热是最常见的症状（图 64-1）
- 可能出现肝脾大或淋巴结肿大
- 局限性病变包括心内膜炎、脑膜炎、脊柱炎、骶髂关节炎和骨髓炎（尤其是脊椎）
- 慢性肝脾化脓性布鲁氏菌病（chronic hepatosplenic suppurative brucellosis，CHSB）表现为肝或脾脓肿。人们认为这是一种布鲁氏菌被再次激活引发的疾病，可在急性感染数年后发生
- 表 64-1 描述人布鲁氏菌病的临床分类

病因学

- 引起感染的布鲁氏菌：
  1. 最常见的是马耳他布鲁氏菌，也可见猪种布鲁氏菌、流产布鲁氏菌和犬种布鲁氏菌
  2. 是一种小的革兰氏阴性球菌
- 通过摄入病原体（未经高温消毒的羊奶或牛奶、奶酪或冰淇淋）、皮肤破损或吸入而感染
- 大多数病例发生在接触动物（绵羊、山羊、猪、牛或狗）或动物产品（即牛奶、奶酪、兽皮、组织）后

扫二维码看
彩图

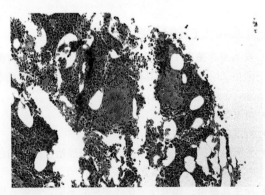

图 64-1　（扫二维码看彩图）布鲁氏菌病。不明原因发热患者的骨髓中可发现小的非干酪样肉芽肿。患者未意识到可能接触布鲁氏菌已有 30 多年（HANDE，×40，血培养示猪布鲁氏菌）。[From Scott MA et al: Infectious disease pathology. Silverberg SG（ed）: Principles and practice of surgical pathology and cytopathology, ed 4, Philadelphia, 2006, Churchill Livingstone, p 101.]

表 64-1 人布鲁氏菌病临床分型

分类	诊断前症状持续时间	主要症状及体征	实验室诊断	注释
亚临床	—	无症状	血清学呈阳性（低滴度），培养阴性	多见于屠宰工人、畜牧者、兽医
急性亚急性	2~3个月 3个月至1年	乏力、发冷、多汗、疲劳、头痛、食欲不振、关节痛、发热、肝脾大、淋巴结肿大	血清学阳性；血或骨髓培养阳性	症状可以是轻微的、自限性的（流产布鲁氏菌）或伴有严重并发症的暴发性症状（马耳他布鲁氏菌）
局限性	与急性或慢性未经治疗的疾病同时发生	与受累器官有关	血清学阳性；特殊培养基培养阳性	骨、关节、泌尿生殖系统、肝、脾受累最常见
复发	初发后 2~3个月	除了与急性病相同的症状，还可能出现高热、乏力、虚弱寒战、多汗症状	血清学阳性；培养阴性	复发和再感染难以区分
慢性	>1年	非特异性表现，其中神经精神症状和低热最常见	血清学呈低滴度或阴性；培养阴性	最具有争议的类型；慢性发作可能与局限性疾病有关

From Goldman L，Schafer AI：Goldman's Cecil medicine，ed 24，Philadelphia，2012，Saunders.

- 大多数病例（美国）发生在接触动物的职业人员（如农场工人、牧场主、实验室工作人员、兽医、屠宰场工人）。意外的动物疫苗暴露需要评估是否需要抗生素全程治疗
- 实验室工作人员的风险也在增加，尤其是那些从事微生物学研究的工作人员。暴露后预防指南可见 *MMWR Surveill Summ* 57：39，2009

Dx 诊断

鉴别诊断

许多发热但无明显局部临床表现的疾病（如结核、心内膜炎、伤寒、疟疾、自身免疫性疾病）。

评估

- 细菌培养：由于布鲁氏菌在体外生长缓慢，所以血液、骨髓或其他组织培养物（如淋巴结、肝）送检标本培养时间可长达 4 周
- 病理活检：出现肉芽肿可提示诊断
- 血清凝集试验（见下文）

实验室检查

- 白细胞计数：正常或降低
- 血清学：
  1. 血清凝集试验（SAT）检测：流产布鲁氏菌、马耳他布鲁氏菌和猪种布鲁氏菌抗体。判定标准：初始滴度升高 ≥ 1 : 160 或者滴度从急性期到恢复期增长 4 倍。阳性试验结果证实了人体感染了布鲁氏菌
  2. 特异性抗体试验可以检测犬种布鲁氏菌抗体
  3. 血清凝集试验假阴性可能由前带效应导致
  4. 聚合酶链式反应（PCR）可发现布鲁氏菌属的特异性 16S rRNA 或 DNA 序列，通过血液、组织和骨髓样本的聚合酶链式反应可诊断布鲁氏菌病

影像学检查

- X 线片提示慢性肝、脾病变
- 脊柱的骨扫描、MRI 和 X 线片提示骨髓炎
- 腹部超声或 CT 提示肝、脾大
- 超声心动图显示心内膜炎的赘生物

治疗

非药物治疗

- 脓肿引流
- 心内膜炎患者行瓣膜置换术

急性期治疗

需要联合使用抗生素：

- 主要方案：多西环素（每次 100 mg，口服，每日 2 次，持续 6 周）联合利福平联合庆大霉素（每次 5 mg/kg，每日 1 次，持续 7 天）
- 替代方案：
  1. 多西环素（每次 100 mg，口服，每日 2 次，持续 6 周）联合利福平（每次 600 ～ 900 mg，口服，第日 1 次，持续 6 周）联合链霉素
  2. 磺胺甲噁唑 800 mg/ 甲氧苄啶 160 mg，每次一片，口服，每日 4 次、环丙沙星（每次 500 mg，口服，每日 2 次，持续 6 周），联合多西环素或利福平作为替代方案
  3. 疾病的高复发率与疗程小于 6 周密切相关，对于复杂的疾病（例如：骨髓炎、心内膜炎和神经布鲁氏菌病），建议延长疗程

预后

- 疾病复发往往发生在抗菌治疗结束后数周至数月
- 有报道 CHSB 患者在初次发病后 35 年以上再发

转诊

所有病例都转诊至感染科专家。

❗ 重点和注意事项

专家点评

- 提醒微生物学实验室注意布鲁氏菌的感染风险（培养时间要求长，且对实验室人员会造成生物危害）

- 儿童或孕妇不能服用多西环素
- 避免孕妇服用氨基糖苷类药物
- 针对布鲁氏菌，氟喹诺酮类药物具有良好的体外活性，也是如今复合疗法的组成部分，特定的酸性环境不利于布鲁氏菌生存
- 单药治疗没有效果

推荐阅读

Bosilkovski M et al: Human brucellosis in Macedonia—10 yr of clinical experience in endemic region, *Croat Med J* 51:327, 2010.

Bosilkovski M et al: The role of Brucellacapt test for follow-up patients with brucellosis, *Comp Immunol Microbiol Infect Dis* 33:435-442, 2010.

Bukhari EE et al: Pediatric brucellosis. An update review for the new millennium, *Saudi Med J* 39:336, 2018.

Centers for Disease Control and Prevention: Human exposures to marine Brucella isolated from a harbor porpoise-Maine, *MMWR Morb Mortal Wkly Rep* 61:461-463, 2012. 2012.

Centers for Disease Control Brucellosis reference guide 2017. www.cdc.gov/brucellosis.

Centers for Disease Control Third case of rifampin/PCN resistant strain of RB51 Brucella from consuming raw milk. https://emergency.cdc.gov 2019.

Centers for Disease Control People in four states may be drinking contaminated raw milk 2017. https://www.cdc.gov/media/releases/2017/p1121-contaminated-raw-milk.html.

Erdem H et al: Efficacy and tolerability of antibiotic combinations in neurobrucellosis: results of the Istanbul study, *Antimicrob Agents Chemother* 50:1523, 2012.

Esmaeilnejad-Ganji SM et al: Osteoarticular manifestations of human brucellosis: a review, *World J Orthop* 10:54, 2019.

Guven T et al: Neurobrucellosis: clinical and diagnostic features, *CID* 56:1407, 2013.

Herrick JA et al: Brucella arteritis: clinical manifestations, treatment, and prognosis, *Lancet Infect Dis* 14:520, 2014.

Koruk ST et al: Management of Brucella endocarditis: results of the Gulhane study, *Int J Antimicrob Agents* 40:145, 2012.

Pappas G: The changing Brucella ecology: novel reservoirs, new threats, *Int J Antimicrob Agents* 36(Suppl 1):S8-S11, 2010.

Pappas G et al: The new global map of human brucellosis, *Lancet* 6:91, 2006.

Ramin B: Human brucellosis, *BMJ* 341:c4545, 20

Shi Y et al: Clinical features of 2041 human brucellosis cases in China, *PLoS One* 13:e0205500, 2018.

Solis Garcia del Pozo Solis et al: Systematic review and meta-analysis of randomized clinical trials in the treatment of human brucellosis, *PLoS One* 7:e32090, 2012.

Storakis I: Unusual manifestations of brucellosis, *East Mediterr Health J* 16(4):365-370, 2010.

Tuon FF et al: Human-to-human transmission of Brucella – a systematic review, *Trop Med Int Health* 22:539, 2017.

Ulu-Kilic A et al: Update on treatment options for spinal brucellosis, *Clin Microbiol Infect* 20:075, 2014.

Vilchez G et al: Brucellosis in pregnancy: clinical aspects and obstetric outcomes, *Int J Infect Dis* 38:95, 2015.

Yousefi-Noorale R et al: Antibiotics for treating human brucellosis, *Cochrane Database Syst Rev* 10:CD007179, 2012.

Wang W et al: Potential risk of blood transfusion-transmitted brucellosis in an endemic area of China, *Transfusion* 55:586-592, 2015.

Zhao S et al: Treatment efficacy and risk factors of neurobrucellosis, *Med Sci Monit* 22:1005, 2016.

第 65 章　鹦鹉热
Psittacosis

Glenn G. Fort

翟哲　译　陈俊文　审校

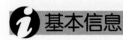 基本信息

定义

鹦鹉热是由鹦鹉热衣原体引起的全身性感染，主要由鸟类传播。

同义词

鸟疫

鹦鹉肺炎

ICD-10CM 编码
A70　鹦鹉热衣原体感染

流行病学和人口统计学

发病率（美国）：

- 2014 年，美国仅报告了 8 例鹦鹉热病例，而 2005—2011 年，平均每年报告 10 例（范围在 2 ~ 21 例）。然而，2018 年在佐治亚州和弗吉尼亚州，同一公司拥有的两个不同的家禽屠宰场的家禽工人中暴发了 13 起病例
- 由于感染可能呈亚临床型，因此真正的发病率可能更高
- 发病率最高的人群是宠物主人和从事鸟类工作的人

发病高峰： 30 ~ 60 岁

患病率（美国）：

- 人类患病率低
- 鹦鹉热衣原体的主要宿主为 130 多种鸟类，包括家禽、海鸥和鹅在内的 5% ~ 8% 的鸟类携带鹦鹉热衣原体
- 大多数人类感染来自鹦形目鸟类，包括鹦鹉、凤头鹦鹉、白鹦和虎皮鹦鹉

好发性别： 性别分布无差异

好发年龄: 在成年人中更常见

体格检查和临床表现

- 潜伏期 5 ～ 15 天
- 亚临床感染
- 发病突然或隐匿
- 最常见症状:
  1. 发热
  2. 肌痛
  3. 寒战
  4. 咳嗽
- 最常见的临床综合征: 非典型肺炎伴发热、头痛、干咳,且胸部 X 线片异常比体格检查更明显
- 范围从轻症到呼吸衰竭甚至死亡,死亡极其罕见
- 其他临床表现:
  1. 单核细胞增多症样综合征
  2. 伤寒样表现
- 最常见的体征:
  1. 发热
  2. 咽部红斑
  3. 啰音
  4. 肝大
- 不常见的体征:
  1. 嗜睡
  2. 意识错乱
  3. 相对心动过缓
  4. 胸膜摩擦音
  5. 淋巴结肿大
  6. 脾大
  7. Horder 斑(粉红色烫伤样斑丘疹)
- 除肺外,其他特异性终末器官受累:
  1. 心包炎
  2. 心肌炎
  3. 心内膜炎
  4. 肝炎

5. 关节

6. 肾（肾小球肾炎）

7. 中枢神经系统

病因学

- 鹦鹉热衣原体是一种专性细胞内病原体
- 感染通常经呼吸道通过被感染鸟类传播，通过直接接触或吸入干燥的鸟类粪便或鸟类羽毛灰尘气溶胶，很少通过咬伤传播
- 85% 的患者有与鸟类接触史，多数患者将鸟类作为宠物
- 来自火鸡和鹦鹉的菌株对人类致病力最强
- 奶牛、山羊和绵羊有时会被感染

Dx 诊断

鉴别诊断

- 军团菌
- 支原体
- 肺炎衣原体
- 病毒性呼吸道感染
- 伤寒
- 病毒性肝炎
- 无菌性脑膜炎
- 单核细胞增多症

评估

- 全血细胞计数以及肝、肾功能检查
- 衣原体血清学检测
- 胸部 X 线片
- 呼吸道分泌物的特殊免疫染色

实验室检查

- 白细胞计数正常或轻度升高
- 红细胞沉降率和 C 反应蛋白普遍升高
- 常见轻度肝功能异常（50%）

- 血培养几乎总是阴性
- 由于培养物具有高度传染性，对实验室工作人员有生物危害，因此需要专门的实验室
- 呼吸道分泌物检查：
  1. 呼吸道分泌物的直接免疫荧光抗体与衣原体抗原的单克隆抗体
  2. 采用酶免疫分析法测定衣原体脂多糖抗原
  3. 采用聚合酶链式反应可进行呼吸道分泌物的检测，也可以进行血液、痰液甚至尿液的检测
- 血清学检查
  1. 补体结合性（CF）抗体
  2. 微量免疫荧光（MIF）抗体检测：仅限专业实验室
  3. 利用两种方法均可能产生假阴性结果，并可能与其他衣原体属存在交叉反应

影像学检查

- 有 50% ~ 90% 的患者出现胸部 X 线检查异常，且表现形式多样
- 胸腔积液很常见

Rx 治疗

急性期治疗

- 多西环素（100 mg 口服，每日 2 次）用至热退后 10 ~ 14 天或
- 四环素（500 mg 口服，每日 4 次）
- 大环内酯类药物，如红霉素或阿奇霉素，被认为是成人的二线药物，但在儿童中是一线药物
- 喹诺酮类药物，如环丙沙星和莫西沙星，在体外试验中是有效的，但临床应用还需要更多的研究证实

慢性期治疗

在罕见的心内膜炎病例中，联合心脏瓣膜置换术和延长抗生素疗程可能是治疗的选择。

预后

- 死亡率低（0.7%）
- 预后不良的因素：
  1. 高龄
  2. 白细胞减少
  3. 严重低氧血症
  4. 肾衰竭
  5. 意识错乱
  6. 多肺叶受累
- 可能再次感染

转诊

- 转诊至感染科专家
  1. 并发非典型肺炎或其他终末器官受累
  2. 怀疑暴发
- 转诊至呼吸科医师行诊断性支气管镜检查

 重点和注意事项

专家点评

- 住院患者不需要特殊的隔离预防措施
- 任何确诊或疑似的鹦鹉热病例均应报告给公共卫生部门
- 最新证据表明，鹦鹉热衣原体与眼附件罕见淋巴瘤的产生有关；病例报告描述了针对鹦鹉热衣原体进行抗生素治疗可使眼部淋巴瘤消退

推荐阅读

Hogerwerf L et al: Chlamydia psittaci (psittacosis) as a cause of community-acquired pneumonia: a systematic review and meta-analysis, *Epidemiol Infect* 145:3096-3105, 2017.

Knittler MR, Sachse K: Chlamydia psittaci: update on an underestimated zoonotic agent, *Pathog Dis* 73:1-15, 2015.

Nieuwenhuizen AA et al: Laboratory methods for case finding in human psittacosis outbreaks: a systematic review, *BMC Infect Dis* 18:442, 2018.

Stewardson AJ, Grayson MK: Psittacosis, *Infect Dis Clin North Am* 24(1):7-25, 2010.

第 66 章　Q 热
Q Fever

Patricia Cristofaro

李云雷　译　刘凯雄　审校

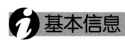 基本信息

定义

  Q 热是一种由贝纳柯克斯体引起的急性或慢性的自然疫源性、全身发热性疾病。慢性 Q 热将被持续局限性疾病的概念取代。

同义词

  贝纳柯克斯体感染

ICD-10CM 编码

A78　Q 热

流行病学和人口统计学

- 贝纳柯克斯体在世界范围内均有发现
- 常见动物宿主包括牛、绵羊和山羊
- 猫、兔和鸽子等宠物也可以是宿主
- 加拿大新斯科舍省一只猫在棋牌室分娩造成 Q 热暴发
- 大多病例（如农民，兽医）与被感染的动物有直接接触或暴露于感染动物的尿液、粪便、乳汁或胎盘组织
- Q 热好发于男性（男女发病比为 3∶1）
- Q 热在美国发病率增加。近期超过 30 例驻阿富汗和伊拉克的美国军人患 Q 热
- 到中东和非洲国家旅游风险最高
- 美国疾病控制与预防中心认定贝纳柯克斯体是 B 类生物恐怖制品

体格检查和临床表现

- 急性 Q 热表现

　　1. 发热

　　2. 肺炎

　　3. 肝炎

　　4. 脑膜脑炎

　　5. 很多患者无症状

- 慢性 / 持续性局限性 Q 热表现（感染病程＞6 个月）：

　　1. 慢性心内膜炎

　　2. 血管感染（动脉瘤和血管内植入物）

　　3. 骨和关节感染（培养阴性的骨髓炎或置换关节感染）

- 最常见的临床表现：

　　1. 恶寒

　　2. 多汗

　　3. 恶心

　　4. 呕吐

　　5. 干咳

　　6. 头痛

　　7. 乏力

- 最常见的体征：

　　1. 发热

　　2. 吸气啰音

　　3. 紫癜皮疹

　　4. 肝大

　　5. 脾大

- 孕妇急性期感染可无症状，但可能出现胎儿死亡

病因学

- Q 热由变形菌门贝纳柯克斯体（*C.burnetii*）引起

- 贝纳柯克斯体是一种革兰氏阴性球杆菌，从节肢动物传播到动物，再到人类

- 吸入气溶胶是本病最常见的感染途径。在肺巨噬细胞内增殖，然后进入血液，导致一过性菌血症，可侵入很多器官，最常见的是肺和肝

- 全身症状出现之前有 3 ～ 30 天潜伏期

- 心脏瓣膜病变、人工瓣膜及有血管内植入物的患者是慢性 Q 热的高危人群。其中包括二叶式主动脉瓣患者

Ⓓⓧ 诊断

鉴别诊断

Q 热有各种不同的表现，需与发热、肝炎、肺炎、心内膜炎及脑膜炎鉴别。表 66-1 列举了应当进行 Q 热快速血清检测的情况。

表 66-1　需要进行 Q 热快速血清检测的情况

急性 Q 热（Ⅱ期抗原，且 IgG ≥ 200，IgM ≥ 50）

接触有蹄类动物的发热患者

难以解释的持续发热（＞7 天）

肉芽肿性肝炎

发热伴血小板减少

脑膜脑炎

心肌炎

结节性红斑

妊娠期发热

接触分娩宠物的发热患者

不明原因的非典型肺炎

发热伴转氨酶升高（正常范围的 2～5 倍）

无菌性脑膜炎

吉兰-巴雷综合征

心包炎

自然流产

慢性 Q 热（Ⅰ期抗原，且 IgG ≥ 800，IgA ≥ 100）

血培养阴性的心内膜炎

心瓣膜病变伴不明原因发热的患者

体重下降

疲劳

ESR 升高

转氨酶升高

血小板减少

伴有不常见的植入瓣膜少见快速退变的患者

伴有血管动脉瘤或有血管植入物的发热患者

无菌性骨髓炎

慢性心包炎

反复自然流产

From Goldman L, Schafer AI: Goldman's Cecil medicine, ed 24, Philadelphia, 2012, Saunders.

检查

- 全血细胞计数（CBC），红细胞沉降率（ESR），肝功能检测
- 尿液分析
- 血清学检查
- 胸部 X 线检查

实验室检查

急性期 Q 热：

- 全血细胞计数和白细胞计数正常
- 25% 出现血小板减少症
- 可出现肝氨基转移酶升高（正常范围的 2 ～ 3 倍）
- 因为其敏感性和特异性均很高，免疫荧光法检测抗体最常用。补体结合试验（CF）显示急性期和恢复期滴度升高 4 倍
- 早期聚合酶链式反应有意义
- 检测已经得到 FDA 批准，在美国可以经过卫生部门从 CDC 获取

慢性 Q 热（几乎均为心内膜炎）：

- ESR 升高
- 存在贫血
- 镜下血尿
- 血培养常阴性
- MIF（显微免疫荧光法）滴度 > 1 : 800 有诊断意义

影像学检查

- CXR 有异常，显示节段性肺叶实变
- 胸腔积液（35%）
- 诊断为急性 Q 热后，经胸超声心动图为心内膜炎风险分层
- PET/CT 是明确慢性 Q 热或持续局限性病变的重要检查

Rx 治疗

非药物治疗

合并肺炎患者需吸氧。

急性期治疗

- 急性 Q 热可以使用多西环素（100 mg，每日 2 次）治疗，

10 ～ 14 天，或

- 多西环素不耐受患者可以选择大环内酯类如克拉霉素治疗急性感染
- 氧氟沙星 200 mg 口服，每 8 h 1 次或环丙沙星 875 mg 口服，每日 2 次，14 ～ 21 天
- 羟氯喹联合多西环素治疗 Q 热伴心内膜炎
- 怀疑脑膜脑炎则推荐氟喹诺酮类，因其穿透性好，可进入中枢神经系统
- 女性怀孕 7 个月以前可使用 TMP-SMX 治疗

慢性期治疗

- 慢性 Q 热治疗需要两种抗生素联合，多西环素 100 mg 每日 2 次联合利福平 900 mg 每日 1 次
- 优先选择多西环素 100 mg 每日 2 次联合羟氯喹 200 mg 口服每日 3 次
- 治疗疗程：2 ～ 3 年，至少 18 个月
- 强烈建议对有基础高风险心脏病变的暴露人群进行预防治疗

预后

- 急性 Q 热患者对抗生素反应良好，极少有死亡报道
- 多达 20% 的患者会发生 Q 热后疲劳综合征
- 慢性 Q 热心内膜炎死亡率高（24%）。多数患者需瓣膜置换手术

转诊

- 建议怀疑急性或慢性 Q 热的患者转诊至感染科专家处
- 必须监测药物水平以及系列血清学评估

上报

1999 年开始在美国 Q 热需上报。CDC 需关注这些病例。

 # 重点和注意事项

专家点评

- 在美国无细胞疫苗（CMR）上市。然而在澳大利亚等其他国家上市疫苗有更充分的研究
- 感染患者不需要特殊隔离措施

- Q 热这个名词来源于 1935 年，Derrick 怀疑澳大利亚昆士兰一个屠宰场的接连发热患者得了一种新的疾病，将之命名为 Q 热［意思是 "query（疑问的）"］

推荐阅读

American Academy of Pediatrics RED BOOK. Q FEVER. 2012 Report of the Committee on Infectious Diseases

Anderson A et al: Diagnosis and management of Q fever–United States 2013: recommendations from the CDC and the Q fever working group, *MMWR (Morb Mortal Wkly Rep)* 62(1), 2013.

Barten DG et al: Localizing chronic Q fever: a challenging query, *BMC Infect Dis* 13:413, 2013.

Bjork A et al: First reported multi-state human Q fever outbreak in the United States, 2011, *Vector Borne Zoonotic Dis*, 2013.

Centers for Disease Control and Prevention: Notes from the field: Q fever outbreak associated with goat farms—Washington and Montana, 2011, *MMWR (Morb Mortal Wkly Rep)* 60:1393, 2011.

Chieng D: 18-FDG PET/CT scan in the diagnosis and follow-up of chronic Q –fever aortic valve endocarditis, *Heart Lung Circ* 25:e17, 2016.

Edouard S et al: Persistence of DNA in a cured patient and positive culture i. cases with low antibody levels bring into question diagnosis of Q fever endocarditis, *J Clin Microbiol* 51:3012, 2013.

Edouard S et al: Comparison between emerging Q fever in French Guiana and endemic Q fever in Marseille, France, *Am J Trop Med Hyg* 90:915, 2014.

Eldin C et al: Rainfall and sloth births in May, Q fever in July. Cayenne French Guiana, *AM J Trop Hyg* 92:979, 2015.

Eldin C et al: From Q fever to coxiella burnetii infection: a paradigm change, *Clin Microbiol Rev* 30:115, 2017.

Frankel D et al: Q fever in France, 1985-2009, *Emerg Infect Dis* 17:350, 2011.

Hackert VH et al: Q fever: single-point source outbreak with high attack rates and massive numbers of undetected infections across an entire region, *CID* 55:1591, 2012.

Keijmel SP et al: Effectiveness of long-term doxycycline treatment and cognitive behavioral therapy in fatigue severity (Q fever), a RCT, *CID* 64:998, 2017.

Marrie TJ: Q fever pneumonia, *Infect Dis Clin North Am* 24(1):27-41, 2010.

Million M et al: Evolution from acute Q fever to endocarditis is associated with underlying valvulopathy and age and can be prevented by prolonged antibiotic treatment, *Clin Infect Dis* 57:836, 2013.

Million M, Raoult D: Recent advances in the study of Q fever epidemiology, diagnosis and management, *J Infect* 71(Suppl 1):S2, 2015.

Million M et al: Reevaluation of the risk of fetal death and malformation after Q fever, *CID* 59:256, 2014.

Million M et al: Antiphospholipid antibody syndrome with valvular vegetations in acute Q fever, *CID* 62:537, 2016.

Million M et al: Immunoglobulin G anticardiolipin antibodies and progression to Q fever endocarditis, *CID* 57:57, 2013.

Raoult D et al: Chronic Q fever: expert opinion versus literature analysis and consensus, *J Infect* 65:102, 2012.

Straily A et al: Surveillance for Q fever endocarditis in the United States, 1999-2015, *CID* 65:1872, 2017.

Van Roeden SE et al: Treatment of chronic Q fever: clinical efficacy and toxicity of antibiotic regimens, *CID* 66:719, 2018.

Wegdam-Blans MC et al: Chronic Q fever: review of the literature and a proposal for new diagnostic criteria, *J Infect* 64:247-259, 2012.

第67章 诺卡菌病
Nocardiosis

Maher Tabba

胡晶晶 译 童瑾 审校

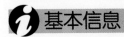 基本信息

定义

诺卡菌病是一种由在土壤中发现的需氧放线菌引起的感染，可侵袭肺、软组织或中枢神经系统（CNS）。

同义词

足菌肿

诺卡菌

ICD-10CM 编码

A42.9 未指明的放线菌病

A43.0 肺诺卡菌病

A43.1 皮肤诺卡菌病

A43.8 其他形式的诺卡菌病

A43.9 未指明的诺卡菌病

流行病学和人口统计学

- 在全世界范围内的土壤中都发现了诺卡菌
- 诺卡菌病最常见于免疫功能低下的患者（例如，长期皮质类固醇或免疫抑制治疗，淋巴瘤，白血病，AIDS，肺癌，移植受者，慢性肺部感染）
- 与诺卡菌病相关的其他潜在的疾病包括寻常型天疱疮、惠普尔病、肺出血肾炎综合征、库欣病、肝硬化、溃疡性结肠炎、类风湿关节炎和肺泡蛋白沉积症
- 类固醇的使用是发生诺卡菌病的独立危险因素
- 在美国，每年约有 500 ~ 1000 人被确诊，其中约有 2% 的 AIDS 患者患上诺卡菌病

- 男性的发病率普遍高于女性（2∶1）
- 成年人比儿童更容易被感染

体格检查和临床表现

- 诺卡菌的吸入是最常见的进入人体的方式，肺炎是最常见的表现，其中 75% 表现为发热、寒战、呼吸困难和咳嗽（图 67-1）
  1. 表现可以是急性、亚急性或慢性的
  2. 如果软组织脓肿或中枢神经系统肿瘤或脓肿与肺部感染同时发生，则应怀疑是诺卡菌病
  3. 肺部感染可能扩散到心包、纵隔和上腔静脉
- 皮肤感染通常是由以下情况直接引起的：由于刺或碎片刺破皮肤，手术，使用静脉导管或动物抓挠或咬伤而直接接触病原体，表现为：
  1. 蜂窝织炎
  2. 淋巴结节出现在引流感染穿刺伤口的淋巴部位
  3. 足菌肿（马杜拉足），一种慢性深部结节性感染，通常累及手或脚，可导致皮肤破裂或瘘管形成，并沿筋膜平面传播，感染周围的皮肤、皮下组织和骨骼
- 在所有病例中，约有三分之一患者有中枢神经系统感染。脑

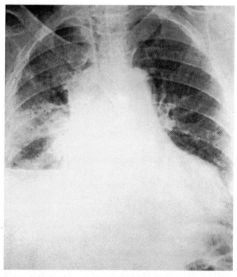

图 67-1　肾移植受者右肺下叶诺卡菌肺炎。（From Gorbach SL：Infectious diseases，ed 2，Philadelphia，1998，WB Saunders.）

脓肿是最常见的病理表现

- 诺卡菌病的扩散可能会感染其他组织和器官，包括肾、心脏、皮肤和骨骼

病因学

- 导致人类感染的最常见的诺卡菌菌种为：
  1. 星形诺卡菌（造成超过 80% 的肺诺卡菌病）
  2. 巴西诺卡菌（最常见的足菌肿病因）
  3. 豚鼠耳炎诺卡菌
- 星形诺卡菌有两个亚组：
  1. 皮疽诺卡菌
  2. 新星诺卡菌

Dx 诊断

诺卡菌病的诊断需要在适当的临床环境中有高度的临床怀疑，并通过细菌学染色和培养物中病原体的生长得到证实。

鉴别诊断

没有可以区分诺卡菌肺炎与其他肺部传染性疾病的病理学发现。以下疾病以类似的方式出现，常与诺卡菌病混淆：

- 结核
- 肺脓肿
- 肺肿瘤
- 其他原因的肺炎
- 放线菌病
- 真菌病
- 蜂窝织炎
- 球孢子菌病
- 组织胞浆菌病
- 曲霉病
- 卡波西肉瘤

评估

所有疑似诺卡菌病的患者都需要进行实验室鉴定，例如肺炎患者需通过痰液鉴定病原体、足菌肿或淋巴皮肤病需进行皮肤病损组织

培养，或者任何脓性物质取样（例如脑脓肿、肺脓肿或胸腔积液）

实验室检查

- 血液检查对诊断诺卡菌病不敏感
- 革兰氏染色显示带有多个分枝的革兰氏阳性串珠状细丝（图 67-2）。Gomori 甲胺银染色可能检测到该病原体
- 诺卡菌属在改良齐-内染色上具有耐酸性
- 诺卡菌生长缓慢，培养皿中的菌落生长可能需要 2 ～ 3 周

影像学检查

- 胸部 X 线片或胸部 CT（图 67-3）可能显示浸润、实性、结节、空洞肿块或者多发脓肿
- 在适当的临床环境中应进行脑部 CT 扫描，以排除中枢神经系统脑脓肿

Rx 治疗

非药物治疗

- 肺炎患者的氧气支持治疗
- 胸部理疗
- 对于任何已形成的脓肿，均应进行手术引流（如皮肤、肺或脑）

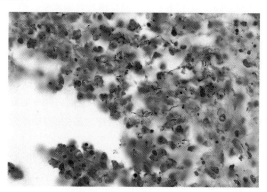

图 67-2 诺卡菌肺炎。坏死肺组织中稀薄、分枝、不规则的革兰氏阳性杆菌（Brown-Hopps 染色，×1000）。［From Silverberg SG et al（eds）：Silverberg's principles and practice of surgical pathology and cytopathology，ed 4，Philadelphia，2006，Churchill Livingstone.］

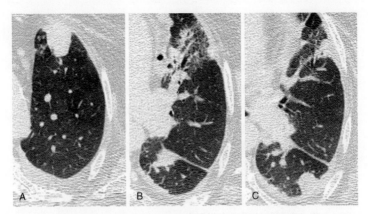

图 67-3 诺卡菌病伴多发结节。从 **A** 到 **C**，一位免疫抑制患者的胸部 CT 中多个不明原因的结节反映了诺卡菌肺炎。（From Webb WR et al：Fundamentals of body CT，ed 4，Philadelphia，2015，WB Saunders.）

急性期治疗

- 迄今为止，尚无前瞻性随机试验指出最有效的治疗诺卡菌病的方法。培养和药敏试验应始终在标本上进行
- 对于皮肤感染，TMP-SMX，甲氧苄啶成分 5 mg/kg，分为 2 剂
- 不涉及中枢神经系统的诺卡菌感染：TMP-SMX［甲氧苄啶剂量 15 mg/kg，分成每日 2～4 次，静脉注射（Ⅳ）］，加亚胺培南 500 mg，每 6 h 1 次 Ⅳ。如果多器官受累，加阿米卡星 7.5mg/kg，每 12 h 1 次。测量磺胺峰值水平，给药后 2 h 的目标值是 100～150 μg/ml。替代方案包括利奈唑胺 600 mg Ⅳ或口服（PO）每 12 h 1 次加美罗培南 2 g 每 8 h 1 次。对于不涉及中枢神经系统感染的患者，可以在最初 Ⅳ 治疗 3～6 周后或临床好转后，改为 PO 治疗。对于涉及中枢神经系统感染的患者，初始 Ⅳ 治疗应持续至少 6 周，并有明显的临床好转表现，然后再转向联合 PO 治疗。最初的 Ⅳ 治疗后可以使用的 PO 抗生素组合包括：
  1. TMP-SMX（甲氧苄啶成分 10 mg/kg，分成每日 2～3 次）和（或）
  2. 米诺环素（每日 2 次，每次 100 mg）和（或）
  3. 阿莫西林 / 克拉维酸（875mg），每日 2 次
- 替代药物治疗包括：
  1. 第三代头孢菌素

2. 米诺环素 100 ～ 200 mg，每日 2 次

3. 广谱氟喹诺酮类药物（莫西沙星）

4. 利奈唑胺（使用利奈唑胺 > 4 周与血液学毒性有关）

5. 替加环素

6. 氨苯砜

慢性期治疗

- 尽管尚未确定最佳的治疗时间，但通常建议对所有由诺卡菌引起的感染进行长期治疗

- 根据是否有骨受累，对蜂窝织炎和淋巴皮肤综合征患者进行 2 ～ 4 个月的治疗

- 足菌肿最好用抗生素治疗 6 ～ 12 个月，但可能需要进行外科引流

- 在免疫功能低下的患者中，不累及中枢神经系统的肺部和系统性诺卡菌病至少治疗 6 个月

- 中枢神经系统受累需要引流和抗生素治疗 12 个月

- 所有免疫抑制患者应接受 12 个月的抗生素治疗

预后

- 诺卡菌病患者死亡率为 15% ～ 30%

- 中枢神经系统受累者死亡率 > 40%

- 单纯皮肤病变死亡率低

转诊

当怀疑诊断为诺卡菌时，应转诊至感染科。肺诺卡菌病可能需要进行呼吸科评估和协助治疗。单发或多发脑脓肿的患者应进行神经外科咨询。

 ## 重点和注意事项

- 诺卡菌病不会在动物之间传播

- 诺卡菌病不会在人与人之间传播

- 诺卡菌病的特点是其能够传播到任何器官，并且尽管进行了适当的抗生素治疗，仍有复发的趋势

专家点评

结核和诺卡菌病可能并存于同一个患者

第68章 炭疽
Anthrax

Samaan Rafeq

尹雯 译 李爱民 盛艳 审校

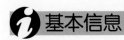 基本信息

定义

炭疽是一种由产芽孢杆菌——炭疽杆菌导致的急性传染病。

ICD-10CM 编码

A22.0 皮肤炭疽

A22.1 肺炭疽

A22.2 胃肠炭疽

A22.7 炭疽性脓毒症

流行病学和人口统计学

- 炭疽通常发生在有蹄类动物中，仅偶尔感染接触过感染的动物或动物制品的人类。全球每年有 20 000～100 000 例皮肤炭疽病例。1972—2000 年，美国 CDC 共收到 23 例上报的炭疽病例

- 直到 2001 年的生物恐怖袭击，大多数炭疽病例都发生在工业环境（在制造过程中使用受污染的原材料）或农业环境

- 2001 年，美国经邮件传播炭疽孢子的生物恐怖袭击共导致 22 人感染（均为吸入性炭疽），其中 5 人死亡（图 68-1）

- 传统上认为炭疽主要有三种类型：皮肤炭疽、吸入性炭疽及胃肠炭疽。第四种类型——注射性炭疽，在 2009—2010 年欧洲静脉注射海洛因人群中暴发流行后被发现。这一类型在美国尚未报道

- 人与人之间几乎不可能直接传播炭疽，因此，没有必要为炭疽患者的密切接触者，如家人、朋友或同事，提供疫苗或预防性治疗，除非他们也暴露于同样的感染环境

494

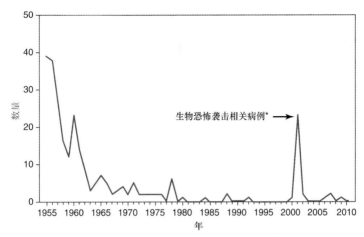

图 68-1　炭疽。美国 1955—2010 年每年报道的炭疽病例。* 得克萨斯州报道了一例动物流行病学相关的皮肤炭疽病例（From Centers for Disease Control and Prevention：Summary of notifiable diseases—United States，2010，MMWR Morb Mortal Wkly Rep 59：1-111，2012.）

体格检查和临床表现

- **吸入性炭疽**：是最致命的炭疽感染类型。其病程初期是短暂的前驱症状，类似于不伴流涕的病毒性呼吸道感染。潜伏期可短至 1 天至 6 周。宿主因素、暴露剂量以及预防用药，都有可能影响潜伏期的长短。前驱期后的重症者可表现为发热、休克以及呼吸困难。吸入性炭疽不会导致肺炎，但可以发展为急性呼吸窘迫综合征。影像学检查可以发现纵隔增宽，也可以发现胸腔及心包积液。若感染侵犯脑膜，死亡风险会进一步增加

- **皮肤炭疽**（图 68-2）：表现为皮肤丘疹、水疱，进而形成黑色焦痂。其潜伏期 1 ～ 12 天不等。皮肤炭疽通常为无痛性皮肤病灶，患者可有发热、乏力、头痛、局部淋巴结肿大。焦痂在 1 ～ 2 周内干燥、脱落，并遗留少许瘢痕

- **胃肠炭疽**：常继发于进食生的或未熟透的肉类，其潜伏期为 1 ～ 7 天。胃肠炭疽临床表现可分为两个阶段：口咽期及下消化道期。累及咽部的胃肠炭疽常表现为舌根部位的病灶，伴有吞咽困难、发热及局部淋巴结肿大。累及下消化道的炭疽患者常出现恶心、食欲不振及发热，继而腹痛、呕血、血性腹泻。胃肠炭疽患者可能出现胃溃疡，且可能与呕血有关

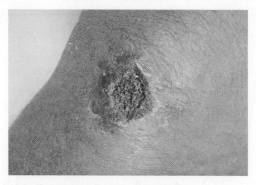

图 68-2 炭疽杆菌在前臂皮肤上形成的皮肤炭疽。(From the Centers for Disease Control and Prevention Public Health Image Library. http：//phil.cdc.gov/Phil/home.asp.)

- **注射性炭疽**：可能与静脉吸毒者有类似的皮肤损伤。这些皮肤病灶会迅速进展并全身播散。与皮肤炭疽不同的是，注射性炭疽不会形成皮肤焦痂

病因学

炭疽是革兰氏阳性产芽孢杆菌——炭疽杆菌所致的一类疾病。炭疽杆菌是一种在羊血琼脂培养基37℃环境下生长良好的需氧、不运动、非溶血性细菌，以不规则的锥形突起方式形成大菌落（海蛇头外观），在宿主细胞中呈现为单个或 2 ~ 3 个短链排列（图 68-3）

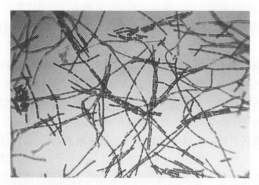

图 68-3 显微镜下炭疽杆菌革兰氏染色。从疑似病例的血液、皮肤病灶或者呼吸道分泌物中分离出炭疽杆菌，或者检测特异性抗体均可确诊炭疽。(From the Centers for Disease Control and Prevention Public Health Image Library. http://phil.cdc.gov/Phil/home.asp.)

Dx 诊断

鉴别诊断

- 吸入性炭疽需与其他流感样疾病（influenza-like illness，ILI）以及兔热病相鉴别。多数 ILI 伴有鼻塞、流涕，而在吸入性炭疽中不常见。另一个鉴别要点是后者通常无肺部异常影像学表现（如下）
- 皮肤炭疽要与葡萄球菌病、臁疮、坏疽性深脓疮、鼠疫、棕色隐士蜘咬伤以及兔热病相鉴别
- 胃肠炭疽需要与病毒性胃肠炎、细菌性痢疾以及耶尔森菌病相鉴别

实验室检查

- 对于皮肤病灶分泌物、脑脊液或血液中存在有荚膜的革兰氏阳性杆菌的患者，可以做出炭疽的推测诊断
- 炭疽的确诊试验需要在特定实验室完成。炭疽毒株在 5% CO_2 环境的营养琼脂上生长。γ 噬菌体裂解敏感性以及细胞壁多糖抗原直接荧光抗体（direct fluorescent antibody，DFA）染色，都可用于确诊炭疽
- 鼻拭子培养在明确吸入性暴露的诊断价值有限。阴性结果不能完全排除暴露的可能。公共卫生人员可利用鼻拭子进行暴露人群的流行病学调查以评估炭疽孢子的播散
- 血清学酶联免疫吸附试验（enzyme linked immunosorbent assay，ELISA）可用于确诊炭疽
- 在特定实验室也可开展检测炭疽细胞介导免疫反应的皮试（炭疽菌素试验）
- 根据炭疽的严重程度，患者可出现血液浓缩、肝酶升高、贫血、血小板减少以及凝血障碍异常化验结果

影像学检查

胸部 X 线片常提示纵隔增宽。此外，还会发现肺部浸润影及胸腔积液。超声心动图可能发现心包积液。

Rx 治疗

非药物治疗

静脉水化及呼吸支持对于吸入性炭疽是有必要的。

急性期治疗

- 非复杂性皮肤炭疽可以口服氟喹诺酮类或者多西环素治疗 7 ~ 10 天。一旦吸入炭疽孢子，治疗时间需要延长到 60 天

- 美国 CDC 推荐的针对炭疽群体事件的临床诊治流程及医疗对策［MMWR 64（4），2015］见图 68-4—图 68-6、框 68-1—框 68-3

- 若不能排除脑膜炎，静脉治疗方案应包含一种氟喹诺酮联合一种中枢神经系统渗透性好的杀菌剂（美罗培南）和一种蛋白质合成抑制剂（利奈唑胺）

- 若排除脑膜炎，推荐使用氟喹诺酮联合利奈唑胺或克林霉素的两药联合治疗方案。治疗过程中，糖皮质激素的使用应与细菌性脑膜炎的治疗一致

- 吸入性炭疽的辅助治疗包括毒素靶向单克隆抗体联合抗菌剂及预防治疗的应用。瑞西巴库（Raxibacumab）及奥比妥昔单抗（obiltoxaximab）是目前经美国 CDC 批准的治疗炭疽的单克隆抗体，但还不能商业销售。此外，还推荐对富含炭疽毒素的积液（胸腔积液、心包积液及腹腔积液）进行充分引流

- 成人暴露后的初始预防治疗，应用环丙沙星 500 mg，口服，每日 2 次，多西环素 100 mg，每日 2 次，或左氧氟沙星 500 mg，每日 1 次。总治疗时间 60 天。对于已确诊或疑诊吸入性炭疽的成人，推荐应用吸附炭疽疫苗（anthrax vaccine adsorbed，AVA），这是由美国 CDC 提供的无细胞的灭活无毒株，皮下注射 3 次，每次接种间隔 2 周

- 曾有动物研究报道，单剂量的瑞西巴库——一种直接拮抗保护性抗原的人单克隆抗体，对于有症状的吸入性炭疽是有效的。在没有其余治疗手段时可以尝试应用

预后

- 吸入性炭疽的病死率极高（> 90%）

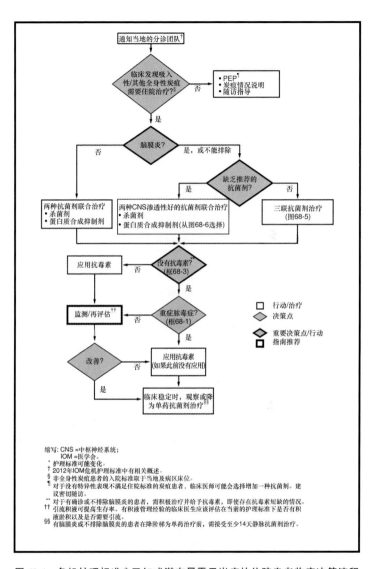

图 68-4 危机护理标准 * 已知或潜在暴露于炭疽的住院患者临床决策流程图。[From Centers for Disease Control and Prevention：Clinical framework and medical countermeasure use during an anthrax mass-casualty incident，MMWR 64（RR04）：1-28，2015.]

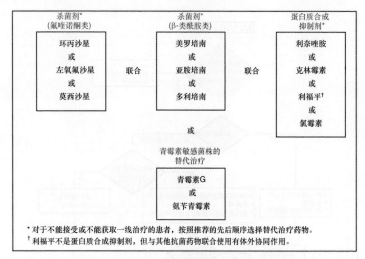

图 68-5 对于疑似、可能或确诊的全身性炭疽患者的静脉治疗。[Adapted from Hendricks KA et al：Centers for Disease Control and Prevention expert panel meetings on prevention and treatment of anthrax in adults，Emerg Infect Dis 20（2），2014. Available at https://doi.org/10.3201/eid2002.130687.]

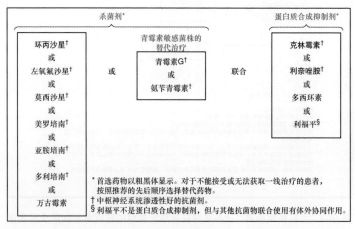

图 68-6 排除脑膜炎的全身性炭疽患者的静脉治疗。[Adapted from Hendricks KA et al：Centers for Disease Control and Prevention expert panel meetings on prevention and treatment of anthrax in adults，Emerg Infect Dis 20（2），2014. Available at https://doi.org/10.3201/eid2002.130687.]

框 68-1 脓毒症和重症脓毒症的诊断标准 *

脓毒症——确诊或疑似感染加以下至少一项:

一般指标:

- 发热（ > 38.5℃ ）
- 低体温（体核体温 < 36℃ ）
- 心率 > 90 次 / 分,或 > 年龄对应正常值 + 2 SD
- 呼吸急促
- 意识障碍
- 明显水肿或体液正平衡（ > 20 ml/kg 超过 24 h ）
- 不伴糖尿病的高血糖（血糖 > 140 mg/dl 或 7.7 mmol/L ）

炎症指标:

- 白细胞增多（WBC > $12 \times 10^3/\mu l$ ）
- 白细胞减少（WBC < $4 \times 10^3/\mu l$ ）
- WBC 正常但未成熟白细胞超过 10%
- 血浆 C 反应蛋白 > 正常值 + 2 SD
- 血降钙素原 > 正常值 + 2 SD

血流动力学指标:

- 动脉压低（SBP < 90 mmHg,MAP < 70 mmHg,或成人 SBP 下降 > 40 mmHg,或 < 年龄对应正常值 − 2 SD ）

脏器功能不全指标:

- 动脉低氧血症（PaO_2/FiO_2 < 300 ）
- 急性少尿（经充分液体复苏后每小时尿量 < 0.5 ml/kg 至少 2 h ）
- 肌酐升高 > 0.5 mg/dl 或 > 44.2 μmol/L
- 凝血功能异常（INR > 1.5 或 aPTT > 60 s ）
- 肠梗阻（肠鸣音消失）
- 血小板减少（血小板计数 < $100 \times 10^3/\mu l$ ）
- 高胆红素血症（血总胆红素 > 4 mg/dl 或 > 70 μmol/L ）

组织灌注不足指标

- 高乳酸血症（ > 1 mmol/L ）
- 毛细血管再充盈减少或斑驳

重症脓毒症——导致组织灌注不足或有以下至少一项脏器功能不全的确诊或疑似感染:

- 脓毒症导致的低血压
- 乳酸高于实验室检测的正常值上限
- 充分液体复苏后每小时尿量 < 0.5 ml/kg 至少 2 h
- 没有肺炎作为感染源,PaO_2/FiO_2 < 250 的急性肺损伤
- 存在肺炎作为感染源,PaO_2/FiO_2 < 200 的急性肺损伤
- 肌酐 > 2.0 mg/dl（176.8 μmol/L ）

续框

- 胆红素＞ 2 mg/dl（34.2 μmol/L）
- 血小板计数＜ 100×10³/ul
- 凝血功能异常（INR ＞ 1.5）

* 儿科脓毒症的诊断标准是感染的症状和体征，及感染导致的发热或低体温（直肠温度 ＞ 38.5℃或＜ 35℃）、心动过速（低体温患儿可能没有），且至少有以下一项提示脏器功能损害的指标：意识障碍、低氧血症、血清乳酸增高、洪脉。

aPTT，活化部分凝血酶时间；INR，国际标准化比值；MAP，平均动脉压；SBP，收缩压；SD 标准差；WBC，白细胞。

Adapted with permission from Dellinger RP et al：Surviving sepsis campaign：international guidelines for management of severe sepsis and septic shock：2012，Crit Care Med 41：580-637，2013；from Centers for Disease Control and Prevention：Clinical framework and medical countermeasure use during an anthrax mass-casualty incident，MMWR 64（RR04）：1-28，2015.

框 68-2 在常规、应急、危重情况下全身性炭疽患者肠外抗菌剂的选择、治疗、护理标准

常规情况

- 针对可能、确诊或疑似脑膜炎的患者，需给予至少 3 种中枢神经系统渗透性好的推荐的抗菌剂
- 没有脑膜炎证据的炭疽患者，应该应用至少一种杀菌剂联合一种蛋白质合成抑制剂
- 全身性炭疽的注射类药物联合治疗需要持续至少 2 周，或直至患者达到临床稳定。届时患者可以改成针对未萌发孢子的口服单药预防治疗

应急情况

- 同传统治疗，但可能应用推荐的一线抗菌剂的替代治疗

危重情况

- 如果无法进行三联抗菌剂治疗，可能、确诊或疑似脑膜炎的患者可以应用 2 种推荐的抗菌剂（一种杀菌剂联合一种蛋白质合成抑制剂，且均有良好的中枢神经系统渗透性）
- 对于没有脑膜炎证据的患者：
  1. 应该给予一种杀菌剂联合一种蛋白质合成抑制剂治疗
  2. 经临床评估患者病情稳定且改善，可停止静脉类药物。届时，可以改成针对未萌发孢子的口服单药预防治疗
- 针对确诊脑膜炎或疑诊脑膜炎的患者，推荐至少 14 天的抗菌剂治疗，病情稳定且改善后方可改成针对未萌发孢子的口服单药预防治疗

Centers for Disease Control and Prevention：Clinical framework and medical countermeasure use during an anthrax mass-casualty incident，MMWR 64（RR04）：1-28，2015.

框 68-3　在常规、应急和危重情况下全身性炭疽应用抗毒素的护理标准

常规情况

- 对于临床高度疑似全身性炭疽的患者需要在联合抗菌剂治疗的基础上加用抗毒素

应急情况

- 对于临床症状或体征符合全身或炎症性脓毒症的任意一条指标且临床高度疑似全身性炭疽的患者，以及未确诊的重症脓毒症患者，需要接受以下治疗：
  1. 联合肠外抗菌剂治疗
  2. 推荐短期重新评估及病情观察
  3. 基于当地分诊团队的临床评估，对于临床改善不迅速或者有任何症状或体征提示临床病情进一步恶化的患者，需要增加抗毒素治疗
- 对于临床高度疑似全身性炭疽的患者，有症状或体征提示重症脓毒症或感染性休克，且经分诊团队评估有存活期望的患者，需要立即给予肠外抗菌剂联合抗毒素治疗
- 针对可能、确诊或疑似脑膜炎的患者，需要立即给予肠外抗菌剂治疗联合抗毒素治疗
- 仪器设备需要备用状态，以便及时为脓毒症的炭疽患者开展重症监护及脏器功能损伤评估，包括序贯器官衰竭评分（sequential organ failure assessment，SOFA）及其他客观评分系统
- 需要根据实时的数据确定疾病特异性的预后指标，可以指导和协助当地分诊团队根据资源分配的决策

危重情况

- 同常规情况

Centers for Disease Control and Prevention：Clinical framework and medical countermeasure use during an anthrax mass-casualty incident，MMWR 64（RR04）：1-28，2015.

- 在 2001 年的生物恐怖袭击中，致死率小于 45%。这归因于危重症医学的进步、积液的充分引流以及抗菌疗法的发展
- 未经治疗的皮肤炭疽病死率小于 1%
- 据估计，胃肠炭疽的病死率在 25% ～ 60%
- 即使经过治疗，注射性炭疽的死亡率仍达 34%

转诊

所有类型的炭疽均推荐咨询感染科专家。对于疑似病例，需要上报卫生管理部门。

重点和注意事项

专家点评

- 暴露后预防治疗：如果明确暴露于炭疽杆菌，且能获得炭疽疫苗，建议在暴露后的第 0、2、4 周注射 3 剂疫苗，并应用抗生素持续治疗 4 周。如果不能获得炭疽疫苗，抗生素治疗时间需延长至 60 天
- 暴露前疫苗接种仅限于反复接触炭疽杆菌孢子的高危人群，如：生物安全 B 级的实验人员以及需要反复进入有炭疽杆菌空间环境的工作人员。美国的炭疽疫苗是一种经批准的灭活无细胞疫苗，需接种 6 剂

推荐阅读

Adalja AA et al: Clinical management of potential bioterrorism-related conditions, *N Engl J Med* 372:954-962, 2015.

第 69 章   猩红热
Scarlet Fever

Fred F. Ferri

李云雷　译　刘凯雄　审校

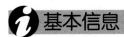
基本信息

定义

　　猩红热是累及皮肤和舌头的皮疹，伴有 A 组链球菌性咽炎。

同义词

　　丹痧

　　SF

ICD–10CM 编码

A38　猩红热

A38.0　猩红热伴中耳炎

A38.1　猩红热伴心肌炎

A38.8　猩红热伴其他合并症

A38.9　猩红热，无并发症

流行病学和人口统计学

- 与链球菌性咽炎相同；即 5 ～ 15 岁儿童。也可以合并脓疱病
- 最多见于凉爽季节，即晚秋、冬天和早春
- 多数患者继发于扁桃体炎或咽炎；然而也有继发于创伤（"外科型猩红热"）、烧伤、盆腔或产褥期感染报道

体格检查和临床表现

- 弥漫性红斑，颜面部开始，蔓延至颈、背、胸、躯干以及四肢（图 69-1，A）。尤其要注意上肢和大腿内侧
- 红斑变白，但不变白的红斑也可能存在或被止血带诱发
- 草莓舌或树莓舌（图 69-1，B，C）
- 皮疹持续约 1 周，然后消退

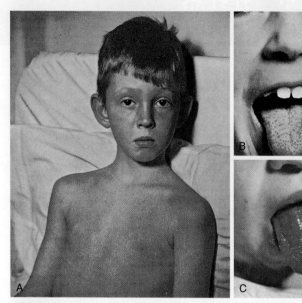

图 69-1 （扫二维码看彩图）猩红热。**A**. 点状红色皮疹（第 2 天）。**B**. 白色草莓舌（第 1 天）。**C**. 红色草莓舌（第 3 天）。（Courtesy Dr. Franklin H. Top, Professor and Head of the Department of Hygiene and Preventive Medicine, State University of Iowa, College of Medicine, Iowa City, IA; and Parke, Davis & Company's Therapeutic Notes. From Gershon AA et al: Krugman's infectious diseases of children, ed 11, Philadelphia, 2004, Mosby.）

扫二维码看彩图

- 潜伏期 2～4 天后，开始出现发热伴头痛、乏力不适，食欲减退以及咽炎
- 咽炎起病 1～2 天后出现猩红热皮疹

病因学

由 A 组乙型溶血性链球菌感染引起，后者可产生三种红疹毒素中的一种（注意：部分链球菌属既能引起猩红热，也能引起风湿热）。

Dx 诊断

鉴别诊断

- 病毒疹

- 川崎综合征
- 中毒性休克综合征
- 药疹

评估

- 经喉部培养明确 A 组链球菌
- 链球菌溶血素 O 抗体滴度

 治疗

- 青霉素 250 mg 口服，每日 4 次，持续 10 天或红霉素 250 mg 口服，每日 4 次，持续 10 天（青霉素过敏患者）。24 ～ 48 h 内可能会有临床反应
- 难以吞咽药片的患者，可以用苯唑西林静脉注射 100 万～ 200 万 U 1 次

并发症（罕见）

- 扁桃体周脓肿
- 乳突炎
- 中耳炎
- 肺炎
- 脓毒症及远处迁移感染灶
- 急性风湿热
- 不能吞咽液体或上呼吸道梗阻需要住院治疗

注：青霉素治疗失败需要怀疑诊断，因为链球菌可在咽部定植，并不引起感染

❗ 重点和注意事项

专家点评

有抗毒素抗体的患者可以无皮疹，但仍可产生其他感染症状（如咽痛）。

相关内容

猩红热（患者信息）

第70章 风湿热
Rheumatic Fever

Glenn G. Fort

杨姣 译 童瑾 胡晶晶 张骅 审校

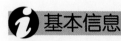 基本信息

定义

风湿热是一种多系统炎症性疾病，发生在遗传性易感宿主咽部感染 A 组链球菌的 2 ～ 4 周后。

同义词

ARF
急性风湿热
风湿性心脏炎

ICD-10CM 编码

I00 风湿热不伴心脏受累
I01 风湿热伴心脏受累
I01.0 急性风湿性心包炎
I01.1 急性风湿性心内膜炎
I01.2 急性风湿性心肌炎
I01.8 其他急性风湿性心脏病
I01.9 未指明的急性风湿性心脏病

流行病学和人口统计学

发病率（美国）：在过去的 40 ～ 60 年里有所下降

- 在未经治疗的链球菌性咽炎患者中占 0.1% ～ 3%
- 链球菌性咽炎发病率较高见于：
  1. 拥挤地区
  2. 贫困地区
  3. 年轻人

发病率（世界）：急性风湿热仍是全世界社会和经济弱势地位人

群心血管疾病发病和死亡的最重要原因之一

好发年龄（美国）：

- 常在 5 ～ 15 岁首次发作，3 岁之前发生少见
- 可能会在以后复发

发病高峰（美国）：学龄儿童

体格检查和临床表现

- 急性链球菌性咽炎，可能是亚临床症状，患者未报告
- 潜伏期 2 ～ 4 周（平均 19 天）后，急性风湿病发作
- 患者发热，膝、踝、腕、肘出现游走性多关节炎，通常在 1 周内最严重，3 ～ 4 周开始缓解
- 心脏炎：
    1. 新发心脏杂音：
        a. 二尖瓣反流
        b. 主动脉瓣关闭不全
        c. 舒张期二尖瓣杂音
    2. 心脏增大
    3. 充血性心力衰竭
    4. 心包摩擦音或心包积液
- 罕见严重且致命的全心炎
- 皮下结节（图 70-1）可在伸肌腱表面或骨突（如头骨）上触诊到
- 舞蹈症（sydenham chorea）的特征是影响所有肌肉的快速不自主运动：

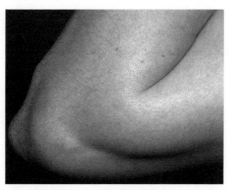

扫本章二维码看彩图

图 70-1　（扫本章二维码看彩图）肘部骨性隆起的风湿热皮下结节。［From Beerman LB et al：Cardiology. In Zitelli BJ et al（eds）：Atlas of pediatric physical diagnosis，ed 6，Philadelphia，2012，Saunders.］

    1. 肌无力

    2. 情绪波动

    3. 青春期后罕见，成年男性几乎不出现

- 边缘性红斑（图 70-2）：

    1. 短暂出现，粉红色，边界清楚，蔓延至躯干和四肢近端

    2. 非特异性

- 关节痛（关节疼痛但不肿胀）
- 腹痛

病因学

- 图 70-3 说明了风湿热的病理生理学机制
- 通过及时用青霉素治疗链球菌性咽炎，可以完全预防初发和复发

Dx 诊断

鉴别诊断

- 类风湿关节炎
- 幼年型类风湿关节炎（Still 病）
- 细菌性心内膜炎。
- 系统性红斑狼疮
- 病毒感染
- 链球菌反应性关节炎：严重关节炎但无心脏炎

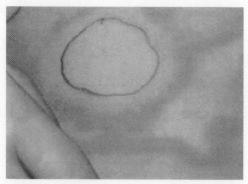

图 70-2 （扫本章二维码看彩图）急性风湿热的边缘性红斑。笔迹显示大约在 60 min 前皮疹的位置。（From Cohen J，Powderly WG：Infectious diseases，ed 2，St Louis，2004，Mosby.）

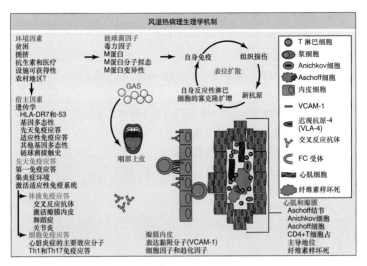

图 70-3 （扫本章二维码看彩图）风湿热病理生理学机制。GAS，A 组乙型溶血性链球菌；VCAM-1，血管细胞黏附分子 -1。（From Hochberg MC：Rheumatology，ed 7，Philadelphia，2019，Elsevier.）

评估

- 2015 年更新的《琼斯风湿热诊断指导标准（Jones Criteria for Guidance in the Diagnosis of Rheumatic Fever）》考虑了低风险人群与中高风险人群

- 低风险人群：学龄儿童 ARF 发病率小于或等于 1/10 万，或全年龄风湿性心脏病患病率每年小于或等于 1‰

- 初发 ARF 的诊断：2 种主要表现或 1 种主要加 2 种次要表现，有 A 组链球菌（GAS）前驱感染的证据

- 复发 ARF 的诊断：2 种主要表现或 1 种主要加 2 种次要表现，或 3 种次要表现，并且有 A 组链球菌（GAS）前驱感染的证据

- 低风险人群的主要表现及各项表现的百分比：

  1. 心脏炎：由超声心动图诊断的临床和（或）亚临床心瓣膜炎：50% ～ 70%

  2. 关节炎：仅多关节炎：35% ～ 66%

  3. 中枢神经系统受累（如舞蹈症）：10% ～ 30%

  4. 环状红斑：< 6%（躯干和四肢可能出现的粉红色、非瘙痒性皮疹）

  5. 皮下结节：0 ～ 10%（质硬、无痛、大小数毫米至 2 cm）

- 低风险人群的次要表现：
  1. 发热：大于或等于 38.5℃（101.3℉）
  2. 多关节痛
  3. 第一小时红细胞沉降率 > 60 mm/h 和（或）C 反应蛋白 > 3.0 mg/dl
  4. 考虑年龄变异后的 PR 间期延长（除非心脏炎是主要表现）
- 中高风险人群的主要表现：
  1. 临床和（或）亚临床性心脏炎
  2. 关节炎：
     a. 单关节炎或多关节炎
     b. 多关节痛
  3. 舞蹈症
  4. 边缘性红斑
  5. 皮下结节
- 中高风险人群的次要表现：
  1. 单关节痛
  2. 发热：大于或等于 38.5℃（101.3℉）
  3. 红细胞沉降率 > 30 mm/h 和（或）C 反应蛋白 > 3.0 mg/dl
  4. 考虑年龄变异性后的 PR 间期延长（除非心脏炎是主要表现）。对于中高风险患者（每年每 10 000 名学龄儿童中 ARF > 2 例或全年龄段风湿性心脏病患病率 > 1‰）《琼斯风湿热诊断指导标准》可能不足以诊断病例，因此诊断标准修正如下：
     a. 关节炎的表现除包括多关节炎外，还包括单关节炎或多关节痛
     b. 关节受累的次要表现是单关节痛与多关节痛
     c. 发热温度：≥ 38℃（100.4℉）
     d. 红细胞沉降率临界值：≥ 30 mm/h，而不是 ≥ 60 mm/h。C 反应蛋白的临界值不变

实验室检查

- 在出现风湿热的临床表现时，咽部分泌物培养通常是阴性的
- 链球菌抗体检测在确诊方面更有用
  1. 在感染初期达到峰值
  2. 可以记录近期的链球菌感染
- ASO（抗链球菌溶血素 O）滴度峰值：

1. 在实际链球菌咽部感染后 4～5 周达到峰值

2. 与风湿热的第 2 周或第 3 周相一致

- 可在感染后 6～9 个月内检测到抗 DNA 酶 B（链球菌酶），如果 ASO 滴度阴性，可进行检测
- 其他抗链球菌抗体检测包括链激酶和抗透明质酸酶
- 高滴度链球菌抗体：

1. 支持诊断，但不足以证明

2. 应根据临床表现进行解释

影像学检查

- 胸部 X 线检查评估心脏大小
- 超声心动图：

1. 所有确诊或疑似 ARF 的患者均应进行多普勒超声心动图检查，以评估二尖瓣或主动脉瓣反流的证据。ARF 的病理性二尖瓣反流和病理性主动脉瓣反流的多普勒超声心动图表现有特定的标准

2. 排除心包积液

Rx 治疗

急性期治疗

- 青霉素治疗消除咽喉部的 A 组链球菌
- 无心脏炎的关节痛或关节炎：阿司匹林每日 90～100 mg/kg，连服 2 周，如果需要，继续每日 60～70 mg/kg，连服 4～6 周
- 心脏炎和心力衰竭：

1. 泼尼松每日 40～60 mg

2. 静脉注射皮质类固醇，如甲强龙，每日 10～40 mg，用于重症心脏炎

慢性期治疗

二级预防（预防复发）：

- 青霉素 120 万 U 肌内注射或青霉素 V 250 mg 口服，每日 2 次
- 红霉素治疗用于青霉素过敏患者：250 mg 口服，每日 2 次。或磺胺嘧啶：体重＜27 kg 的患者 0.5 g 每日 1 次，体重＞27 kg 患者 1.0 g 每日 1 次

预防持续时间（美国心脏协会推荐）：

- 无心脏炎的风湿热：5 年或直到 21 岁，以时间较长者为准
- 风湿热伴心脏炎但无残留心脏疾病（无临床或超声心动图证据显示持续性瓣膜病）：10 年或直到 21 岁，以时间较长者为准
- 风湿性热伴心脏炎和残存心脏病（临床或超声心动图证明有持续性瓣膜病）：10 年或直到 40 岁，以时间较长者为准，有时需终身预防

预后

- 纤维化导致的心脏瓣膜损害：
  1. 反复发作的晚期后遗症
  2. 发展中国家心脏瓣膜病的常见原因
- 可能进展为心力衰竭

转诊

转诊至心内科医生治疗重症心脏炎。

推荐阅读

Gewitz MH et al: Revision of the Jones Criteria for the diagnosis of acute rheumatic fever in the era of Doppler echocardiography: a scientific statement from the American Heart Association, *Circulation* 131:1806-1818, 2015.

Jaggi P: Rheumatic fever and postgroup A streptococcal arthritis, *Pediatr Infect Dis J* 30(5):424-425, 2011.

Khanna K, Liu DR: Acute rheumatic fever: an evidence-based approach to diagnosis and initial management, *Pediatr Emerg Med Pract* 8:1-23, 2016.

Karthikeyan G, Guilherme L: Acute rheumatic fever, *Lancet* 392:161-174, 2018.

Rhodes KL et al: Acute rheumatic fever: revised diagnostic criteria, *Pediatr Emerg Care* 34:436-440, 2018.

Vijayalakshmi IB et al: The role of echocardiography in diagnosing carditis in the setting of acute rheumatic fever, *Cardiol Young* 15(6):583, 2005.

第 71 章 军团病
Legionnaires Disease

Sebastian G. Kurz

秦浩 译 刘红梅 审校

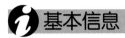 基本信息

定义

由嗜肺军团菌引起的肺炎。

同义词

军团菌肺炎

流行病学和人口统计学

患病率: 粗略估计每 10 万人中有 18 ～ 36 例,多数为散发病例,偶尔因受污染的淡水水源而引发社区暴发。已有医院内暴发疫情的报告

好发性别与年龄: 年龄大于 50 岁及男性感染风险增加

危险因素: 慢性心脏病、吸烟、终末期肾病、免疫抑制、癌症。人与人之间不传播

体格检查和临床表现

- 与其他形式的社区获得性肺炎类似的急性呼吸道症状
- 缺氧、咳嗽、体格检查伴有局部胸部表现
- 可能伴有肌痛、食欲不振和头痛的发热前驱症状,有时可能会与流感混淆
- 腹泻和腹痛等胃肠道症状很常见

病因学

嗜肺军团菌,非典型病原体。在温暖的水源中生长,可引起暴发。

Dx 诊断

鉴别诊断

临床上难以与其他典型或非典型肺炎区分。

评估

和其他肺炎相似，CURB 65 和肺炎严重程度（PSI）评分可能对严重程度进行分级。

实验室检查

- 军团菌尿抗原对血清 1 型军团菌（占军团菌株的 80%）高度敏感
- 常见的其他实验室异常，如肝功能检查异常、低钠血症、肌酸激酶升高、凝血障碍

影像学检查

CXR（图 71-1）提示局灶性或弥漫性实变，无法与其他类型肺炎相鉴别。

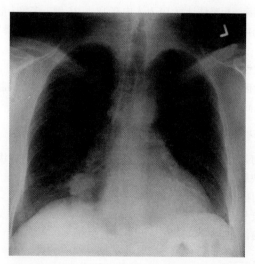

图 71-1　一例社区获得性军团病患者的胸部正位片，表现为右肺下叶结节状阴影。（From Goldman L，Schafer AI：Goldman-Cecil medicine，ed 24，Philadelphia，2014，Elsevier.）

治疗

非药物治疗

支持治疗：吸氧，严重缺氧时可能需要插管，严重腹泻时需要补液。

急性期治疗

- 抗生素覆盖非典型病原体，推荐使用阿奇霉素或左氧氟沙星，治疗时间与其他形式的社区获得性肺炎相似，但严重免疫抑制患者的治疗时间可延长至 21 天
- 表 71-1 总结了军团病的首选治疗方法

预后

- 由于缺乏特异性检测，大部分患者因为症状较轻在门诊处理后好转，所以被漏诊
- 重症患者比例高，且 ICU 住院率高

转诊

- 重症患者需要专业的呼吸科 / 感染科专家协助诊治
- 发现确诊病例应及时向卫生部门报告防止出现疫情暴发

重点和注意事项

专家点评

庞蒂亚克热是一种由军团菌引起的急性全身性疾病，没有特殊的肺炎特征。已有局部疫情报告。

预防

及时识别群集以确定污染水源对于遏制疫情至关重要。

患者和家庭教育

军团病被认为是潜在的公共卫生问题。没有传染给其他家庭成员的风险。

表 71-1 军团病的首选治疗方法

临床症状	首选方案	剂量*,†	次选方案	剂量*,†
轻度肺炎住院或门诊患者，免疫功能未受损	阿奇霉素或	500 mg，每日 1 次，3～5 天	多西环素	200 mg 负荷，然后 100 mg，每日 2 次，10～14 天
	左氧氟沙星或	500 mg，每日 1 次，7～10 天	红霉素	500 mg，每日 4 次，10～14 天
	环丙沙星或	500 mg，每日 2 次，7～10 天		
	莫西沙星或	400 mg，每日 1 次，7～10 天		
	克拉霉素	500 mg，每日 2 次，10～14 天		
重症患者或免疫抑制患者‡	阿奇霉素或	500 mg，每日 1 次，5～7 天	环丙沙星或	750 mg，每日 2 次，14 天
			莫西沙星或	400 mg，每日 1 次，14 天
	左氧氟沙星	500 mg，每日 1 次，7～10 天	红霉素或	750～1000 mg IV，每日 4 次，疗程 3～7 天，然后 500 mg，每日 4 次，共 21 天
		750 mg，每日 1 次，5～7 天	克拉霉素	500 mg IV，每日 2 次，疗程 3～7 天，然后 500 mg IV，每日 2 次，共 21 天

* 其中一些药物的剂量必须针对肾功能不全进行调整。轻度疾病的患者可以完全用口服治疗，而对于重症患者，建议进行肠外给药，直到病情好转且口服吸收充分为止。

† 对于肺脓肿、脓胸、心内膜炎或胸外感染的患者，治疗的持续时间同可能需要长得多。

‡ 免疫抑制的患者严重受损的患者需要在给定疗程范围内的高限，或更长时间疗程。需要密切临床随访，以发现抗生素停用后可能复发的情况。

IV：静脉注射。

From Bennett JE et al: Mandell, Douglas, and Bennett's principles and practice of infectious diseases, ed 8, Philadelphia, 2015, Elsevier.

相关内容

肺炎、细菌（相关重点专题）

推荐阅读

Bennett JE et al: *Mandell, Douglas, and Bennett's principles and practice of infectious diseases*, ed 8, Philadelphia, 2015, Elsevier, pp 2633-2644.

Chahin A, Opal SM: Severe pneumonia caused by *Legionella pneumophila*: differential diagnosis and therapeutic considerations, *Infect Dis Clin N Am* 31:111-121, 2017.

第 72 章　放线菌病
Actinomycosis

Glenn G. Fort

林玉蓉　高亭　译　黄勇　审校

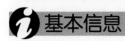 基本信息

定义

放线菌病是由厌氧或微需氧放线菌属细菌感染所引起的慢性疾病，放线菌是口腔、阴道、结肠的正常菌群。放线菌病的特征为疼痛性脓肿，周围组织浸润和窦道形成。

同义词

放线菌感染

粗颌病

ICD-10CM 编码

A42.9　未指明的放线菌病

A42.0　肺放线菌病

A42.1　腹部放线菌病

A42.2　颈面部放线菌病

A42.89　其他形式的放线菌病

流行病学和人口统计学

地理分布:

- 放线菌感染遍布全世界
- 放线菌作为正常菌群寄生在口腔（龈沟，扁桃体隐窝，牙周袋，牙菌斑和龋齿内），咽，气管支气管，胃肠道和女性泌尿生殖道。但在环境中未发现放线菌

发病率:

- 20 世纪 70 年代为 1/30 万；由于口腔卫生和抗生素的使用现在患病率减少
- 男性高于女性（3:1）

- 任何年龄均可发病，但中年人多见

体格检查和临床表现

放线菌病可以感染任何器官。放线菌不是典型的机会致病菌，它们经损伤组织或黏膜破口处感染颈部邻近皮肤组织。因此，口腔感染和口腔颌面部创伤是常见诱因。特征表现形式包括：

- 颈面部（最常见部位，占 60%）：
  1. 口腔卫生较差，近期牙科手术或轻微口腔创伤后易发生
  2. 软组织肿痛（图 72-1）常见于下颌角
  3. 发热、恶寒和体重下降
  4. 牙关紧闭
  5. 面部软组织感染与窦道或瘘管形成
- 胸部：
  1. 累及肺、胸膜、纵隔或胸壁
  2. 继发于口腔卫生不良患者的放线菌吸入感染
  3. 发热、咳嗽、体重下降和胸膜性胸痛是常见的症状
  4. 肺炎或胸腔积液
  5. 肺部感染除扩散至纵隔和胸壁外，还可出现心包炎、脓胸、胸壁窦道、气管食管瘘的症状和体征（图 72-2）

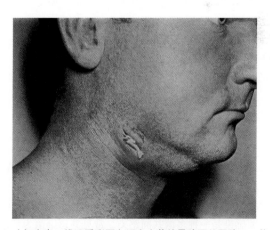

扫本章二维码看彩图

图 72-1 （扫本章二维码看彩图）旧金山莱特曼陆军总医院，一位中士在剔牙时刺破口腔底部而患下颌放线菌病。（Office of Medical History，Office of the Surgeon General，U.S. Army；from Goldman L，Schaefer AI：Goldman's Cecil medicine，ed 24，Philadelphia，2012，Saunders.）

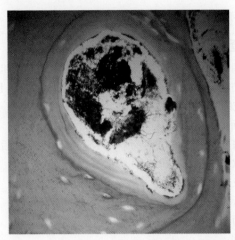

图 72-2 （扫本章二维码看彩图）一位接受二膦酸盐治疗和多次口腔手术的多发骨髓瘤患者罹患由黏性放线菌导致的上颌骨骨髓炎。图为坏死的上颌骨内的硫磺样颗粒。（From Bennett JE, Dolin R, Blaser MJ: Mandell, Douglas, and Bennett's principles and practice of infectious diseases, ed 8, Philadelphia, 2015, Saunders.）

- 腹部：
  1. 常见于阑尾切除术、肠穿孔、憩室炎或胃肠道手术后
  2. 病变最常见于回盲瓣，导致腹痛、发热、体重下降和明显肿块
  3. 病灶可扩散至肝，引起黄疸和脓肿形成
  4. 可有腹壁引流窦道
- 盆腔：
  1. 通常从回盲瓣感染扩散至右附件（约占 80%）
  2. 子宫内膜炎

病因学

- 主要致病菌为以色列放线菌，其他致病菌包括内氏放线菌、溶齿放线菌、黏性放线菌、迈耶放线菌
- 放线菌属革兰氏阳性、不产芽孢、丝状、厌氧或微需氧菌
- 放线菌感染是一种多菌共同感染，常见共感染为啮蚀艾肯菌、链球菌属、拟杆菌属、肠球菌属和梭杆菌属
- 只有当放线菌进入破损黏膜或组织损伤处才会引起感染
- 易感因素包括糖尿病、营养不良和免疫抑制

Dx 诊断

从病灶部位分离出放线菌可诊断放线菌病。

鉴别诊断

- 颈面部疾病：牙源性脓肿，腮裂囊肿
- 肺部疾病：诺卡菌病、葡萄球菌病、色素性真菌病、肺部真菌病、结核
- 肠道疾病：肠结核、阿米巴瘤、克罗恩病、结肠癌
- 盆腔疾病：慢性盆腔炎、克罗恩病
- 中枢神经系统疾病：其他形式的脑脓肿、脑肿瘤、弓形虫病、颅内血肿

评估

通过抽吸脓液、窦道切除、组织活检获取标本，标本厌氧培养 5 ～ 7 天。

实验室检查

- 从鼻窦引流物或组织标本中分离出"硫磺样颗粒"可诊断放线菌病。放线菌在感染组织内可形成特征性硫磺样颗粒，但在体外培养时却不能形成。硫磺样颗粒是个"误称"，只是形容脓液颗粒为硫磺样黄色，而脓液成分并不含硫
  1. 硫磺样颗粒为放线菌巢，肉眼或镜下可见
  2. 硫磺样颗粒压碎并染色以鉴定放线菌，在培养基中生长可能需要 3 周

影像学检查

影像学检查是实用的辅助检查，可以明确病灶位置和感染范围

- 胸部 X 线检查
- 头、胸、腹、盆腔的 CT 扫描

Rx 治疗

非药物治疗

- 脓肿切开引流
- 窦道切除

急性期治疗

- 氨苄西林每日 50 mg/kg，分 3 ～ 4 次给药，持续 4 ～ 6 周；然后每日口服青霉素 V 钾片 2 ～ 4 g，持续 4 ～ 6 周。也可以静脉注射青霉素 300 ～ 400 万 U，每 4 h 1 次，持续 4 ～ 6 周
- 青霉素过敏患者，选用红霉素（500 ～ 1000 mg 静脉注射每 6 h 1 次）、四环素或多西环素（100 mg 静脉注射每 12 h 1 次）和克林霉素（900 mg 静脉注射每 8 h 1 次）。还可选择头孢曲松，亚胺培南和哌拉西林 / 他唑巴坦
- 避免使用甲硝唑、氨基糖苷类、苯唑西林和头孢氨苄

慢性期治疗

- 静脉注射氨苄西林（2 g，每 4 ～ 6 h 1 次）或青霉素（每天 1000 万 ～ 2000 万 U）4 ～ 6 周后改为口服青霉素 V 500 mg 每日 4 次，持续 4 ～ 6 周。重症需要 6 ～ 12 个月的抗生素治疗
- 还可口服红霉素，多西环素和克林霉素
- 不需要其他抗微生物治疗
- 对于复杂的脓肿、纤维束、坏死组织、瘘管和骨侵犯需要手术清创

预后

- 放线菌病如果不治疗可突破组织平面扩散到邻近的组织结构。血行播散虽然可能发生，但很罕见
- 放线菌病对抗生素非常敏感，但需要长期治疗防止复发

转诊

如果怀疑诊断为放线菌病，建议咨询感染科专家。建议普通外科会诊窦道切除及脓肿切口引流。

 重点和注意事项

专家点评

- 人与人之间不传染
- 在无症状个体中分离出放线菌不能诊断，必须有活动性症状才能做出诊断
- 盆腔放线菌病与宫内节育器（IUD）的使用有关

- 放线菌病累及中枢神经系统可导致多发性脑脓肿
- HIV 感染、肺或肾移植、应用英夫利昔单抗等生物制剂和接受化疗的急性淋巴细胞白血病是其危险因素

推荐阅读

Bonnefond S et al: Clinical features of actinomycosis: a retrospective, multic-enter study of 28 cases of miscellaneous presentations, *Medicine (Baltimore)* 95(24):e3923, 2016.

Boyanova L et al: Actinomycosis: a frequently forgotten disease, *Future Microbiol* 10:613-628, 2015.

Kononen E, Wade WG: Actinomycosis and related organisms in human infections, *Clin Microbiol Rev* 28:419-442, 2015.

Valour F et al: Actinomycosis: etiology, clinical features, diagnosis, treatment and management, *Infect Drug Resist* 7:183-197, 2014.

第 73 章　麻风
Leprosy

Glenn G. Fort

兰霞　译　赵生涛　审校

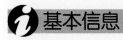 基本信息

定义

麻风是人类的一种慢性肉芽肿性传染病，主要影响皮肤和周围神经。

同义词

汉森病（Hansen disease）

ICD-10CM 编码

A30.0　未定类麻风

A30.1　结核样型麻风

A30.2　偏结核样型界线类麻风

A30.3　中间界线类麻风

A30.4　偏瘤型界线类麻风

A30.5　瘤型麻风

A30.8　其他形式的麻风

A30.9　未指明的麻风

B92　麻风的后遗症

流行病学和人口统计学

- 根据世界卫生组织的数据，分布在全球 154 个不同国家的病例数从 1985 年的超过 540 万例下降到 2017 年的约 21.1 万例
- 近 75% 的麻风病例分布在印度、巴西、尼泊尔、莫桑比克、马达加斯加和缅甸
- 在美国，85% 以上的确诊病例是在移民中发现的
- 在美国，年发病率是每年 50 ～ 100 例新发病例（图 73-1）。2014 年美国有 175 个新病例，其中 75% 来自 7 个州：阿肯色

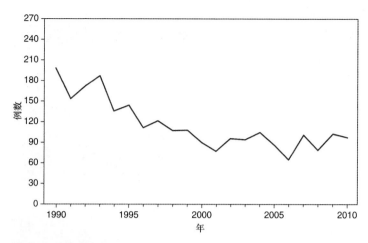

图 73-1 汉森病（麻风）。1990—2010 年美国报告的病例数。（From Centers for Disease Control and Prevention：Summary of notifiable diseases—United States，2010，MMWR Morb Mortal Wkly Rep 59：1-111，2012.）

州、加利福尼亚州、佛罗里达州、夏威夷州、路易斯安那州、纽约州和得克萨斯州
- 麻风男性比女性更常见（2：1）
- 麻风可发生在任何年龄段，但常见于幼儿

体格检查和临床表现

- 皮肤损害：最常见的初始表现
- 感觉丧失
- 无汗症
- 神经痛
- 可触及周围神经
- 神经损伤（最常见的受累神经有尺神经、正中神经、腓总神经、胫后神经、桡神经、面神经和耳后神经）
- 肌肉萎缩和无力
- 垂足
- 爪形手和爪形趾
- 眼睑闭合不全、鼻中隔穿孔、鼻梁塌陷、眉毛脱落形成"狮面"脸
- 麻风从单纯的皮肤损害（图 73-2，图 73-3）伴最轻的感觉

扫本章二维
码看彩图

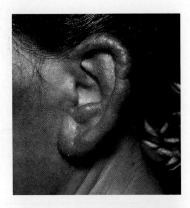

图 73-2 （扫本章二维码看彩图）瘤型麻风，累及耳。（From James WD et al：Andrews' diseases of the skin，ed 12，Philadelphia，2016，Elsevier.）

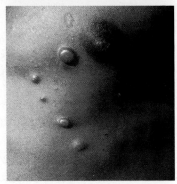

图 73-3 （扫本章二维码看彩图）组织样麻风。（From James WD et al：Andrews' diseases of the skin，ed 12，Philadelphia，2016，Elsevier.）

缺失，到严重的广泛皮肤受累（图 73-4）、神经痛、肌肉萎缩和挛缩、多发性周围神经损伤。偏瘤型界线类麻风或瘤型麻风患者中有一半发生麻风结节性红斑（erythema nodosum leprosum，ENL），且 90% 发生在福利机构中运用抗生素治疗麻风的几年里或怀孕期间。ENL 是一种循环免疫复合物介导的疾病。皮肤病变为广泛分布的红斑、皮下和真皮结节（图 73-5）。它们不会在已有的皮肤损害部位发生

- Lucio 现象是一种罕见且不寻常的反应，发生在具有 la bonita 型播散性瘤型麻风（DLL）患者身上；最常见于墨西哥西部地区，这也是受感染患者首发表现的原因。紫斑演变成大疱性病变，迅速溃破，尤其是在膝以下（图 73-6）

病因学

- 麻风由麻风分枝杆菌引起，麻风分枝杆菌是专性的细胞内抗

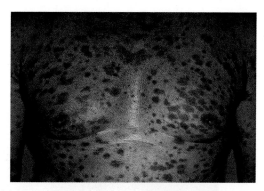

图 73-4 （扫本章二维码看彩图）麻风 Ⅰ 型反应。（Courtesy Curt Samlaska，MD，from James WD et al：Andrews' diseases of the skin，ed 12，Philadelphia，2016，Elsevier.）

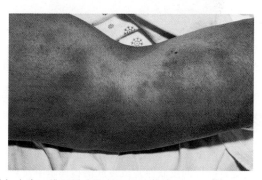

图 73-5 （扫本章二维码看彩图）麻风结节性红斑。（From James WD et al：Andrews' diseases of the skin，ed 12，Philadelphia，2016，Elsevier.）

酸杆菌
- 传播方式被认为是通过鼻腔分泌物。在人类中的传播被认为是通过呼吸道，或多菌性或极度少菌性麻风患者破损的皮肤侵入
- 少数病例报告显示来自犰狳的人畜共患病传播。在美国南部地区比较常见，例如路易斯安那州和得克萨斯州
- 接触麻风患者的大多数人由于其天然免疫力而不会发病。*NOD2* 介导的信号通路（调节固有免疫应答）中的基因变异与麻风分枝杆菌感染的易感性有关

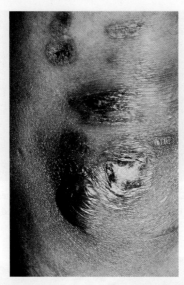

图 73-6 （扫本章二维码看彩图）**Lucio** 现象，早期大疱性病变。（From James WD et al：Andrews' diseases of the skin, ed 12, Philadelphia, 2016, Elsevier.）

Dx 诊断

- 麻风的诊断（表 73-1）依赖于详细的病史和体格检查，并通过受累部位的皮肤涂片或皮肤活检样本中找到抗酸杆菌来确诊
- 根据世界卫生组织分类系统将麻风分为：
  1. 少菌性麻风定义为＜ 5 处皮损，皮肤涂片上无细菌
  2. 多菌性麻风定义为＞ 5 处皮损，皮肤涂片可能阳性。该分类系统是为了便于专业人员使用而设计的
- 麻风可表现为一大类临床疾病谱。Ridley-Jopling 系统根据临床、细菌学、免疫学和组织病理学特征对病例进行分类（表 73-2），如下所示：
  1. 未定类麻风
  2. 结核样型麻风［少菌性（少麻风分枝杆菌），强烈的炎症反应（图 73-7）；少数界限清楚的皮损］
  3. 偏结核样型界线类麻风（图 73-8）
  4. 偏瘤型界线类麻风（图 73-9）

表 73-1　麻风的诊断标准

分型	临床特征	组织学特征	麻风菌素反应（Mitsuda）	细菌密度
结核样型	<li>单个或少量感觉丧失的皮肤浅色斑或斑块</li><li>边界清楚</li><li>周围神经受累常见</li>	<li>皮肤和神经上皮样淋巴细胞肉芽肿，有/无巨细胞</li><li>表皮下无透明区</li><li>神经中有麻风分枝杆菌，罕见</li>	强阳性	稀疏
偏结核样型界线类	<li>病变类似于结核样型，但数量更多</li><li>病灶边界更不清晰</li><li>较大病变周围有时会有卫星病灶</li><li>周围神经受累常见</li>	<li>与结核样型相似的肉芽肿</li><li>神经被侵犯</li><li>神经中常发现麻风分枝杆菌</li>	阳性	极少
中间界线类	<li>病变多于偏结核样型界线类</li><li>边界更加模糊</li><li>卫星病灶常见</li><li>周围神经受累常见</li>	<li>上皮样细胞和淋巴细胞聚集性组织细胞浸润</li><li>神经周围细胞增多</li><li>神经中容易发现麻风分枝杆菌</li>	阴性或弱阳性	中等
偏瘤型界线类	<li>病变众多且与中间界线类相似</li><li>神经损伤</li>	<li>组织细胞浸润有向上皮样细胞和泡沫细胞演变的趋势</li><li>存在淋巴细胞</li><li>神经有较轻的细胞浸润</li><li>神经中有大量麻风分枝杆菌</li>	阴性	多
瘤型	<li>多发，无感觉障碍，斑片或结节状，对称分布的皮损</li><li>直到晚期都没有神经损伤</li><li>晚期并发症：眉毛或睫毛脱落、狮面</li>	<li>泡沫样组织细胞含有大量麻风分枝杆菌</li><li>淋巴细胞很少或没有</li><li>表皮下有透明区</li><li>神经及神经周围</li>	阴性	极多

续表

分型	临床特征	组织学特征	麻风菌素反应（Mitsuda）	细菌密度
	相、睾丸损伤	有大量麻风分枝杆菌，但无明显神经内细胞浸润		
未定类	● 模糊的色素减退或红斑	● 通常与轻度非特异性皮炎无法区分 ● 皮肤附件和神经周围有淋巴细胞和组织细胞	弱阳性或阴性	无 或极少

From Cherry JD et al.: Feigin and Cherry's textbook of pediatric infectious diseases, ed 8, Philadelphia, 2019, Elsevier.

表 73-2　麻风的宿主-寄生菌关系谱

1. 未定类麻风
2. 结核样型麻风［少菌性（少麻风分枝杆菌），强烈的炎症反应（图 73-7）；少数界限清楚的皮损］
3. 偏结核样型界线类麻风（图 73-8）
4. 偏瘤型界线类麻风（图 73-9）
5. 瘤型麻风［多菌性（多麻风分枝杆菌），宿主反应不足；弥漫性，皮肤损害组织不良（图 73-10）］
6. 这种分类系统更精准，可供医师使用

Modified from Dr. J. H. Petit, from James WD et al: Andrews' diseases of the skin, ed 12, Philadelphia, 2016, Elsevier.

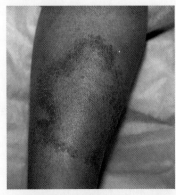

图 73-7　（扫本章二维码看彩图）结核样型麻风。（From James WD et al: Andrews' diseases of the skin, ed 12, Philadelphia, 2016, Elsevier.）

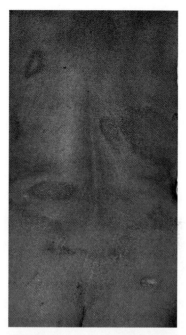

图 73-8 （扫本章二维码看彩图）偏结核样型界线类麻风。（From James WD et al：Andrews' diseases of the skin，ed 12，Philadelphia，2016，Elsevier.）

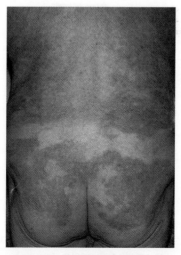

图 73-9 （扫本章二维码看彩图）偏瘤型界线类麻风。（From James WD et al：Andrews' diseases of the skin，ed 12，Philadelphia，2016，Elsevier.）

5. 瘤型麻风 [多菌性（多麻风分枝杆菌），宿主反应不足；弥漫性，皮肤损害组织不良（图 73-10）]

6. 这种分类系统更精准，可供医师使用

鉴别诊断

麻风的鉴别诊断包括结节病、类风湿关节炎、系统性红斑狼疮、淋巴瘤样肉芽肿、腕管综合征、皮肤利什曼病、真菌感染和其他原因引起的色素缺失、色素沉着和红斑性皮损。

评估

任何出现皮损和感觉减退或肌肉萎缩的患者都应接受麻风检查。

实验室检查

- 麻风分枝杆菌不能在人工培养基上培养。当把这种细菌注射到小鼠或犰狳的足垫中时，细菌就会繁殖，并可用于药物敏感性试验
- 血清学试验，包括酚糖脂 1（phenolic glycolipid 1，PGL-1）抗体和使用 PCR 检测组织中的细菌，可用于确定诊断和进行流行病学研究
- 麻风菌素皮内试验不具有诊断性，不具商业用途

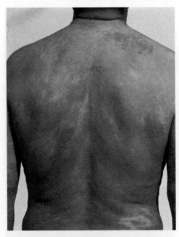

图 73-10 （扫本章二维码看彩图）瘤型麻风。（From James WD et al: Andrews' diseases of the skin, ed 12, Philadelphia, 2016, Elsevier. ）

- 活动病灶部位的皮肤活检标本进行抗酸杆菌染色
- 感觉丧失且无皮损的患者可进行周围神经活检。活检的常见神经是腕部的桡神经和踝部的腓神经

影像学检查

X 线检查通常对麻风的诊断或治疗无益。

 治疗

非药物治疗

- 对上肢和下肢畸形患者进行物理治疗
- 适当的足部护理和合适的鞋子可以预防溃疡形成

急性期治疗（表 73-3）

美国现行标准治疗方案（成人）：

针对少菌性麻风：

- 氨苯砜 100 mg，口服，每天 1 次，联合利福平 600 mg，口服，每天 1 次，连续服用 6 个月（世界卫生组织方案）。美国国家麻风计划（The National Hansen's Disease Program, NHDP）建议每日氨苯砜 100 mg 联合利福平 600 mg，口服 12 个月

针于多菌性麻风：

- 氨苯砜 100 mg，口服，每天 1 次，联合氯法齐明每日 50 mg 和利福平 600 mg，口服，每天 1 次，连续服用 2 年（NHPD；WHO 建议治疗 1 年）
- 如果拒绝使用氯法齐明或无药，则替代的联合治疗方案包括氨苯砜每日 100 mg 联合利福平每日 600 mg 和米诺环素 100 mg，连续服用 24 个月

慢性期治疗

- 如果复发，则给予患者相同的治疗方案，耐药可能性低
- 如果复发是从少菌性转变为多菌性麻风，则应按多菌性麻风的方案进行治疗

表 73-3 世界卫生组织[1,2] 和美国国家麻风计划[3] 推荐的麻风用药方案

麻风分类	药物	剂量[d]			持续时间
		年龄 < 10 岁	年龄 10 ~ 14 岁	年龄 ≥ 15 岁	
少菌性[a]	氨苯砜	1 ~ 2 mg/（kg·d）	1 ~ 2 mg/（kg·d）	每日 100 mg	WHO: 6 个月 NHDP: 12 个月
	利福平	10 ~ 20 mg/（kg·d）	10 ~ 20 mg/（kg·d）	每日 600 mg（NHDP） 每月 600 mg（WHO）	
多菌性[b]	氨苯砜	1 ~ 2 mg/（kg·d）	1 ~ 2 mg/（kg·d）	每日 100 mg	WHO: 12 个月 NHDP: 24 个月
	利福平	10 mg/（kg·d）	10 mg/（kg·d）	每月 600 mg（WHO） 每日 600 mg（NHDP）	
	氯法齐明[c]	50 mg, 每周 2 次 + 每月 100 mg（WHO） 1 mg/（kg·d）（NHDP）	50 mg, 隔日 1 次 + 每月 150 mg（WHO） 1 mg/（kg·d）（NHDP）	每日 50 mg（NHDP, WHO） ±300 mg 每月负荷量（WHO）	
	米诺环素（氨苯砜或氯法齐明的二线药物）	每月 25 mg, < 15 kg; 每月 50 mg, 15 ~ 30 kg（WHO） ND（NHDP）	每月 50 mg,（WHO） ND（NHDP）	每月 100 mg（WHO） 每日 100 mg（NHDP）	将多药疗法延长至 2 年[4]
	乙硫异烟胺（氯法齐明的二线药物）	每日 50 ~ 75 mg, < 15 kg; 每日 150 ~ 175 mg, 15 ~ 30kg（WHO） ND（NHDP）	275 ~ 375 mg/d（WHO） ND（NHDP）	每日 275 ~ 375 mg	

续表

麻风分类	药物	剂量 [d]			持续时间
		年龄 < 10 岁	年龄 10 ～ 14 岁	年龄 ≥ 15 岁	
	氧氟沙星（氯法齐明或利福平的二线药物）	每月 100 mg，< 15 kg；每月 200 mg，15 ～ 30 kg（WHO）不推荐（NHDP）	每月 200 mg（WHO）不推荐（NHDP）	每月 400 mg（WHO）每日 400 mg（NHDP）	

由于美国国家麻风计划可能会改变其对患者管理的建议，建议美国临床医生在治疗麻风患者之前寻求咨询（800-642-2477，225-756-3709）。ND，无剂量信息；NHDP，美国国家麻风计划；WHO，世界卫生组织。

[a] 结核样型麻风、偏结核样型界线类麻风和未定类麻风。

[b] 瘤型麻风、中间界线类麻风、偏瘤型界线类麻风。

[c] 对于麻风结节性红斑患者可使用更大剂量。

[d] 儿童剂量不得超过成人最大剂量。儿童剂量 [5] 约为成人剂量的 5%，可估计儿童体重 < 15 kg 时为 25%，15 ～ 30 kg 时为 50%，30 ～ 45 kg 时为 75%，> 45 kg 时为 100%。

From Cherry JD et al: Feigin and Cherry's textbook of pediatric infectious diseases, ed 8, Philadelphia, 2019, Elsevier.

［与表 73-3 相关的参考文献：］

1 World Health Organization: Buruli ulcer: treatment recommendations. www.who.int/buruli/en

2 World Health Organization: Leprosy elimination: WHO-recommended multidrug therapy (MDT) regimens. www.who.int/lep/mdt/regimens/en/index.html

3 National Hansen's Disease Program: Recommended leprosy treatment regimens. www.hrsa.gov/hansensdisease/diagnosis/recommendedtreatment.html

4 Villahermosa LG et al: Parallel assessment of 24 monthly doses of rifampin, ofloxacin, and minocycline versus two years of World Health Organization multi-drug therapy for multi-bacillary leprosy. Am J Trop Med Hyg 2004; 70: pp. 197-200.

5 Jopling WH: Handbook of leprosy, London, 1984, William Heinemann.

预后

- 多菌性麻风的复发率＜ 1%，而少菌性麻风的复发率略高于 1%
- 患者最初每月随访一次，治疗结束后，每隔 3 ～ 6 个月随访一次，持续 5 ～ 10 年
- 一些患者通常在治疗期间会发生麻风结节性红斑和逆转反应
  1. 麻风结节性红斑会导致细小结节，用沙利度胺每日 100 mg，分 4 次给予，然后根据治疗反应逐渐减量。沙利度胺无效的患者需每天接受泼尼松 60 ～ 80 mg 治疗
  2. 逆转反应导致出现新的皮损，并伴有原有皮损的肿胀和红斑。治疗方法是每天泼尼松 60 ～ 80 mg，然后逐渐减量。也可选择氯法齐明和氨苯砜，但不要使用沙利度胺
  3. 用于治疗麻风的其他药物包括氧氟沙星、莫西沙星、米诺环素和克拉霉素

转诊

- 位于路易斯安那州巴顿鲁日的美国国家麻风计划（NHDP）总部和美国的 15 家门诊提供咨询和治疗。电话：1-800-642-2477
- 直接观察疗法（directly observed therapy，DOT）与结核的 DOT 很相似，是非常可取的一种治疗方法。如果可行，应该至少在最初治疗 6 ～ 12 个月使用
- 任何麻风病疑似病例都应咨询感染科。为了预防麻风的潜在后遗症，可以咨询骨科、足病科、眼科、物理治疗科、整形外科和心理学

 重点和注意事项

专家点评

- 麻风患者的传播风险较低，因此不需要对住院患者采取感染控制预防措施
- 需要经常检查家庭成员和密切接触者的病变进展
- 不建议使用氨苯砜或利福平预防麻风
- 可以考虑接种卡介苗预防麻风，其有效率为 50%

推荐阅读

Araujo S et al: Molecular evidence for the aerial route of infection of *Mycobacterium leprae* and the role of asymptomatic carriers in the persistence of leprosy, *Clin Infect Dis* 63:1412, 2016.

Domozych R et al: Increasing incidence of leprosy and transmission from armadillos in Central Florida: a case series, *JAAD Case Rep* 2:189, 2016.

Enhanced global strategy for further reducing the disease burden due to leprosy, 2011-2015, New Delhi, 2009, WHO Regional Office for SE Asia. SEA-GLP-2209.4.

Kamath S: Recognizing and managing the immunologic reactions in leprosy, *J Am Acad Dermatol* 71:795, 2014.

Kar HK, Gupta R: Treatment of leprosy, *Clin Dermatol* 33:55-65, 2015.

Nolen L et al: Incidence of Hansen's disease, United States, 1994-2011, *MMWR* 63:969-972, 2014.

Scollard DM: The biology of nerve injury in leprosy, *Lepr Rev* 79:242, 2008.

Sharma R et al: Zoonotic leprosy in the Southeastern United States, *Emerg Infect Dis* 21:2127, 2015.

Trindale MA et al: Leprosy in transplant recipients: report of a case after liver transplantation and review of the literature, *Transpl Infect Dis* 13:63, 2011.

Truman RW et al: Probable zoonotic leprosy in the southern United States, *N Engl J Med* 364:1626-1633, 2011.

White C: Franco-Paredes C: Leprosy in the 21st century, *Clin Microbiol Rev* 28:80-94, 2015.

WHO-Leprosy Today: http://www.who.int/lep/en

Williams DL: Drug resistance in patients with leprosy in the United States, *Clin Infect Dis* 58:72, 2014.

World Health Organization: *Meeting on sentinel surveillance for drug resistance in leprosy*, Geneva, 2011, WHO.

第74章　伤寒
Typhoid Fever

Glenn G. Fort

罗力　译　刘凯雄　审校

 基本信息

定义

伤寒是由伤寒沙门菌和副伤寒沙门菌引起的全身性感染。

同义词

肠热病

ICD-10CM 编码
A01.00　未指明的伤寒
A01.02　伤寒伴心脏受累
A01.09　伤寒伴其他并发症

流行病学和人口统计学

发病率（美国）：每年大约有 400 例伤寒沙门菌感染（图 74-1）。其中超过 3/4 的病例与出国旅行有关（大多数出自亚洲、非洲以及中美洲）。

体格检查和临床表现（表 74-1）

- 潜伏期为 8 ～ 16 天
- 一般表现
  1. 持续性发热（肠热病）。体温逐渐增高并且持续 4 ～ 8 周
  2. 肌痛
  3. 头痛
  4. 咳嗽
  5. 咽痛
  6. 乏力
  7. 厌食，间歇性腹痛和肝脾大

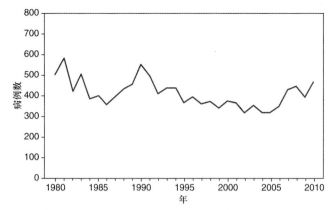

图 74-1　伤寒。美国 1980—2010 年报告的病例。［From Centers for Disease Control and Prevention：Summary of notifiable diseases—United States，2010，MMWR Morb Mortal Wkly Rep 59（53）：1-111，2012.］

表 74-1　伤寒与副伤寒的临床表现

	临床表现	发生频率（%）*
流感样症状	发热	＞ 95
	头痛	80
	寒战	40
	咳嗽	30
	肌痛	20
	关节痛	＜ 5
腹部症状	厌食	50
	腹痛	30
	腹泻	20
	便秘	20
体征	舌苔肥厚	50
	肝大	10
	脾大	10
	腹部压痛	5
	皮疹	＜ 5
	广泛淋巴结肿大	＜ 5

* 肠热病临床特征的患者比例取决于评估的时间、地区和临床人群类型（住院或门诊）。估算根据流行地区最近病例得出，包括接受门诊或住院治疗的患者。

From Bennett JE，Dolin R，Blaser MJ：Mandell，Douglas，and Bennett's principles and practice of infectious diseases，ed 8，Philadelphia，2015，Saunders.

8. 疾病早期腹泻或者便秘，1/5 的感染者有便秘症状

9. 胸部和腹部可见玫瑰疹（轻微的、黄斑丘疹性的白斑病变）

- 心动过缓（尤其高热时）
- 中度肝脾大
- 未治疗患者高热可持续 1 ～ 2 月。未治疗的主要并发症是由回肠派尔集合淋巴结溃疡穿孔引起的胃肠出血。精神状态改变和休克是少见并发症。复发率大约为 10%

病因学

- 伤寒沙门菌和副伤寒沙门菌仅在人体发现
- 摄入被人粪便污染的食物和水
- 美国大部分病例是由于出国旅行和食用慢性携带者烹饪食物而感染，而慢性携带者多来自非美国地区，最常见的是东亚、南亚以及部分撒哈拉以南非洲地区

Dx 诊断

鉴别诊断

- 疟疾
- 结核
- 布鲁氏菌病
- 阿米巴肝脓肿
- 表 74-2 总结伤寒或肠热病患者鉴别诊断

表 74-2　疑似伤寒或者肠热病的患者不同的感染性疾病鉴别诊断

资源匮乏地区非特异性急性发热的常见感染原因
- 沙门菌血症（伤寒和非伤寒血清型）
- 疟疾
- 登革热和其他虫媒病毒热
- 钩端螺旋体病
- 流行性感冒
- 立克次体病
- 巴尔通体病

伤寒样的感染，包括长期非局部发热疾病
- 持续性非伤寒菌血症或者脓肿形成
- 斑疹伤寒（立克次体病）
- 布鲁氏菌病
- 伤寒性土拉菌病
- Q 热

- 巴尔通体病（包括战壕热）
- 类鼻疽
- 鼠咬热、哈弗希尔热（念珠状链杆菌）
- 回归热（莱姆病）
- 感染性心内膜炎
- 疟疾
- 巴贝虫病
- 内脏利什曼病
- 西非锥虫病
- 结核
- 地方性真菌病（组织胞浆菌病）

From Bennett JE，Dolin R，Blaser MJ：Mandell，Douglas，and Bennett's principles and practice of infectious diseases，ed 8，Philadelphia，2015，Saunders.

评估

- 血液、粪便、尿液或骨髓分离出伤寒沙门菌则可诊断
- 血液、粪便和尿液培养有助于诊断
- 初始培养结果阴性，则需重复培养
- 疾病早期血培养阳性率高
- 骨髓活组织培养阳性率为 90%，但该检查通常非必需
- 快速血清学检测可检测出伤寒沙门菌抗体

实验室检查

- 中性粒细胞升高常见，贫血和血小板减少可能出现
- 可有转氨酶升高
- 培养：
  1. 血液
  2. 体液
  3. 活检组织样本

影像学检查

胸部 X 线片显示肺部浸润。

Rx 治疗

急性期治疗

- 目前对青霉素、复方磺胺甲噁唑（TMP-SMX）和氯霉素多重

耐药菌株常见。尤其在东南亚，喹诺酮耐药越来越多

- 非亚洲地区感染：环丙沙星 400 mg，口服或者静脉注射，每 12 h 一次；或左氧氟沙星 750 mg，口服或静脉注射，每 24 h 一次，持续用药 7 ～ 10 天
- 在亚洲地区感染：头孢曲松 2 g，每日静脉注射，持续 7 ～ 14 天
- 一种有效的替代药仍为阿奇霉素：成人：第一天 1 g，口服；然后 500 mg，口服，持续 5 ～ 7 天。儿童：第一天 20 mg/kg，口服；然后每日 10 ～ 20 mg/kg（最多 100 mg）持续 7 ～ 14 天
- 脓毒症休克或伤寒脑膜炎患者：地塞米松，首次 3 mg/kg 静脉注射，然后 1 mg/kg，每 6 h 一次，连续静脉给予 8 次，并联合抗生素治疗
- 表 74-3 总结肠热病患者常规治疗用抗生素
- 随着抗生素耐药的增加，必要时进行体外抗生素敏感性试验

慢性期治疗

- 可能有潜在携带者
- 年龄大于 60 岁并发胆石症的患者多见
- 通常定植部位：胆囊
- 对粪持续性阳性者及食品加工者进行治疗
- 消除携带状态的建议方案：
  1. 环丙沙星口服 500 mg，每日 2 次，持续 4 周
  2. TMP-SMX 每天口服 2 次，1 ～ 2 片 / 次，持续 6 周（敏感情况下）
  3. 阿莫西林，2 g 口服，每 8 h 一次，连续 6 周（敏感情况下）
- 药物治疗无效的合并胆石症携带者可行胆囊切除

预后

- 接受治疗患者通常治疗有效，小部分患者转为慢性携带者
- 复发率约为 10%
- 未经治疗患者可能会有严重并发症
- 伤寒和副伤寒并发症情况见表 74-4

转诊

- 治疗失败
- 慢性携带

表 74-3　常用于治疗肠热病患者的抗生素

抗生素	途径	一般儿童剂量 *	成人剂量	一般用药时间	注解
常用的一线药物					
氯霉素	口服 / 静脉注射	12.5～25 mg/kg，每日 4 次	每日 2～3 g（分为 4 次）	14～21 天	药物对于敏感菌株有效，但许多地方存在多重耐药菌株
阿莫西林	口服	25～35 mg/kg，每日 3 次	1 g，每日 3 次	14 天	
氨苄西林	静脉注射	25～50 mg/kg，每 6 h 1 次	2 g，每 6 h 1 次	15 天	
TMP-SMX	口服 / 静脉注射	每日 8～12 mg/kg（甲氧苄啶），40～60 mg/kg/天（磺胺甲噁唑）（分为 4 次/天）	160 mg/800 mg，每日 4 次	14 天	
氟喹诺酮类					
氧氟沙星	口服 / 静脉注射	15 mg/kg，每日 2 次	400 mg 口服，每日 2 次	5～14 天	氧氟沙星和环丙沙星对萘啶酸敏感菌株有效。对于轻症病例，可接受 5～7 天的短期疗程。住院或肠外治疗患者，推荐 10～14 天的疗程。加替沙星对由 NaR 菌株引起的轻症病例有效
环丙沙星	口服 / 静脉注射	15 mg/kg，每日 2 次	500 mg 口服，每日 2 次	5～14 天	
加替沙星	口服	10 mg/kg，每日 1 次	10 mg/kg，每日 1 次	7 天	

续表

抗生素		途径	一般儿童剂量*	成人剂量	一般用药时间	注解
三代头孢	头孢曲松	静脉注射	50~100 mg/kg, 每日1次	1~2g静脉注射, 每日1次	10~14天†	替代氟喹诺酮类药物治疗NaR菌株, 并可用于NaR常见地区的经验性治疗
	头孢克肟	口服	10 mg/kg, 每日2次	200 mg 口服, 每日2次	7~14天	NaR菌株引起轻症感染和多药耐药, NaR常见的经验性替代治疗
大环内酯类	阿奇霉素	口服	20 mg/kg, 每日1次	500~1000 mg 口服, 每日1次	7天	
根除治疗	环丙沙星	口服	—	500~750 mg, 每日2次	28天	出于公共健康的原因而采取根除治疗措施, 可进行药物治疗试验, 即使为有胆石症的患者。可以考虑胆囊切除术

NaR, 萘啶酸耐药 (见正文); TMP-SMX, 复方磺胺甲噁唑。
* 基于体重重的儿童剂量不应该超过成人最大剂量。
† 建议在退热后继续治疗至少7天以减少复发。
From Bennett JE, Dolin R, Blaser MJ: Mandell, Douglas, and Bennett's principles and practice of infectious diseases, ed 8, Philadelphia, 2015, Saunders.

表 74-4　伤寒和副伤寒并发症

系统	并发症	备注
胃肠道	出血	10%～15% 住院患者
	穿孔	3% 住院患者
肝	黄疸	1%～3% 住院患者
	肝炎	通常为亚临床状态（↑ALT/AST）
	急性胆囊炎	罕见，胆囊可能穿孔
神经	轻度脑病	意识错乱或者情感淡漠常见
	重度脑病	谵妄、木僵或昏迷
	癫痫	常见于≤5 岁儿童
	脑膜炎	罕见，主要为婴儿
	吉兰-巴雷综合征	曾见报道
呼吸	支气管炎	干咳常见
	肺炎	可伴其他细菌感染（如肺炎链球菌）
	脓胸	少见报道
心血管	心肌炎	通常为亚临床（ECG 改变）
	心内膜炎	罕见报道
血液	贫血	通常为亚临床状态
	弥散性血管内凝血	通常为亚临床（↑PT/PTT）
其他	肌肉骨骼化脓性感染	骨髓炎（尤其是脊椎）、腰肌脓肿等
	溶血性尿毒综合征	曾见报道
	流产	曾见报道

ALT，谷丙转氨酶；AST，天冬氨酸转氨酶；ECG，心电图；PT，凝血酶原时间；PTT，部分促凝血酶原时间。

From Bennett JE, Dolin R, Blaser MJ: Mandell, Douglas, and Bennett's principles and practice of infectious diseases, ed 8, Philadelphia, 2015, Saunders.

 # 重点和注意事项

专家点评

- 前往高风险地区的旅行者可口服减毒活疫苗和肠外注射疫苗（表 74-5）
- 口服疫苗有效率约为 70%，有效期达 5 年。6 岁以上患者间隔天连续服用 4 粒胶囊
- 肌内注射疫苗的有效性超过 75%，但有效期仅 2 年，适用于

表 74-5　国际市场上伤寒疫苗

疫苗	类型	途径	剂量和时间间隔	最小年龄	伤寒杆菌预防率	旅行者追加间隔
Ty21a	减毒活疫苗	口服	4 剂（美国）每隔一天给药一次，直到完全结束	5*	50% ~ 80%[†]	每隔 5 年
Vi 壳抗原	多聚糖	肌内	1	2	50% ~ 80%	每隔 2 年

* 世界卫生组织为 5 岁或 5 岁以上；美国预防接种咨询委员会为 6 岁以上。
[†] 对乙型副伤寒有一定疗效（见正文）。正在研制其他疫苗，包括结合疫苗。
From Bennett JE, Dolin R, Blaser MJ: Mandell, Douglas, and Bennett's principles and practice of infectious diseases, ed 8, Philadelphia, 2015, Saunders.

≥ 2 岁患者

- 在美国，伤寒患者感染耐药菌株与前往印度次大陆有关，且比例不断上升，多由对氟喹诺酮类和 β - 内酰胺类抗生素敏感性低的伤寒沙门菌株引起
- 2017 年开始，美国 32 个州超过 250 例暴发。其中 2 例死亡，感染对环丙沙星和阿奇霉素耐药的沙门菌，来源是受污染的美国牛肉和墨西哥软奶酪

相关内容

沙门氏菌病（相关重点专题）

推荐阅读

Andrews JR et al: Typhoid conjugate vaccines: a new tool in the fight against antimicrobial resistance, *Lancet Infect Dis* 19:e26-e30, 2019.

Anusha R et al: Comparison of the Enterocheck WB rapid antigen test with blood culture methods for the diagnosis of typhoid fever, *Ann Trop Paediatr* 31(3):231-234, 2011.

Crump JA, Mintz ED: Global trends in typhoid and paratyphoid fever, *Clin Infect Dis* 50(2):241-246, 2010.

de Jong HK, Parry CM, van der Poll T, Wiersinga WJ: Host-pathogen interaction in invasive Salmonellosis, *PLoS Pathog* 8(10):e1002933, 2012.

Gibani MM et al: Typhoid and paratyphoid fever: a call to action, *Curr Opin Infect Dis* 31:440-448, 2018.

第 75 章　沙门氏菌病
Salmonellosis

Glenn G. Fort

刘凯雄　译　柳威　审校

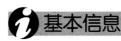 基本信息

定义

沙门氏菌病是由沙门菌属（一种革兰氏阴性杆菌）众多血清型之一引起的感染。沙门菌感染可以是伤寒（血清型伤寒或副伤寒）或非伤寒。表 75-1 示目前沙门菌的命名法。

同义词

伤寒

副伤寒

肠热病

表 75-1　沙门菌命名法则

传统惯例	正式命名	美国 CDC 命名
伤寒沙门菌	肠炎沙门菌 * 亚种 . 肠炎沙门菌血清型 . 伤寒	沙门菌血清型 . 伤寒
都柏林沙门菌	肠炎沙门菌亚种 . 肠炎沙门菌血清型 . 都柏林	沙门菌血清型 . 都柏林
鼠伤寒沙门菌	肠炎沙门菌亚种 . 肠炎沙门菌血清型 . 鼠伤寒	沙门菌血清型 . 鼠伤寒
猪霍乱沙门菌	肠炎沙门菌亚种 . 肠炎沙门菌血清型 . 猪霍乱	沙门菌血清型 . 猪霍乱
玛丽娜沙门菌	肠炎沙门菌亚种 . 肠炎沙门菌血清型 . 玛丽娜	沙门菌血清型 . 玛丽娜

CDC，疾病控制与预防中心。

* 一些官方更喜欢用猪霍乱沙门菌或肠炎沙门菌来形容这一亚种。

From Kliegman RM et al: Nelson textbook of pediatrics，ed 19，Philadelphia，2011，Saunders.

ICD-10CM 编码

A02.0 沙门菌肠炎

A02.1 沙门菌败血症

A02.2 局部沙门菌感染

A02.8 其他特定沙门菌感染

A0.9 未指明的沙门菌感染

流行病学和人口统计学

发病率（美国）：

- 从流行病学的角度来看，临床综合征分为伤寒型感染（伴有发热和腹痛的全身症状，由伤寒沙门菌等引起）的和非伤寒型感染（表现为胃肠炎，由肠炎沙门菌、新港沙门菌和鼠伤寒沙门菌引起）
- 美国每年估计有 1 百万例新发非伤寒沙门氏菌病（美国食源性疾病的主要原因）。2017 年在美国暴发一起与活禽有关的疫情，由几种不同的沙门菌引起，共累及 48 个州 960 个病例
- 最大的一次胃肠炎综合征（非伤寒）暴发：20 万人因食用污染的牛奶而发病
- 每年报告约 500 例伤寒沙门菌感染病例，其中近 80% 与外国旅行有关

好发年龄：

- < 20 岁
- > 70 岁
- 婴儿感染率最高，特别是新生儿

发病高峰： 夏秋季节

遗传学：

新生儿感染：极易感染非伤寒沙门菌

体格检查和临床表现

- 感染：
  1. 局限于胃肠道（胃肠炎）
  2. 全身症状（伤寒）
  3. 局限于胃肠道外

- 胃肠炎：
  1. 潜伏期：12 ～ 48 h
  2. 恶心、呕吐
  3. 腹泻、腹绞痛
  4. 发热
  5. 菌血症：主要发生在免疫功能低下或有基础疾病的宿主，包括 HIV 感染
  6. 自限性疾病，持续 3 ～ 4 天
  7. 胃肠道定植可持续数月，尤其是使用抗生素者
- 伤寒
  1. 潜伏期几天至数周
  2. 长程发热，通常体温逐渐升高
  3. 肌痛
  4. 头痛、咳嗽、咽痛
  5. 乏力、厌食
  6. 腹痛
  7. 肝脾大
  8. 病程早期腹泻或便秘
  9. 胸腹部可见玫瑰疹（微小、斑丘疹、苍白的病变）
- 未治疗者
  1. 持续发热 1 ～ 2 个月
  2. 主要并发症：回肠派尔集合淋巴结溃疡穿孔引起的胃肠道出血
  3. 少见并发症：
     a. 精神状态变化
     b. 休克
  4. 复发率约 10%
- 胃肠道外感染：
  1. 几乎可以发生在任何位置
  2. 通常发生于有基础疾病的患者
  3. 心内膜炎、血管内感染是由动脉粥样硬化斑块或微动脉瘤的播散引起的
  4. 有肝、脾基础疾病患者易发生脓肿
  5. 肾结核或血吸虫病患者易患尿路感染
  6. 沙门菌是新生儿革兰氏阴性菌脑膜炎的常见病因

7. 血红蛋白病（尤其是镰状细胞病）儿童易患骨髓炎

病因学

- 沙门菌存在 2000 多种血清型，但只有少数几种导致人类疾病。表 75-2 和表 75-3 描述了非伤寒沙门菌菌株易导致全身性疾病的宿主因素和条件

表 75-2　非伤寒沙门菌菌株易导致全身性疾病的宿主因素和条件

新生儿和幼儿（年龄 ≤ 3 个月）

HIV 感染 /AIDS

其他免疫缺陷和慢性肉芽肿性疾病

免疫抑制剂和皮质类固醇治疗

恶性肿瘤，尤其是白血病和淋巴瘤

溶血性贫血，包括镰状细胞病、疟疾和巴尔通体病

胶原血管病

炎症性肠病

胃酸缺乏或使用抗酸药物

肠蠕动功能受损

血吸虫病、疟疾

营养不良

AIDS，获得性免疫缺陷综合征；HIV，人类免疫缺陷病毒。

From Kliegman RM et al：Nelson textbook of pediatrics, ed 19, Philadelphia, 2011, Saunders.

表 75-3　对沙门菌感染的易感性

高危人群	机制
新生儿	胃酸缺乏，快速胃排空 细胞免疫未完善 补体缺乏 早产儿免疫球蛋白缺乏
镰状细胞贫血	溶血导致网状内皮系统超负荷 功能性无脾 组织梗死 调理功能缺陷
中性粒细胞减少症（先天性或后天性）	杀伤作用需要多形核嗜中性粒细胞
慢性肉芽肿性疾病	多形核嗜中性粒细胞的杀伤缺陷
免疫系统 IL-12/ 干扰素 - γ 轴的缺陷	信号传导缺陷导致无法激活巨噬细胞以及非伤寒沙门菌反复 / 持续感染

高危人群	机制
获得性免疫缺陷综合征	低 CD4 + T 细胞 营养不良对细胞免疫的影响 巨噬细胞中沙门菌存活（因沙门菌基因 *PhoP/PhoQ*，*SPVA-D*，*R*）
器官移植、免疫抑制	细胞免疫缺陷
胃切除术	胃酸屏障失去
疟疾	溶血过程中的网状内皮系统超负荷 补体水平异常 巨噬细胞功能异常
巴尔通氏体病（秘鲁疣）	溶血过程中的网状内皮系统超负荷
血吸虫病	沙门菌在血吸虫病灶中被隔离保护，不受宿主和抗生素影响

From Cherry JD et al: Feigin and Cherry's textbook of pediatric infectious diseases, ed 8, Philadelphia, 2019, Elsevier.

- 生鲜产品逐渐被认为是沙门氏菌病的传播载体。2008 年大暴发是由被圣保罗沙门菌污染的加拉佩诺和塞拉诺辣椒引起，导致 1500 人感染，其中 21% 入院治疗，2 人死亡。2009 年的暴发与花生酱和花生污染有关。2017 年暴发与番木瓜污染有关
- 部分伤寒菌仅在人类发现，是导致肠热病的主要原因：
  1. 伤寒沙门菌
  2. 副伤寒沙门菌
- 部分沙门菌是胃肠炎的主要致病菌，通常可从生肉、生禽肉、生鸡蛋或未煮熟鸡蛋分离：
  1. 鼠伤寒沙门菌
  2. 肠炎沙门菌
- 猪霍乱沙门菌是引起肠外非伤寒病的病原体
- 通常由食用被污染的食物或饮料引起传播
- 与被污染的家禽、肉和乳制品有关的胃肠炎暴发常见
- 伤寒是由人感染独特血清型引起的全身性疾病：
  1. 通过食用被其他人污染的食物或水而感染
  2. 美国的大多数病例：
     a. 80% 的病例在国外旅行期间感染
     b. 通过摄入慢性携带者制备的食物感染，多在美国以外感染

Dx 诊断

鉴别诊断

- 长程发热的其他原因：
  1. 疟疾
  2. 结核
  3. 布鲁氏菌病
  4. 阿米巴肝脓肿
- 其他原因的胃肠炎：
  1. 细菌：志贺菌属、耶尔森菌、弯曲杆菌
  2. 病毒：诺沃克病毒、轮状病毒
  3. 寄生虫：溶组织内阿米巴、蓝氏贾第鞭毛虫
  4. 毒素：肠产毒性大肠埃希菌、艰难梭菌

评估

- 伤寒
  1. 血、粪、尿液培养；结果阴性需复查
  2. 在疾病早期血培养可能阳性
  3. 在发病第 2、3 周粪和尿液培养通常阳性
  4. 骨髓活检培养阳性率最高：90% 阳性
  5. 血清学肥达试验恢复期滴度上升 4 倍有利于回顾性诊断
- 胃肠炎：粪便培养
- 肠外局限性感染：
  1. 血培养
  2. 感染部位的培养

实验室检查

- 中性粒细胞减少常见
- 转氨酶可能升高
- 血液、体液、活检标本培养

影像学检查

- 非常规
- 骨 X 线检查可能提示骨髓炎（特别是镰状细胞病和骨梗死患者）
- 腹部 CT 扫描或彩超：

1. 可能显示肝脾脓肿或胸膜受累
2. 可能显示主动脉瘤

 ## 治疗

非药物治疗

腹泻患者补液和电解质。

急性期治疗

治疗决策必须考虑感染的严重程度和肠外疾病的风险。

- 伤寒

    1. 左氧氟沙星 750 mg 口服 / 静脉注射，每 24 h 一次或环丙沙星 500 mg 口服，每天 2 次或 400 mg 静脉注射，每天 2 次，持续 7 ～ 10 天。因为耐药问题，除非敏感，不作为南亚患者的一线治疗药物

    2. 头孢曲松 2 g 静脉注射，每天 1 次，连续 7 ～ 14 天或头孢克肟每日 20 ～ 30 mg/kg 分两次口服，连续 7 ～ 14 天

    3. 其他替代药物：阿奇霉素（口服 1 g，然后每天 500 mg，连续 5 ～ 7 天）

    4. 儿童：见表 75-4。一般来说，除非多重耐药菌株，应避免使用喹诺酮类药物，因其可能导致软骨损伤。儿童的另一种替代药物：阿奇霉素（每日 10 ～ 20 mg/kg，最大剂量每日 1 g，每天 1 次，连续 5 ～ 7 天）

    5. 若药物敏感，也可在成人和儿童中使用阿莫西林或 TMP-SMX（表 75-5）

表 75-4　儿童沙门菌肠炎的治疗

微生物和指征	治疗剂量和疗程
年龄＜ 3 个月或免疫功能受损者的婴儿沙门菌感染（在针对潜在疾病的适当治疗的基础上）	头孢噻肟 100 ～ 200 mg/（kg·d），分为每 6 h 1 次，持续 5 ～ 14 天，或
	头孢曲松 75 mg/（kg·d），每天 1 次，连续 7 天，或
	氨苄西林 100 mg/（kg·d），分为每 6 h 1 次，持续 7 天，或
	头孢克肟 15 mg/（kg·d），持续 7 ～ 10 天

From Kliegman RM et al：Nelson textbook of pediatrics，ed 19，Philadelphia，2011，Saunders.

表 75-5　治疗沙门菌感染的常用抗生素

药物	剂量	备注
环丙沙星	20～30 mg/（kg·d），分 2 次 PO 或 IV	一线治疗 [a]
头孢曲松	75～100 mg/（kg·d），分 1～2 次 IM 或 IV	一线治疗
头孢噻肟	100～300 mg/（kg·d），分 3～4 次 IM 或 IV	一线治疗
头孢克肟	20～30 mg/（kg·d），分 1～2 次 PO	替代治疗
阿奇霉素	10 mg/（kg·d），1 次 PO	替代治疗
氯霉素	50～100 mg/（kg·d），分 4 次 PO	通常耐药，仅用于敏感株
氨苄西林	200～400 mg/（kg·d），分 4 次 PO、IM 或 IV	通常耐药，仅用于敏感株
TMP-SMX	TMP 10 mg/（kg·d），SMX 50 mg/（kg·d），分 2 次 PO 或 IV	通常耐药，仅用于敏感株

IM，肌内注射；IV，静脉注射；PO，口服；TMP-SMX，复方磺胺甲噁唑。
[a] 美国食品药品监督管理局未批准用于＜18 岁儿童；目前专家意见一致推荐该药作为易感沙门菌株地区的有效治疗方法，特别是对严重感染者。

From Cherry JD et al: Feigin and Cherry's textbook of pediatric infectious diseases, ed 8, Philadelphia, 2019, Elsevier.

　　6. 休克或精神状态改变的患者，可给予地塞米松 3 mg 的起始剂量静脉注射，之后 1 mg 静脉注射，每 6 h 一次，共 8 次
- 胃肠炎：
1. 单纯胃肠炎通常为自限性疾病，一般不需要治疗
2. ＜50 岁的轻症既往体健患者，治疗可能会延长携带时间，不建议治疗
3. 对可能由菌血症引起并发症的高风险患者进行预防性治疗（见表 75-4）：
　　a. 新生儿
　　b. 血红蛋白病患者
　　c. 动脉粥样硬化患者
　　d. 动脉瘤患者
　　e. 使用假肢患者
　　f. 免疫功能低下患者

慢性期治疗

- 伤寒患者可能为携带状态

- 在 60 岁以上的人群和胆石症患者中更常见
- 通常定植在胆囊
- 粪便培养持续阳性者和食品加工者需进行治疗
- 建议根除携带状态的方案：
  1. 环丙沙星 500 mg，每天 2 次，口服 4 周
  2. TMP-SMX 1 ～ 2 片，每天 2 次，口服 6 周（如果敏感）
  3. 阿莫西林 2 g，每 8 h 一次，口服 6 周（如果敏感）
- 患有胆石症的携带者如果药物治疗失败，需要进行胆囊切除术，但目前对于非伤寒沙门氏菌病很少使用
- 患有慢性感染的 AIDS 患者需延长口服药物疗程或终身用药

预后

- 伤寒：
  1. 接受治疗患者通常对治疗有反应，小部分成为慢性携带者
  2. 未经治疗的患者可能有严重的并发症
- 胃肠炎：
  1. 通常为自限性
  2. AIDS 患者可能复发或持续感染

 # 重点和注意事项

专家点评

- 尽管耐药性增加，氟喹诺酮类药物仍然是最可靠的经验性治疗选用的抗生素。儿童或孕妇禁用
- 感染应报告给当地卫生部门
- 在美国最近发生的暴发事件可追溯到未加工的西红柿、花生酱、宠物龟和冷冻馅饼
- 可提供伤寒沙门菌疫苗：＞ 6 岁者，口服减毒疫苗（隔日一次，共 4 次），连续 5 年。＞ 2 岁者，注射灭活疫苗（每年一剂），连续 2 年，但两者有效率均低于 75%

相关内容

伤寒（相关重点专题）

推荐阅读

Behravesh CB et al: 2008 outbreak of Salmonella Saintpaul infections associated with raw produce, *N Engl J Med* 364:918-927, 2011.

Bula-Rudas FJ et al: Salmonella infections in childhood, *Adv Pediatr* 62:29-58, 2015.

Cavallaro E et al: Salmonella typhimurium infections associated with peanut products, *N Engl J Med* 365:601-610, 2011.

DuPont HL: Acute infectious diarrhea in immunocompetent adults, *N Engl J Med* 370:1532-1540, 2014.

Gaffga NH: Outbreak of salmonellosis linked to live poultry from a mail-order hatchery, *N Engl J Med* 366:2065-2073, 2012.

Haselbeck AH et al: Current perspectives on invasive nontyphoidal Salmonella disease, *Curr Opin Infect Dis* 30:498-503, 2017.

第76章 白喉
Diphtheria

Patricia Cristofaro

林玉蓉 译 黄勇 审校

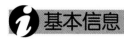 基本信息

定义

白喉是由白喉棒状杆菌引起的皮肤或黏膜细菌感染性疾病。

产白喉类毒素的其他棒状杆菌可引起相似疾病，但罕见。

可由动物源性溃疡棒状杆菌感染引起。

白喉棒状杆菌有四种生物学类型：重型、中间型、轻型和belfanti 型。轻型几乎不产生白喉毒素，发病症状轻微。

同义词

咽白喉

伤口白喉

白喉性心肌病

白喉性多发性神经炎

ICD-10CM 编码

A36.9 未指明的白喉

流行病学和人口统计学

发病率（美国）：因为疫苗的广泛接种，自 1980 年以来发病率为每 10 万人 0.001 例

好发年龄：成年（美国）

体格检查和临床表现

呼吸道白喉：

- 通常表现为咽炎，但整个呼吸道均可受累，包括鼻咽、喉、气管或支气管

- 灰白色渗出物形成"假膜"覆盖的区域，揭去"假膜"该区域会出血（图 76-1）
- 发热和吞咽困难
- 并发症：呼吸道阻塞和肺炎
- 全身毒素反应：心肌炎和多发性神经炎（常累及延髓），较少发生肾炎
- 通常发生在对白喉无免疫力的人群，而对白喉有免疫力的人群较少发病且症状轻微

皮肤白喉：

- 使原有疾病（如脓疱或疥疮）变得复杂
- 类似于潜伏期感染或表现为覆盖灰色假膜的不愈合溃疡

病因学

- 由需氧、革兰氏阳性白喉棒状杆菌引起
- 通过密切接触鼻咽部分泌物的飞沫传播
- 呼吸系统症状由产毒菌株导致（毒素阳性）
- 毒素全身反应：从恶心呕吐到多发性神经炎、肾炎、心肌炎和血管衰竭
- 无症状携带者呼吸道和皮肤白喉病变中的白喉棒状杆菌不产生毒素
- 人类是白喉棒状杆菌的唯一宿主

扫二维码看
彩图

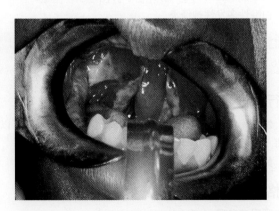

图 76-1 （扫二维码看彩图）经细菌学确诊的 **39 岁女性白喉患者**。照片拍摄于出现发热、乏力、咽痛后第四天，左侧的黑色区域为咽拭子擦去假膜后的出血。（Bennett JE et al：Mandell，Douglas，and Bennett's principles and practice of infectious diseases，ed 8，Philadelphia，2015，Saunders.）

Dx 诊断

鉴别诊断

- 链球菌性咽炎
- 病毒性咽炎
- 单核细胞增多症

评估

- 口咽部发现假膜可确诊（假膜并非总是存在）
- 分泌物的革兰氏染色发现呈"汉字"样的棒状微生物
- 鼻咽喉镜检查可能发现鼻、鼻咽、喉或气管支气管树的病变

实验室检查

- 黏膜病变或鼻腔分泌物培养：
  1. 白喉棒状杆菌培养阳性确诊
  2. 实验室接到可疑白喉，应用特殊培养基（Tinsdale 琼脂培养基）培养
- 对所有分离的生物体进行产毒素试验。美国 CDC 百日咳和白喉实验室提供培养、毒素检测、PCR 和血清学服务；电话：404-639-1231

治疗结束 2 周需重复细菌培养以确保细菌彻底清除。

影像学诊断

胸部 X 线检查排除肺炎。

Rx 治疗

非药物治疗

- 如果出现呼吸窘迫症状，给予气管插管或气管切开
- 动态心电图、肌钙蛋白监测
- 有延髓麻痹的患者应进行鼻饲或肠外营养
- 全身毒性反应患者需入 ICU 治疗
- 心脏传导阻滞患者行起搏器治疗
- 呼吸道隔离

急性期治疗

- 临床诊断白喉应立即给予白喉抗毒素治疗，无需等待实验室检查，因为毒素一旦进入宿主细胞作用是不可逆的
- 如果马血清过敏试验阴性：发病在 48 h 内：咽喉部给予 20 000 ～ 40 000 U，鼻咽给予 40 000 ～ 60 000 U；患病超过 3 天或弥漫性颈部水肿（"牛颈征"）为 80 000 ～ 120 000 U（可通过美国 CDC 获得）
- 静脉注射抗毒素 60 min 以上
- 10% 的受治患者可能出现血清病；对马血清过敏者抗毒素脱敏给药
- 用抗生素根除病原携带者或患者体内的白喉棒状杆菌
- 对于呼吸道白喉：
  1. 红霉素 500 mg 每日 4 次口服或静脉给药（可用克拉霉素和阿奇霉素代替）或静脉注射青霉素 G 25 000 ～ 50 000 U/kg，最大 120 万 U，疗程 14 天，直至患者可以口服给药
  2. 皮肤病携带者或患者：红霉素 500 mg 口服每日 4 次或肌内注射青霉素
  3. 患者在恢复期应接种白喉类毒素疫苗，因为疾病既不干扰免疫力，也不增强免疫力
- 采取适当的隔离措施预防呼吸道飞沫感染及皮肤接触感染
- 有接触时者应预防性使用抗生素

慢性期治疗

用抗生素抑制毒素的产生和根除病原携带者的病原体，从而防止传播。

预后

- 给予充分的支持治疗和抗毒素治疗患者可完全康复
- 心肌炎是由白喉毒素引起，即使给予充分的支持治疗死亡率仍高达 20%
- 神经病变不能完全恢复正常

转诊

- 所有患者均应转至感染科并住院治疗
- 呼吸道白喉应请耳鼻喉科医生评估病情

- 向当地公共卫生部门报告

重点和注意事项

专家点评

- 大多数病例是由旅游者在疫区输入的，因此最近东欧的疫情令人担忧。1990 年苏联曾广泛流行白喉
- 白百破混合疫苗（DPT）或破伤风类毒素和减毒白喉类毒素疫苗（Td）等白喉类毒素（减毒毒素）疫苗安全有效；成人应每 10 年注射一次 Td 增强剂。新型的 Tdap 在临床试验中耐受性好，对青少年和成人具有很好的保护作用
- 根据血清学研究，20% ～ 60% 的 20 岁以上美国成年人易患白喉

推荐阅读

ACIP Childhood/Adolescent Immunization Work Group: Recommended immunization schedule for persons aged 0 thru 18 yrs–US 2013, *MMWR Surveill Summ* 62(Suppl 1):2, 2013.

Advisory Committee on Immunization Practices: Recommended immunization schedule for adults aged 19 years and older–US 2013, *MMWR Surveill Summ* 62(Suppl 1):9, 2013.

CDC: Fatal respiratory diphtheria in a US traveler to Haiti-Penn, 2003, *MMWR* 52:1285, 2004.

Centers for Disease Control and Prevention: Notes from the field: respiratory diphtheria-like illness caused by toxigenic Corynebacterium ulcerans—Idaho, 2010, *MMWR Morb Mortal Wkly Rep* 60(77), 2011.

Dureab F et al: Resurgence of diphtheria in Yemen due to population movement, *J Travel Med* 25, 2018.

European Centre for Disease Prevention and Control: *Rapid risk assessment: a case of diphtheria in Spain, 15 June 2015*, Stockholm, 2015, ECDC. http://ecdc.europa.eu/en/publications/Publications/diphtheria-spain-rapid-risk-assessment-june-2015.pdf.

Griffith J et al: Imported toxin-producing cutaneous diphtheria – Minnesota, Washington, and New Mexico 2015-2018, *MMWR Morb Mortal Wkly Rep* 68:281, 2019.

Lowe CF et al: Cutaneous diphtheria in the urban poor population of Vancouver, British Columbia: a 10-year review, *J Clin Microbiol* 49(7), 2011.

Moore LS et al: *Corynebacterium ulcerans* cutaneous diphtheria, *Lancet Infect Dis* 15:1100, 2015.

Tuite AR et al: Infectious disease implications of large-scale migration of Venezuelan nationals, *J Travel Med* 25, 2018.

Wagner KS et al: Diphtheria in the United Kingdom, 1986-2008: the increasing role of *Corynebacterium ulcerans*, *Epidemiol Infect* 138:1519, 2010.

WHO Diphtheria http://www.who.int/immunization/monitoring_surveillance/burden/diphtheria.

Zasada AA et al: An increase in non-toxigenic C diphtheria infections in Poland, molecular epidemiology and antimicrobial susceptibility, *Int J Infect Dis* 47:27, 2010.

第77章 软下疳
Chancroid

Ghamar Bitar

刘岗 译 张骅 审校

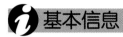 基本信息

定义

软下疳（chancroid）是一种性传播疾病，以痛性生殖器溃疡和炎症性腹股沟淋巴结病变为特征。

同义词

软下疳（soft chancre）

软下疳（ulcus molle）

ICD-10CM 编码

A57 软下疳

流行病学和人口统计学

- 世界范围内最常见的生殖器溃疡病
- 在发展中国家流行
- 确切的发病率尚不清楚。在美国，软下疳的发病率已经下降，目前很罕见（在发达国家，患病率 1/200 万）
- 通常由杜克雷嗜血杆菌感染引起，并影响了皮肤的细微伤口
- 当感染发生时，通常会有零星暴发，并与以性交易换取毒品或金钱有关
- 主要是异性传播
- 男性更常见［男女比例为（5∶1）~（10∶1）］
- 未割包皮的男性及热带和亚热带地区的发病率较高
- 潜伏期为 4 ~ 7 天，但也可能需要 3 周时间
- 与软下疳相关的 HIV 感染的发病率高
- 软下疳可促进 HIV 的传播

体格检查和临床表现

- 生殖器丘疹演变为软性溃疡，底部有坏死物质，周围有轻微炎症
- 1～3 个极度疼痛的、直径 1～2 cm 溃疡（图 77-1），其次是腹股沟淋巴结压痛（特别是波动性压痛）。与硬的、无痛的梅毒下疳相比，软下疳通常是软的
- 可能会出现腹股沟淋巴结炎和几处溃疡
- 女性软下疳的表现：最初病变在阴唇系带、小阴唇、尿道、宫颈或肛门；破裂的炎性脓疱或丘疹，留下浅表、非硬化性溃疡，通常直径 1～2 cm，边缘粗糙、受损
- 50% 的患者在 1 周后出现单侧淋巴结病变

病因学

革兰氏阴性杆菌，杜克雷嗜血杆菌。

 诊断

鉴别诊断

其他生殖器溃烂疾病，如梅毒、疱疹、性病淋巴肉芽肿（lymphogranuloma venereum，LGV）、腹股沟肉芽肿。

扫二维码看彩图

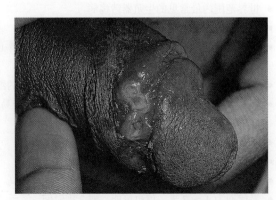

图 77-1 （扫二维码看彩图）软下疳。（From James WD et al: Andrews' diseases of the skin，ed 12，Philadelphia，2016，Elsevier.）

评估

　　根据病史和体格检查做出的诊断往往是不充分的。因为可能有相似的临床表现，也因为不适当的治疗会对孕妇造成不良后果，女性必须排除梅毒和单纯疱疹病毒（herpes simplex virus，HSV）感染。医生可以根据溃疡外观的临床印象和人群最有可能的诊断来提出初步诊断和治疗建议。通过从溃疡中分离出的微生物进行培养或革兰染色可作出明确诊断。杜克雷嗜血杆菌的特殊培养基在商业上还没有广泛使用，即使使用了这些培养基，敏感性也小于 80%。聚合酶链式反应和核酸扩增试验（nucleic acid amplification test，NAAT）的成本效益不高，而且复杂。

　　美国 CDC 在临床条件下做出可能是软下疳诊断的标准包括以下内容：

- 一个或多个痛性生殖器溃疡
- 没有证据支持梅毒的诊断（通过暗视野检查、溃疡渗出物或溃疡发生后进行至少 7 天的梅毒血清学测试，无梅毒螺旋体感染证据）
- 软下疳典型的溃疡和（若有）局部淋巴结病
- 溃疡渗出物中单纯疱疹病毒试验阴性（HSV PCR 检测或 HSV 培养）

实验室检查

- 暗场显微镜检查、RPR 检测 *、HSV 培养、杜克雷嗜血杆菌培养、HIV 检测建议
- 美国没有经 FDA 批准的杜克雷嗜血杆菌 PCR 检测

　　* 译者注：RPR 检测试验是筛查梅毒的一种非特异性抗体的血清学检测，也叫非梅毒螺旋体抗原血清试验，用于临床筛查和判定疗效

Rx 治疗

非药物治疗

　　波动的淋巴结应通过健康的邻近皮肤抽吸，以防止形成引流窦。不建议切开和引流溃疡，因为其会延迟愈合，并可能导致持续的窦道。用热敷去除坏死物质。

急性期治疗

- 阿奇霉素 1 g 口服（单剂）或
- 头孢曲松 250 mg 肌注（单剂）或
- 环丙沙星 500 mg 口服，一日 2 次，连用 3 天，或
- 红霉素 500 mg 口服，一日 4 次，连用 7 天

注：环丙沙星在孕妇、哺乳期女性或 < 18 岁人群中是禁忌的

- HIV 感染患者可能需要更长时间的治疗
- 在 HIV 阳性患者中，已报告单剂量阿奇霉素和头孢曲松治疗方案的失败

处理

- 出现症状后 10 天内，患者的所有性伴侣都应采用先前讨论的治疗方案之一进行治疗（请参阅"急性期治疗"）
- 开始治疗 3 ～ 7 天后应重新检查患者。如果治疗有效，溃疡的（主观）症状应在 3 天内改善，客观（指标）应在 7 天内改善
- 如果在 7 天内得不到改善，则另一种微生物感染、杜克雷嗜血杆菌耐药菌株、HIV 阳性患者或诊断错误的可能性增加

 # 重点和注意事项

专家点评

- 在美国，HSV-1 和梅毒是生殖器溃疡最常见的原因，其次是软下疳、LGV 和腹股沟肉芽肿
- 疼痛的生殖器溃疡伴触痛性的腹股沟化脓性腺病提示软下疳的诊断

相关内容

尖锐湿疣（相关重点专题）

腹股沟肉芽肿（相关重点专题）

尿道炎，淋球菌性（相关重点专题）

性病淋巴肉芽肿（相关重点专题）

梅毒（相关重点专题）

推荐阅读

Bennett JE, Dolin R, Blaser MJ: *Mandell, Douglas, and Bennett's principles and practice of infectious diseases*, Philadelphia, 2015, Saunders.

Workowski KA et al: Sexually transmitted diseases treatment guidelines, *MMWR Recomm Rep* 64(RR-03):1-137, 2015.

第 78 章　芽生菌病
Blastomycosis

Sajeev Handa

李爱民　译　刘红梅　审校

基本信息

定义

芽生菌病是指由双态真菌——皮炎芽生菌感染导致的全身化脓性肉芽肿性疾病。自 2013 年，另一种变体——吉氏芽生菌已有文献描述。

ICD-10CM 编码

B40.9　未指明的芽生菌病

B40.0　急性肺芽生菌病

B40.1　慢性肺芽生菌病

B40.2　未指明的肺芽生菌病

B40.3　皮肤芽生菌病

B40.7　播散性芽生菌病

B40.89　其他类型芽生菌病

流行病学和人口统计学

发病率和患病率：

- 大多数患者居住在美国东南部和中南部的北美地区，特别是与密西西比河和俄亥俄河谷接壤的地区、美国中西部，以及与五大湖接壤的加拿大各省
- 通常是点源暴发
- 美国以外病例罕见

危险因素：

- 芽生菌全身播散大多发生在免疫功能缺陷患者，特别是 AIDS 患者
- 初发感染是由于吸入的分生孢子进入肺部。尽管狗咬伤后出现原发性皮肤芽生菌病也有报道

体格检查和临床表现

- 急性感染：半数以下患者可出现症状，平均潜伏期 30 ～ 45 天。症状无特异性，似流感或细菌感染，表现为突发肌痛、关节痛、寒战和发热；一过性胸膜炎性疼痛，干咳。症状通常在 4 周内可消失
- 慢性或反复发生感染：呈慢性、进行性，包括肺部表现或肺外表现

肺部表现：呈慢性肺炎的症状和体征，出现咳痰，咯血，胸痛，体重下降和低热

- 吉氏芽生菌感染与成人致命性急性呼吸窘迫综合征有关

肺外表现：

- 皮肤：最常见，可伴或不伴肺部疾病 ˇ（图 78-1）。可分为两种病变形式：
  1. 疣状：开始时表现为身体暴露部位的丘疹脓疱性损害，随后可发展为焦痂伴外周微脓肿
  2. 溃疡性：皮下结节（寒性脓肿）和罕见的皮肤接种引起芽生菌病（图 78-2）
- 骨和关节：10% ～ 50% 患者有溶骨性病变（图 78-3），主要影响长骨、椎骨和肋骨。病变可表现为邻近软组织脓肿，或引流窦道，可扩散到关节，导致关节积脓

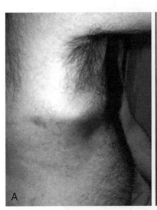
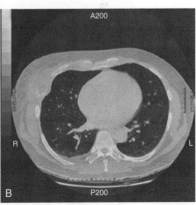

图 78-1 （扫本章二维码看彩图）A. 肋骨和胸壁的芽生菌病骨髓炎。**B.** 计算机断层成像。血液中的原发灶可能会扩散到骨骼。（From Firestein GS et al：Kelley's textbook of rheumatology, ed 9, Philadelphia, 2013, WB Saunders, Elsevier. ）

扫本章二维码看彩图

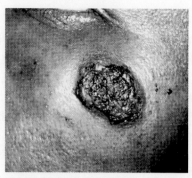

图 78-2　面部芽生菌病典型疣状皮肤病变。 注意病灶外周边缘。（From Mandell GL et al：Principles and practice of infectious diseases，ed 6，Philadelphia，2005，Churchill Livingstone.）

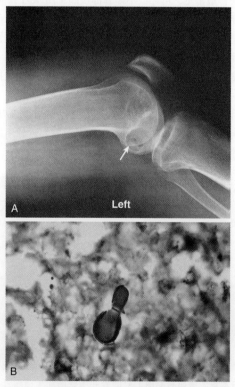

图 78-3　（扫本章二维码看彩图）芽生菌病混合感染。A. X 线显示穿孔的骨病变（箭头处）。**B.** 滑膜组织学显示上皮样肉芽肿伴芽生酵母。（From Firestein GS et al：Kelley's textbook of rheumatology，ed 9，Philadelphia，2013，WB Saunders，Elsevier.）

- 泌尿生殖器：10% ～ 30%；前列腺受累较常见，可表现为梗阻；附睾和睾丸也可受累
- 中枢神经系统：5% 免疫正常宿主；40% AIDS 患者；常表现为脑膜炎和脓肿

病因学

皮炎芽生菌存在于温暖湿润、有机质丰富的土壤中。当这些微环境改变时，气溶胶孢子或分生孢子被吸入肺部。其他部位的疾病由初始肺部感染播散引起，可呈急性或慢性过程。

 诊断

鉴别诊断

肺部感染：
- 细菌性肺炎
- 组织胞浆菌病
- 球孢子菌病
- 结核
- 原发性支气管癌

皮肤感染：
- 溴疹
- 坏疽性脓皮病
- 海分枝杆菌感染
- 鳞状细胞癌
- 巨大角化棘皮瘤

评估

- 体格检查和实验室检查
- 通过培养或真菌特殊染色找到病原菌可明确诊断
- 抗体检测缺乏敏感性

实验室检查

- 在临床标本中找到独特的酵母菌型可得出假定诊断
- 培养：在沙氏培养基或更丰富的培养基中培养
  1. 从脓肿中获得标本
  2. 皮肤碎屑

3. 前列腺分泌物（前列腺按摩后尿液培养）

- 直接检验标本
  1. 使用 10% KOH 的检验（图 78-4）
  2. 组织病理学：典型的化脓性肉芽肿（酵母菌鉴定需要特殊染色）
- 可在尿液、血液或其他液体标本中对芽生菌抗原进行检测
- 血清学检测：阴性结果不能排除芽生菌病，阳性结果不能作为开始治疗的标志，目前的血清学检测通常无效

影像学检查

慢性芽生菌病胸部 X 线片无特异性表现，以大叶状或节段性肺泡内浸润最常见，特别是上叶，并可发展为空洞。

℞ 治疗

急性肺芽生菌病的治疗方法仍然存在争议。一般而言，所有的免疫缺陷患者和中至重度肺炎或播散性感染的患者需要治疗。因急性芽生菌病可能是良性或自限性的，一些患者需要密切观察。慢性芽生菌病没有进行抗真菌治疗中自行好转、消失是罕见的，未经治疗的芽生菌病死亡率接近 60%。

非中枢神经系统芽生菌病

中至重度：

- 两性霉素 B 脂质体（L-AmB）每日 3 ～ 5 mg/kg 或 L-AmB 每

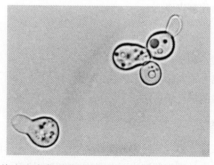

图 78-4 湿涂片中皮炎芽生菌的酵母细胞（×1000）。（From Mandell GL et al: Principles and practice of infectious diseases, ed 6, Philadelphia, 2005, Churchill Livingstone.）

日 0.7 ～ 1 mg/kg 1 剂起始持续使用 2 周或直到临床症状改善，然后使用伊曲康唑口服液 2.5 mg/kg，每日 3 次，连续 3 天。之后每日 1 次或每日 2 次，连续 6 ～ 12 个月

轻至中度：

- 伊曲康唑 200 mg，口服，每日 3 次，连续 3 天，然后每日 1 次或每日 2 次，连续 6 ～ 12 个月

替代方案：

- 泊沙康唑缓释片 300 mg，口服，每日 2 次。之后改为 300 mg 口服，每日 1 次。悬浮液 200 mg 每日 4 次，病情稳定后 400 mg，口服，每日 2 次，或静脉注射 300 mg，超过 90 min，每日 2 次，连续 1 天，之后改为静脉注射 300 mg，每日 1 次
- 伏立康唑 4 mg/kg，口服，每日 2 次
- 艾沙康唑硫酸盐 372 mg，口服或静脉注射，每日 3 次，共 6 次，然后 372 mg，口服或静脉注射，每日 1 次
- 氟康唑 400 ～ 800 mg，口服，每日 1 次（比伊曲康唑效果差）

中枢神经系统芽生菌病

两性霉素 B 脂质体，每日 5 mg/kg，疗程 4 ～ 6 周，然后氟康唑每日 800 mg 或伏立康唑 6 mg/kg，每日 2 次，然后 4 mg/kg，每日 2 次，连续使用至少 12 个月直到异常脑脊液恢复正常。

注：

- 可能需要终身口服伊曲康唑每日 200 mg 进行治疗，特别是免疫功能低下者
- 所有接受伊曲康唑治疗 2 周内的患者，均应测定血清伊曲康唑水平
- 巨大脓肿需要进行手术引流

预后

- 在进行抗真菌治疗之前，疾病呈进行性发展，最终出现肺外疾病，死亡率接近 60%
- 使用两性霉素 B 治疗后患者的复发率为 5%，复发更多见于 AIDS 患者

 重点和注意事项

- 皮炎芽生菌所致疾病可能与其他疾病相似

- 不会像念珠菌和曲霉菌一样发生定植

推荐阅读

Bariola JR et al: Blastomycosis of the central nervous system: a multicenter review of diagnosis and treatment in the modern era, *Clin Infec Dis* 50:797-804, 2010.

Dalcin D et al: *Blastomyces gilchristii* as cause of fatal acute respiratory distress syndrome, *Emerg Infect Dis* 22(2):306-308, 2016, https://doi.org/10.3201/eid2202.151183.

Roy M et al: A large community outbreak of blastomycosis in Wisconsin with geographic and ethnic clustering, *Clin Infec Dis* 57:655-662, 2013.

第 79 章　李斯特菌病
Listeriosis

Glenn G. Fort

杨姣　译　童瑾　胡晶晶　审校

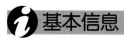 基本信息

定义

　　李斯特菌病是一种由革兰氏阳性需氧单核细胞性李斯特菌引起的全身性感染。临床症状的范围包括从胃肠炎到危及生命的脑膜炎不等，在免疫功能低下的患者和怀孕的患者中往往更为严重。

同义词

　　李斯特菌感染
　　婴儿肉芽肿性败血症

ICD-10CM 编码
A32　李斯特菌病
A32.0　皮肤李斯特菌病
A32.11　李斯特菌脑膜炎
A32.81　眼腺李斯特菌病
A32.89　其他形式的李斯特菌病
P37.2　新生儿（播散性）李斯特菌病

流行病学和人口统计学

　　发病率（美国）：

- 李斯特菌脑膜炎：每 10 万人中约 0.7 例（成人社区获得性细菌性脑膜炎的第四大常见病因）
- 孕妇：每 10 万人中有 3 例
- 普通人群：2009—2011 年，美国每 10 万人中有 0.29 例确诊病例，但 65 岁以上人群中每 10 万人中有 1.3 例确诊病例
- 美国每年报告约 800 例实验室确诊病例

好发性别： 孕妇更容易感染李斯特菌血症，占报告病例的三分之一

好发年龄：

- 孕妇
- 任何年龄段的免疫缺陷患者
- 老年患者即使在没有免疫缺陷的情况下也容易被感染

遗传学：

先天性感染：

- 通过胎盘传播，新生儿出现的综合征为婴儿肉芽肿性败血症
- 以多器官播散性脓肿、皮肤病变和结膜炎为特征
- 死亡率：33% ~ 100%

新生儿感染：

- 婴儿在出生 3 天后患病；母亲一般无症状
- 临床表现为原因不明的脓毒症

体格检查和临床表现

- 妊娠期感染
  1. 更常见于妊娠晚期
  2. 通常表现为发热和寒战，没有局部感染的症状或体征
- 脑膜脑炎
  1. 更常见于新生儿和免疫功能低下的患者，但高达 30% 的成年人没有基础疾病
  2. 新生儿：食欲不振伴或不伴发热可能是唯一的症状
  3. 成人：症状通常为亚急性，仅有低热和性格改变
  4. CT 扫描可见局灶性神经系统体征，未见明显脑脓肿
- 脑炎 / 脑干脑炎
  1. 主诉可能只是头痛和发热
  2. 还可能出现进行性颅神经麻痹、偏瘫、癫痫、意识水平低下、小脑体征、呼吸功能不全
- 局部感染
  1. 实验室和兽医人员不慎接触引起的眼部感染（化脓性结膜炎）和皮肤损害（婴儿肉芽肿性败血症）
  2. 其他：关节炎、假肢关节感染、腹膜炎、骨髓炎、器官脓肿、胆囊炎

病因学

- 李斯特菌是一种革兰氏阳性杆菌，作为一种兼性的细胞内寄生菌，帮助保护菌体免受宿主先天和获得性免疫反应的影响。细菌的主要栖息地是土壤和腐烂的蔬菜
- 李斯特菌是一种耐寒的病原体，可以承受广泛的环境条件，包括冷藏（可以在 40 ℉的标准冷藏温度下生长）、冷冻、高温和相对较高浓度的酸、NaCl 和乙醇
- 潜伏期为 11 ～ 70 天，平均 31 天
- 已有记录可直接侵入皮肤和眼睛，但大多数病例涉及肠道水平的李斯特菌通过内皮细胞对细菌的主动内吞越过黏膜屏障。一旦进入血液，这种微生物可以传播到任何部位，但更容易进入中枢神经系统和胎盘
- 病原体细胞内生命周期解释为：
  1. 细胞免疫在宿主防御中的重要性
  2. 新生儿、孕妇和免疫低下宿主的感染增加

Ⓓ诊断

鉴别诊断

- 由其他细菌、分枝杆菌或真菌引起的脑膜炎
- 中枢神经系统结节病
- 脑肿瘤或脓肿
- 结核性和真菌性（尤其是隐球菌）脑膜炎
- 脑弓形虫病
- 莱姆病
- 结节病

实验室检查

- 血液和其他适当体液培养
- 脑脊液表现多种多样，但中性粒细胞多见
- 革兰氏染色不常见病原体，可能很难从形态学上加以识别
- 单克隆抗体、聚合酶链式反应和 DNA 探针技术用于检测食品中的李斯特菌

影像学检查

- 如果怀疑为局灶性脑损害：CT 或 MRI
- MRI 对脑干和小脑的评估最敏感

℞ 治疗

疑似诊断时应进行经验性治疗，因为该病的总死亡率为 23%。

急性期治疗

- 首选药物：脑膜炎、脑膜脑炎和菌血症
  1. 成人静脉注射氨苄西林 2 g，每 4 h 1 次。儿童：每日 300 mg/kg，静脉注射，分 4～6 次。婴儿 8 天～1 个月：每日 150～200 mg/kg，分 4 次。婴儿≤7 天：体重小于 2 kg，每日 100 mg/kg，分 2 次注射；体重超过 2 kg，每日 150 mg/kg，分 2 次注射
  2. 成人每日分剂量静脉注射青霉素 1200 万～2400 万 U
- 菌血症治疗周期为 2 周，脑膜炎治疗周期为 2～4 周
- 替代药物（如果青霉素过敏）：TMP-SMX（根据甲氧苄啶成分，每日 10～20 mg/kg），静脉注射，分为每 6～12 h 一次；或美罗培南：如果青霉素过敏不是 IgE 介导的，则使用 1 g 静脉注射，每 8 h 一次
- 添加使用庆大霉素，可以为任何年龄的脑膜炎或心内膜炎患者提供增效作用（成人：每天 3 mg/kg，分 3 次静脉注射，儿童和婴儿将取决于年龄和体重）
- 发热性胃肠炎：在免疫能力强的宿主中，在 2 天内可以自愈，因此不需要治疗。免疫功能低下的老年人或孕妇：阿莫西林 500 mg，口服，每天 3 次，连续使用 3～5 天，或复方磺胺甲噁唑（TMP-SMX）：1 片，口服，每天 2 次，连续使用 3～5 天

预后

据报道，特别是在免疫功能低下的宿主中，治疗 2 周后有可能复发。

转诊

为所有患者提供感染科咨询服务。

重点和注意事项

专家点评

- 近几年来，发生的食源性病例与各种产品有关：卷心菜、软奶酪、未经巴氏消毒的牛奶和奶制品、蔬菜、未煮熟的鸡肉、热狗、午餐肉、冷藏烟熏海鲜、焦糖苹果、哈密瓜等
- 食品的完全消毒是很困难的，因为李斯特菌对巴氏消毒和冷藏具有抵抗力
- 免疫受损状态包括糖皮质激素的使用、抗肿瘤坏死因子治疗、恶性肿瘤（血液肿瘤和实体肿瘤）、AIDS、终末期肾病、铁负荷过重、胶原血管疾病、肝病和酒精中毒

推荐阅读

Allerberger F, Wagner M: Listeriosis: a resurgent foodborne illness, *Clin Microbiol Infect* 16(1):6-23, 2010.

Gottlieb SL et al: Multistate outbreak of listeriosis linked to turkey deli meat and subsequent changes in U.S. regulatory policy, *Clin Infect Dis* 42(1):29, 2006.

Lamont RF et al: Listeriosis in human pregnancy: a systematic review, *J Perinat Med* 39(3):227-236, 2011.

de Noordhout CM et al: The global burden of listeriosis: a systematic review and meta-analysis, *Lancet Infect Dis* 14:1073-1082, 2014.

第80章 返乡旅客发热
Fever in the Returning Traveler

Samantha Ni, Ana Castaneda-Guarderas

吴鹭龄 译 刘凯雄 审校

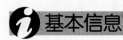 基本信息

定义

从国外回国后发热或在回国后一个月内发热的旅行者。

ICD-10CM 编码	
A50	其他不明原因发热
A95	黄热病
A90	登革热
A01	伤寒和副伤寒
B54	疟疾（发热）
A98.8	其他特定病毒性出血热

流行病学和人口统计学

发病率：发热是 28% 的旅行者到旅游诊所就诊时的主诉。死亡率为 0.2% ～ 0.5%。根据美国 CDC 的报告，25% 或更多的返乡旅客发热具体原因不明

发病高峰：和旅行的地点和时间相关

危险因素：老年和年轻旅客的发病率和死亡率增加

体格检查和临床表现

- 必须获得旅行中的详细记录，包括旅行的区域、进行的活动、睡眠情况、旅行前的疫苗接种、基础病和疟疾的预防措施
- 若潜伏期 < 21 天，常见疾病包括疟疾、伤寒和登革热。还需考虑乙型脑炎、脑膜炎球菌败血症、鼠疫、斑疹伤寒、黄热病和病毒性出血热
- 若潜伏期 > 21 天，常见疾病包括疟疾、结核和甲型肝炎。也需考虑急性 HIV 感染、急性全身性血吸虫病、螺旋体病、其他病毒性肝炎和非洲锥虫病（表 80-1）

表 80-1　常见旅行相关感染性疾病的潜伏期 *

短期（＜ 10 天）	中期（10 ～ 21 天）	长期（＞ 21 天）
疟疾	疟疾	疟疾
虫媒病毒病，包括登革热、黄热病、乙型脑炎	虫媒病毒病：蜱媒脑炎和乙型脑炎	血吸虫病
出血热：拉沙热、埃博拉出血热、南美沙粒病毒病	出血热：拉沙热、埃博拉出血热、克里米亚 - 刚果出血热	肺结核
呼吸道病毒，包括严重急性呼吸综合征	急性 HIV 感染	急性 HIV 感染
伤寒及副伤寒	伤寒及副伤寒	病毒性肝炎
细菌性肠炎	贾第虫病	丝虫病
立克次体：落基山斑点热，非洲蜱传斑疹伤寒，地中海热，恙虫病，Q 热	立克次体：蚤传播，虱传播，恙虫病，Q 热，斑点热（罕见）	立克次体：Q 热
细菌性肺炎，包括军团菌	巨细胞病毒	二期梅毒
回归热	弓形虫	包括 EB 病毒感染引起的单核细胞增多症
阿米巴痢疾	阿米巴痢疾	阿米巴性肝病
脑膜炎球菌血症	组织胞浆菌病	利什曼病
布鲁氏菌病（罕见）	布鲁氏菌病	布鲁氏菌病
钩端螺旋体病	钩端螺旋体病	巴尔通体病（慢性）
片形吸虫病	巴贝虫病	巴贝虫病
狂犬病（罕见）	狂犬病	狂犬病
非洲锥虫病（急性），东非锥虫病（罕见）	东非锥虫病（急性）甲肝（罕见）麻疹	西非锥虫病（慢性）巨细胞病毒

* 通常具有不同潜伏期的疾病会多次出现。然而，大多数疾病可能很少有非典型的潜伏期，此处未说明。

HIV，人类免疫缺陷病毒。

From Bennet et al：Mandell，Douglas，and Bennett's principles and practice of infectious diseases，ed 8，Philadelphia，2015，Elsevier.

由于上述疾病影响公共健康，美国 CDC 建议应对发热合并下列症状之一的患者进行进一步检查，并立即隔离，控制感染传播：

- 皮疹伴或不伴结膜炎（如麻疹、脑膜炎球菌血症、出血热如埃博拉）
- 呼吸频率增快［如流感、中东呼吸综合征（MERS）、肺鼠疫］
- 持续咳嗽（如结核、百日咳）
- 意识水平降低（如脑膜炎球菌性脑膜炎、狂犬病）
- 无外伤出现皮肤瘀斑或异常出血（如出血热）
- 持续性大量腹泻（如霍乱）
- 非晕机或晕车持续性呕吐（如诺如病毒感染）
- 黄疸（如甲肝）
- 近期发作的弛缓性麻痹（如小儿麻痹症）

返乡旅客发热常见原因：

- 疟疾：是最常见的疫区旅行发热的原因。表现为突发肢体僵硬，持续高热及出汗、头痛、肌痛、腹痛、恶心、呕吐及腹泻
- 肠热病（伤寒、副伤寒相关发热）：表现为持续发热、厌食及腹痛的临床综合征。腹泻通常先于其他症状出现。体检发现肝脾大及玫瑰疹。70% 患者注射疫苗有效。患者往往有前往发展中国家旅行史。应进行血液、尿液及全身脏器检查以确诊
- 登革热（"破骨热"）：突发性发热、严重肌痛、头痛伴眼眶后痛、黄斑丘疹及类似脑膜炎球菌的瘀点

出血热：

- 黄热病：典型表现为黄疸、黑色呕吐物及蛋白尿。也可出现结膜炎、面部潮红及相对缓脉
- 埃博拉出血热：最近西非暴发大规模疫情，之后并再次暴发了较小规模的疫情。最先出现发热、肌痛和腹痛症状，进展为出血、休克和器官衰竭

发热伴中枢神经系统受累：

- 考虑疟疾、脑膜炎球菌性脑膜炎、结核及狂犬病
- 乙型脑炎：主要流行于亚洲地区的郊区及农村。高热、头痛、颈强直和癫痫发作

慢性发热：反复或持续发热＞3 周：

- 非洲锥虫病（非洲睡眠病）：舌蝇叮咬后 2～3 周，出现无痛锥虫下疳。抗疟药对发热无效，消瘦，行为和神经功能改变，脑炎及昏迷。
- 美洲锥虫病（恰加斯病）：由猎蝽传播。口腔附近伤口水肿

伴有疼痛，颜面水肿，淋巴结肿大 2～4 周。潜伏期可出现神经、心血管及胃肠道损伤

- 中东呼吸综合征（阿拉伯半岛旅居史）：发热、急性呼吸窘迫综合征或肺炎

病因学

表 80-2 总结返乡旅客发热提示特殊诊断的暴露史和临床表现。

表 80-2　返乡旅客发热提示特殊诊断的暴露史和临床表现

暴露史	特殊临床表现	诊断
有疟疾地区的任何接触	发热伴或不伴其他表现	疟疾
多数热带国家	发热和精神状态改变	疟疾、脑膜炎球菌性脑膜炎、狂犬病、西尼罗病毒感染
印度、尼泊尔、巴基斯坦或孟加拉国	起病隐匿，高热不退，中毒表现，体征缺如	伤寒沙门菌或副伤寒沙门菌引起的肠热病
非洲的淡水娱乐项目	发热、嗜酸性粒细胞增多、肝大、疟疾涂片阴性	急性血吸虫病
在中美洲、东南亚或南太平洋被埃及伊蚊叮咬	发热、头痛、肌痛、弥漫性黄斑疹、轻度或中度血小板减少症	登革热
在印度、马来西亚、新加坡、加勒比海或印度洋的岛屿上被埃及伊蚊或白纹伊蚊叮咬	发热、头痛、肌痛、弥漫性黄斑疹、关节痛、腱鞘炎。通常在退热后并发慢性多关节炎	基孔肯亚出血热
在南部非洲狩猎或参观野生动物保护区	发热、焦痂、弥漫性瘀斑皮疹	非洲立克次体引起的非洲蜱传斑疹伤寒
东南亚旅游	发热、焦痂、弥漫性瘀斑皮疹	恙虫病
徒步旅行，骑自行车，游泳，漂流，接触湖水	发热、肌痛、结膜充血、轻度至重度黄疸，可有皮疹	钩端螺旋体病
老年旅行者邮轮旅游	流感样疾病	甲型或乙型流感
在美洲任何地方的户外活动	皮肤任意部位出现高出皮面的游走性风团状或肿块	蝇蛆病（马蝇）
在非洲户外清洗或晾干衣服	衣服与皮肤接触周围多发糠状病变	蝇蛆病（嗜人瘤蝇）

续表

暴露史	特殊临床表现	诊断
旅行中的新性伴侣	发热、皮疹、单核细胞增多症样疾病	急性 HIV 感染
去任何一个发展中国家或西欧旅游	鼻炎、结膜炎、麻疹黏膜斑（Koplik 斑）、皮疹	麻疹
长时间停留非洲、美洲或东南亚潮湿地区	无症状的嗜酸性粒细胞增多或伴有周期性咳嗽或哮鸣	类圆线虫病
热带地区的白蛉叮咬	暴露区基底清洁湿润的无痛性皮肤溃疡	皮肤利什曼病
南欧的度假酒店有或无泡温泉史	肺炎	军团病
美洲山洞中探险	发热、咳嗽、胸骨后胸痛、肺门腺病	组织胞浆菌病
非洲和中美地区长途旅行	发热，剧烈瘙痒，躯干消退性黄斑丘疹	盘尾丝虫病
非洲和中美地区长途旅行	游走性局部血管水肿或大关节肿胀，嗜酸性粒细胞增多	罗阿丝虫病
东非野生动物园	发热、锥虫下疳、细小皮疹	东非锥虫病
澳大利亚旅游	发热、疲劳、多发性关节炎	罗斯河病毒
印度和东南亚农村	发热、精神状态改变、瘫痪	乙型脑炎
中欧和东欧以及俄罗斯各地的森林地区	发热、精神状态改变、瘫痪	蜱媒脑炎
西非啮齿动物接触史	发热、咽痛、黄疸、出血症状	拉沙热
食用寿司、腌鱼或生淡水鱼	躯干区游走性结节伴红斑或轻度出血	腭口线虫病
朝觐返回或家庭聚集	发热、脑膜炎	脑膜炎球菌性脑膜炎
在亚洲或澳大利亚食用螺、鱼或贝类	嗜酸性粒细胞增多性脑膜炎	管圆线虫病、腭口线虫病
暴露于亚洲或澳大利亚潮湿地区的糖尿病或免疫功能低下患者	发热、脓毒症、肺炎或多灶性脓肿	类鼻疽
于斯堪的纳维亚半岛夏季接触啮齿动物粪便	发热伴肾功能减退	普马拉病毒

586

暴露史	特殊临床表现	诊断
在任何国家食用生肉	发热、颜面部水肿、肌炎、肌酸激酶升高、嗜酸性粒细胞明显升高、红细胞沉降率正常	旋毛虫病
从撒哈拉以南非洲或亚马逊河森林地区返回的未接种疫苗者	发热、黄疸、蛋白尿、出血	黄热病
接触农场动物	肺炎、轻度肝炎	Q 热
蜱暴露	发热、头痛、皮疹、结膜充血、肝脾大	蜱传回归热
埃塞俄比亚或苏丹卫生条件差地区，可能接触体虱	发热、头痛、皮疹、结膜充血、肝脾大	虱传回归热

* 该表包括旅客常见的疾病（优先列出）以及不太常见的疾病，并提供了相应的诊断建议。许多疾病都有一系列的表现形式，表中描述了这些疾病最常见的表现形式。许多疾病有一系列的地理起源，该表描述了日常生活中最常见的暴露地。

From Bennet et al：Mandell，Douglas，and Bennett's principles and practice of infectious diseases，ed 8，Philadelphia，2015，Elsevier.

 诊断

鉴别诊断

表 80-3 来自美国 CDC：临床表现和相关传染病。表 80-4 也来自美国 CDC：常见热带病地区。

- 疟疾
- 登革热
- 出血热：黄热病、埃博拉出血热
- 肠热病：伤寒、副伤寒
- 脑膜炎球菌血症
- 结核
- 急性 HIV 感染
- 锥虫病
- 病毒性肝炎
- 发热的常见非旅行原因：尿道及上呼吸道感染

表 80-3   美国 CDC：临床表现和相关传染病

常见临床表现	热带旅行后要考虑的感染
发热和皮疹	登革热、基孔肯亚出血热、寨卡病毒病、麻疹、斑点热或斑疹伤寒群立克次体病、肠热病（皮损可能存在）、脑膜炎球菌血症、急性 HIV 感染、水痘
发热和腹痛	肠热病，阿米巴或细菌性肝脓肿
发热，白细胞计数正常或降低	登革热、疟疾、立克次体病、肠热病、基孔肯亚出血热、急性 HIV 感染
发热和出血	病毒性出血热（如登革热、黄热病、埃博拉出血热、拉沙热、脑膜炎球菌血症、钩端螺旋体病、斑点热群立克次体感染）
发热和关节痛或肌痛（时有持续）	基孔肯亚出血热、登革热、寨卡病毒病、罗斯河病毒、肌肉孢子虫病、旋毛虫病
发热和呼吸系统症状 / 肺部浸润	流感和其他常见细菌和病毒病原体、军团病、结核、急性血吸虫病、Q 热、钩端螺旋体病、中东呼吸综合征、急性组织胞浆菌病或球虫病、鹦鹉热、类鼻疽、肺鼠疫
发热和精神状态改变 / 中枢神经系统受累	脑疟疾，虫媒病毒脑炎（乙型脑炎病毒，西尼罗病毒），脑膜炎球菌性脑膜炎，狂犬病，非洲锥虫病，恙虫病，管圆线虫病，蜱媒脑炎，狂犬病
发热和黄疸	急性病毒性肝炎（甲、乙、丙、戊型）、黄热病和其他病毒性出血热、严重疟疾、钩端螺旋体病
单核细胞增多症	EB 病毒感染，巨细胞病毒感染，弓形虫病，急性 HIV 感染
持续发热 > 2 周	疟疾、肠热病、EB 病毒感染、巨细胞病毒感染、弓形虫病、急性 HIV 感染、急性血吸虫病、布鲁氏菌病、结核、Q 热、利什曼病
旅行后持续发热 > 6 周	间日疟或卵形疟、急性病毒性肝炎（乙型、丙型、戊型）、结核、阿米巴肝脓肿、类鼻疽、非洲锥虫病

评估

需考虑旅行地区、活动及地方性疾病。

实验室检查

考虑：

- 全血细胞计数（CBC）

表 80-4　常见热带病及地区

地区	引起发热的常见热带病	其他导致旅行者暴发或聚集的感染
加勒比海	基孔肯亚出血热、登革热、疟疾、寨卡病毒病	急性组织胞浆菌病
中美洲	基孔肯亚出血热、登革热、疟疾（主要是间日疟）、寨卡病毒病，肠热病	钩端螺旋体病、组织胞浆菌病、球虫病、利什曼病
南美洲	基孔肯亚出血热、登革热、疟疾（主要是间日疟）、寨卡病毒病	巴尔通体病、钩端螺旋体病、肠热病、组织胞浆菌病
中南亚	主要是非恶性疟、痢疾	基孔肯亚出血热，恙虫病
撒哈拉以南非洲	疟疾（主要是恶性疟）、蜱传立克次氏体病、急性血吸虫病、登革热	非洲锥虫病，基孔肯亚出血热，脑膜炎球菌性脑膜炎

（美国 CDC 最近一次更新：6/2019）

- 代谢功能全套试验（CMP）
- 凝血酶原时间 / 国际标准化比值、部分促凝血酶原时间
- 尿液检查
- 血、尿液及粪便培养
- 脑脊液分析、脑脊液革兰氏染色及脑脊液培养
- HIV 快速筛查
- 连续 2 天以上每 8～12 h 1 次的血涂片
- 可疑感染的特异性血清学检测

影像学检查

非必需，但临床上可考虑：

- 胸部 X 线检查
- 腹部正位 X 线检查
- CT：头部
- CT：腹部和骨盆

Rx 治疗

　　旅行前应以预防性接种疫苗和预防性使用抗疟药为重点。旅行后的治疗取决于诊断或排除特定、已知的返乡旅客发热的原因。治

疗范围从支持治疗到静脉注射抗生素（如疟疾和登革热）。

- 疟疾（儿童剂量，参考美国 CDC 治疗表）

  单纯恶性疟原虫或未鉴定的物种：

  1. 蒿甲醚−本芴醇（复方蒿甲醚）每片为 20 mg 蒿甲醚 /120 mg 本芴醇，连续 3 天，共 6 剂

     第 1 天：1 剂，8 h 后第 2 次给药

     第 2 天和第 3 天：1 剂口服，每日 2 次

     5 ≤体重＜ 15 kg：1 片 / 剂

     15 ≤体重＜ 25 kg：2 片 / 剂

     25 ≤体重＜ 35 kg：3 片 / 剂

     35 kg 及以上：4 片 / 剂

  2. 马拉隆（阿托伐醌 / 氯胍）：250 mg 阿托伐醌 /100 mg 氯胍，每日 1 次，每次 4 片，连续口服 3 日

  3. 硫酸奎宁 542 mg 碱基（650 mg 盐基）每 8 h 口服，持续 3 ～ 7 日，联合多西环素 100 mg 每 12 h 口服 7 日或四环素：250 mg 每日 4 次口服持续 7 日或克林霉素：每日 20 mg/kg，分 3 次口服共 7 日

  4. 甲氟喹（除非其他药物因神经系统副作用高发而无法使用，否则不建议使用，东南亚地区的高耐药性）：684 mg 碱基（750 mg 盐基）为初始剂量口服，第一次给药后 6 ～ 12 h 再次服用 456 mg 碱基（500 mg 盐基）；总剂量：1250 mg 盐基

- 严重疟疾：静脉注射青蒿琥酯：在 0、12、24 和 48 h 给药 1 次，每次 2.4 mg/kg，共 4 次，然后是以下 1 项：

  a. 复方蒿甲醚：按上述方法给药

  b. 多西环素（克林霉素用于孕妇）：患者可耐受口服，则按上述方法治疗，否则给予 100 mg 每 12 h 静脉注射，在患者能够口服药物后立即转为口服多西环素，避免快速静脉给药，疗程 7 天

     克林霉素：按上述方法治疗，除非患者不能耐受口服，则按 10 mg/kg 负荷量静脉注射，维持按 5 mg/kg 每隔 8 h 静脉注射；尽快改用口服克林霉素；避免快速静脉给药；疗程 7 天

  c. 若无其他药物选择则使用甲氟喹

- 登革热：支持治疗，控制发热和疼痛，防止脱水

1. 由于可能导致出血风险增加，非甾体抗炎药和阿司匹林禁用
2. 对乙酰氨基酚（扑热息痛）每隔 6 h 使用
3. 如有必要可进行冰敷、冰浴物理降温

- 伤寒：氟喹诺酮（环丙沙星）、三代头孢（头孢克肟或头孢曲松）或阿奇霉素。用药时间取决于严重程度
- 出血热：支持治疗
- 脑膜炎球菌感染：标准细菌性脑膜炎护理

处理

- 取决于具体的疾病、严重程度和传播的可能性
- 门诊或住院治疗
- 重症患者需 ICU 和（或）隔离

转诊

- 感染科诊治
- 联系 CDC，寻求有关地方性疾病和治疗的建议
- CDC 必须提供诊断检查
- 向 CDC 强制上报这些疾病

 重点和注意事项

专家点评

- 差异取决于地理位置。还要考虑到流行地区的旅行、预防疫苗接种、基础病、与旅行无关的疾病、睡眠、活动和免疫受损状态等
- 除非有其他证据，旅行流行病医学专家建议对所有来自疟疾流行区的发热旅客都考虑有无疟疾

预防

参考 CDC 的网站和黄皮书，查看预防接种项目。

患者和家庭教育

请访问 http://www.cdc.gov。

相关内容

布鲁氏菌病（相关重点专题）

登革热（相关重点专题）

组织胞浆菌病（相关重点专题）

人类免疫缺陷病毒感染（相关重点专题）

利什曼病（相关重点专题）

疟疾（相关重点专题）

麻疹（相关重点专题）

Q 热（相关重点专题）

狂犬病（相关重点专题）

沙门氏菌病（相关重点专题）

旋毛虫病（相关重点专题）

西尼罗病毒感染（相关重点专题）

黄热病（相关重点专题）

寨卡病毒（相关重点专题）

推荐阅读

Centers for Disease Control and Prevention: Travelers' Health: Available at www. cdc.gov/travel/.

Thwaites GE et al: Approach to fever in the returning traveler, *N Engl J Med* 376(6):548-560, 2017.

第 81 章　脓毒症
Sepsis

Glenn G. Fort，Fred F. Ferri

罗玲　译　张骅　审校

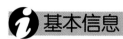 基本信息

定义

脓毒症是机体对感染性刺激的过度炎症反应。它通常由全身细菌或真菌感染引起，其特征是感染、发热或体温过低、低血压和终末器官功能损害。脓毒症定义专责小组在 2016 年更新了脓毒症和脓毒症休克的定义（表 81-1）。在定义上的一个主要变化是删除了对 SIRS* 的提及。根据新的定义，脓毒症现在被定义为感染加上危及生命的器官功能障碍的证据，临床上表现为序贯器官衰竭评分（sequential organ failure assessment，SOFA）2 分或 2 分以上的急性变化（表 81-2）。脓毒症休克的新临床标准包括脓毒症伴积液，无反应性低血压，血清乳酸水平大于 2 mmol/L，需要血管升压素使平均动脉压维持在 65 mmHg 或更高[1,2]。

同义词

败血症

脓毒症综合征

严重脓毒症

全身炎症反应综合征

脓毒症休克

---

* SIRS（全身炎症反应综合征）：SIRS 标准中的变量包括呼吸频率（次 / 分）、白细胞计数（10^9/L）、未成熟粒细胞占比（%）、心率（次 / 分）、体温（℃）和动脉二氧化碳泵力（mmHg）。评分范围为 0 ～ 4 分。

[1] Abraham E：New definitions for sepsis and septic shock：continuing evolution but with much still to be done，JAMA 315（8）：757-759，2016.

[2] Shankar-Hari M et al：Developing a new definition and assessing new clinical criteria for septic shock：for the Third International Consensus Definitions for Sepsis and Septic Shock（Sepsis-3），JAMA 315（8）：775-787，2016.

表 81-1 脓毒症的新定义

术语	定义	标准	备注
脓毒症[a]（以前称严重脓毒症）	由宿主对感染反应失调引起的危及生命的器官功能障碍	器官功能不全定义为 SOFA 评分的急性变化，因为感染，SOFA 评分从基线增加 ≥ 2 分	qSOFA（快速序贯器官衰竭评估） ICU 住院时间延长或住院死亡率可通过 qSOFA 在床边进行测定，每项各 1 分 1. 呼吸频率 ≥ 22 次/分 2. 急性精神状态改变 3. 收缩压 ≤ 100 mmHg SOFA 增加 ≥ 2 分预示着综合医院患者的死亡率为 10% 除非患者在开始感染之前已知（急性或慢性）器官功能障碍，否则将基线 SOFA 设为 0
脓毒性休克	它是脓毒症的一个亚型，其潜在的循环和细胞/代谢异常足以显著增加死亡率	尽管通过充分容量复苏，持续性低血压需要血管升压素维持 MAP ≥ 65 mmHg 且血清乳酸水平 ≥ 2 mmol/L	脓毒症休克预示着住院死亡率超过 40%

[a] 值得注意的是，提出的新定义放弃了以前的术语"严重脓毒症"来描述感染引起的器官功能障碍，现在用"脓毒症"代替。以前的"脓毒症"现在只叫"感染"，当感染与器官功能不全无关时，就无法区分有无全身表现的感染。
MAP，平均动脉血压。
From Parrillo JE, Dellinger RP: Critical care medicine, principles of diagnosis and management in the adult, ed 5, Philadelphia, 2019, Elsevier.

表 81-2 贯序器官衰竭评分（SOFA）

评分	0	1	2	3	4
呼吸					
PaO₂/FiO₂, mmHg	>400	≤400	≤300	≤200 需呼吸支持	≤100
凝血功能					
血小板, ×10³/μl	>150	≤150	≤100	≤50	≤20
肝					
胆红素, mg/dl（μmol/L）	<1.2（<20）	1.2~1.9（20~32）	2.0~5.9（33~101）	6.0~11.9（102~204）	>12.0（>204）
心血管					
低血压	无低血压	MAP<70 mmHg	多巴胺≤5 或多巴酚丁胺（任何剂量）*	多巴胺>5 或肾上腺素≤0.1 或去甲肾上腺素>0.1*	多巴胺>15 或肾上腺素>0.1 或去甲肾上腺素>0.1*
中枢神经系统					
格拉斯哥昏迷评分	15	13~14	10~12	6~9	<6
肾					
肌酐, mg/dl（μmol/L）或尿量	<1.2（<110）	1.2~1.9（110~170）	2.0~3.4（171~299）	3.5~4.9（300~440）<500 ml/d	>5.0（>440）<200 ml/d

* 肾上腺素至少给药 1 h [给予的剂量单位为 μ/（kg·min）]。

From Ronco C et al: Critical care nephrology, ed 3, Philadelphia, 2019, Elsevier.

ICD-10CM 编码

A41.9　脓毒症，未指明的病原体

A41.50　未指明的革兰氏阴性脓毒症

A41.2　未指明的葡萄球菌引起的脓毒症

A41.4　厌氧菌引起的脓毒症

A41.51　大肠埃希菌引起的脓毒症

A41.52　假单胞菌引起的脓毒症

A54.86　淋球菌性脓毒症

B37.7　念珠菌性脓毒症

A32.7　李斯特菌性脓毒症

A40.0　A 组链球菌引起的脓毒症

A40.1　B 组链球菌引起的脓毒症

A40.3　肺炎链球菌引起的脓毒症

A40.8　其他链球菌脓毒症

A40.9　未指明的链球菌性脓毒症

A41.01　甲氧西林敏感金黄色葡萄球菌引起的脓毒症

A41.02　耐甲氧西林金黄色葡萄球菌引起的脓毒症

流行病学和人口统计学

发病率（美国）：

- 6% 的住院患者发生脓毒症，大约一半需要入住 ICU
- 在美国，每年发生超过 100 万例脓毒症病例。15% 的脓毒症患者在医院死亡。6% 出院后被送往临终关怀中心

好发性别： 男性比女性易感

好发年龄：

- 新生儿期
- 65 岁以上的患者占全部脓毒症病例的 60%

遗传学：

- 家族性：多种先天性免疫缺陷状态和其他遗传性疾病易于发生脓毒症
- 新生儿感染：新生儿期的发病率高

体格检查和临床表现

- 发热或体温过低
- 低血压

- 心动过速
- 呼吸急促
- 精神状态改变
- 出血倾向
- 皮疹
- 反映主要感染部位的症状：尿路、胃肠道、中枢神经系统、呼吸道
- 表81-3描述了脓毒症的一些临床体征和症状

病因学

- 多种细菌的播散性感染：
  1. 革兰氏阴性菌：
     a. 大肠埃希菌
     b. 克雷伯菌
     c. 铜绿假单胞菌
     d. 变形杆菌属
     e. 脑膜炎球菌
  2. 革兰氏阳性菌：
     a. 金黄色葡萄球菌（含耐甲氧西林金黄色葡萄球菌）
     b. 链球菌属
     c. 肠球菌属
- 不常见的感染：
  1. 真菌
  2. 病毒
  3. 立克次体
  4. 寄生虫
- 脓毒症是炎症和凝血的复杂失调（图81-1）。凝血、炎性细胞因子、补体和激肽级联激活，释放多种血管活性内源性介质。先天免疫系统通过模式识别受体识别病原体［Toll样受体（TLRs），表81-4］。TLR与微生物结构的结合，根据获得的成分信息，对入侵的病原体产生特异的反应
- 宿主易感因素：
  1. 一般健康情况
  2. 极端年龄（幼年或老年）
  3. 免疫抑制治疗

表 81-3 脓毒症的临床症状和体征

感染	一般情况	炎症反应	血流动力学	组织灌注
记录或怀疑	体温 > 38℃（100.4°F）或 < 36℃（96.8°F）；心率 > 90 次 / 分 呼吸频率 ≥ 20 次 / 分 精神状态改变 高血糖 第三间隙体液	WBC < 4000 或 > 12 000/μL 或 WBC 正常但 ≥ 10% 为未成熟粒细胞	低血压：收缩压 < 90 mmHg MAP < 70 mmHg SVO_2 > 70% CI > 3.5 L/（min·m^2）	低氧血症：（PaO_2/FiO_2 < 300） 急性少尿（每小时尿量 < 0.5 ml/kg） 凝血功能障碍 肝功能异常 血小板计数 < 100 000/μl 乳酸酸中毒 皮肤花斑

CI, 心脏指数；MAP, 平均动脉压；SVO₂, 混合静脉血氧饱和度；WBC, 白细胞。
From Cameron JL, Cameron AM: Current surgical therapy, ed 10, Philadelphia, 2011, Saunders.

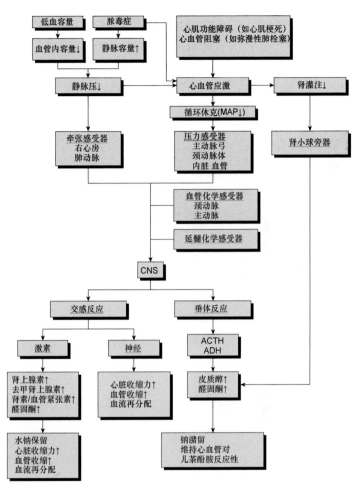

图 81-1　神经激素对休克的反应。 在心血管应激的早期，神经激素的反应可能仅限于肾小球旁器活动的增加，以及对右心房和肺动脉低压机械感受器的刺激。随着进一步低血压，高压血管压力感受器、血管化学感受器和延髓化学感受器依次受到刺激。这导致神经激素活性增强，垂体激素［促肾上腺皮质激素（ACTH）和抗利尿激素（ADH）］释放增加，中枢神经系统（CNS）交感神经输出增加。结果是容量滞留，静脉张力增加，心脏收缩力增强，血流重新分配到重要器官。MAP，平均动脉压。（From Parrillo JE，Dellinger RP：Critical care medicine，principles of diagnosis and management in the adult，ed 5，Philadelphia，2019，Elsevier.）

表 81-4　Toll 样受体

Toll 样受体	病原体或疾病状态
TLR1	莱姆病
	脑膜炎球菌
TLR2	结核分枝杆菌
	美洲锥虫病
	钩端螺旋体病
	真菌性败血症
	CMV 病毒血症
TLR3	许多
TLR4	革兰氏阴性菌
	脓毒症休克
	沙眼衣原体
	肺炎衣原体
	某些病毒
	结核分枝杆菌
TLR5	鞭毛细菌（例如沙门菌）
TLR7	病毒感染
TLR8	病毒感染
TLR9	细菌和病毒感染
TLR10	未知

CMV，巨细胞病毒；TLR，Toll 样受体。
From Parrillo JE, Dellinger RP: Critical care medicine, principles of diagnosis and management in the adult, ed 5, Philadelphia, 2019, Elsevier.

4. 近期手术
5. 粒细胞减少症
6. 脾功能减退
7. 糖尿病
8. 值入仪器

 诊断

鉴别诊断

- 心源性休克

- 急性胰腺炎
- 肺栓塞
- 系统性血管炎
- 摄入有毒物质
- 暴露引起的体温过低
- 暴发性肝衰竭
- 胶原血管疾病

评估

- 评估应侧重于识别特定病原体和确定原发感染部位。框 81-1
  总结了应对休克的一般方法
- 应仔细描述血流动力学、代谢、凝血功能紊乱

框 81-1　初步诊断和评估休克的一般方法

临床（主要诊断）
　　心动过速、低血压（收缩压 < 90 mmHg）、呼吸急促、少尿、脑病（意
　　识混乱）、外周血灌注不足（四肢花斑）、发绀
实验室（确认）
　　血红蛋白、WBC、血小板
凝血酶原时间 / 部分促凝血酶原时间
　　电解质、动脉血气、Ca、Mg、BUN、肌酐、血清乳酸、ECG
监护（连续心电和呼吸监测仪）
　　脉搏血氧仪
　　导尿管（尿量）
　　护理点超声检查（心、肺、腹部和主要血管）
　　动脉压导管
　　中心静脉压力监测仪（单纯性休克）
　　肺动脉漂浮导管
　　　　心输出量
　　　　肺动脉闭塞压
　　　　中心静脉和（或）混合静脉血氧饱和度（间歇或持续性）
　　血氧饱和度 [a]
影像学（胸部 X 线片）
　　腹部 X 线片
　　计算机断层成像：腹部或胸部
　　正规经胸和（或）经食管超声心动图

---

[a] 可选。
BUN，血尿素氮；Ca，钙；ECG，心电图；Mg，镁；WBC，白细胞。
From Parrillo JE，Dellinger RP：Critical care medicine，principles of diagnosis and
management in the adult，ed 5，Philadelphia，2019，Elsevier.

- 重症监护

实验室检查

- 基于每个患者的症状和体征，行血培养以及痰、尿、伤口引流、粪便和脑脊液的检查和培养
- 全血细胞分类计数（CBC），凝血功能
- 常规生化、肝功能试验（LFT）
- 血气分析，乳酸水平
- 降钙素原可作为细菌感染脓毒症的血清标志物，并已被证明可提高生存率，和助于尽早停用抗生素
- 尿液分析

影像学检查

- 胸部 X 线片
- 根据疑似原发感染部位进行的其他放射线和放射性同位素检查

 治疗

非药物治疗

- 改善组织氧合：混合静脉血氧饱和度维持在 70% 以上（如果可能的话）；早期机械通气，低潮气量（6 ml/kg），以保护肺实质不超限应力和"容量损伤"。脓毒症相关急性呼吸窘迫综合征（ARDS），推荐平台压力为 ≤ 30 cmH$_2$O
- 如有可能，应清除局部感染，并移除可能受污染的导管

急性期治疗

- 血压支持，快速静脉液体复苏和血管升压素（表 81-5）的使用，如有需要，目标是恢复平均动脉血压＞ 65 mmHg；降低血乳酸和改善混合静脉血氧饱和度。6 h 内识别脓毒症休克 70% 与患者存活率提高有关。如果可能，测量腔静脉氧饱和度（ScvO$_2$）以评估复苏的充分性。如果 ScvO$_2$ ＜ 70%，则考虑密集的红细胞输血以使红细胞压积（Hct）＞ 30%。尽管给予输血和充分的补液，如果 ScvO$_2$ ＜ 70%，则开始使用正性肌力药

  1.静脉补液；予以患者平衡晶体溶液作为复苏液。在最近的

表 81-5 用于休克的静脉内应用的升压药/正性肌力药的相对效能 [a]

药物	剂量	心脏		外周血管系统			典型临床应用
		心率	收缩力	血管收缩	血管舒张	多巴胺能	
多巴胺	1~4 μg/(kg·min)	1+	1~2+	0	1+	4+	所有休克
	5~10 μg/(kg·min)	2+	2+	1~2+	1+	4+	
	11~20 μg/(kg·min)	2+	2+	2~3+	1+	4+	
去甲肾上腺素	0.01~0.3 μg/(kg·min)	2+	2+	4+	0	0	难治性休克
多巴酚丁胺	1~20 μg/(kg·min)	1~2+	3+	1+	2+	0	CHF, 心源性休克, 梗阻性休克, 脓毒症休克
多培沙明 [b]	0.5~6 μg/(kg·min)	2+	1+	3	3~4+	4+	CHF, 心源性休克
肾上腺素	0.05~0.2 μg/(kg·min)	4+	4+	4+	3+	0	难治性或过敏性休克
去氧肾上腺素	0.1~1 μg/(kg·min)	0	1+	4+	0	0	神经源性或脓毒症休克
异丙肾上腺素	1~8 μg/min	4+	4+	0	4+	0	心源性休克（心动过缓）, 尖端扭转性心动过速, 室性心动过速
血管升压素	0.02~0.04 U/min	0	0	4+	0	0	血管舒张性（如脓毒症）休克
米力农	37.5~75 μg/kg, 静脉推注, 10min; 0.375~0.75 μg/(kg·min) 输注	1+	3+	0	2+	0	CHF, 心源性休克

a 1~4+评分系统代表不同升压药/正性肌力药的比较效力的任意定量。

b 未在美国临床发布。

CHF, 充血性心力衰竭。

From Parrillo JE, Dellinger RP: Critical care medicine, principles of diagnosis and management in the adult, ed 5, Philadelphia, 2019, Elsevier.

一项试验中，与接受生理盐水的患者相比，其 30 天死亡率似乎更低（26%：31%）[1]。使用补液冲击技术评估补液的效果（和安全性）。对于脓毒症引起的低灌注，在 3 h 内给予 30 ml/kg 的晶体溶液静脉滴注，根据动态变量的反复评估（例如，被动下肢抬高试验或机械通气引起的脉搏或每搏心搏出量的变化）补液，而不是根据以前指南的使用中心静脉压目标值进行补充。当机体对液体的反应显示不再有益时，应停止使用液体。大多数患者在前 6 h 需要 4 ～ 6 L 液体。试验表明，与其他液体相比，用平衡晶体溶液或白蛋白进行复苏似乎与死亡率降低有关，除晶体溶液以外，白蛋白替代治疗并不能提高 28 天和 90 天时的存活率

2. 如果单纯补液治疗不能维持平均动脉血压＞ 65 mmHg，则用血管升压治疗。去甲肾上腺素作为首选的血管升压素，目标平均动脉压（MAP）为 65 mmHg

- 通过改善组织灌注而不是碳酸氢钠来纠正酸中毒。根据需要进行机械通气治疗
- 抗生素：

  1. 针对最可能的感染源。表 81-6 描述了脓毒症患者的初始抗生素建议

  2. 一般应广泛涵盖革兰氏阳性和革兰氏阴性菌（或真菌，如有临床指征）

  3. 应在脓毒症休克诊断后 1 h 内使用抗生素，这是紧急医疗情况

- 皮质类固醇在急性脓毒症治疗中的作用一直争论不休。既往的试验表明，皮质类固醇治疗改善了严重脓毒症休克患者的血流动力学结果。相对肾上腺功能不全的患者使用小剂量氢化可的松（200 mg 静脉滴注，连续 7 天）治疗可能获益。然而，最近的试验表明，尽管氢化可的松能加速患者的休克逆转，无论是总体上还是对促肾上腺皮质激素无反应的患者，氢化可的松并不能提高脓毒症休克存活率或休克逆转率。除非确切的数据，对脓毒症休克使用皮质类固醇的决定应基于

---

[1] Brown RM et al：Balanced Crystalloids versus Saline in Sepsis. A Secondary Analysis of the SMART Clinical Trial Am J Respir Crit Care Med 200：1487-1495，2019.

表 81-6　严重脓毒症或脓毒性休克患者的经验性抗生素选择

	肺	可疑来源			
		腹部	皮肤 / 软组织	泌尿道	来源不确定
主要社区获得性病原体	肺炎链球菌 流感嗜血杆菌 军团菌 肺炎衣原体	大肠埃希菌 脆弱拟杆菌	化脓性链球菌 金黄色葡萄球菌 多种微生物	大肠埃希菌 克雷伯菌属 肠杆菌属 变形杆菌属 肠球菌	
经验性抗生素治疗	莫西沙星，或左氧氟沙星，或阿奇霉素加头孢噻肟，或头孢吡肟，或哌拉西林-他唑巴坦	亚胺培南，或美罗培南，或多利培南 ± 他唑巴坦 ± 氨基糖苷；如为胆源性：哌拉西林-他唑巴坦，氨苄西林-舒巴坦，或头孢曲松联合甲硝唑	万古霉素或达托霉素联合亚胺培南或美罗培南；或哌拉西林-他唑巴坦，± 克林霉素（见正文）	环丙沙星或左氧氟沙星（如果是革兰氏阴性球菌，使用氨苄西林或万古霉素 ± 庆大霉素）	万古霉素联合多利培南或美罗培南或亚胺培南；或美罗培南
主要的定植或医院内病原体	需氧革兰氏阴性杆菌	需氧革兰氏阴性杆菌 厌氧菌 念珠菌属	金黄色葡萄球菌（耐甲氧西林金黄色葡萄球菌） 需氧革兰氏阴性杆菌	需氧革兰氏阴性杆菌 肠球菌	如果在高流行地区，考虑 MDRO。如果中性粒细胞增多或使用血管内导管，考虑葡萄球菌

续表

经验性抗生素治疗	可疑来源				
	肺	腹部	皮肤 软组织	泌尿道	来源不确定
经验性抗生素治疗	亚胺培南，或美罗培南，或多利培南，或头孢吡肟（如为 ICU 中鲍曼不动杆菌或碳青霉烯耐药克雷伯菌，则添加黏菌素）	亚胺培南或美罗培南或氨苄西林±氨基糖苷（考虑肠球菌）	万古霉素或达托霉素联合亚胺培南-西司他丁；或美罗培南或头孢吡肟±克林霉素	万古霉素联合亚胺培南，或美罗培南，或头孢吡肟	头孢吡肟联合万古霉素±卡泊芬净

静脉给药剂量（正常肾功能）：

- 亚胺培南-西司他丁，0.5～1.0 g，每 6～8 h 一次
- 美罗培南，1～2 g，每 8 h 一次
- 多利培南，0.5 g，每 8 h 一次
- 哌拉西林-他唑巴坦，3.375 g，每 4 h 一次或 4.5 g，每 6 h 一次
- 万古霉素，负荷 25～30 mg/kg，然后 15～20 mg/kg，每 8～12 h 一次
- 头孢吡肟，1～2 g，每 8 h 一次
- 左氧氟沙星，750 mg，每 24 h 一次
- 环丙沙星，400 mg，每 8～12 h 一次
- 莫西沙星，400 mg 每天一次
- 头孢曲松，2 g，每 24 h 一次
- 卡泊芬净，70 mg，其后是 50 mg，每 24 h 一次
- 黏菌素：负荷剂量＝5 mg/kg

ICU，重症监护治疗病房；MDRO，多重耐药菌；MRSA，耐甲氧西林金黄色葡萄球菌。
对于 MDRO，通常对碳青霉烯类耐药。
碳青霉烯类抗生素对超广谱 β-内酰胺酶不太敏感；基于局部耐药模式的选择。
From Bennett JE et al: Mandell, Douglas, and Bennett's principles and practice of infectious diseases, ed 8, Philadelphia, 2015, WB Saunders.

患者的病情严重程度和使用皮质类固醇的风险评估。液体复苏和血管升压素治疗不足以恢复血流动力学的稳定性的脓毒症休克患者，目前的证据和指南支持限制静脉注射氢化可的松治疗[1]。最近的一项荟萃分析显示，尽管在成人脓毒症患者中使用皮质类固醇的 28 天死亡率较低，但这种效果在 90 天内不会持续[2]。促肾上腺皮质激素（ACTH）刺激试验没有帮助，不应用于确定这些患者是否需要皮质类固醇

- 输血：较低的血红蛋白阈值是首选。试验表明，在脓毒症休克患者中，以较高的血红蛋白阈值（血红蛋白水平为 9 g/dl 或更低）输血的患者与以较低的血红蛋白阈值（血红蛋白水平为 7 g/dl 或更低）输血的患者在 90 天内的死亡率、缺血事件发生率和生命支持的使用情况相似

慢性期治疗

- 根据培养结果调整抗生素治疗
- 通常，连续的抗生素治疗至少需要 7 ～ 10 天
- 感染源控制（例如，移除怀疑被污染的导管 / 设备）
- 如果在治疗过程中出现高血糖，请开始持续静脉注射胰岛素，将血糖维持在 110 ～ 180 mg/dl 的水平，并避免胰岛素引起的低血糖

处理

- 所有脓毒症患者均应住院治疗，并应接受重症监护和护理
- 在入住 ICU 的疑似感染的成年人中，SOFA 评分提高 2 分或 2 分以上，比院内 SIRS 标准或 qSOFA 评分对院内死亡率的预后准确性更高[3]。qSOFA 可以在床旁进行，包括呼吸频率≥ 22 次 / 分，精神改变和收缩压≤ 100 mmHg，每项 1 分

---

① Yende S，Thompson T：Evaluating glucocorticoids for sepsis. Time to change course，JAMA 316（17）：1769-1770，2016.

② Fang F et al：Association of corticosteroid treatment with outcomes in adult patients with sepsis：a systematic review and meta-analysis，JAMA Intern Med 179（2）：213-223，2019.

③ Raith EP et al：Prognostic accuracy of the SOFA score，SIRS criteria, and qSOFA score for in-hospital mortality among adults with suspected infection admitted to the intensive care unit，JAMA 310（3）：290-300，2016.

转诊

- 转诊至感染科专家
- 有危重病护理经验的医生

 # 重点和注意事项

专家点评

- 如果不及时进行抗生素治疗（建议最好在休克发生后 1 h 内给予），代谢紊乱得不到积极治疗，死亡率会迅速上升
- 挽救脓毒症指南 2018 年更新一小时集束化治疗：测量乳酸水平。重复测量初始乳酸是否 > 2 mmol/L（弱推荐，低质量证据）。在使用抗生素之前留取血培养（最佳实践证明）。给予广谱抗生素（强烈推荐，证据质量适中）。低血压或乳酸 ≥ 4 mmol/L 的患者快速给予 30 ml/kg 晶体溶液（强烈推荐，证据质量低），如果患者在液体复苏期间或输液后血压过低，为维持 MAP ≥ 65 mmHg，使用血管升压素（强推荐，中等质量证据）
- 最近的研究表明，早期的目标导向治疗（EGDT）并不比常规治疗产生更好的结果，对大量的患者和医院特征分析，可导致更高的住院费用[①]

推荐阅读

Angus D, van der Poll T: Severe sepsis and septic shock, *N Engl J Med* 369:840-851, 2013.

Caironi P et al: Albumin replacement in patients with severe sepsis or septic shock, *N Engl J Med* 370:1412-1421, 2014.

Cawcutt KA, Peters SG: Severe sepsis and septic shock: clinical overview and update on management, *Mayo Clin Proc* 89(11):1572-1578, 2015.

Cecconi M et al: Sepsis and septic shock, *Lancet* 392:75-87, 2018.

Cheng PM et al: Blood Culture Results Before and After Antimicrobial Administration in Patients With Severe Manifestations of Sepsis: A Diagnostic Study, *Ann Int Med* 171 : 547-554, 2019.

Dellinger RP et al: Surviving Sepsis Campaign: international guidelines for the management of severe sepsis and septic shock, *Crit Care Med* 41(2):580-637, 2013.

---

① The PRISM Investigators：Early，goal-directed therapy for septic shock-a patient-level meta-analysis，N Engl J Med 376：2223-2234，2017.

Holst L et al: Lower versus higher hemoglobin threshold for transfusion in septic shock, *N Engl J Med* 371:1381-1391, 2014.

Howell MD, Davis AM: Management of sepsis and septic shock, *J Am Med Assoc* 317(8):847-848, 2017.

Nunnally ME, Patel A: Sepsis—what's new in 2019, *Curr Opin Anaesthesiol* 32:163-168, 2019.

Pepper DJ et al: Evidence underpinning the centers for medicare and medicaid services severe sepsis and septic shock management bundle (SEP-1), a systematic review, *Ann Intern Med* 168:558-568, 2018.

Rhodes A et al: Surviving sepsis Campaign; international guidelines for management of sepsis and septic shock: 2016, *Intensive Care Med* 43:304-377, 2017.

Rochwerg B et al: Fluid resuscitation in sepsis, a systematic review and network meta-analysis, *Ann Inter Med* 161:347-355, 2014.

Shankar-Hari M et al: Developing a new definition and assessing new clinical criteria for septic shock: for the Third International Consensus Definitions for Sepsis and Septic Shock (Sepsis-3), *J Am Med Assoc* 315(8):775-787, 2016.

Venkatesh B et al: Adjunctive glucocorticoid therapy patients with septic shock, *N Engl J Med* 378:797-808, 2017.

Wirz Y et al: Effect of procalcitonin-guided antibiotic treatment on clinical outcomes in intensive care unit patients with infection and sepsis patients: a patient-level meta-analysis of randomized trials, *Crit Care* 22:191, 2018.

第 82 章　中毒性休克综合征
Toxic Shock Syndrome

Glenn G. Fort

林玉蓉　译　杨礼腾　审校

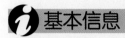 基本信息

定义

中毒性休克综合征（toxic shock syndrome，TSS）是可引起多器官系统功能障碍的急性发热性疾病，最常见的是由细菌外毒素引起，疾病的特征为低血压、呕吐、肌痛、水样腹泻、循环衰竭和康复过程中伴有脱皮的红斑性晒伤样皮疹。框 82-1 总结了中毒性休克综合征临床病例的定义。

同义词

TSS

ICD-10CM 编码

A48.3　中毒性休克综合征

流行病学和人口统计学

- 病例报告的发病高峰：1980 年，每年每 10 万名经期妇女中有 14 例；此后下降到每 10 万人中有 1 例
- 最常见于 10 ～ 30 岁的健康、年轻、月经来潮的白人女性
- 病死率为 3%

体格检查和临床表现

- 发热（> 38.0℃；100.4℉）
- 皮肤黏膜晒伤样弥漫性红色斑疹，累及手掌和脚底。幸存者发病后 1 ～ 2 周皮疹脱皮
- 直立性低血压
- 胃肠道症状：呕吐、腹泻、腹部压痛
- 全身症状：肌痛、头痛、畏光、僵直、感觉改变、结膜炎、

框 82-1　中毒性休克综合征临床病例定义

临床表现

- 发热：体温≥ 38.9℃（102℉）
- 皮疹：弥漫性红斑疹
- 脱皮：发病后 1 ～ 2 周，尤其是手掌、脚掌、手指和脚趾
- 低血压：成人收缩压≤ 90 mmHg；16 岁以下儿童＜同龄的第 5 百分位数；从卧位到坐位舒张压下降≥ 15 mmHg；直立性晕厥或直立性眩晕
- 累及以下三个及以上器官系统：
  - 胃肠道：呕吐或腹泻
  - 肌肉：严重肌痛或肌酸磷酸激酶高于正常值两倍以上
  - 黏膜：阴道、口咽或结膜充血
  - 肾：血尿素氮、血清肌酐高于正常值两倍以上，或每个高倍视野有 5 个以上白细胞并排除泌尿道感染
  - 肝：总胆红素、天冬氨酸转氨酶或谷丙转氨酶高于正常值两倍以上
  - 血液：血小板＜ 100 000/μl
  - 中枢神经系统：无发热和低血压时，无局灶性神经症状的定向障碍或意识改变
- 以下检验阴性：
  - 血、咽或脑脊液培养；血培养可培养出金黄色葡萄球菌
  - 落基山斑点热、钩端螺旋体病或麻疹的血清学测试

病例分类

- 疑似：上述 6 项中的 5 项
- 确诊：上述 6 项，包括脱皮，除非患者在脱皮之前死亡

From Wharton M et al：Case definitions for public health surveillance，MMWR Recomm Rep 39［RR-13］：1-43，1990. In Cherry JD et al：Feigin and Cherry's pediatric infectious diseases，ed 8，Philadelphia，2019，Elsevier.

   关节痛
- 呼吸系统症状：吞咽困难、咽充血、草莓舌
- 泌尿生殖系统症状：阴道分泌物、阴道充血、附件压痛
- 终末器官衰竭
- 严重低血压和急性肾衰竭
- 肝衰竭
- 心血管症状：弥散性血管内凝血、肺水肿、急性呼吸窘迫综合征（ARDS）、心内膜炎、心脏传导阻滞

病因学

- 月经相关的 TSS：45% 的病例与使用棉条、阴道隔膜或阴道

海绵栓有关。发病率和病死率均有所下降

- 非月经相关 TSS：55% 的病例与产褥期脓毒症、剖宫产术后子宫内膜炎、乳腺炎、鼻窦炎、伤口或皮肤感染、鼻中隔鼻成形术（鼻填塞术）、盆腔炎、流感后呼吸道感染、小肠结肠炎和烧伤有关。病例数持续增加而病死率没有下降

- 致病菌：易感人群的金黄色葡萄球菌感染（10% 的人群缺乏足够水平的抗毒素抗体），释放疾病介质 TSST-1（外毒素）。大多数病例是由甲氧西林敏感金黄色葡萄球菌（MSSA）引起的，但也有来自社区、毒性更强的耐甲氧西林金黄色葡萄球菌（MRSA）引起的 TSS 病例

- 金黄色葡萄球菌外毒素是一种超抗原，可以激活大量的 T 细胞（多达 20%），产生大量细胞因子：白细胞介素 -1（IL-1）、白细胞介素 -2（IL-2）、肿瘤坏死因子（TNF）和 γ 干扰素介导体内产生相关症状和体征

- 其他致病因子：产生内毒素 B 或 C 的凝固酶阴性葡萄球菌，产生外毒素 A 的 A 组乙型溶血性链球菌

- 葡萄球菌中毒性休克综合征的危险因素总结在框 82-2 中

框 82-2　葡萄球菌中毒性休克综合征的危险因素

Ⅰ.产毒金黄色葡萄球菌感染定植
Ⅱ.缺乏保护性抗毒素抗体
Ⅲ.感染部位
　A.原发性金黄色葡萄球菌感染：
- 痈
- 蜂窝织炎
- 牙脓肿
- 脓胸
- 心内膜炎
- 毛囊炎
- 乳腺炎
- 骨髓炎
- 腹膜炎
- 扁桃体周脓肿
- 肺炎
- 脓毒性关节炎
- 脓性肌炎
- 鼻窦炎
- 气管炎

续框

B. 术后伤口感染：
- 腹部
- 乳房
- 剖宫产术
- 皮肤
- 耳、鼻、喉
- 泌尿生殖系统
- 神经外科
- 矫形外科

C. 皮肤或黏膜破损：
- 烧伤（化学品、烫伤等）
- 皮炎
- 流感
- 咽炎
- 产后（阴道分娩）
- 浅表 / 穿透伤（虫咬、针扎）
- 病毒感染
- 水痘

D. 异物放置：
- 隆乳术
- 导管
- 避孕海绵
- 阴道隔膜
- 外科假体、支架、填充材料、缝线
- 卫生棉条

E. 无明显感染病灶（阴道或咽部定植）

Cherry JD et al：Feigin and Cherry's pediatric infectious diseases，ed 8，Philadelphia，2019，Elsevier.

 诊断

鉴别诊断

- 葡萄球菌食物中毒
- 脓毒症休克
- 黏膜皮肤淋巴结综合征
- 猩红热
- 落基山斑点热

- 脑膜炎球菌血症
- 中毒性表皮坏死松解症
- 川崎综合征
- 钩端螺旋体病
- 军团病
- 溶血性尿毒综合征
- 重症多形性红斑
- 烫伤样皮肤综合征
- 多形性红斑
- 急性风湿热

评估

多系统广泛受累的综合征，临床表现急骤多变。以下为葡萄球菌中毒性休克综合征的诊断标准：

- 发热（> 38℃；100.4℉）
- 典型脱皮皮疹（1 ～ 2 周）
- 低血压 / 立位收缩压 ≤ 90 mmHg
- 晕厥
- 咽、脑脊液培养阴性
- 落基山斑点热、红细胞增多症和钩端螺旋体病的血清学试验呈阴性
- 累及以下三个或以上器官：

    1. 心肺：急性呼吸窘迫综合征，肺水肿，心内膜炎，二度或三度房室传导阻滞

    2. 中枢神经系统：无局灶性神经病变的感觉改变

    3. 血液：血小板减少症（血小板 < 100 000/μl）

    4. 肝：肝功能检测结果升高

    5. 肾：> 5 细胞 / 高倍视野，尿液培养阴性，氮质血症，肌酐升高（正常值两倍）

    6. 黏膜受累：阴道、口咽、结膜

    7. 肌肉骨骼：肌痛，肌酸磷酸激酶高于正常值两倍

    8. 胃肠道：呕吐、腹泻

链球菌中毒性休克综合征的诊断标准如下：

- 确诊病例：从无菌部位分离出 A 组乙型溶血性链球菌（GABHS）
- 疑似病例：从非无菌部位分离出 GABHS

- 低血压：伴有以下中的 2 项：
  1. 急性肾损伤或衰竭
  2. 转氨酶升高
  3. 红斑性皮疹，软组织坏死
  4. 凝血病，包括血小板减少和弥散性血管内凝血
  5. 急性呼吸窘迫综合征

实验室检查

- 宫颈和阴道、咽、鼻腔、尿液、血液、脑脊液、创口葡萄球菌、链球菌（表 82-1）和其他病原菌的广泛培养
- 电解质检测明确是否存在低钾、低钠血症
- 全血细胞计数提示贫血（正球性或正色素性），血小板减少，白细胞增多，凝血异常和菌血症
- 血清生化检测提示蛋白质降低、天冬氨酸转氨酶升高、谷丙转氨酶升高、低钙血症、血尿素氮和肌酐升高、低磷血症、乳酸脱氢酶升高，肌酸磷酸激酶升高
- 尿液分析提示白细胞（＞5 个细胞 / 高倍视野）、蛋白血症，镜下血尿

表 82-1　葡萄球菌与链球菌中毒性休克综合征

特征	葡萄球菌	链球菌
年龄	好发年龄 15～35 岁	好发年龄 20～50 岁
性别	女性好发	无性别差异
剧痛	罕见	常见
低血压	100%	100%
红斑疹	常见	罕见
肾衰竭	常见	常见
菌血症	罕见	60%
组织坏死	罕见	常见
诱发因素	棉条、手术	割伤、烧伤、水痘
血小板减少	常见	常见
死亡率	＜3%	30%～70%

From Mandell GL et al：Principles and practice in infectious diseases，ed 7，Philadelphia，2008，Churchill Livingstone.

- 动脉血气评估呼吸功能和酸碱状态
- 落基山斑点热、麻疹和钩端螺旋体病的血清学试验

影像学检查

- 胸部 X 线检查评估肺水肿
- 心电图评估心律失常
- 怀疑盆腔脓肿或输卵管脓肿，行超声、CT 或 MRI 检查

Rx 治疗

非药物治疗

- 中毒性休克综合征的治疗原则见框 82-3
- 最佳方案：高度怀疑者入住 ICU 给予早期积极支持性管理
- 积极的液体复苏（维持循环血量、有效心输出量、收缩压）
- 彻底检查局部感染病灶：切开引流、清创、去除棉条或阴道海绵栓
- 中央血流动力学监测、血流导向气囊导管（Swan-Ganz 导管）和动脉管路，用于监测血流动力学状态和对治疗的反应
- 福莱（Foley）导尿管监测每小时尿量
- 若条件允许，使用军用防休克裤可作为临时措施
- 严重呼吸衰竭时予急性呼吸机管理
- 肾透析治疗严重肾损伤
- 外科治疗（破裂的输卵管卵巢脓肿、伤口脓肿、乳腺炎）
- 辅助使用高压氧治疗

框 82-3　中毒性休克综合征治疗原则

1. 明确感染部位，彻底冲洗清创，移除异物
2. 分离病原菌行药敏试验
3. 进行肠外抗菌治疗，以停止毒素的产生和消灭病原体
4. 管理毒素或介质的全身多器官作用
5. 进行补液治疗以维持足够的静脉回流和心脏充盈压力，并防止终末器官损伤
6. 考虑静脉注射免疫球蛋白：
   - 对初始补液和血管升压素支持不敏感的疾病
   - 无法排出的感染病灶

Cherry JD et al: Feigin and Cherry's pediatric infectious diseases, ed 8, Philadelphia, 2019, Elsevier.

急性期治疗

- 遵循 "7-3" 规则用等渗晶体溶液（生理盐水）扩容（应用肺动脉楔压监测评价，单位为 mmHg）
- 纠正电解质紊乱（K^+、Ca^{2+}）
- 红细胞、凝血因子、新鲜冰冻血浆治疗贫血和清宫术中出血
- 升压素治疗扩容无效的低血压［例如，多巴胺初始剂量 2 ～ 5 µg/（kg·min）］
- 类固醇已在使用，但由于缺乏获益证据一般不推荐使用
- 目前尚不明确抗生素是否会改变急性 TSS 的病程。大多数作者建议患者接受 10 ～ 14 天的联合抗生素治疗。在葡萄球菌 TSS 中，有效的药物是克林霉素（成人每 8 h 静脉注射 900 mg，儿童每天 25 ～ 40 mg/kg）联合万古霉素（成人：每天静脉注射 30 mg/kg，分 2 次；儿童：每天 40 mg/kg，分 4 次注射）。如果 TSS 是由 MSSA 引起的，可使用苯唑西林或萘夫西林钠（成人每 4 h 静脉注射 2 g；儿童：每 24 h 100 ～ 150 mg/kg，分 4 次服用）代替万古霉素。万古霉素的替代品是利奈唑胺
- 在链球菌 TSS 中，有效的药物是青霉素 G 2400 万单位 / 天，分剂量加上克林霉素 900 mg 静脉注射，每 8 h 1 次，替代药物是头孢曲松 2 g 静脉注射，每 24 h 1 次＋克林霉素 900 mg 静脉注射，每 8 h 1 次
- 如果怀疑 TSS 并发脓毒症，给予广谱抗生素覆盖革兰氏阴性杆菌
- 静脉注射免疫球蛋白（IVIG）：虽然没有对照试验，但大多数作者推荐 IVIG（单次给药 400 mg/kg，持续数小时）治疗对补液扩容及血管升压素无反应的 TSS 严重病例。它可以中和超抗原减少组织损伤
- 如果怀疑合并落基山斑点热则联合四环素

慢性期治疗

- 重症患者：需要长期住院治疗和支持性治疗，以逐渐恢复和（或）针对因严重终末器官受累（ARDS 或肾衰竭需要透析）而出现的后遗症
- 大部分患者：完全康复
- 早期并发症（2 周内）：

    1. 皮肤脱皮

    2. 手指感觉受损

    3. 光剥舌

    4. 声带麻痹

    5. 急性肾小管坏死

    6. 急性呼吸窘迫综合征

- 迟发性并发症（8 周后）：

    1. 指甲裂开和脱落

    2. 脱发

    3. 中枢神经系统后遗症

    4. 肾损害

    5. 心脏功能不全

- 复发性 TSS：

    1. 多见于月经相关病例

    2. 使用抗 β - 内酰胺酶的抗链球菌抗生素治疗的患者中不常见

    3. 有 TSS 病史的患者：如果出现可疑体征和症状，怀疑指数高，评估和治疗阈值低

    4. 金黄色葡萄球菌 TSS 患者鼻腔携带金黄色葡萄球菌的筛查及培养阳性者应用莫匹罗星治疗

预防

- 避免使用卫生棉条；或仅使用低吸水性卫生棉条（每根使用时长＜ 4 h），并与卫生巾交替使用

- 对患者进行有关 TSS 症状和体征的教育

- 有 TSS 病史的患者避免使用卫生棉条

预后

- 大多数患者完全康复

- 少数患者早期和晚期并发症需长期治疗

转诊

- 多学科管理，包括主治医师、妇科专家、内科专家、感染科专家及其他支持性护理专家

- 转诊至三级医院

重点和注意事项

专家点评

对于链球菌 TSS 样综合征患者的免疫功能低下的家庭接触者，建议使用抗生素预防侵袭性 A 组链球菌感染，并加用利福平、克林霉素或阿奇霉素。

推荐阅读

Al-ajmi JA et al: Group A streptococcus toxic shock syndrome: an outbreak report and review of the literature, *J Infect Public Health* 5(6):388-393, 2012.

Berger S et al: Menstrual toxic shock syndrome: case report and systematic review of the literature, *Lancet Infect Dis* 2019 May 28. Pii:S1473-3099 (19) 30041-6.

Linner A et al: Clinical efficacy of polyspecific intravenous immunoglobulin therapy in patients with streptococcal toxic shock syndrome: a comparative observational study, *Clin Infect Dis* 59(6):851-857, 2014.

Low DE: Toxic shock syndrome: major advances in pathogenesis, but not treatment, *Crit Care Clin* 29(3):651-675, 2013.

Schmitz M et al: Streptococcal toxic shock syndrome in the intensive care unit, *Ann Intensive Care* 8(1):88, 2018.

第 83 章 人类免疫缺陷病毒
Human Immunodeficiency Virus

Philip A. Chan

何正兵 译 孟伟民 审校

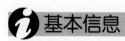 基本信息

定义

人类免疫缺陷病毒（human immunodeficiency virus，HIV）是一种逆转录病毒，是引起获得性免疫缺陷综合征（艾滋病，AIDS）的原因。HIV 感染并不一定意味着一个人患有 AIDS。表 83-1 总结了 HIV 监测病例的定义。

同义词

艾滋病毒

AIDS：进行性 HIV 感染的结果，其中患者免疫系统功能减弱，并符合特定的诊断标准（表 83-2）

表 83-1 成人和青少年 HIV 感染监测病例定义（年龄 > 13 岁）

阶段	实验室证据	临床证据
第一阶段	实验室确认 HIV 感染时 CD4 + T 细胞计数 ≥ 500/μl 或 CD4 + T 细胞百分比 ≥ 29%[a]	无 AIDS 界定条件（见表 83-2）
第二阶段	实验室确认 HIV 感染和 CD4 + T 细胞计数为 200 ~ 499/μl 或 CD4 + T 细胞百分比 14% ~ 28%[a]	无 AIDS 界定条件（见表 83-2）
第三阶段	实验室确认 HIV 感染和 CD4 + T 细胞计数 < 200/μl 或 CD4 + T 细胞百分比 < 14%[a]	在实验室确认 HIV 感染的情况下有 AIDS 界定条件的记录（见表 83-2）
阶段未知	实验室确认 HIV 感染，没有关于 CD4 + T 细胞计数或百分比的信息	没有关于存在 AIDS 界定条件的信息

[a] CD4 + T 细胞百分比是占淋巴细胞总数的百分比。

From Hoffman R et al：Hematology：basic principles and practice，ed 7，Philadelphia，2018，Elsevier.

表 83-2　AIDS 界定条件的监测定义

机会性感染：

- 耶氏肺孢菌（卡氏肺孢菌）
- 鸟分枝杆菌复合群
- 结核分枝杆菌
- 弓形虫病
- 念珠菌病：食管和全身
- 组织胞浆菌病
- 隐球菌病
- 隐孢子虫病和等孢球虫病
- 利什曼病
- 巨细胞病毒病
- 复发性细菌感染（≥ 2 次 / 年）

淋巴瘤

卡波西肉瘤

宫颈癌

艾滋病痴呆综合征

消瘦综合征

From Hoffman R et al: Hematology: basic principles and practice, ed 7, Philadelphia, 2018, Elsevier.

流行病学和人口统计学（美国）

- 据估计，美国有 110 万人感染 HIV，其中约 14% 不知道自己感染了 HIV
- 根据美国疾病控制与预防中心（CDC）的数据，2018 年新诊断的 HIV 感染者约 38 000 例
- 男同性恋、双性恋和其他男男性行为者（MSM）以及少数种族群体的发病率最高

主要风险群体：

- 男同性恋、双性恋和其他男男性行为者是最容易感染 HIV 的群体
- 根据美国 CDC 的数据，2017 年，男男性行为者约占所有新诊断病例的 67%
- HIV 对年龄较小的男男性行为者以及黑人 / 非裔美国人和西班牙裔 / 拉美裔背景的人影响尤为严重
- 异性传播和注射毒品分别占 2017 年新诊断的 HIV 感染者的

24% 和 6%

- 表 83-3 总结了与 HIV 性传播有关的危险因素

种族数据：

- 在 2017 年，非裔美国人在新诊断的 HIV 感染者中占 43%，尽管他们占美国人口的 12%
- 在 2016 年，西班牙裔／拉丁美洲裔在新诊断的 HIV 感染者中占 26%，尽管他们占美国人口的 18%

遗传学：

家族因素：

CCR5 基因缺失的个体对嗜巨噬细胞病毒（性传播中的主要病毒）的感染具有免疫力。其他遗传变异可能有助于病毒的快速进展或一旦感染后就能长期控制病毒。每 300 个 HIV 感染者中就有一个是"精英控制者"，这意味着他们能够通过免疫控制维持正常的 CD4 ＋ T

表 83-3 与 HIV 性传播有关的危险因素

性传播感染
　溃疡性或非溃疡性疾病
生殖道炎症
HIV 疾病
　较高的病毒载量
　较低的 CD4 ＋ T 细胞水平
　急性 HIV 感染
　缺乏有效的抗逆转录病毒治疗
　在趋化因子受体基因（*CCR5*）中缺少杂合性或纯合性生活的 32 碱基对
解剖学因素
　未包皮环切
　宫颈异位
　白细胞精液症
　激素避孕
性行为
　接受肛交
　月经期间的性行为
　性交时出血（创伤导致阴道黏膜破裂）
　缺乏屏障保护
HIV 病毒特征
　合胞体形成
　某些病毒簇

From Bennett JE et al：Mandell，Douglas，and Bennett's principles and practice of infectious diseases，ed 8，Philadelphia，2015，WB Saunders.

细胞计数和检测不到的病毒载量。

先天性感染：

- 根据美国 CDC 的数据，2017 年，73 名 13 岁以下的儿童被诊断为围产期获得性 HIV 感染，这可能发生在子宫内、分娩期间或分娩后母乳喂养期间
- 没有特定的先天性异常与 HIV 感染有关，尽管自然流产和低出生体重的风险较高

新生儿感染：

- 可能发生在分娩或母乳喂养期间
- 一般无症状
- 所有孕妇均应进行 HIV 检测，如果呈阳性，服用抗逆转录病毒药物（ARV）

体格检查和临床表现

- 症状和体征随疾病阶段而变化
- 急性 HIV 感染（0～3 个月，通常在几周内）：
  1. 50%～80% 的患者会出现自限性单核细胞增多症，其特征是发热、咽痛、淋巴结肿大、头痛和类似玫瑰疹的皮疹。个别患者也可无症状
  2. 在少数急性病例中，可能发生无菌性脑膜炎、特发性面神经麻痹或周围神经病变
  3. 机会性感染，如鹅口疮或肺孢子菌肺炎（PJP）可能发生
- 慢性 HIV 感染的特点通常是无症状的"潜伏期"较长，随后出现淋巴结肿大、疲劳、体重下降、腹泻和皮肤变化等非特异性症状。包括脂溢性皮炎、局部带状疱疹和（或）真菌感染
- 晚期疾病的特点是 AIDS 相关疾病，包括感染和恶性肿瘤（见特定疾病）。贫血可能是多因素造成的（表 83-4）
- 与男性相比，在免疫抑制程度相当的情况下，女性感染 HIV 可能与较低的病毒载量有关。此外，妇女在诊断 HIV 感染时可能有更高的 CD4 + T 细胞计数
- 感染 HIV 的妇女另一个特殊考虑是人乳头瘤病毒（HPV）合并感染的高发生率和宫颈癌的风险。HIV 阳性的妇女应在最初被诊断 HIV 感染时进行宫颈癌检查，如果宫颈涂片检查正常，则应每年进行一次。如果连续三次宫颈涂片检查结果正常，则可每 3 年进行一次后续检查。此外，建议 9～26 岁

表 83-4　HIV 感染的贫血病因

与 HIV 相关

HIV 感染

- 慢性疾病的贫血
- 红细胞生成素的产生 / 反应迟钝
- 抑制 CFU-GEMM（HIV/ 炎症细胞因子）

骨髓肿瘤浸润

非霍奇金淋巴瘤，KS，霍奇金淋巴瘤

骨髓感染

- 细小病毒 B19
- 非结核性分枝杆菌（MAI/MAC）
- 结核分枝杆菌
- 组织胞浆菌
- 巨细胞病毒

导致红细胞 产生减少的药物	**引起溶血的药物**
- RT 抑制剂 - 更昔洛韦 - 复方磺胺甲噁唑 - 两性霉素 B	- 茚地那韦 - G6PD 患者使用了复方磺胺甲噁唑以及氨苯砜

与 HIV 无关

- B12 和（或）叶酸缺乏
- 慢性失血引起的缺铁

CFU-GEMM，集落形成单位-粒细胞，红细胞，巨噬细胞，巨核细胞；G6PD，葡萄糖 -6-磷酸脱氢酶缺乏症；KS，卡波西肉瘤；MAC，鸟分枝杆菌复合群；MAI，鸟分枝杆菌−胞内菌；RT，逆转录酶。

From Hoffman R et al: Hematology：basic principles and practice，ed 7，Philadelphia，2018，Elsevier.

　　HIV 阳性的男性和女性接种 HPV 疫苗

- 由于类似的传播风险，HIV 和 HCV 合并感染很常见。丙型肝炎最常见的传播途径是接触受污染的针头或血液。丙型肝炎可以通过性传播，但风险很低。HIV 合并丙型肝炎的患者发展为肝硬化的速度更快。患者在确诊时可能已经有晚期肝病的表现

病因学

- HIV 是一种单链 RNA 逆转录病毒（图 83-1），分为 1 型和 2 型。

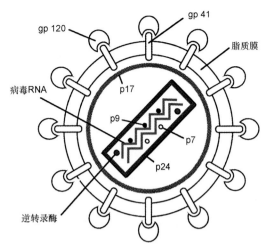

图 83-1　HIV 结构。基因组核糖核酸（RNA）的两条编码链用 p7、p9、p24 蛋白和逆转录酶包装在类核核心中。核心被包膜内表面的 p17 基质蛋白围。该包膜由来自受感染细胞的脂质双分子层和糖蛋白钉组成，糖蛋白钉由外部糖蛋白（gp）120 分子和 gp41 组成，gp120 分子含有 CD4 的结合位点，gp41 将糖蛋白复合物锚定在包膜上，并在病毒穿透过程中介导病毒膜与细胞膜的融合。（From Hoffman R et al：Hematology：basic principles and practice，ed 7，Philadelphia，2018，Elsevier.）

- HIV-1 是由来自中非黑猩猩的一种猿猴免疫缺陷病毒（SIV）传播而来；HIV-2 是由在西非白眉猴中发现的一种 SIV 衍生而来
- HIV-1 是人类主要致病的逆转录病毒；HIV-2 的分布有限（主要是西非），其发展速度往往低于 HIV-1。HIV-2 应该存在于来自西非的个人或其来自西非的性伴侣
- HIV 是通过性接触，共用针头，输血或在怀孕、分娩或母乳喂养期间传播的
- 主要感染目标：CD4 细胞

DX 诊断

鉴别诊断

- 急性 HIV 感染：常被诊断为单核细胞增多症或其他呼吸道病毒感染

- 晚期症状：类似于其他消瘦性/慢性疾病所产生的症状，如肿瘤、结核、播散性真菌感染（如念珠菌）、吸收不良或抑郁
- 与 HIV 有关的脑病：与阿尔茨海默病或其他慢性痴呆原因相混淆；脊髓病和神经病变可能类似于其他脱髓鞘疾病，如多发性硬化
- 直接累及中枢神经系统（CNS）：在晚期病例中表现为脑病、脊髓病或神经病变。表 83-5 总结 HIV-1 感染的神经肌肉综合征
- 肾衰竭、风湿病、血小板减少或心脏异常（表 83-6）可能与 HIV-1 有关

评估

诊断是通过检测血液中的 HIV 抗体来确定的。美国 CDC 建议在所有医疗环境中对患者进行常规检测，除非患者拒绝（选择退出筛查）。这包括对孕妇进行常规检测。还建议不再需要单独的书面同意，尽管根据法律，这是在各州的基础上处理的。一般来说，所有 13～64 岁的人都应至少接受一次 HIV 检测，如果性行为活跃，则应更频繁（至少每年一次）。对于风险较高的个体（如与多个男性发生性行为的男性），建议 3～6 个月检测一次。

美国 FDA 批准了家用 HIV 快速筛查测试。它使用来自上下牙龈的口腔液体拭子。阳性结果需要确认性检测。

实验室检查

HIV 抗体通过两步技术检测：

- 初步筛选检测 [即酶联免疫吸附试验（ELISA）]
- 用更特异的测定法确认初始阳性筛选试验。经典的验证性检测是蛋白印迹法，但可以使用其他方法。图 83-2 总结 HIV 感染的实验室诊断
- 筛查抗体检测通常测量 HIV-1 和 HIV-2 抗体。确认试验通常也会区分 HIV-1 和 HIV-2。然而，病毒载量检测（HIV RNA PCR）仅针对 HIV-1
- 第四代抗体/抗原检测可以检测 HIV 感染早期存在的 "p24" 抗原，可以比前几代更早地用于诊断 HIV。如果疑似急性 HIV 感染，仍应行 HIV RNA PCR 检测
- 建议对所有新诊断的 HIV 感染者进行基线病毒耐药检测（例如基因型），以指导 ART 的选择

表 83-5 人类免疫缺陷病毒 1 型感染的神经肌肉综合征

诊断	疾病分期	临床特征	诊断学	治疗
AIDP	早期>晚期	虚弱，不只是感觉丧失	CSF: ↑ WBC	早期: IVIG, 类固醇, 血浆置换
CIDP			↑↑蛋白质 NCS: 脱髓鞘	晚期: 考虑更昔洛韦/膦甲酸
MM	早期或晚期	多发性疼痛性单神经病变	NCS: 多灶性轴突神经病变 活检: 炎症/血管炎 CMV	早期: 无 晚期: 类固醇/环磷酰胺 更昔洛韦/膦甲酸
核苷神经病变	任何时期	远端感觉丧失 神经病理性疼痛	NCS: 远端轴突病变 血清乳酸水平升高	核苷撤药
DSPN	晚期	远端感觉丧失 神经病理性疼痛	NCS: 远端轴突病变	NSAID, 辣椒素 AED, 三环类药物
PP	晚期	进行性弛缓性截瘫, 泌尿功能障碍, LS 疼痛	CSF: WBC 增加 (PMN), CMV PCR +	更昔洛韦/膦甲酸 西多福韦
DILS	晚期	干燥综合征, 远端运动和感觉丧失, 疼痛	NCS: 轴突神经病理活检: CD8 + T 细胞, HIV-1	齐多夫定/ART 类固醇
齐多夫定肌病	任何时期	近端肌无力	EMG: ±刺激	齐多夫定撤药

续表

诊断	疾病分期	临床特征	诊断学	治疗
		肌痛	活检：锯齿状的红色纤维	
多发性肌炎	任何时期	近端肌无力 肌痛	EMG：土刺激 活检：炎症浸润	类固醇，IVIG 免疫抑制剂
ALS 样	晚期	无力，吞咽困难	EMG：神经源性	ART

AED，抗癫痫药；AIDP，急性炎症性脱髓鞘性多发性神经病；ALS，肌萎缩侧索硬化；ART，抗逆转录病毒治疗；CIDP，慢性炎症性脱髓鞘性多发性神经病；CMV，巨细胞病毒；CSF，脑脊液；DILS，弥漫性浸润性细胞淋巴细胞增生综合征；DSPN，远端感觉性多发性神经病；EMG，肌电图；IVIG，静脉注射免疫球蛋白；LS，腰骶；MM，多发性单神经炎；NCS，神经传导检查；NSAID，非甾体抗炎药；PCR，聚合酶链式反应；PMN，多形核白细胞；PP，进行性多发性神经根病；WBC，白细胞。

From Bennett JE et al: Mandell, Douglas, and Bennett's principles and practice of infectious diseases, ed 8, Philadelphia, 2015, WB Saunders.

表 83-6 HIV 相关心血管疾病概述

疾病	可能的原因	发病率/患病率	诊断	治疗
加速动脉粥样硬化	蛋白酶抑制剂，伴有病毒感染巨噬细胞的动脉粥样硬化，慢性炎症，葡萄糖耐受不良，血脂异常，内皮功能障碍	8%	心电图，压力测试，超声心动图，血脂谱，CT 血管造影，钙评分	戒烟，低脂饮食，有氧运动，血压稳定控制，基于指南的其他他汀类药物的使用，经皮冠状动脉介入治疗，冠状动脉旁路移植术
扩张型心肌病	冠状动脉疾病	无症状的患者的 8%	胸部 X 线检查	利尿剂，地高辛，ACE 抑制剂，β 受体阻滞剂
左室收缩功能障碍	相关药物：可卡因、AZT、IL-2、阿霉素、干扰素 感染：HIV、弓形虫、柯萨奇病毒 B 组、EBV、CMV、腺病毒 代谢或内分泌：硒或肉碱缺乏、贫血、低钙血症、低磷血症、低钠血症、低钾血症、低白蛋白血症、甲状腺功能减退、生长激素缺乏、肾上腺功能不全、高胰岛素血症 细胞因子：TNF-β、内皮素-1、一氧化氮、TGF-β、白细胞介素 免疫缺陷：CD4＋T 细胞计数＜100/µl 自身免疫	尸检病例的 25%	心电图：非特异性传导异常、PVC、PAC 超声心动图：LV 壁厚度低至正常，LV 肿大，LV 扩张，LV 收缩功能障碍 可能的实验室检查：肌钙蛋白 T，脑利钠肽浓度，CD4＋T 细胞计数，病毒载量，病毒 PCR，弓形虫血清学，促甲状腺激素，血清皮质醇，肉碱，硒，ACE，负荷试验，心肌活检，心导管检查	HIV 患者辅助治疗 治疗感染 营养替代 IVIG 强化抗逆转录病毒治疗 后续连续超声心动图

续表

疾病	可能的原因	发病率/患病率	诊断	治疗
LV 舒张功能障碍	TNF、IL-6, 高血压, 慢性病毒感染	37% 无症状	超声心动图, 组织多普勒成像	治疗高血压, 加强抗逆转录病毒治疗
原发性肺动脉高压	丛状性肺动脉病变	0.5%	ECG, 超声心动图, 右心导管检查	抗凝、血管扩张剂, 环素类拟物, 内皮素拮抗剂, PDE-5 抑制剂
心包疾病	细菌：葡萄球菌、链球菌、变形杆菌、克雷伯菌、肠球菌、李斯特菌、诺卡菌、分枝杆菌; 病毒：HIV, HSV, CMV, 腺病毒, 埃可病毒; 其他病原体：隐球菌、弓形虫、组织胞浆菌; 恶性肿瘤：卡波西肉瘤、淋巴瘤; 毛细血管渗漏/消瘦/营养不良; 甲状腺功能减退; 免疫缺陷; 尿毒症	每年发病率为 11%，在 HAART 后研究发现发病显著降低; 42% 患者自行缓解; 6 个月死亡率大约增加 30%	体格检查有心包摩擦音, 超声心动图, 革兰氏染色、培养、以及细胞学检查, ECG—低电压/PR 段下移, 相关胸腹腔积液分析, 心包活检	治疗病因, 随访：连续超声心动图, 加强抗逆转录病毒治疗, 心包穿刺术或开窗

续表

疾病	可能的原因	发病率/患病率	诊断	治疗
感染性心内膜炎	自身免疫 细菌：金黄色葡萄球菌或表皮葡萄球菌、沙门菌、链球菌、副流感嗜血杆菌、波氏假阿利什菌、HASEK 真菌：烟曲霉、念珠菌、新型隐球菌	无论HIV感染状态如何，IVDA的发病率增加了6%	血培养、超声心动图	静脉注射抗生素、瓣膜置换
非细菌性血栓性心内膜炎	瓣膜损伤、维生素C缺乏、营养不良、消瘦、DIC、高凝状态、长期获得性免疫缺陷	罕见，但在42%的临床病例中有相关的因子	超声心动图	抗凝 治疗血管炎或潜在疾病
恶性病	卡波西肉瘤、非霍奇金淋巴瘤、平滑肌肉瘤、低CD4＋T细胞计数、长期免疫缺陷、HHV-8、EBV	约1% 在HIV阳性患者中通常是转移性的	超声心动图、活检	可能需要化疗
右心室疾病	反复肺部感染、肺动脉炎、微血管肺栓塞、COPD	发病率增加	ECG、超声心动图、右心导管检查	利尿剂、治疗潜在的肺部感染或疾病、抗凝
血管炎	用抗生素和抗病毒药物治疗	发病率增加	临床诊断	全身类固醇、停药

续表

疾病	可能的原因	发病率/患病率	诊断	治疗
自主神经功能障碍	CNS 疾病、药物治疗、长期免疫缺陷、营养不良、久坐的生活方式	CNS 疾病的患者发病率增加	倾斜试验、动态心电图或事件监测	程序性预防措施
心律失常	药物治疗、喷他脒、自主神经功能障碍、酸中毒、电解质异常		ECG: QT 间期延长、动态心电图、运动负荷试验	停用药物、程序性预防措施、补充电解质
脂肪营养不良	药物治疗：蛋白酶抑制剂		超声心动图、脂质谱、心导管检查、冠状动脉钙化评分	脂质治疗（注意药物相互作用）、有氧运动、改变抗逆转录病毒治疗、整容手术/脂肪植入

ACE, 血管紧张素转换酶；AZT, 齐多夫定（叠氮胸嘧啶）；CMV, 巨细胞病毒；CNS, 中枢神经系统；COPD, 慢性阻塞性肺疾病；CT, 计算机断层成像；DIC, 弥散性血管内凝血；EBV, EB 病毒；HAART, 高效抗逆转录病毒治疗；HASEK, 嗜血杆菌种（副流感嗜血杆菌、嗜沫嗜血杆菌、副溶血嗜血菌）；放线杆菌属、人心杆菌属、啮蚀艾肯菌和金氏杆菌种；HHV, 人类疱疹病毒；HSV, 单纯疱疹病毒；IL, 白细胞介素；IVDA, 静脉注射吸毒者；IVIG, 静脉注射免疫球蛋白；LV, 左心室；PAC, 房性期前复合波；PCR, 聚合酶链式反应；PDE, 磷酸二酯酶；PVC, 室性期前复合波；TGF, 转化生长因子；TNF, 肿瘤坏死因子。
From Mann DL et al: Braunwald's heart disease, ed 10, Philadelphia, 2015, Elsevier.

- 所有患者应测量 CD4 ＋ T 细胞计数和 HIV 病毒载量（如 HIV RNA PCR）
- CD4 ＋ T 细胞计数是当前免疫状态的标志。表 83-7 描述世界卫生组织（WHO）对已确诊的 HIV 感染的免疫分类
- 病毒载量（HIV RNA PCR）可以预测疾病进展
- 快速血清学检测已越来越多地被使用，并在特定环境中有用：职业暴露、未经检测的分娩孕妇和高血清流行率地区的患者（以获得即时结果）。标本是血液或唾液，结果在 1 ～ 20 min 内给出。虽然敏感性很高（99%），但假阳性检测结果在低血清流行率人群中更常见。因此，所有阳性结果都必须用标准血清学来确认
- 在感染早期（也就是急性 HIV 感染），标准抗体检测可能是

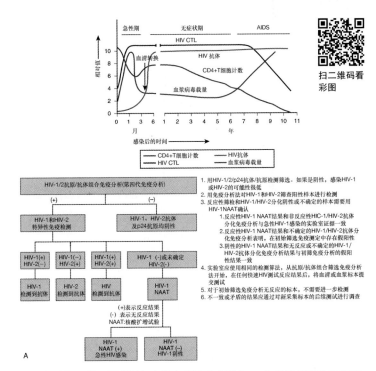

图 83-2 （扫二维码看彩图）人类免疫缺陷病毒（HIV）感染的实验室诊断。CTL，细胞毒性 T 淋巴细胞；DNA，脱氧核糖核酸；RNA，核糖核酸。（From McPherson RA, Pincus MR: Henry's clinical diagnosis and management by laboratory methods, ed 23, Philadelphia, 2017, Elsevier.）

检测	点评

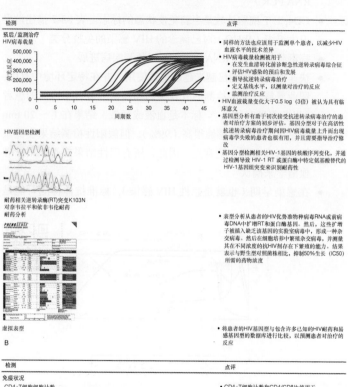

预后/监测治疗
HIV病毒载量

HIV基因型检测

耐药相关逆转录酶(RT)突变K103N
对奈韦拉平和依非韦伦耐药

耐药分析

虚拟表型

B

- 同样的方法也应该用于监测单个患者,以减少HIV血液水平的技术差异
- HIV病毒载量检测被用于
  - 在发生血清转化前诊断急性逆转录病毒综合征
  - 评估HIV感染的预后和发展
  - 指导抗逆转录病毒治疗
  - 定义基线水平,以测量对治疗的反应
  - 监测治疗反应
- HIV血液载量变化大于0.5 log(3倍)被认为是具有临床意义
- 基因型分析有助于对初次接受抗逆转录病毒治疗的患者对治疗方案的初步评估。基因分型对于在高活性抗逆转录病毒治疗期间因HIV病毒载量上升而出现病毒学失败的患者也很有用,并且需要指导治疗修改
- 基因分型检测相关HIV-1基因的核酸序列变化,并通过检测导致HIV-1 RT或蛋白酶中特定氨基酸替代的HIV-1基因组突变来识别耐药性

- 表型分析从患者的HIV优势准物种病毒RNA或前病毒DNA中扩增RT和蛋白酶基因。然后,这些扩增子被插入缺乏该基因的实验室病毒中,形成一种杂交病毒。然后在细胞培养中繁殖杂交病毒,并测量其在不同浓度的抗HIV药物存在下繁殖的能力。结果表示与野生型对照菌株相比,抑制50%生长(IC50)所需的药物浓度

- 将患者的HIV基因型与包含许多已知的HIV耐药和易感基因型的数据库进行比较,以预测患者对治疗的反应

检测	点评

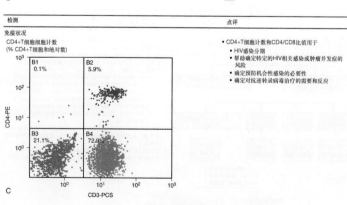

免疫状况
CD4+T细胞细胞计数
(% CD4+T细胞和绝对数)

C

- CD4+T细胞计数和CD4/CD8比值用于
  - HIV感染分期
  - 帮助确定特定的HIV相关感染或肿瘤并发症的风险
  - 确定预防机会性感染的必要性
  - 确定对抗逆转录病毒治疗的需要和反应

图 83-2(续)

表 83-7 世界卫生组织确定的 HIV 感染的免疫学分类

与 HIV 有关的免疫缺陷	与年龄有关的 CD4 + T 细胞计数			
	< 11 个月（ %CD4 + T 细胞）	12 ～ 35 个月（ %CD4 + T 细胞）	36 ～ 59 个月（ %CD4 + T 细胞）	> 5 岁（每微升绝对计数或者 %CD4 + T 细胞）
无或不显著	> 35	> 30	> 25	> 500
中度	30 ～ 35	25 ～ 30	20 ～ 25	350 ～ 500
晚期	25 ～ 29	20 ～ 24	15 ～ 19	200 ～ 349
严重	< 25	< 20	< 15	< 200 或 < 15%

From Bennett JE et al: Mandell, Douglas, and Bennett's principles and practice of infectious diseases, ed 8, Philadelphia, 2015, WB Saunders.

阴性（"窗口期"）。第四代抗体/抗原检测减少了这一窗口期。急性感染时诊断 HIV 的标准是检测 HIV RNA（病毒载量）
- 2014 年，美国 CDC 发布了经修订的 HIV 感染监测病例定义。表 83-8 描述了经证实感染 HIV 成人和青少年的 WHO 的 HIV/AIDS 临床分期。表 83-9 比较 WHO 和美国 CDC 分期标准

表 83-8 世界卫生组织对成人和青少年确诊 HIV/AIDS 的临床分期

临床 1 期
无症状
持续性全身淋巴结病

临床 2 期
中度不明原因体重下降（小于假定或测量体重的 10%）*
反复呼吸道感染（如鼻窦炎、扁桃体炎、中耳炎、咽炎）
带状疱疹
口角炎
反复性口腔溃疡
丘疹性痒疹
脂溢性皮炎
指甲真菌感染

临床 3 期
原因不明 * 严重体重下降（大于假定或测量体重的 10%）
原因不明的慢性腹泻超过 1 个月

原因不明的持续发热 [> 37.6℃(99.7℉)],间歇性或持续性,持续时间超过 1 个月

持续性口腔念珠菌病

口腔毛状白斑

肺结核(现症)

严重细菌感染(如肺炎、脓胸、化脓性肌炎、骨或关节感染、脑膜炎或菌血症)

急性坏死性溃疡性口炎、牙龈炎或牙周炎

不明原因贫血(< 8 g/dl),中性粒细胞减少(< 0.5×10^9/L)或慢性血小板减少(< 50×10^9/L)

临床 4 期[†]

HIV 消瘦综合征

肺孢子虫病

复发性重症细菌性肺炎

慢性单纯疱疹病毒感染(持续时间超过 1 个月,口腔、生殖器或肛门直肠,或在内脏任何部位)

食管念珠菌病(或气管、支气管或肺念珠菌病)

肺外结核

卡波西肉瘤

巨细胞病毒感染(视网膜炎或其他器官感染)

中枢神经系统弓形虫病

HIV 脑病

肺外隐球菌病,包括脑膜炎

播散性非结核分枝杆菌感染

进行性多灶性白质脑病

慢性隐孢子虫病(伴腹泻)

慢性等孢球虫病

播散性真菌病(球孢子菌病或组织胞浆菌病)

复发性非伤寒沙门菌血症

淋巴瘤(脑部淋巴瘤或 B 细胞非霍奇金淋巴瘤)或其他 HIV 相关实体肿瘤

浸润性宫颈癌

非典型播散性利什曼病

症状性 HIV 相关肾病或症状性 HIV 相关心肌病

AIDS,获得性免疫缺陷综合征。

* 原因不明是指该疾病无法通过其他原因解释。

[†] 一些其他的特殊病症也可列入区域分类 [例如,世界卫生组织美洲区域的美洲锥虫病(脑膜脑炎或心肌炎)的复发] 和亚洲的播散性青霉病。

From Bennett JE et al: Mandell, Douglas, and Bennett's principles and practice of infectious diseases, ed 8, Philadelphia, 2015, WB Saunders.

表 83-9　WHO 和美国 CDC 分期系统比较*

WHO 分期[†]	WHO 的 T 淋巴细胞计数和百分比[‡]	CDC 分期[§]	美国 CDC 的 T 淋巴细胞计数及百分比
1 期（HIV 感染）	CD4＋T 细胞计数≥500/μl	1 期（HIV 感染）	CD4＋T 细胞计数≥500/μl 或 CD4＋T 细胞百分比≥29%
2 期（HIV 感染）	CD4＋T 细胞计数 350～499/μl	2 期（HIV 感染）	CD4＋T 细胞计数为 200～499/μl 或 CD4＋T 细胞百分比 14%～28%
3 期 [HIV 疾病晚期（AHD）]	CD4＋T 细胞计数 200～349/μl	2 期（HIV 感染）	CD4＋T 细胞计数为 200～499/μl 或 CD4＋T 细胞百分比 14%～28%
4 期 [获得性免疫缺陷综合征（AIDS）]	CD4＋T 细胞计数＜200/μl 或 CD4＋T 细胞百分比＜15%	3 期（AIDS）	CD4＋T 细胞计数＜200/μl 或 CD4＋T 细胞百分比＜14%

CDC, 疾病控制与预防中心；WHO, 世界卫生组织。

* 仅供报告之用。

† 成年人以及≥5 岁儿童。

‡ 仅适用于 4 期的百分比。

§ 适用于成人和青少年（≥13 岁）。美国 CDC 还包括 4 期，未知期；实验室确认 HIV 感染，但没有关于 CD4＋T 细胞计数或百分比的信息，也没有关于 AIDS 定义条件的信息。

From Bennett JE et al: Mandell, Douglas, and Bennett's principles and practice of infectious diseases, ed 8, Philadelphia, 2015, WB Saunders.

℞ 治疗

非药物治疗

维持足够的营养。

急性期治疗

机会性感染和恶性肿瘤的急性处理 [见 AIDS 相关疾病，"肺炎，耶氏肺孢菌肺炎""隐球菌病""结核，肺部""隐孢子虫感染""弓形虫病"等]。

慢性期治疗

无论 CD4 ＋ T 细胞计数如何，所有感染 HIV 的患者都应考虑抗逆转录病毒治疗（ART）。ART 在预防 AIDS 发展和相关并发症方面的益处已得到证实。此外，接受 ART 且无法检测的个体极不可能将 HIV 传染给他人。尽快查明感染 HIV 的个体并实施 ART，是解决 HIV 问题（即"治疗即预防"）的有效公共卫生办法的基础。

- 强烈建议对所有有症状的已确定的 HIV 感染患者进行治疗，不管 CD4 ＋ T 细胞计数如何。症状性 HIV 感染疾病被定义为出现以下任何一种：鹅口疮、阴道念珠菌病、带状疱疹、周围神经病变、细菌性血管瘤病、宫颈原位发育不良、发热或腹泻 1 个月以上、特发性血小板减少性紫癜、盆腔炎、PID 或李斯特菌病

- 在无症状个体中，无论 CD4 ＋ T 细胞计数如何，都推荐抗逆转录病毒治疗。这些建议是由于新的抗病毒药物在预防 AIDS 以及降低发病率和死亡率方面的安全性和益处。由于病毒载量减少，早期治疗也有助于减少病毒向他人的传播

- 抗逆转录病毒治疗通常包括使用 3 种药物方案治疗 HIV 感染。抗逆转录病毒药物类别包括：

  1. 核苷 / 核苷酸类逆转录酶抑制剂（NRTI）：齐多夫定（AZT）、拉米夫定（3TC）、恩曲他滨（FTC）、富马酸替诺福韦酯（TDF）、替诺福韦艾拉芬胺（TAF）、阿巴卡韦（ABC）、司他夫定（D4T）或去羟肌苷（DDI）

  2. 蛋白酶抑制剂（PI）：洛匹那韦 / 利托那韦，阿扎那韦，福沙那韦，达芦那韦，沙奎那韦，氨普那韦，替拉那韦，奈

非那韦和茚地那韦。这些 PI 可以通过利托那韦或可比西他得到"加强",以增加水平

3. 非核苷类逆转录酶抑制剂(NNRTI):奈韦拉平、依非韦伦、依曲韦林、地拉夫定或利匹韦林

4. 整合酶抑制剂(II):拉替拉韦、艾维雷韦、比特格韦和度鲁特韦

5. 融合抑制剂:恩夫韦肽(T-20)。这种药物通过皮下注射,并在其他多个方案不奏效时,仅作为挽救方案的一部分

6. CCR5 抑制剂:马拉韦罗。在使用这种药物之前,应检查病毒营养试验,以确定病毒是否使用 CCR5 共受体感染细胞。如果病毒使用 CXCR4 共受体,这种药物无效

7. 附着后抑制剂:依巴利珠单抗。阻断 HIV 进入细胞所需的 CD4 受体

- 在三种药物方案中加入第四种药物不能改善病毒抑制或结果,因此不推荐。在最近的比较研究中,与标准的持续治疗方案相比,基于 CD4 反应的治疗中断似乎是有害的,应该避免。表 83-10 总结了初始治疗的抗逆转录病毒方案

- 典型的给药方案由两个 NRTI 和一个 NNRTI、PI 或 II 组成。由于耐受性,II 现在是首选的第三种药物。数据支持将拉米夫定或恩曲他滨作为两种 NRTI 之一

- HIV 耐药患者可能需要更复杂和非典型的治疗方案。建议咨询 HIV 专家

标准 NRTI 包括:

- 富马酸替诺福韦酯 / 恩曲他滨 1 片,每日 1 次。患有潜在肾功能障碍或需要其他肾毒性药物的个体在服用替诺福韦时可能会增加肾毒性的风险。TDF 还可能与骨密度降低有关

- 替诺福韦艾拉芬胺 / 恩曲他滨 1 片,每日 1 次。TAF 是一种较新的 TDF 配方,具有较少的肾毒性和骨密度影响。TDF/FTC 和 TAF/FTC 是推荐的初始方案的组成部分(与"基础"药物)。在肌酐清除率(CrCl)< 60 ml/min 的患者中,应避免 TDF。对于 CrCl < 30 ml/min 的患者,应避免 TAF

- 阿巴卡韦 / 拉米夫定 1 片,每日 1 次。阿巴卡韦可能与心肌梗死的风险增加有关。在使用此药物之前,应检查个体的 HLA-B*5701。具有这种等位基因的个体发生严重超敏反应的风险较高,应避免使用这种药物

表 83-10　抗逆转录病毒的基础治疗选择

首选治疗方案	建议
基于整合酶抑制剂的方案 比特格韦 /TAF/FTC 拉替拉韦＋ TDF/FTC 或 TAF/FTC 度鲁特韦＋ TDF/FTC 或 TAF/FTC 度鲁特韦 /ABC/3TC	仅对 HLA-B*5701 阴性的个体使用阿巴卡韦
基于 PI 的方案 DRV/r 或 DRV/c（每天一次）＋ TDF/ FTC 或 TAF/FTC	如果担心出现耐药性，可以使用
孕妇首选方案 ABC/3TC 或 TDF/FTC 加拉替拉韦或 DRV/r 或阿扎那韦 /r	肾损害时应避免 TDF

替代治疗方案	建议
基于 INSTI 的方案 艾维雷韦 / 可比西他 /TDF/FTC 艾维雷韦 / 可比西他 /TAF/FTC RAL ＋ ABC/3TC	
基于 NNRTI 的方案（按字母顺序） EFV/TDF/FTC 或 EFV ＋ TAF/FTC EFV ＋ ABC/3TC RPV/TDF/FTC 或 RPV/TAF/FTC RPV ＋ ABC/3TC	EFV 在怀孕的早期或试图怀孕的妇女应该谨慎使用 不应在中度至重度肝损害（肝功能 B 级或 C 级）患者中使用 NVP，不应在治疗前 CD4 ＋ T 细胞＞ 250/μl 的妇女或 CD4 ＋ T 细胞＞ 400/μl 男性中使用
基于 PI 的方案（按字母顺序） ATV/r 或 ATV/c ＋ ABC/3TC ATV/r 或 ATV/c ＋ TDF/FTC 或 TAF/ FTC DRV/c 或 DRV/r ＋ ABC/3TC	在 HLA-B*5701 检测阳性的患者中不应使用 ABC 心血管高危患者或预治疗的 HIV 患者慎用 RNA ＞ 100 000/ml 不建议孕妇每日一次 LPV/r

3TC，拉米夫定；ABC，阿巴卡韦；ATV，阿扎那韦；DRV，达芦那韦；EFV，依非韦仑；FPV，福沙那韦；FTC，恩曲他滨；INSTI，整合酶链转移抑制剂；LPV，洛匹那韦；MRV，马拉韦罗；NNRTI，非核苷类逆转录酶抑制剂；NVP，奈韦拉平；PI，蛋白酶抑制剂；r，低剂量利托那韦；RAL，拉替拉韦；RNA，核糖核酸；RVP，利匹韦林；TAF，替诺福韦艾拉芬胺；TDF，富马酸替诺福韦酯。推荐清单中的以下组合可作为固定剂量组合制剂使用：ABC/3TC、EFV/TDF/FTC、LPV/r、TDF/FTC、RPV/TDF/FTC 和 ZDV/3TC。

Modified from DHHS Panel on Antiretroviral Guidelines for Adults and Adolescents：Guidelines for the use of antiretroviral agents in adults and adolescents with HIV. Department of Health and Human Services 1-161, 2018. www.aidsinfo.nih.gov/ContentFiles/AdultandAdolescentGL.pdf.

- 齐多夫定 / 拉米夫定 1 片，每日 2 次。曾经被广泛使用；现在很少使用，因为与替诺福韦 / 恩曲他滨相比，疗效较低；齐多夫定与脂肪萎缩和贫血，以及 GI 和 CNS 不良反应有关

标准基础方案包括：

- II（以下都是现在的一线药物）：

  1. 比特格韦（50 mg，每日一次）：
     比特格韦与 NRTIs TAF 和 FTC 的固定剂量组合

  2. 度鲁特韦（50 mg 每日一次）：度鲁特韦与 NRTIs 阿巴卡韦和拉米夫定的固定剂量组合用于 HIV-1 感染的每日一次治疗。应先检查 HLA-B*5701

  3. 艾维雷韦：配合固定剂量组合可比西他（增强剂）和替诺福韦 / 恩曲他滨

  4. 拉替拉韦（400 mg，每日两次）

- NNRTI：

  1. 依非韦伦，每日 600 mg：在怀孕早期或考虑怀孕的妇女中应谨慎使用

  2. 利匹韦林：与替诺福韦和恩曲他滨联合用药，作为固定剂量组合的一部分

  3. 奈韦拉平 200 mg，每日两次：CD4 ＋ T 细胞计数＞ 250/μl 的男性以及＞ 350/μl 的女性应避免，因为有肝炎的风险。新药利匹韦林的病毒学失败率较高，应考虑作为替代药物

  4. 依曲韦林 200 mg，每日两次：这种药物一般用于使用其他治疗方法都失败的患者。依曲韦林在许多对依非韦伦和奈韦拉平产生耐药性的患者中仍保留活性

- PI（增强的利托那韦）：

  1. 达芦那韦和利托那韦（每天 800 mg 和 100 mg）：在美国卫生和公众服务部（DHHS）指导下，配合富马酸替诺福韦酯或 TAF 和恩曲他滨，这被认为是首选的 PI 方案

  2. 阿扎那韦和利托那韦（300 mg 和 100 mg）每天 2 片：虽可减少药片负担，但小心使用酸还原剂（可以改变吸收）

  3. 洛匹那韦和利托那韦（200 mg 和 50 mg）2 片，每日 2 次（或 4 片，每日 1 次）：最容易引起腹泻，对甘油三酯水平的负面影响最大

  4. 福沙那韦和利托那韦（700 mg 和 100 mg）2 片，每天 2 次（或 4 片，每日 1 次）：磺胺过敏不能服用福沙那韦

5. 沙奎那韦和利托那韦：在任何患者的初始治疗中，不再推荐使用沙奎那韦，只能与专科医生协商才能开处方

- 所有这些药物都有其独特的、类特异性的不良反应，需要仔细的随访才能达到最佳的抗病毒效果。药物方案的依从性和常见副作用的耐受性是维持药物疗效的关键。应通过基线 HIV 病毒载量和 CD4＋T 细胞计数监测抗病毒反应，并在治疗 2 周和 4 周时重复检测量，然后定期（每 3～6 个月）检测以确保病毒抑制

- 所有患者在进入医疗护理时和开始 ART 之前都应进行基因型耐药检测

- 对曾接受治疗的患者，应根据过去抗逆转录病毒药物的使用情况和基因型或表型检测结果构建抗逆转录病毒方案

- 对 CD4＋T 细胞计数＜200/μl 的患者应该给予 PJP 预防治疗（表 83-11）

- 终止和重启关于感染 HIV 的成人和青少年预防机会性感染的标准见表 83-12

- 孕妇感染 HIV 带来了特殊的挑战和思考。向母亲和新生儿提供适当和及时的 ART 已被证明能显著降低围产期传播 HIV 的风险。治疗的目标是达到检测不到的病毒载量。对于已经接受 ART 的感染 HIV 孕妇：①如果抑制病毒复制，继续治疗，但避免在妊娠前三个月使用依非韦伦（建议在前三个月替代使用）；②如果治疗时出现病毒血症，建议进行基因型检测。针对从未接受过 ART 的感染 HIV 孕妇：①所有妇女应尽快开始接受抗逆转录病毒治疗。大多数抗逆转录病毒药物在怀孕期间是安全的；然而，应该避免使用依非韦仑，因为可能的致畸性（D 类），DDI 和 D4T 应被避免（潜在的乳酸酸中毒风险），一些蛋白酶抑制剂在妊娠期可能需要剂量调整。重要的是，应避免在妊娠早期使用度鲁特韦（DTG），因为增加了神经管缺陷的风险。奈韦拉平不应在 CD4＋T 细胞计数＞250/μl 初次接受抗逆转录病毒治疗的孕妇中使用，因为有肝毒性的风险。②为自身健康不需要 ART 的妇女也应开始三种药物治疗，但可以在孕早期结束时这样做

- 孕期首选 ART 药物包括：

1. NRTI：TDF/FTC、TDF/3TC 或 ABC/3TC

表 83-11 成人和青少年 HIV 感染患者停止和重启机会性感染预防的标准

机会性感染	停止初级预防的标准	重新开始初级预防的标准	停止二级预防／长期维持治疗的标准	重新开始二级预防／长期维持治疗的标准
肺孢子虫病（PJP）	ART 3 个月后，CD4＋T细胞计数＞200/μl	CD4＋T细胞计数＜200/μl	CD4＋T细胞计数从＜200/μl上升到＞200/μl，对ART的应答≥3个月，如果CD4＋T细胞计数＞200/μl时被诊断为PJP，无论CD4＋T细胞计数在ART反应中是否上升，预防措施都可能终身持续	CD4＋T细胞计数＜200/μl或者如果CD4＋T细胞计数＞200/μl，PJP复发
刚地弓形虫脑炎（TE）	ART 3 个月后，CD4＋T细胞计数＞200/μl	CD4＋T细胞计数＜100～200/μl	成功完成初始治疗，仍无TE的症状和体征，对ART的应答：CD4＋T细胞计数＞200/μl，持续6个月以上	CD4＋T细胞计数＜100/μl
微孢子虫病	不适用	不适用	无非眼性的微孢子虫病对ART的反应且对ART的反应：CD4＋T细胞计数＞200/μl，持续＞6个月，眼部微孢子虫病患者应无限期接受治疗，而不考虑CD4＋T细胞计数	没有建议
播散性鸟分枝杆菌复合群（MAC）病	ART 3 个月后，CD4＋T细胞计数＞100/μl	CD4＋T细胞计数＜50/μl	如果符合以下标准：完成≥12个月的治疗，且无MAC的体征和症状，且	CD4＋T细胞计数＜50/μl

续表

机会性感染	停止初级预防的标准	重新开始初级预防的标准	停止二级预防/长期维持治疗的标准	重新开始二级预防/长期维持治疗的标准
巴尔通体病	不适用	不适用	对 ART 的应答:CD4 + T 细胞计数 > 100/μl 持续≥6 个月 如果符合以下标准: 接受 3～4 个月的治疗 CD4 + T 细胞计数 > 200/μl 超过 6 个月 只有当巴尔通体滴度也下降 4 倍时,一些专家才会停止治疗	没有建议
黏膜念珠菌病	不适用	不适用	如果使用,当 CD4 + T 细胞计数 > 200/μl 时停止使用是合理的	没有建议
隐球菌性脑膜炎	不适用	不适用	如果符合以下标准: 完成初始治疗疗程 保持无隐球菌病症状 CD4 + T 细胞计数≥200/μl,持续 > 6 个月 一些专家会在停止治疗前进行腰椎穿刺以确定脑脊液培养和抗原阴性	CD4 + T 细胞计数 < 100/μl

续表

机会性感染	停止初级预防的标准	重新开始初级预防的标准	停止二级预防/长期维持治疗的标准	重新开始二级预防/长期维持治疗的标准
组织胞浆菌感染	如果使用 ART 后 CD4＋T 细胞计数 > 150/μl，持续 6 个月	对于获得性组织胞浆菌病的高风险患者，在 CD4＋T 细胞计数 ≤ 150/μl 时重新开始	如果符合以下标准：服用伊曲康唑 ≥ 1 年血培养阴性 对 ART 的应答：CD4＋T 细胞计数 > 150/μl 持续 ≥ 6 个月 血清组织胞浆菌抗原 < 2 个单位	CD4＋T 细胞计数 ≤ 150/μl
球孢子菌病	如果使用，CD4＋T 细胞计数 ≥ 250/μl，持续 ≥ 6 个月	如果使用，当 CD4＋T 细胞计数 < 250/μl 时重新开始	仅适用于局灶性球孢子菌肺炎患者：抗真菌治疗临床有效 ≥ 12 个月 CD4＋T 细胞计数 > 250/μl 接受 ART 即使弥漫性肺病、播散性疾病或脑膜疾病患者 ART 后 CD4＋T 细胞计数增加，抑制性治疗也应该无限期地继续下去	没有建议
巨细胞病毒视网膜炎	不适用	不适用	CD4＋T 细胞计数 > 100/μl，持续 3～6 个月。只有在咨询眼科医生后，考虑到 CD4＋T 细胞计数增加的幅度和持续时间、病变的解剖位置，对侧	没有建议

续表

机会性感染	停止初级预防的标准	重新开始初级预防的标准	停止二级预防/长期维持治疗的标准	重新开始二级预防/长期维持治疗的标准
			眼的视力以及定期进行眼科监测的可行性，才能停止治疗。建议进行常规（每3个月）眼科随访，以早期发现复发或免疫恢复性葡萄膜炎	
贝氏（Belli）等孢子球虫感染	不适用	不适用	对ART的应答：CD4＋T细胞持续增加至＞200/μl，持续时间＞6个月，且无证据表明贝氏等孢子球虫感染	没有建议

ART，抗逆转录病毒治疗。
Modified from Centers for Disease Control and Prevention: Guidelines for prevention and treatment of opportunistic infections in HIV-infected adults and adolescents. Recommendations from CDC, the National Institutes of Health, and the HIV Medicine Association of the Infectious Disease Society of America, MMWR 58（RR-4），2009.

表 83-12　预防 HIV 相关机会性疾病首次发病的预防措施

疾病	指征	第一选择	备选方案
肺孢子虫病 (PJP, 以前称为卡氏肺孢菌肺炎, PCP)	CD4 + T 细胞计数 < 200/μl 或口咽念珠菌病 CD4 + T 细胞 ≤ 14% 或 AIDS 定义病史 如果每 1 ～ 3 个月不能监测 CD4 + T 细胞计数则 CD4 + T 细胞计数在 200 ～ 250/μl	复方磺胺甲噁唑 (TMP-SMX) 双强度 PO 每日; 或单强度每日 PO	TMP-SMX 双强度 PO 每周 3 次; 或氨苯砜 100 mg PO 每日或 50 mg PO 每日 2 次; 或每月通过雾化器雾化吸入喷他脒 300 mg; 或阿托伐醌每日 1500 mg PO
弓形虫脑炎	如果 CD4 + T 细胞计数下降到 100/μl, 接受 PJP 预防治疗的弓形虫抗体阴性的患者应定期重新进行弓形虫血清学检测 如果出现血清转换, 应采取预防措施	TMP-SMX, 双强度 PO 每日	TMP-SMX 双强度 PO 每周 3 次; 或每日单强度 PO; 或氨苯砜 50 mg PO 每周 + 叶酸 25 mg PO 每周; 或氨苯砜 50 mg PO 每周 + 乙胺嘧啶 75 mg PO 每周 + 叶酸 25 mg PO 每周
结核分枝杆菌感染 (TB) [结核感染或结核潜伏感染 (LTBI) 治疗]	(1) 诊断试验显示为 LTBI, 无活动性结核的证据, 既往无活动性或潜伏性结核的治疗史 (2) 诊断试验显示为 LTBI, 但与传染性肺结核患者密切接触, 且无活动性肺结核的证据	为期 9 个月, 异烟肼 (INH) 300 mg PO 每日或 900 mg PO 每周两次, 两者每天都加吡哆醇 (B_6) 25 mg PO; 或对于接触耐药结核病的人, 在与公共卫生部门磋商后选择药物	利福平 (RIF) 每日 600 mg PO×4 个月; 或利福布汀 (剂量取决于 ART 方案)。注意与其他药物 (PIs 和 NNRTIs) 的相互作用 异烟肼 (15 mg/kg, 四含五入到最接近的 50 mg 或 100 mg; 最大量 900 mg)

续表

疾病	指征	第一选择	备选方案
	（3）未经治疗或未充分治疗的结核病史（即陈旧性纤维化病变），不考虑 LTBI 的诊断试验结果，且无活动性结核病的证据		利福喷丁（10～14.0 kg 300 mg；14.1～25.0 kg 450 mg；25.1～32.0 kg 600 mg；32.1～49.9 kg 750 mg；≥50.0 kg 最大剂量 900 mg）每周一次，共3个月
播散性鸟分枝杆菌复合群（MAC）病	排除活动性 MAC 感染后 CD4＋T 细胞计数＜50/μl	阿奇霉素 1200 mg PO，每周一次；或克拉霉素 500 mg PO；或阿奇霉素 600 mg PO，每周两次	每日 RFB 300 mg PO（根据药物与抗逆转录病毒治疗的相互作用调整剂量）；在开始 RFB 之前排除活动性结核病
肺炎链球菌感染	CD4＋T 细胞计数＞200/μl 且在过去的 5 年里单没有接受受肺炎球菌疫苗。CD4＋T 细胞计数＜200/μl 可以提供疫苗接种 在接受多糖肺炎球菌疫苗接种（PPV）的患者中，CD4＋T 细胞计数＜200/μl，但在抗逆转录病毒治疗后增加到＞200/μl	单次剂量 PCV13，然后至少在 8 周后单次剂量 PPSV23。在最初的 PPSV23 剂量 5 年后，应给予第二剂 PPSV23	

续表

疾病	指征	第一选择	备选方案
甲型和乙型流感病毒感染	所有 HIV 感染者	灭活流感疫苗 0.5 ml IM 每年一次	
组织胞浆菌感染	CD4 + T 细胞计数 ≤ 150/μl，因职业暴露，或生活在组织胞浆菌病高地方病发病率（每年每 100 名人口发病 10 例以上）的社区	伊曲康唑 200 mg PO 每日	
球孢子菌病	疫区患者 IgM 或 IgG 血清学检测阳性；CD4 + T 细胞计数 < 250/μl	氟康唑 400 mg PO 每日，伊曲康唑 200 mg PO 每日 2 次	
水痘-带状疱疹病毒（VZV）感染	接触前预防：CD4 + T 计数 ≥ 200/μl 的未接种疫苗患者，无水痘或带状疱疹病史，或 VZV 血清阴性 注：不建议对 HIV 感染的成年人进行常规 VZV 血清学检测 暴露后——与有活动性水痘或带状疱疹的人密切接触 疱疹的人密切接触 易感患者（无疫苗接种史或无任何疾病史，或已知 VZV 血清阴性者）	接触前预防：初次接种水痘疫苗（Varivax），每次接种 2 剂（0.5 ml SC），间隔 3 个月。如果疫苗接种后因疫苗病毒导致疾病，建议使用阿昔洛韦治疗 暴露后治疗： 水痘-带状疱疹免疫球蛋白（VariZIG）12.5 IU/kg（最多 625 IU）IM，接触活动性水痘或带状疱疹患者后 96 h 内给药	HIV 感染者的家庭接触者应接种 VZV 疫苗，以防止 VZV 可能传播给 HIV 感染者。暴露后替代治疗： 如果 CD4 + T 细胞计数 > 200/μl，暴露后水痘疫苗（Varivax）0.5 ml SC×2 剂，间隔 3 个月；或先早期阿昔洛韦 800 mg PO 3 次/日，共 5 天 这两种替代办法尚未在 HIV 感染者中进行研究

续表

疾病	指征	第一选择	备选方案
		注: 截至 2007 年 6 月, 只有在 IND (1-800-843-7477, FFF 企业) 治疗下才能获得 VariZIG	
人乳头瘤病毒 (HPV) 感染	11~26 岁的女性。11~26 岁的男性。	HPV 四价疫苗 0.5 ml IM, 于第 0、2、6 个月	
甲型肝炎病毒 (HAV) 感染	HAV 易感者, 如慢性肝病患者或静脉注射毒品使用者, 或与男性发生性关系的男性。某些专家可能会推迟疫苗接种, 直到 CD4 + T 细胞计数 > 200/μl	甲型肝炎疫苗 1 ml IM×2 剂——在第 0、6、12 个月, 接种后 1 个月应评估 IgG 抗体反应, 无反应者应重新接种	
乙型肝炎病毒 (HBV) 感染	所有没有证据表明之前接触过 HBV 的 HIV 感染者都应接种 HBV 疫苗, 包括 CD4 + T 细胞计数 < 200/μl 的患者 单一抗 HBc 患者: 考虑在接种疫苗前筛查 HBV DNA, 以排除隐匿性慢性 HBV 感染 疫苗无效者: 定义为在接种一系列疫苗后一个月 HBsAb < 10 IU/ml	乙肝疫苗 (Engerix-B 20 μg/ml 或 Recombivax HB 10 μg/ml) 分别在第 0、1、6 个月 IM, HBsAb 应在疫苗系列完成后一个月获得 重新接种第二个疫苗系列	一些专家建议接种 40 μg 剂量的任一种疫苗 一些专家建议重新接种 40 μg 的任一种疫苗

续表

疾病	指征	第一选择	备选方案
	对于第一次接种系列疫苗时 CD4 + T 细胞计数较低的患者，某些专家可能会推迟再次接种，直到抗逆转录病毒治疗后 CD4 + T 细胞计数持续增加		

ART，抗逆转录病毒治疗；HB，肝炎；IG，免疫球蛋白；IM，肌内注射；IND，试验性新药；NNRTI，非核苷类逆转录酶抑制剂；PI，蛋白酶抑制剂；PO，口服；RFB，利福布汀。

Modified from Centers for Disease Control and Prevention: Guidelines for prevention and treatment of opportunistic infections in HIV-infected adults and adolescents: recommendations from CDC, the National Institutes of Health, and the HIV Medicine Association of the Infectious Disease Society of America, MMWR 58（RR-4），2009.

2. INSTI：拉替拉韦；度鲁特韦可在妊娠早期使用；比特格韦的数据有限

3. PI：ATV/r 或 DRV/r

- 应在婴儿出生后继续进行 ART。如果产妇的 HIV RNA ＞ 1000/ml，或存在依从性差的问题，也应在分娩时给产妇静脉注射齐多夫定，不管它是否是其三药方案中现有的一个组成部分。对于尽管进行了适当的 ART，但病毒载量仍持续＞ 1000/ml 的妇女，剖宫产可以进一步降低传播风险。对于 HIV RNA ＜ 1000/ml 的妇女，在新生儿出生后的前 6 周内也应给予齐多夫定，如果 HIV RNA 水平＞ 1000/ml，婴儿应接受联合抗病毒治疗，其中可能包括齐多夫定、拉米夫定和奈韦拉平，持续 6 周。母亲应完全避免哺乳

处理

- 持续护理，包括经常性的医疗评估和监测 CD4 ＋ T 细胞计数和 HIV 病毒载量
- 长期护理侧重于提供最新的 ART、PJP 和其他机会性感染的预防以及并发症的早期发现
- 持续的心血管风险评估和其他初级预防干预措施
- 甲、乙、丙型肝炎筛查。TDF 和拉米夫定等药物对 HIV 和乙型肝炎均有疗效，可用于合并感染的患者
- 接种疫苗，包括甲型肝炎和乙型肝炎（易感时）、肺炎球菌（PCV13 和 PPSV23）、破伤风 / 白喉 / 百日咳、脑膜炎球菌和流感。框 83-1 总结了 HIV 阳性成人的疫苗接种情况
- 每年筛查其他性传播感染（衣原体、淋病和梅毒）。这包括妇女的滴虫和 MSM 的衣原体和淋病的生殖器外（即咽和直肠）检测
- 考虑 AIDS 相关（淋巴瘤、HPV）和与 AIDS 无关的疾病（一般人口、特定年龄癌症的筛查）

转诊

转诊至在 HIV 感染及其并发症的管理方面有知识和经验的医生。

预防

- TDF/FTC 可用作暴露前预防（PrEP）。HIV 阴性者可每天服用 TDF/FTC 一次，以防止 HIV 感染。已证明 PrEP 在 MSM、异

框 83-1　HIV 阳性成人的疫苗接种

一般避免

- 卡介苗
- 口服脊髓灰质炎疫苗
- 口服伤寒疫苗

CD4 + T 细胞＜ 200 µl 应避免

- 黄热病疫苗
- 麻疹疫苗
- 水痘–带状疱疹病毒（VZV）疫苗

常规接种

- 破伤风 / 白喉疫苗（或白百破混合疫苗）
- 甲型 / 乙型肝炎疫苗
- 肺炎链球菌疫苗
- 流感嗜血杆菌 b 多糖疫苗
- 脑膜炎球菌疫苗
- 流感疫苗，每年一次

如需旅行应予以

- 伤寒 Vi 多糖疫苗
- 脑膜炎球菌疫苗
- 灭活脊髓灰质炎病毒疫苗
- 狂犬病疫苗
- 乙型脑炎疫苗
- 蜱媒脑炎疫苗

From Auerbach P：Wilderness medicine，expert consult，premium edition—enhanced online features and print，Philadelphia，2012，WB Saunders.

性恋和注射吸毒者中是有效的。应每三个月监测一次 PrEP 患者的肾功能障碍、HIV 状况和依从性

- 暴露后预防（PEP）是一种有效的预防干预措施，适用于因职业或性暴露而接触 HIV 的人。PEP 应在暴露后 72 h 内服用，并持续 28 天。应评估 HIV 基线状态、肾功能、乙 / 丙型肝炎和肝功能。推荐的首要方案是替诺福韦 / 恩曲他滨 300 mg/ 200 mg 每日一次，加拉替拉韦 400 mg 每日两次口服或度鲁特韦 50 mg 每日一次。育龄妇女或怀孕妇女，应避免服用度鲁特韦

重点和注意事项

专家点评

- 应在所有 HIV 感染者中开展抗逆转录病毒治疗（ART），无论 CD4 + T 细胞计数如何
- ART 与避免母乳喂养和选择性剖宫产相结合，可降低母婴传播的风险

相关内容

获得性免疫缺陷综合征（相关重点专题）

推荐阅读

Baeten JM et al: Antiretroviral prophylaxis for HIV prevention in heterosexual men and women, *N Engl J Med* 367:399-410, 2012.

Baeten JM et al: Use of a vaginal ring containing dapivirine for HIV-1 prevention in women, *N Engl J Med* 375:2121-2132, 2016.

Boucher HC et al: 2010 guidelines for antiretroviral treatment of HIV from the International AIDS Society-USA Panel, *J Am Med Assoc* 304(17):1897, 2010.

Cain KP et al: An algorithm for tuberculosis screening and diagnosis in people with HIV, *N Engl J Med* 362:707-716, 2010.

CDC issues new guidelines for community centers: routine HIV testing, counseling update, *AIDS Alert* 26(5):54-56, 2011.

Chou R et al: Screening for HIV in pregnant women: systematic review to update the 2005 U.S. Preventive Services Task Force recommendation, *Ann Intern Med* 157:719-728, 2012.

Chu C, Selwyn PA: Diagnosis and initial management of acute HIV infection, *Am Fam Physician* 81(100):1239-1244, 2010.

Cohen MS et al: Antiretroviral therapy for the prevention of HIV-1 transmission, *N Engl J Med* 375:830-839, 2016.

French N et al: A trial of a 7-valent pneumococcal conjugate vaccine in HIV-infected adults, *N Engl J Med* 362:812-822, 2010.

Grant RM et al: Pre-exposure chemoprophylaxis for HIV prevention in men who have sex with men, *N Engl J Med* 363:2587-2599, 2010.

Guidelines for the use of antiretroviral agents in HIV-1 infected adults and adolescents: developed by the DHHS Panel on antiretroviral guidelines for adults and adolescents—a Working Group of the Office of AIDS Research Advisory Council. Available at: http://AIDSinfo.nih.gov. [Accessed 30 May 2018].

Hall HI et al: Prevalence of diagnosed and undiagnosed HIV infection—United States, 2008-2012, *MMWR Morb Mortal Wkly Rep* 64(24), 2015.

Insight Start Study Group: Initiation of antiretroviral therapy in early asymptomatic HIV infection, *N Engl J Med* 373:795-807, 2015.

Molina JM et al: On-demand pre-exposure prophylaxis in men at high risk for HIV-1 infection, *N Engl J Med* 373:2237-2246, 2015.

Reynolds EF et al: Preexposure prophylaxis for HIV prevention, *Ann Intern Med* 163:941-948, 2015.

Siemieniuk RAC et al: Antiretroviral therapy in pregnant women living with HIV: a clinical practice guideline, *BMJ* 358:961, 2017.

第 84 章　获得性免疫缺陷综合征
Acquired Immunodeficiency Syndrome

Philip A. Chan

尹雯　译　李爱民　审校

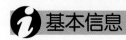 基本信息

定义

获得性免疫缺陷综合征（acquired immunodeficiency syndrome，AIDS）是一种感染人类免疫缺陷病毒（human immunodeficiency virus，HIV）所致的免疫失衡，以细胞免疫逐渐退化导致继发（机会性）感染和（或）恶性肿瘤为特征的疾病。

同义词

AIDS

艾滋病

ICD-10CM 编码
B20　人类免疫缺陷病毒（HIV）病

流行病学和人口统计学

发病率（美国）：

- 据估计，美国每年确诊 AIDS 的人数约 18 000 人
- 黑人/非裔和拉丁美洲/西班牙裔美国人中新发 AIDS 病例与白种美国人在数量上不成比例
- 大多数新发 AIDS 患者是同性恋、双性恋，或有男男性行为（MSM）

患病率（美国）： AIDS 累计确诊病例数超过 120 万

好发性别： 美国确诊的 AIDS 患者中男性占近 75%，超过一半的 AIDS 是由于 MSM

好发年龄： AIDS 患病年龄集中于 25 ～ 59 岁

发病高峰： 25 ～ 59 岁

遗传学：

- 家族因素：尽管目前没有明确的遗传易感性，但是感染嗜巨噬细胞病毒（一种主要的性传播病毒）的 *CCR5* 基因缺失的个体不易感染 HIV，且进展为 AIDS 更缓慢
- 先天性感染：
  1. 30% 未经治疗的感染 HIV 的孕妇会在妊娠过程中将病毒传播给未出生的胎儿
  2. 没有明确的先天性畸形与 HIV 感染相关；先天性感染 HIV 可能导致低出生体重及自然流产

体格检查和临床表现

- 非特异性表现：发热、体重下降、食欲不振
- 特异性表现：
  1. 与特定的机会性感染及恶性肿瘤相关。包括：
     a. 机会性感染
     （1）播散性类圆线虫病
     （2）播散性弓形虫病、隐球菌病、组织胞浆菌病、巨细胞病毒（cytomegalovirus，CMV）感染、单纯疱疹病毒（herpe simplex virus，HSV）感染以及非结核性分枝杆菌感染（最常见的是鸟分枝杆菌复合群）
     （3）食管念珠菌病或支气管肺疾病
     （4）慢性隐孢子虫病腹泻
     （5）肺孢子虫病
     （6）广泛肺及肺外结核（tuberculosis，TB）
     （7）复发性肺炎或其他细菌感染
     （8）进行性多灶性白质脑病（progressive multifocal leukoencephalopathy，PML）
     b. AIDS 相关的肿瘤
     （1）卡波西肉瘤
     （2）原发性脑淋巴瘤
     （3）浸润性宫颈癌
     （4）高分化 B 细胞非霍奇金淋巴瘤，伯基特淋巴瘤，未分化的非霍奇金淋巴瘤或者免疫母细胞淋巴瘤
  2. 最常见：
     a. 呼吸道感染［肺孢子虫病（以往称为耶氏肺孢菌肺炎或

　　　卡氏肺孢菌肺炎）、结核、细菌性肺炎、真菌感染]

　　b. 中枢神经系统感染（弓形虫、结核）

　　c. 胃肠道感染（隐孢子虫病、等孢球虫病、CMV）

　　d. 眼部感染（CMV，弓形虫）

　　e. 卡波西肉瘤（皮肤或内脏）或者淋巴瘤（淋巴结或淋巴结外）

- 可能无任何症状
- 在已证实感染 HIV 的人群中，如 CD4 ＋ T 细胞计数 < 200/μl 或不足淋巴细胞总数的 14%，即使没有其他感染，也可以诊断为 AIDS

病因学

- 感染 HIV-1 或 HIV-2（少见）导致
- HIV 通过性接触、共用针头（静脉吸毒）、输注含有 HIV 的血液或血液制品传播，或由感染 HIV 的母亲传染胎儿或新生儿

Dx 诊断

鉴别诊断

- 其他消耗性疾病需要与非特异性症状的 AIDS 相鉴别：
  1. TB
  2. 肿瘤
  3. 播散型真菌感染
  4. 吸收不良综合征
  5. 抑郁症
- 与痴呆或脱髓鞘引起的脑病、脊髓病或者神经病变相关的其余异常

评估

及时评估呼吸道、CNS 及 GI 相关症状。

实验室检查

- HIV 抗体检测：HIV 感染监测病例的最新定义请参考"人类免疫缺陷病毒"章节

- CD4 ＋ T 细胞计数：可用于明确免疫受损的严重程度
- 病毒载量检测：为长期的抗病毒治疗制定计划，以及追踪疾病和治疗进展（如 HIV RNA PCR）
- CSF 检查：脑膜炎或神经系统疾病（如提示存在）
- 梅毒、甲型肝炎、乙型肝炎、丙型肝炎及弓形虫血清学检查
- 检测其他性传播性感染（sexually transmitted infections，STIs）如梅毒、淋病、衣原体
- 耐药基因检测：用于评估初治患者的原发性耐药和治疗方案失败患者的继发性耐药
- 眼部检查：评估 CD4 ＋ T 细胞计数＜ 50/µl 患者有无 CMV 视网膜炎
- 隐球菌抗原：是 CD4 ＋ T 细胞计数＜ 100/µl 且有发热、弥漫性肺炎或有脑膜炎证据的患者评估的一部分
- 分枝杆菌感染的评估（TB 或 MAI），根据临床表现进行结核菌素皮肤试验（tuberculin skin test，TST），或 IFN-γ 释放试验（interferon-gamma release assay，IGRA）、痰培养、胸部 X 线检查、血抗酸杆菌培养

影像学检查

- 颅脑 MRI 或者 CT 可以明确脑病或局限性的 CNS 系统并发症［如：弓形虫病（图 84-1）、淋巴瘤］

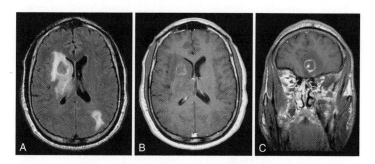

图 84-1　弓形虫病。A. 磁共振成像液体衰减反转恢复序列显示右基底节区和左额叶等信号病灶伴有周围水肿。**B.** 钆造影对比剂 T1 加权像显示右基底节区病灶边缘轻度强化。**C.** 钆造影对比剂 T1 加权像显示左额叶病灶典型的"靶征"。（From Soto JA，Lucey BC：Emergency radiology：the requisites，ed 2，Philadelphia，2017，Elsevier.）

- 胸 X 线检查或 CT 可协助诊断肺孢子虫病、TB 或者细菌性肺炎

℞ 治疗

处理 HIV 感染所致 AIDS 的最重要环节是及时启动抗逆转录病毒治疗。

非药物治疗

- 保证充足的热量摄入
- 鼓励保持良好的口腔卫生并定期进行牙科护理。
- 避免增加感染其他潜在病原体的高危行为，可使用避孕套、避免公用针头等
- 重新接种疫苗——尤其是白百破混合疫苗、肺炎链球菌疫苗、脑膜炎球菌疫苗、甲／乙型肝炎疫苗以及每年的流感疫苗
- 避免接种任何可能对免疫缺陷患者有风险的减毒活疫苗（如：MMR、水痘）
- 尽可能避免增加机会性感染暴露风险的行为［如：清理猫舍（弓形虫病）、被猫抓（巴尔通体感染）、接触爬行动物（沙门氏菌）、到发展中国家旅游（隐孢子虫病、结核）、食用未熟的食物以及饮用不安全的水等］。表 84-1 罗列了可感染 HIV 感染患者消化系统的病原体

表 84-1　可引起 HIV/AIDS 患者消化系统感染的病原体

	病原体
食管	白念珠菌[a]
	巨细胞病毒[a]
	单纯疱疹病毒[a]
肝	巨细胞病毒
	隐孢子虫[a]
	嗜肝病毒
	鸟分枝杆菌复合群[a]
小肠	弯曲杆菌
	巨细胞病毒[a]
	隐孢子虫[a]

续表

	蓝氏贾第鞭毛虫 [a]
	贝氏等孢子球虫 [a]
	鸟分枝杆菌复合群 [a]
	微孢子门（微孢子虫属、肠道微孢子虫）
	沙门菌 [a]
	肠聚集性大肠杆菌
	粪类圆线虫
大肠	弯曲杆菌
	艰难梭菌
	巨细胞病毒 [a]
	内阿米巴属寄生虫
	单纯疱疹病毒 [a]
	沙门氏菌 [a]
	肠聚集性大肠杆菌
	志贺菌

[a] 符合美国 CDC AIDS 监测病例定义的消化系统疾病。

From Cherry JD et al：Feigin and Cherry's pediatric infectious diseases，ed 8，Philadelphia，2019，Elsevier.

急性期治疗

机会性感染的急诊处理见表 84-2。处理 AIDS 相关的恶性肿瘤，请参考在正文其他地方特殊的恶性肿瘤。

慢性期治疗

对于所有 HIV 感染患者，尤其是那些满足 AIDS 诊断标准的患者：

- 针对肺孢子虫病、鸟分枝杆菌（参考具体章节）进行预防性治疗。经恰当的抗逆转录病毒治疗，许多患者的细胞免疫功能可以得到很大程度的恢复。如果 CD4＋T 细胞计数升高并持续 3 个月大于 $200/\mu l$，即可停止对肺孢子虫病的预防性治疗

- 基于美国卫生与公众服务部（department of health and human services，DHHS）的指南，无论 CD4＋T 细胞计数的多少，均应进行积极的抗逆转录病毒治疗（antiretroviral therapy，ART）。对于 CD4＋T 细胞数＜$350/\mu l$、尤其是 CD4＋T 细胞＜$200/\mu l$ 者，强烈推荐立即进行 ART

表 84-2　AIDS 相关机会性感染的治疗

机会性感染	首选治疗	替代治疗	其他意见
PJP	● 使用标准剂量 TMP-SMX 可以治愈 ● 使用 TMP-SMX 预防仍发展成 PJP 的患者 ● PJP 治疗时间：21 日 对于中到重度 PJP: ● TMP-SMX: TMP 15～20 mg 加 SMX 75～100 mg/（kg·d），IV 每 6 h 或 8 h 1 次，待临床症状改善，可序贯为 PO 对于轻到中度 PJP: ● TMP-SMX: TMP 15～20 mg 加 SMX 75～100 mg/（kg·d），分 3 次 PO，或 ● TMP-SMX:（160 mg/800 mg DS）2 片 PO tid PJP 治愈后的二级预防: ● TMP-SMX DS: 一片 PO qd，或 ● TMP-SMX（80 mg/400 mg 或 SS）：一片 PO qd	对于中到重度 PJP: ● 喷他脒 4 mg/（kg·d）IV，输注时间≥60 min，由于药物毒性，其剂量可以降至 3 mg/（kg·d），或 ● 伯氨喹 30 mg（碱基）PO qd +（克林霉素 600 mg IV 每 6 h 1 次或 900 mg IV 每 8 h 1 次）或（克林霉素 300 mg PO 每 6 h 1 次或 450 mg PO 每 8 h 1 次） 对于轻到中度 PJP: ● 氨苯砜 100 mg PO qd + TMP 5 mg/kg PO tid，或 ● 伯氨喹 30 mg（碱基）PO qd +（克林霉素 300 mg PO 每 6 h 1 次或 450 mg PO 每 8 h 1 次），或 ● 阿托伐醌 750 mg 与食物同服 PO bid PJP 治愈后的二级预防: ● TMP-SMX DS: 一次一片 PO tiw，或 ● 氨苯砜 100 mg PO qd，或 ● 氨苯砜 50 mg PO qd +（乙胺嘧啶 50 mg + 甲酰四氢叶酸 25 mg）PO 一周一次，或	加用皮质类固醇的指征: ● 呼吸室内空气情况下 $PaO_2 < 70$ mmHg 　或 ● 肺泡-动脉氧分压差 > 35 mmHg。 泼尼松剂量（尽早应用且在 PJP 治疗 72 h 内应用）： ● 1～5 d: 40 mg PO bid ● 6～10 d: 40 mg PO qd ● 11～21 d: 20 mg PO qd ● IV 甲基泼尼龙等效剂量是泼尼松等效剂量的 75% ● 治疗开始 72 h 后开始使用皮质类固醇，其疗效尚不明确，但一些临床医生仍会对中至重度 PJP 患者使用 ● 不论如何，所有患者在应用氨苯砜或伯氨喹之前均需要检测葡萄糖-6-磷酸脱氢酶，对于有 G6PD 的患者，需采用替代治疗方案 ● 接受乙胺嘧啶/磺胺嘧啶治疗或者预防弓形虫病的患者不需要额外 PJP 预防治疗

续表

机会性感染	首选治疗	替代治疗	其他意见
		• 氨苯砜 200 mg +乙胺嘧啶 75 mg +甲酰四氢叶酸 25 mg PO 一周一次, 或 • 每月以 Respigard II 型雾化吸化器雾化吸入喷他脒 300 mg, 或 • 阿托伐醌 1500 mg PO qd, 或 • (阿托伐醌 1500 mg +乙胺嘧啶 25 mg +甲酰四氢叶酸 10 mg) PO qd	• 如因轻微不良反应中断 TMP-SMX, 应在处理不良反应后再次应用。TMP-SMX 剂量可逐渐增加 (脱敏治疗), 或减少, 或调整用药频率 • 对于疑似或确诊史-约翰综合征或中毒性表皮坏死的患者, 应永久停用 TMP-SMX
刚地弓形虫脑炎	*急性感染的治疗:* • 乙胺嘧啶第一剂 200 mg PO, 然后根据体重计算: • 如体重 < 60 kg, 乙胺嘧啶 50 mg PO 每 6 h 1 次+磺胺嘧啶 1000 mg PO 每 6 h 1 次+甲酰四氢叶酸 10 ~ 25 mg PO qd • 如体重 ≥ 60 kg, 则乙胺嘧啶 75 mg PO qd +磺胺嘧啶 1500 mg PO 每 6 h 1 次+甲酰四氢叶酸 10 ~ 25 mg PO qd • 甲酰四氢叶酸剂量可以增加至 50 mg PO qd 或 bid	*急性感染的治疗:* • 乙胺嘧啶 (甲酰四氢叶酸) * +克林霉素 600 mg IV 或 PO 每 6 h 1 次, 或 • TMP-SMX (TMP 5 mg/kg + SMX 25 mg/kg) IV/PO bid, 或 • 阿托伐醌 1500 mg 与食物同服 PO bid +乙胺嘧啶 (甲酰四氢叶酸) *, 或 • 阿托伐醌 1500 mg 与食物同服 PO bid +磺胺嘧啶 1000 ~ 1500 mg, PO 每 6 h 1 次 (与首选治疗中一致, 根据体重计算剂量) 或	• 仅治疗与局灶性病变相关的占位效应或水肿时, 才添加皮质类固醇 (如: 地塞米松); 临床允许时应尽早停用 • 抗癫痫药应该应用于有癫痫病史且急性治疗后仍处于持续状态的患者, 但不应用于预防癫痫 • 如果用克林霉素代替磺胺嘧啶, 必须增加其他药物以预防 PJP

续表

机会性感染	首选治疗	替代治疗	其他意见
	急性感染的治疗时间： • 至少 6 周；如果 6 周时患者临床症状或影像学进展或未完全改善，则需要治疗更久 *慢性维持治疗：* • 乙胺嘧啶 25～50 mg qd ＋磺胺嘧啶 2000～4000 mg/d（分 2～4 次 PO）＋甲酰四氢叶酸 10～25 mg/d（适宜摄入量）	• 阿托伐醌 1500 mg 与食物同服 PO bid，或 • 乙胺嘧啶（甲酰四氢叶酸）* ＋阿奇霉素 900～1200 mg PO qd *慢性维持治疗：* • 克林霉素 600 mg PO 每 8 h 1 次 ＋（乙胺嘧啶 25～50 mg ＋甲酰四氢叶酸 10～25 mg）PO qd，或 • TMP-SMX DS 一片 PO bid，或 • 阿托伐醌 750～1500 mg PO bid ＋（乙胺嘧啶 25 mg ＋甲酰四氢叶酸 10 mg）PO qd，或 • 阿托伐醌 750～1500 mg PO qd ＋磺胺嘧啶 2000～4000 mg/d，分 2～4 次 PO，或 • 阿托伐醌 750～1500 mg 与食物同服 PO bid	
结核（TB）	• 留取标本培养及分子诊断后，对于有 TB 临床表现或影像或影像学特点的患者	*耐药结核的治疗：* • INH 耐药：	• 加用皮质类固醇可以改善结核性脑膜炎及心包炎的患者的生存率。有关药

续表

机会性感染	首选治疗	替代治疗	其他意见
	需要开始经验性抗 TB 治疗 *初始治疗阶段（2 个月，每日给药）*： • INH + [RIF 或 RFB] + PZA + EMB *维持治疗阶段*： • INH + [RIF 或 RFB] 每日 *总治疗时间（对于药物敏感性 TB）*： • 肺结核：6 个月 • 经过 2 个月治疗后培养阳性的肺结核患者：9 个月 • 有 CNS 感染的肺外结核：9 ~ 12 个月 • 累及骨关节的肺外结核：6 ~ 9 个月 • 其余部位的肺外结核：6 个月 • 药物的治疗时间应为实际接受药物治疗的天数，而不是始治日期算起的时间	• （RIF 或 RFB）+ EMB + PZA +（莫西沙星或左氧氟沙星）治疗 2 个月，然后（RIF 或 RFB）+ EMB +（莫西沙星或左氧氟沙星）治疗 7 个月 *利福平耐药 ± 其余药*： • 需要综合耐药类型、临床表现及微生物反应性，以及经验丰富专家的意见，制定个体化的治疗方案及时间	物、剂量和持续时间的建议见下文 • 对于接受 HIV PI 治疗的患者，不宜推荐应用 RIF，因为以 RIF 可诱导 PI 代谢 • RFB 对 CYP3A4 酶的诱导导作用并不如 RIF，可推荐应用于接受 PI 治疗的患者 • 每周一次的利福喷汀给药方案可导致 HIV 感染者产生利福霉素耐药，不推荐常规使用 • 应用利福平及交互的 ART 治疗的患者，需要考虑进行治疗药物监测 • 针对不严重的未确定的 IRIS，可以用 NSAID，而不需要改变 TB 或者 HIV 的治疗方案 • 针对严重 IRIS，考虑应用泼尼松并根据临床表现在 4 周内逐渐减量。例如： • 如果应用 RIF：泼尼松 1.5 mg/（kg·d）治疗 2 周，然后后 0.75 mg/（kg·d）治疗 2 周

续表

机会性感染	首选治疗	替代治疗	其他意见
			• 如果应用 *RFB*: 泼尼松 1.0mg/(kg·d), 2 周, 然后 0.5 mg/(kg·d) 治疗 2 周。一些患者可能需要数个月的更缓慢的减药方案
播散性 MAC 病	**至少 2 种药物的初始治疗:** • 克拉霉素 500 mg PO bid ＋乙胺丁醇 15 mg/kg PO qd; 或 • 如果因为药物相互作用或耐受不佳不能应用克拉霉素, 可用阿奇霉素 500 ～ 600 mg ＋乙胺丁醇 15 mg/kg PO qd **治疗时间:** • 至少治疗 12 个月, ART 治疗 CD4 > 100/µl 超过 6 个月, 且没有 MAC 的临床症状及体征, 可以停药	• 对于严重免疫抑制的患者 (CD4 < 50/µl)、高结核分枝杆菌负荷 (血液细菌负荷 > 2 log CFU/ml) 或者缺乏有效的 ART 治疗的患者, 要考虑增加第三种甚至第四种药物 第三及第四种药物选择包括: • RPB 300 mg PO qd (因为药物之间相互作用可能需要调整剂量), 或 • 阿米卡星 10 ～ 15 mg/kg IV qd, 或 • 链霉素 1 g IV 或 IM qd, 或 • 莫西沙星 400 mg PO qd, 或 • 左氧氟沙星 500 mg PO qd	• 推荐进行克拉霉素的药敏试验 • 因 IRIS 出现中至重度症状的患者可以应用 NSAID • 如果 IRIS 症状持续, 可以短期 (4 ～ 8 周) 应用全身类皮质固醇 (相当于 20 ～ 40 mg 泼尼松)
细菌性呼吸道疾病 (以肺炎为主)	• 对于临床和影像学证据提示细菌性肺炎的患者, 应立即开始经验性抗生素治疗。以下列举了推荐的经验性治疗的方案。在获得微生物学结果后, 酌情调整治疗方案		• 对于疑诊 TB 但未予抗结核治疗的患者, 氟喹诺酮需谨慎使用 • 由于肺炎链球菌耐药不断增多, 通常

续表

机会性感染	首选治疗	替代治疗	其他意见
	门诊经验性治疗: ● 一种口服 β-内酰胺类 + 一种口服大环内酯类(阿奇霉素或克拉霉素) ● 首选 β-内酰胺类:高剂量的阿莫西林或者阿莫西林/克拉维酸 ● 替代 β-内酰胺类:头孢泊肟或者头孢呋辛,或 ● 青霉素过敏者:左氧氟沙星 750 mg PO qd 或莫西沙星 400 mg PO qd ● 治疗时间:7～10 日(至少 5 日)。在停用抗生素之前至少有 48～72 h 不发热且临床症状稳定 *非 ICU 住院患者的经验性治疗:* ● 一种静脉注射 β-内酰胺类 + 一种大环内酯类(阿奇霉素或克拉霉素) ● 替代 β-内酰胺类:头孢曲松、头孢噻肟,或者氨苄西林/舒巴坦 ● 青霉素过敏者:左氧氟沙星 750 mg IV qd 或莫西沙星 400 mg IV qd	*门诊经验性治疗:* ● 一种口服 β-内酰胺类 + 口服多西环素 ● 首选 β-内酰胺类:高剂量阿莫西林/克拉维酸 ● 替代 β-内酰胺类:头孢泊肟或头孢呋辛 *非 ICU 住院患者的经验性治疗:* ● 一种静脉注射 β-内酰胺类 + 多西环素 *ICU 住院患者的经验性治疗:* ● 青霉素过敏者:氨曲南 IV +(左氧氟沙星 750 mg IV qd 或莫西沙星 750 mg IV qd) *有铜绿假单胞菌肺炎风险患者的治疗:* ● 一种抗假性肺炎球菌、抗铜绿假单胞菌的 β-内酰胺类 + 一种氨基糖苷类 + 阿奇霉素,或	● 不推荐单用大环内酯的经验性治疗 ● 给予大环内酯预防治疗 MAC 的患者,不宜用大环内酯单药治疗细菌性肺炎 ● 对于开始应用静脉注射抗生素的患者,在临床症状改善且可以耐受口服治疗的情况下,可改口服药物序贯治疗 ● 对于反复出现重症细菌性肺炎的患者可考虑预防性用药 ● 应用抗生素预防复发时,临床医生需要警惕潜在的诱导耐药的风险及药物毒性

续表

机会性感染	首选治疗	替代治疗	其他意见
	ICU 住院患者的经验性治疗： • 一种静脉注射 β-内酰胺类＋静脉注射阿奇霉素，或 • 一种静脉注射 β-内酰胺类＋（左氧氟沙星 750 mg IV qd 或莫西沙星 400 mg IV qd） • 首选 β-内酰胺类：头孢曲松、头孢噻肟，或者氨苄西林/舒巴坦 *有铜绿假单胞菌肺炎风险的患者经验性治疗：* • 一种静脉注射抗肺炎球菌、抗铜绿假单胞菌的 β-内酰胺类＋环丙沙星 400 mg IV 每 8～12 h 1 次，或者左氧氟沙星 750 mg IV qd • 首选 β-内酰胺类：哌拉西林/舒巴坦、头孢吡肟、亚胺培南或美罗培南 *有耐甲氧西林金黄色葡萄球菌肺炎风险的患者经验性治疗：*	• 上述 β-内酰胺类＋一种氨基糖苷类＋（左氧氟沙星 750 mg IV qd，或莫西沙星 400 mg IV qd），或 • 青霉素过敏者：氨曲南代替 β-内酰胺类	

续表

机会性感染	首选治疗	替代治疗	其他意见
	• 在基线方案上，增加万古霉素 IV，或利奈唑胺（IV 或 PO） • 针对严重的坏死性肺炎，在万古霉素（而不是利奈唑胺）基础上增加克林霉素可以减少细菌毒素的产生		
细菌性肠道感染 *经验性治疗需待确诊*	• 开始经验性抗生素治疗之前要留取供化验的大便标本 • 对于晚期 HIV 感染者（CD4 < 200/μl 或伴随 AIDS 相关的疾病）、有严重腹泻（> 6 次/日）和（或）伴随发热或寒战的患者，需要进行经验性抗生素治疗 *经验性治疗：* • 环丙沙星 500 ~ 750 mg PO（或 400 mg IV）每 12 h 1 次 • 需要根据评估检验结果适当调整治疗方案 • 对于无严重临床症状的慢性腹泻（> 14 日）患者，经验性抗生素治疗是不必要的；可以在确诊后开始治疗	*经验性治疗：* • 头孢曲松 1 g IV 每 24 h 1 次或 • 头孢噻肟 1 g IV 每 8 h 1 次	• 如果患者有明显的恶心、呕吐、腹泻、电解质紊乱、酸中毒和血压不稳、定应考虑住院 IV 抗生素 • 如有必要，口服或静脉补液 • 如果考虑炎症相关性腹泻（艰难梭菌相关腹泻），应避免使用抗胃肠动力药物 • 如果治疗 5 ~ 7 日后没有临床改善，则需考虑粪便培养＋药敏试验，或进行其余诊断性检验（如：毒素分析、分子检测）或考虑其余诊断及抗生素耐药检测

续表

机会性感染	首选治疗	替代治疗	其他意见
沙门菌感染	因存在菌血症的高风险，所有感染沙门菌血症的 HIV 感染患者均需要进行治疗 • 如果药物敏感，可用环丙沙星 500 ~ 750 mg PO（或 400 mg IV）每 12 h 1 次 治疗时间： 对于没有菌血症的胃肠炎患者： • 如果 CD4 ≥ 200/μl：7 ~ 14 日 • 如果 CD4 < 200/μl：2 ~ 6 周 对于有菌血症的胃肠炎患者： • 如果 CD4 ≥ 200/μl：14 日；如果菌血症持续存在或反复杂菌感染（如：存在转移性的感染灶），治疗时间要延长 • 如果 CD4 < 200/μl：2 ~ 6 周 以下人群需要考虑二级预防： • 反复出现沙门菌胃肠炎 ± 菌血症的患者，或 • CD4 < 200/μl 且有严重腹泻的患者	• 左氧氟沙星 750 mg（PO 或 IV）每 24 h 1 次，或 • 莫西沙星 400 mg（PO 或 IV）每 24 h 1 次，或 • TMP 160 mg-SMX 800 mg（PO 或 IV），每 12 h 1 次，或 • 头孢曲松 1 g IV 每 24 h 1 次，或 • 头孢噻肟 1 g IV 每 8 h 1 次	• 如有必要，进行口服或静脉补液 • 应该避免应用抗胃肠动力药物 • 对于复发性沙门菌血症患者，长期应用药物预防的作用尚未证实。必须权衡预防性治疗的获益及长期抗生素暴露的潜在风险 • 有效的 ART 可以减少沙门菌感染的频率、严重程度及复发概率

续表

机会性感染	首选治疗	替代治疗	其他意见
黏膜皮肤念珠菌病	对于口咽念珠菌病；初始经验性治疗（7～14 日）： • 口服治疗：氟康唑 100 mg PO qd 或 • 局部治疗： • 克霉唑锭剂 10 mg PO 每日 5 次，或 • 咪康唑颊黏膜粘贴片 50 mg，粘贴在大齿龈窝的黏膜表面,qd(不要吞咽，咀嚼或压碎) 对于食管念珠菌病（14～21 日）： • 氟康唑 100 mg（最大剂量 400 mg）PO 或 IV qd，或 • 伊曲康唑口服液 200 mg PO qd 对于单纯性外阴阴道念珠菌病： • 1 剂氟康唑 150 mg PO，或 • 局部康唑类（克霉唑、布康唑、咪康唑、噻康唑或特康唑）治疗 3～7 d 对于严重或复发性外阴阴道念珠菌病： • 氟康唑 100～200 mg PO qd，治疗 ≥ 7 日，或 • 局部抗真菌治疗 ≥ 7 日	对于口咽念珠菌病；初始经验性治疗（7～14 日）： • 口服治疗： • 伊曲康唑口服液 200 mg PO qd，或 • 泊沙康唑口服液 400 mg PO，第一天 bid，随后 qd • 局部治疗： • 制霉菌素混悬液 4～6 ml qid，或 1～2 制霉菌素合片，每日 4～5 次 对于食管念珠菌病（14～21 日）： • 氟康唑 200 mg PO 或 IV bid，或 • 泊沙康唑 400 mg PO bid，或 • 阿尼芬净首剂 100 mg IV，随后 50 mg qd，或 • 卡泊芬净 50 mg IV qd，或 • 米卡芬净 150 mg IV qd，或 • 两性霉素 B 脱氧胆酸 0.6 mg/kg IV qd，或 • 两性霉素 B 脂质体 3～4 mg/kg IV qd 对于单纯性外阴阴道念珠菌病：	• 持续或长期应用唑类药物，会诱发耐药 • 相对于氟康唑，糠秕菌病发发率高 管念珠菌病复发高 • 一般不推荐预防性治疗，除非患者有频繁复发或严重复发需预防性治疗： 如果决定应用预防性治疗： • 口咽念珠菌病： • 氟康唑 100 mg PO qd 或 tiw • 伊曲康唑口服液 200 mg PO qd • 食管念珠菌病： • 氟康唑 100～200 mg PO qd • 泊沙康唑 400 mg, PO bid • 外阴阴道念珠菌病： • 氟康唑 150 mg PO，每周 1 次

续表

机会性感染	首选治疗	替代治疗	其他意见
隐球菌病	隐球菌脑膜炎： ● 诱导治疗（至少2周，然后序贯巩固治疗）：两性霉素B脂质体3～4 mg/kg IV, qd＋氟胞嘧啶25 mg/kg PO qid（注：需要根据患者肾功能调整氟胞嘧啶剂量） ● 巩固治疗（至少8周，然后维持治疗）：氟康唑400 mg PO（或IV）qd 维持治疗： ● 氟康唑200 mg PO qd，至少12个月 非中枢神经系统、肺外隐球菌病及弥漫性肺部疾病： ● 治疗同隐球菌脑膜炎 非中枢系统隐球菌病伴轻至中度局灶性病浸润： ● 氟康唑400 mg PO qd，至少治疗12个月	● 伊曲康唑口服液200 mg PO, qd, 治疗3～7日 隐球菌脑膜炎： 诱导治疗（至少2周，然后序贯巩固治疗）： ● 两性霉素B脱氧胆酸0.7 mg/kg IV qd＋氟胞嘧啶25 mg/kg PO qid，或 ● 两性霉素B脂质体5 mg/kg IV, qd＋氟胞嘧啶25 mg/kg PO qid，或 ● 两性霉素B脂质体3～4 mg/kg IV qd＋氟康唑800 mg PO或IV qd，或 ● 两性霉素B脱氧胆酸0.7 mg/kg IV qd＋氟康唑800 mg, PO/IV, qd，或 ● 氟康唑400～800 mg PO/IV qd＋氟胞嘧啶25 mg/kg PO bid，或 ● 氟康唑1200 mg PO/IV qd 巩固治疗（至少8周，然后维持治疗）： ● 伊曲康唑200 mg PO bid，治疗8周（比氟康唑疗效略差）	● 两性霉素B基础上加用氟胞嘧啶，可以增强CSF中的快速杀菌作用，降低复发风险 ● 接受氟胞嘧啶治疗的患者应监测其血药浓度（用药后2 h达到药物峰浓度30～80 μg/ml）或密切监测血细胞计数以确定是否出现血细胞减少。肾功能不全患者应调整剂量 ● LP操作时需要测量血压变化。反复LP或CSF分流是处理颅内压增高的重要手段 ● 皮质类固醇和甘露醇对降低颅内压无效，不推荐使用 ● 一些专家建议短期应用皮质类固醇处理严重的IRIS症状

续表

机会性感染	首选治疗	替代治疗	其他意见
组织胞浆菌病	中度至重度播散性病例的诱导治疗（至少2月或直至临床改善）： • 两性霉素B脂质体3 mg/kg IV qd • 维持治疗：伊曲康唑200 mg PO tid治疗3日，然后200 mg PO bid 轻度播散性病例： • 诱导和维持治疗：伊曲康唑200 mg PO tid治疗3日，然后，200 mg PO bid • 治疗时间：至少12个月 脑膜炎： • 诱导治疗（4～6周）：两性霉素B脂质体5 mg/（kg·d） • 维持治疗：伊曲康唑200 mg PO bid或tid，治疗≥1年，且CSF恢复正常	• 维持治疗：没有推荐的替代治疗 中度至重度播散性病例的诱导治疗（至少2周或直至临床改善）： • 两性霉素B脂质体复合物3 mg/kg IV qd，或 • 两性霉素B胆留醇硫酸酯3 mg/kg IV qd 轻度播散性病例的伊曲康唑替代治疗药物： • 伏立康唑第一天400 mg PO，bid，然后200 mg PO bid，或 • 泊沙康唑400 mg PO bid • 氟康唑800 mg PO qd 脑膜炎： • 没有推荐的替代治疗 • 长期抑制治疗：氟康唑400 mg PO qd	• 伊曲康唑、泊沙康唑、伏立康唑与ARV药物之间有明显的相互作用，这些相互作用是复杂且可能是双向的 • 为确保三唑类抗真菌药物及ARV药物的疗效，以及减少相关的药物毒性反应，有必要监测治疗药物的浓度并调整剂量 • 伊曲康唑+轻基伊曲康唑随机血药浓度>1 μg/ml • 伏立康唑及泊沙康唑在治疗组织胞浆菌病临床经验有限 • CD4>300/μl的HIV患者如果发生急性肺组织胞浆菌病应按照非免疫抑制患者处理

续表

机会性感染	首选治疗	替代治疗	其他意见
	长期抑制治疗: ● 对于治疗 12 个月后出现重症播散性疾病或治疗 CNS 受累的患者,以及尽管恰当治疗仍复发的患者 ● 伊曲康唑 200 mg PO qd		● 一些患脑膜炎的患者可能出现脑积水,需要 CSF 分流 ● 肺部弥漫性或播散性疾病的患者应继续治疗,因 25%~33% 的 HIV 阴性患者可复发,在 CD4 > 250/μl 的 HIV 感染患者中也可以发生 ● 脑膜感染的患者应终身接受治疗,因为 80% 的 HIV 感染患者会在停止三唑类药物治疗后复发 ● 伊曲康唑、泊沙康唑及伏立康唑与特定的 ARV 药物之间有明显的相互作用,这些相互作用是复杂且可能
球孢子菌病	*轻度感染(如:局灶性肺炎)*: ● 氟康唑 400 mg PO qd,或 ● 伊曲康唑 200 mg PO bid *重度、非脑膜感染(弥漫性肺部感染或重症胸腔外播散性感染者)*: ● 两性霉素 B 脱氧胆酸 0.7~1.0 mg/kg qd ● 两性霉素 B 脂质体 4~6 mg/kg IV qd ● 治疗时间:一直持续到临床症状改善,即可更换为唑类 *脑膜感染*: ● 氟康唑 400~800 mg,IV 或 PO qd	氟康唑或伊曲康唑无效的轻度感染(局灶性肺炎): ● 泊沙康唑 200 mg PO bid,或 ● 伏立康唑 200 mg PO bid *重度、非脑膜感染(弥漫性肺部感染或重症胸腔外播散性感染者)*: ● 一些专家会在两性霉素 B 治疗基础上增加一种三唑类(氟康唑或伊曲康唑,骨科疾病更偏向于应用伊曲康唑)400 mg/d,然后在可以停用两性霉素 B 后继续使用三唑类药物 *脑膜感染*:	

续表

机会性感染	首选治疗	替代治疗	其他意见
	慢性抑制性治疗: • 氟康唑 400 mg PO qd, 或 • 伊曲康唑 200 mg PO bid	*慢性抑制性治疗:* • 伊曲康唑 200 mg PO tid 治疗 3 日, 然后 200 mg PO bid, 或 • 泊沙康唑 200 mg PO bid, 或 • 伏立康唑 200 ~ 400 mg PO bid, 或 • 三唑类抗真菌治疗疗效大佳时候, 鞘内注射两性霉素 B 脱氧胆酸 *慢性抑制治疗:* • 泊沙康唑 200 mg PO bid, 或 • 伏立康唑 200 mg PO bid	是双向的。为确保三唑类抗真菌药物及 ARV 药物的疗效, 以及减少浓度相关的药物毒性反应, 有必要监测治疗药物的浓度并调整剂量 • 鞘内注射两性霉素 B 只应在咨询专家后使用, 并应由有经验的医生开展
侵袭性曲霉病	• 伏立康唑首剂 6 mg/kg IV 每 12 h 1 次, 随后 4 mg/kg IV 每 12 h 1 次, 然后待临床症状改善后伏立康唑 200 mg PO 每 12 h 1 次 • *治疗时间:* 直至 CD4 > 200/μl 且感染基本控制	• 两性霉素 B 脂质体 5 mg/kg IV qd, 或 • 两性霉素 B 脱氧胆酸 1 mg/kg IV qd, 或 • 卡泊芬净首剂 70 mg IV, 然后 50 mg IV qd, 或 • 米卡芬净 100 ~ 150 mg IV qd, 或 • 阿尼芬净首剂 200 mg IV, 然后 100 mg IV qd, 或	• 特定的 ARV 药物和伏立康唑之间有潜在的显著的药代动力学相互作用; 在联合使用时需格外谨慎, 有必要进行药物浓度监测及剂量调整

续表

机会性感染	首选治疗	替代治疗	其他意见
		• 泊沙康唑 200 mg PO qid，待临床症状改善后 400 mg PO，bid	
CMV 感染	*直接威胁视力的 CMV 视网膜炎（眦邻视神经或中央窝）的诱导治疗：* • 咨询眼科医师；更昔洛韦植入物亦可再用 • 更昔洛韦 5 mg/kg IV 每 12 h 1 次治疗 14～21 日，然后缬更昔洛韦 900 mg PO bid *对于小的周围性病变：* • 缬更昔洛韦 900 mg PO bid 治疗 14～21 日 • 诊断后可立即玻璃体内注射一剂更昔洛韦，直到口服缬更昔洛韦达到稳定的更昔洛韦血浆浓度 • 慢性维持治疗（二级预防）：缬更昔洛韦 900 mg PO qd（对于小的外周病灶） *CMV 食管炎或结肠炎：*	*CMV 视网膜炎诱导治疗：* • 更昔洛韦 5 mg/kg IV 每 12 h 1 次治疗 14～21 日，或 • 膦甲酸 90 mg/kg IV 每 12 h 1 次或者 60 mg/kg IV 每 8 h 1 次治疗 14～21 日，或 • 每周西多福韦 5 mg/kg IV 治疗 2 周；注射前及注射后以生理盐水水化，且给药前丙磺舒 2 g PO，给药后 2 h、8 h 1 g PO（总剂量 4 g）（注：磺胺过敏的患者应避免应用该药，因可能与丙磺舒存在交叉过敏反应） *慢性维持治疗（二级预防）：* • 更昔洛韦 5 mg/kg IV，5～7天/周，或 • 膦甲酸 90～120 mg/kg IV qd，或 • 西多福韦 5 mg/kg 隔一周 IV，且需要生理盐水水化及应用丙磺舒（同上用法）	• CMV 视网膜炎的治疗应根据病灶位置、严重程度、以及免疫抑制的程度和其他因素（如：联合用药以及依从性）进行个体化治疗 • 慢性维持治疗的选择（给药途径及药物选择）应该咨询眼科医生。还需参考慢视网膜病灶解剖位置，对侧眼的视力，患者的免疫及病毒学状态，以及 ART 治疗的反应性 • CMV 视网膜炎的患者中断维持治疗后需要进行规律的眼科检查，以尽早发现复发性 IRU——推荐每 3 个月复查，待免疫重建后每年复查 • IRU 可能发生在免疫重建过程中 • *IRU 的治疗：* 眼周皮质类固醇或短期全身应用皮质类固醇

续表

机会性感染	首选治疗	替代治疗	其他意见
	● 更昔洛韦 5 mg/kg IV 每 12 h 1 次，一旦患者可以耐受口服，可序贯为缬更昔洛韦 900 mg PO，bid ● 治疗时间：21 ~ 42 d 或直至患者症状消退 ● 通常不需要维持治疗，但在复发后应该考虑进行维持治疗 *证据充分 组织学证实的 CMV 肺炎：* ● HIV 感染患者中 CMV 肺炎的经验有限。IV 更昔洛韦或 IV 膦甲酸是合理的（剂量与 CMV 视网膜炎一致） ● 最佳的治疗时间以及口服缬更昔洛韦的作用尚未证实 *CMV 神经系统疾病：* ● 注：应立即启动治疗 ● 更昔洛韦 5 mg/kg IV 每 12 h 1 次 +（膦甲酸 90 mg/kg IV 每 12 h 1 次或 60 mg/kg IV 每 8 h 1 次）直至病情稳定且疗效最大化；	*CMV 食管炎或结肠炎：* ● 对于存在更昔洛韦治疗限制毒性或更昔洛韦耐药的患者，可用膦甲酸 90 mg/kg IV 每 12 h 1 次或 60 mg/kg IV 每 8 h 1 次，或 ● 对于更轻且可以耐受口服药物治疗的病例，可用缬更昔洛韦 900 mg PO 每 12 h 1 次，或 ● 对于轻症病例，如果可以立即实施 ART，可以不行 CMV 治疗 ● 治疗时间：21 ~ 42 d 或直至临床症状缓解	● CMV 视网膜炎、食管炎及结肠炎、肺炎的初始治疗应该包括 ART 的启动和优化

续表

机会性感染	首选治疗	替代治疗	其他意见
	持续治疗直至症状改善且神经系统症状缓解 ● 最佳的治疗时间及口服伐昔洛韦的作用仍尚未明确	针对阿昔洛韦耐药 HSV： ● 首选治疗：膦甲酸 80 ~ 120 mg/（kg·d），分 2 ~ 3 次 IV，直至有临床疗效 替代治疗： ● IV 西多福韦（剂量同 CMV 视网膜炎的治疗），或 ● 局部曲氟尿苷，或 ● 局部西多福韦，或 ● 局部咪喹莫特 ● 治疗时间：21 ~ 28 日或更久	● HSV 感染的患者可以在出现有症状的病灶时进行短期治疗，也可进行每日抑制治疗以防止复发 ● 曲氟尿苷、西多福韦的局部剂型非商业销售 ● 可以用曲氟尿苷滴眼液及静脉注射的西多福韦制备临时外用的制剂
HSV 感染	口腔病灶（治疗 5 ~ 10 日）： ● 伐昔洛韦 1 g PO bid，或 ● 泛昔洛韦 500 mg PO bid，或 ● 阿昔洛韦 400 mg PO tid 初始或复发性生殖器 HSV 治疗： ● 伐昔洛韦 1 g PO bid，或 ● 泛昔洛韦 500 mg PO bid，或 ● 阿昔洛韦 400 mg PO tid 重症皮肤黏膜 HSV： ● 初始治疗：阿昔洛韦 5 mg/kg IV 每 8 h 1 次 ● 病灶逐渐缩小后，换用之前的口服药物直至病灶痊愈 对严重复发性生殖器疱疹或希望尽量减少复发的患者的长期抑制治疗： ● 伐昔洛韦 500 mg PO bid		

续表

机会性感染	首选治疗	替代治疗	其他意见
	- 泛昔洛韦 500 mg PO bid - 阿昔洛韦 400 mg PO bid - 不论 CD4 数量如何，都要无限期地继续		
VZV 感染	*初次水痘感染:* 非复杂病例（治疗 5～7 日）: - 伐昔洛韦 1 g PO tid, 或 - 泛昔洛韦 500 mg PO tid 重症或复杂病例: - 阿昔洛韦 10～15 mg/kg IV 每 8 h 1 次治疗 7～10 日 - 如果没有内脏受累的证据，退热后可序贯为口服伐昔洛韦、泛昔洛韦或阿昔洛韦 *带状疱疹急性局部病灶:* - 治疗 7～10 日; 如果病灶愈合缓慢，可酌情延长治疗时间 - 伐昔洛韦 1 g PO tid, 或 - 泛昔洛韦 500 mg PO tid	*初次水痘感染:* 非复杂病例（治疗 5～7 日）: 阿昔洛韦 800 mg PO, 每日 5 次 *带状疱疹:* 急性局部病灶: - 治疗 7～10 日; 如病灶愈合缓慢，可酌情延长治疗时间 - 阿昔洛韦 800 mg PO, 每日 5 次	- 在处理 VZV 视网膜炎时，强烈推荐有相关处理经验的眼科医生会诊 - VZV 视网膜炎治疗时间尚未明确，需根据临床、病毒学、免疫学及眼科的治疗反应综合评估 - 对于重症或难治性 VZV 感染（如: 视网膜炎、脑炎）推荐优化 ART 治疗方案

续表

机会性感染	首选治疗	替代治疗	其他意见
	广泛皮损或内脏受累： • 阿昔洛韦 10~15 mg/kg IV 每 8 h 1 次直至临床改善 • 待临床改善（如：无新发水疱或内脏型 VZV 的临床症状或体征改善），可序贯为口服药物治疗（伐昔洛韦、泛昔洛韦或阿昔洛韦），治疗时间达到 10~14 日 *进行性外层视网膜坏死：* • 更昔洛韦 5 mg/kg＋膦甲酸 90 mg/kg IV，每 12 h 1 次＋更昔洛韦 2 mg/0.05 ml±膦甲酸 1.2 mg/0.05 ml 玻璃体内注射，一周两次、或 • 启动或优化 ART *急性视网膜坏死：* • 阿昔洛韦 10 mg/kg IV 每 8 h 1 次治疗 10~14 日，然后伐昔洛韦 1 g PO tid 治疗 6 周		

续表

机会性感染	首选治疗	替代治疗	其他意见
进行性多灶性白质脑病（JC病毒感染）	• 目前没有针对JC病毒的特异性抗病毒治疗。主要的治疗方式是逆转HIV导致的免疫抑制状态 • 针对没有进行过ART的患者立即启动ART治疗 • 优化出现PML的HIV病毒血症患者的ART方案	无	• 对于有造影剂增强、水肿或占位效应且病情恶化的PML-IRIS患者，可应用皮质类固醇

AIDS: 获得性免疫缺陷综合征; ART: 抗逆转录病毒治疗; ARV: 抗逆转录病毒; CD4: CD4＋T细胞; CFU: 集落形成单位; CMV: 巨细胞病毒; CNS: 中枢神经系统; CSF: 脑脊液; CYP3A4: 细胞色素P450 3A4; d, 日; DS: 双倍剂量; EMB: 乙胺丁醇; G6PD: 葡萄糖-6-磷酸脱氢酶缺乏症; HIV: 人类免疫缺陷病毒; HSV: 单纯疱疹病毒; ICU: 重症监护治疗病房; IM: 肌内注射; INH: 异烟肼; IRIS: 免疫重建炎症综合征; IRU: 免疫恢复性葡萄膜炎; IV: 静脉注射; LP: 腰椎穿刺; MAC: 鸟分枝杆菌复合群; NSAID: 非甾体抗炎药; PI: 蛋白酶抑制剂; PIP: 肺孢子虫病; PML: 进行性多病灶白质脑病; PO: 口服; PZA: 吡嗪酰胺; qd: 每日1次; qid: 每日4次; RFB: 利福布汀; RIF: 利福平; SS: 单倍剂量; TB: 结核; tid: 每日3次; tiw: 每周3次; TMP-SMX: 复方磺胺甲噁唑; VZV: 水痘-带状疱疹病毒。

推荐证据质量:

Ⅰ: 一项或多项有临床结局和（或）明确的研究终点的随机试验。

Ⅱ: 一项或多项设计良好、非随机试验或有长期临床结局的观察性队列研究。

Ⅲ: 专家意见。

* 乙胺嘧啶及甲酰四氢叶酸剂量同首选治疗。

- ART 通常包含三种药物：
  1. 核苷类逆转录酶抑制剂（nucleoside reverse transcriptase inhibitors，NRTI）：富马酸替诺福韦酯（tenofovir disoproxil fumarate，TDF）、替诺福韦艾拉酚胺（tenofovir alafenamide fumarate，TAF）、拉米夫定（lamivudine，3TC）、恩曲他滨（emtricitabine，FTC）、阿巴卡韦（abacavir，ABC）。以往的一些药物，包括：齐多夫定（zidovudine，AZT）、去羟肌苷（didanosine，DDI）、司他夫定（stavudine，D4T）目前一般不再推荐
  2. 蛋白酶抑制剂（protease inhibitors，PI）：阿扎那韦或达芦那韦
  3. 非核苷类逆转录酶抑制剂（nonnucleoside reverse transcriptase inhibitors，NNRTI）：奈韦拉平、依非韦仑（efavirenz，EFV）、伊曲韦林以及利匹韦林
  4. 整合酶抑制剂：拉替拉韦、艾维雷韦、比特格韦以及度鲁特韦
  5. 其余药物：马拉韦罗、恩夫韦肽以及伊巴利珠单抗

利托那韦或可比西他通常与其他蛋白酶抑制剂或整合酶抑制剂联合使用，以达到更久的药物水平。通常初始治疗方案包括两种 NRTI 以及一种 NNRTI 或 PI 或整合酶抑制剂。目前，因整合酶抑制剂良好的耐受性而被推荐为一线用药指南推荐的初始治疗方案如下：

1. 比特格韦/替诺福韦/恩曲他滨
2. 度鲁特韦/阿巴卡韦/拉米夫定（HLA-B*5701 阴性患者）
3. 度鲁特韦联合替诺福韦/恩曲他滨 *
4. 拉替拉韦联合替诺福韦/恩曲他滨 *
5. 艾维雷韦/可比西他/替诺福韦/恩曲他滨 *
6. 达芦那韦/利托那韦或达芦那韦/可比西他联合替诺福韦/恩曲他滨

既往的一线治疗药物，包括：依非韦仑/替诺福韦/恩曲他滨以及利匹韦林/替诺福韦/恩曲他滨，目前是替代治疗方案。

所有这些药物均有独特的以及不同程度的副作用，需要仔细追踪随访，以达到最佳的抗病毒治疗效果、确保治疗的依从性以及维

---

* 以替诺福韦为基础的制剂包括 TDF 和 TAF。

持药物疗效。通过监测基线 HIV 病毒载量和 CD4 ＋ T 细胞数量以评估抗病毒治疗疗效，并在治疗 2 周和 4 周后重复检测，然后定期（3 ～ 6 个月）检测以确保病毒受到抑制

- 有 CNS 症状及体征的患者的处理策略见图 84-2，CNS 占位病变的处理策略见图 84-3
- 对于所有进行抗逆转录病毒初始治疗，或抗逆转录病毒治疗失败的患者，均强力推荐进行耐药基因检测。然而，抗病毒治疗失败往往是由于依从性差

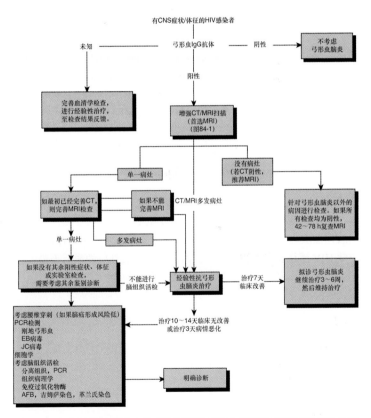

图84-2 有中枢神经系统症状或体征疑诊弓形虫脑炎的 HIV 感染者诊断及处理策略。 AFB：抗酸杆菌；CT：计算机断层成像；IgG：免疫球蛋白 G；MRI：磁共振成像；PCR：聚合酶链式反应。（From Bennett JE et al：Mandell, Douglas, and Bennett's principles and practice of infectious diseases, ed 8, Philadelphia, 2015, WB Saunders.）

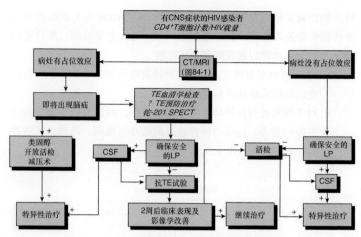

图 84-3　有中枢神经系统占位病灶的 HIV-1 感染者处理策略。斜体字代表与决策相关的内容（详见正文中描述）。CSF：脑脊液；CT：计算机断层成像；LP：腰椎穿刺；MRI：磁共振成像；SPECT：单光子发射计算机体层摄影；TE：弓形虫脑炎。（From Bennett JE et al: Mandell, Douglas, and Bennett's principles and practice of infectious diseases, ed 8, Philadelphia, 2015, WB Saunders.）

预后

ART 出现以后，HIV 感染的前景发生了根本性的变化，从原来的致死性疾病变成了一种有较长生存期和较好生活质量的慢性疾病。重症 HIV 感染患者要积极治疗，因 ICU 收治后良好的预后需要依赖于诊治专家、规律随访、ART 的应用、良好的治疗依从性以及生活方式的改变。

转诊

所有 HIV 感染患者都应转诊至掌握 HIV 及其相关并发症，并对其有管理经验的医生。

相关内容

念珠菌病，皮肤（相关重点专题）

念珠菌病，侵袭性（相关重点专题）

隐孢子虫感染（相关重点专题）

巨细胞病毒感染（相关重点专题）

单纯疱疹（相关重点专题）

组织胞浆菌病（相关重点专题）

HIV 相关认知功能障碍（相关重点专题）

人类免疫缺陷病毒（相关重点专题）

卡波西肉瘤（相关重点专题）

肺炎，肺孢子虫病（卡氏肺孢菌肺炎）（相关重点专题）

进行性多灶性白质脑病（相关重点专题）

弓形虫病（相关重点专题）

结核，肺（相关重点专题）

第 85 章　HIV 相关心肌病
HIV-Associated Cardiomyopathy

Anshul Parulkar, Dominick Tammaro

孟伟民　译　罗玲　审校

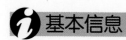 基本信息

定义

HIV 相关心肌病（HIV-associated cardiomyopathy，HIVAC）包括几种不同类型病因各异的心力衰竭。在广泛使用抗逆转录病毒治疗（ART）之前，HIVAC 表现为终末期 AIDS 患者的症状性收缩功能障碍，伴有或不伴有心室扩张。目前这种情况多见于患者不易获得 ART 的地区。它被认为是临床 4 期 HIV 定义的疾病，表明预后不良。随着 ART 的使用，HIVAC 的定义也在不断发展，在使用充分病毒抑制剂的个体中，无症状性舒张功能障碍患病率增加。

同义词

HIVAC

ICD-10CM 编码
I42.9　未指明的心肌病
B20　人体免疫缺陷疾病

流行病学和人口统计学

发病率和患病率：

- 收缩性心力衰竭的发病率随着 CD4 + T 细胞数的减少而增加，尤其是 CD4 + T 细胞数低于 $100/\mu l$ 时更为普遍。在使用抗逆转录病毒治疗之前，研究表明，多达三分之二的 AIDS 患者在尸检时有心肌炎，而在所有住院的 HIV 感染患者中，有一半的人有心肌病
- 在撒哈拉以南的非洲地区，所有因心力衰竭而入院的患者中，有 2.6% 患有 HIVAC。在其他一些地区，HIVAC 的死亡率高达 15% ～ 20%

- 在高收入国家，ART 的使用已将收缩功能障碍的风险显著降低到 10% 以下。相反，亚临床舒张功能障碍的发生率却增加到 40% 以上
- 危险因素包括高病毒载量、低 CD4 ＋ T 细胞计数、低硒、HIV 感染的持续时间延长和低社会经济地位

体格检查和临床表现

- 患者通常在 HIV 感染晚期出现新发心力衰竭。他们表现出心力衰竭的典型特征，包括肺水肿引起的呼吸窘迫
- 接受 ART 的患者可能会出现亚临床心功能不全的症状和体征，无论是收缩期还是舒张期。他们可能出现心室充盈异常、肺动脉高压和运动能力下降

病因学

HIV 感染患者的收缩功能障碍有多种病因。其中包括：

- 从 HIV 感染的急性期就开始，HIV 感染对心脏的直接毒性作用，导致心肌细胞凋亡和巨噬细胞对心肌的浸润
- 机会性感染引起的心肌炎，包括病毒性和非病毒性感染（包括结核性心包炎，或弓形虫和隐球菌心肌炎）
- 伴有 HIV 感染的心脏自身免疫导致冠心病风险增加
- 由于营养不良和 HIV 消耗，导致微量营养素缺乏，特别是硒的缺乏
- 齐多夫定疗法，通过线粒体的病理改变造成心肌损伤，这种作用是剂量依赖性的，停药后可逆转
  请注意，由于经济限制，尽管有其他心脏毒性较小的 ART 方案，低收入国家使用齐多夫定的比例很高
- 许多抗逆转录病毒药物会导致心肌纤维化和脂肪变性，这可能会损害收缩力，降低心室顺应性
- 缺血性心肌病的风险增加

舒张功能障碍在高收入国家更为普遍，这很可能是由慢性炎症和使用 ART 联合因素造成的。

 诊断

鉴别诊断

缺血性心肌病：接受 ART 的患者由于代谢综合征而患动脉粥样

硬化疾病的风险增加，这可能是由许多抗 HIV 药物和预期寿命延长造成的。

评估

- 超声心动图是唯一用于诊断 HIV 相关心肌病的检查
- 目前没有推荐的常规筛查

Rx 治疗

- 处理方法与其他心肌病基本相同。急性失代偿性心力衰竭的治疗方法是利尿。若能耐受，收缩功能障碍长期治疗需要使用 β 受体阻滞剂和血管紧张素转换酶抑制剂 / 血管紧张素 II 受体阻滞剂，以防止疾病的进展
- 尽管这些药物有心脏毒性的风险，但对已确诊的患者应立即开始 ART 治疗
- 如果患者已经在接受 ART 治疗，其中包括齐多夫定，可以考虑改变 ART 治疗方案，因为这种药物的心脏毒性作用可能是可逆的
- 对于终末期心力衰竭，可选择机械辅助装置或心脏移植，但 HIV 感染者较少使用

处理和转诊

- 感染科专家：转诊以确保用最适当的抗逆转录病毒治疗
- 心脏病学：与其他形式的心肌病一样，治疗取决于心力衰竭的程度

! 重点和注意事项

- 对 HIV 相关心肌病患者的管理应优先识别和纠正心肌病的其他伴随原因，这些原因可能需要特殊的治疗，包括机会性感染、心脏毒性药物和冠心病
- 左心室功能是感染 HIV 的成人死亡的独立预测因素

相关内容

获得性免疫缺陷综合征（相关重点专题）

扩张型心肌病（相关重点专题）

人类免疫缺陷病毒（相关重点专题）

推荐阅读

Barbaro G, Barbarini G: Human immunodeficiency virus and cardiovascular risk, *Indian J Med Res* 134(6):898-903, 2011, https://www.hindawi.com/journals/bmri/2016/8196560/#B14.

Lumsden RH, Bloomfield GS: The causes of HIV-associated cardiomyopathy: a tale of two worlds, *Biomed Res Intl* 2016:8196560, 2016, https://doi.org/10.1155/2016/8196560.

Remick J et al: Heart failure in patients with human immunodeficiency virus infection: epidemiology, pathophysiology, treatment, and future research, *Circulation* 129(17):1781-1789, 2014, https://doi.org/10.1161/CIRCULATIONAHA.113.004574.

Schuster C et al: Acute HIV infection results in subclinical inflammatory cardiomyopathy, *J Infect Dis* 218(3):466-470, 2018, https://doi.org/10.1093/infdis/jiy183.

Vachiat A et al: HIV and ischemic heart disease, *J Am Coll Cardiol* 69(1):73-82, 2017, https://doi.org/10.1016/j.jacc.2016.09.979.

第 86 章 HIV 相关认知功能障碍
HIV-Associated Cognitive Dysfunction

Joseph S. Kass

孟伟民 译 罗玲 审校

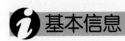 基本信息

定义

- HIV 相关认知功能障碍包括从无症状（无症状神经认知障碍）到轻度（轻度神经认知障碍）到严重（包括 HIV 相关性痴呆）的一系列疾病
- 认知、运动和行为异常

同义词

HAD

HAND

HIV 相关神经认知障碍（HAND）

HIV 痴呆

HIV 相关性痴呆

轻度神经认知障碍

艾滋病痴呆综合征

HIV-1 脑病

ICD-10CM 编码

B20 人类免疫缺陷病毒（HIV）疾病

R41.8 涉及认知功能和意识的其他和未指明的症状和体征

B97.35 人类免疫缺陷病毒，2 型［HIV-2］作为其他分类疾病的病因

流行病学和人口统计学

- 根据 CHARTER 研究，近 52% 的 HIV 感染者患有 HAND。最大的群体是无症状神经认知障碍者（约 33%），其次是轻度的神经认知障碍者（12%）和 HIV 相关性痴呆（2%）

- 在抗逆转录病毒治疗（ART）时代，流行病学发生了变化，HIV 相关性痴呆（HAD）的病例数量从前 ART 时代的 15% 下降到现在的 2%，但轻度患者比例正在增加
- 随着 HIV 感染者寿命的延长，HAND 的患病率可能会增加

临床特点

- 2007 年的 Frascati 标准要求对五个认知领域进行评估：口述 / 语言能力、注意力和工作记忆力、抽象和执行功能、信息处理速度、感觉知觉技能和运动技能。此标准定义了 HAND 的三个水平的神经心理测试下降和功能障碍：
  1. 无症状的神经认知障碍：至少在两个认知领域有获得性的障碍，其定义是神经心理学测试的表现比预期的年龄和教育调整标准低 1 个 SD 以上。这种损害不影响日常功能，患者可能不知道其存在
  2. 轻度神经认知障碍：至少在两个认知领域有获得性的障碍，其定义是神经心理学测试的表现低于预期年龄和教育调整标准 1 个 SD 以上。这种障碍确实会对日常功能产生轻度影响，例如，工作效率下降，但患者可以弥补这种缺陷
  3. HIV 相关性痴呆：至少有两个认知领域的获得性障碍，其定义神经心理学测试的表现比预期的年龄和教育调整标准低 2 个 SD 以上。这种损伤确实会对日常功能造成显著影响
- 认知变化：健忘，注意力差和注意力不集中，执行复杂任务的难度增加，反应迟钝
- 行为变化：冷漠、缺乏主动性、社交能力下降，易怒，偶有激越，精神失常，或强迫症
- 运动问题：笨拙，步态不稳，平衡感差，震颤，下肢无力
- 病情进展 / 后期阶段：卧床不起，严重痴呆，大小便失禁
- 典型的 HIV 相关性痴呆表现为突出的皮质下痴呆（注意力、专注力、工作记忆和执行功能困难是其主要特征）。然而，在 ART 时代，更多的患者出现皮质特征
- 是由 HIV 本身引发的炎症（与机会性感染无关）及小胶质细胞和脑巨噬细胞的免疫激活的结果
- 在儿童中：发育迟缓、小头畸形和痉挛是常见的
- 表 86-1 总结了 HIV 相关神经认知障碍的特征

表 86-1　HIV-1 相关神经认知障碍的临床三联征

认知	行为	运动
健忘	情感淡漠	步态不稳
精神迟钝	社交退缩	协调性差
注意力减退	缺乏主动性	腿部无力

From Bennett JE et al: Mandell, Douglas, and Bennett's principles and practice of infectious diseases, ed 8, Philadelphia, 2015, Saunders.

危险因素

- CD4 + T 细胞计数低（低于 200/μl）。
- 病毒载量高
- 贫血
- 静脉注射吸毒
- 丙型肝炎
- 女性
- 老年人

Dx 诊断

评估

- 诊断基于临床检查和神经心理学测试，并排除机会性进程
- 脑 CT 可显示皮质下低密度影、脑室增大、皮质萎缩程度高于年龄预期
- 头颅 MRI（图 86-1，图 86-2）。在 T2 加权图像上可见弥漫的、混杂的、脑室周围的白质高信号，伴有皮质萎缩和脑室扩大。白质高信号不是诊断的必要条件
- 腰椎穿刺：CSF 分析有助于排除机会性感染。在 HIV 相关认知功能障碍中，CSF 可显示非特异性的细胞数和蛋白质增高，但也可能是正常的
- 在早期 HIV-1 感染中可发现细微的电生理异常（在脑电图、诱发电位、神经传导研究），但它们似乎对 HIV 相关性痴呆的后期发病没有预测价值，因为 HIV 相关性痴呆与 CD4 + T 细胞最低值低于 200/μl 的病史相关性最大
- 必须排除的导致认知障碍的潜在原因包括：

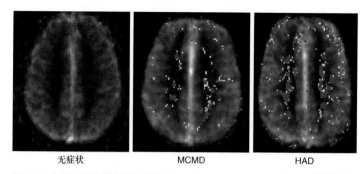

无症状　　　　　　　MCMD　　　　　　　HAD

图 86-1 （扫二维码看彩图）灌注 MRI（pMRI）图，显示随着 HIV 组别的进展，脑血容量（CBV）增加：无症状，轻度认知运动障碍（MCMD）和 HIV 相关性痴呆（HAD）。红色区域表示 CBV 升高＞2 个标准差。［Tucker KA et al：Neuroimaging in human immunodeficiency virus infection，J Neuroimmunol 157（1-2）：153-162，2004.］

扫二维码看彩图

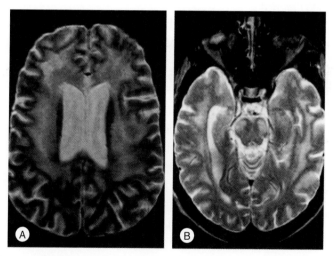

图 86-2　晚期 HIV 脑病。轴位 T2WI。大脑半球白质（**A**）有弥漫性、混杂和对称性异常高信号，并延伸至脑干，累及大脑脚（**B**）。该患者也有广泛性脑萎缩。有助于区分 HIV 和 PML 的特征是变化的对称性和 T1WI 上缺乏信号异常。（From Adam A，Dixon AK，Grainger RG，Allison DJ. Grainger & Allison's diagnostic radiology，5th ed. Churchill Livingstone，2007，in Grant，LA：Grainger & Allison's Diagnostic Radiology Essentials，ed 2，2019，Elsevier.）

1. 机会性中枢神经系统（CNS）进程（如弓形虫病、原发性中枢神经系统淋巴瘤、进行性多灶性白质脑病、巨细胞病毒脑炎、隐球菌脑膜炎）
2. HIV 介导的 CD8 脑炎
3. 梅毒导致的麻痹性痴呆
4. 维生素 B12 缺乏导致亚急性联合变性
5. 药物滥用
6. 酒精中毒
7. 抑郁症、焦虑症、双相情感障碍或精神分裂症等精神疾病
8. 处方药的副作用

 治疗

早期的抗逆转录病毒治疗（ART）可能会使一些患者的临床情况得到改善，但在许多病例中，尽管有抗逆转录病毒治疗，认知功能障碍仍然存在。

保持较高的 CD4 + T 细胞计数，不让 CD4 + T 细胞计数低于 200/μl 的最低点，可能会防止 HAND 的发生。

重点和注意事项

- 在早期阶段，ART 的启动可以迅速改善认知功能
- 未经治疗，HIV 相关性痴呆患者的寿命通常为 4 ~ 6 个月
- 感染 HIV 儿童最常见的主诉
- 患者可能有其他的医疗或精神疾病
- 患者可能有其他医疗或精神疾病或社会病史，严重混淆了对 HIV 相关神经认知障碍的诊断
- 五种通常引起认知障碍的 HIV 相关机会性感染是弓形虫病、隐球菌性脑膜炎、进行性多灶性白质脑病、原发性中枢神经系统淋巴瘤和巨细胞病毒脑炎
- HIV 相关的 CD8 脑炎是一种亚急性、进行性脑病，其特征是弥漫性血管周围和实质内 CD8 + T 细胞浸润。MRI 显示 T2 序列上白质的高信号，T1 后钆序列上血管周围分布的线性或点状增强。脑脊液分析显示蛋白质升高，CD8 + T 细胞占优势的多细胞增生症。治疗是采用大剂量皮质类固醇，尽管最初的神经状况很差，但仍可以获得一个良好的效果

转诊

- 诊断／临床怀疑为 HIV 相关认知功能障碍时，建议转诊至神经科
- 可考虑转诊至神经心理学
- 转诊至感染科专家来管理 HIV 感染

推荐阅读

Heaton RK et al: HIV-associated neurocognitive disorders persist in the era of potent antiretroviral therapy: CHARTER Study, *Neurology* 75(23):2087-2096, 2010.

Heaton RK et al: HIV-associated neurocognitive disorders before and during the era of combination antiretroviral therapy: differences in rates, nature, and predictors, *J Neurovirol* 17(1):3-16, 2011.

Lescure FX et al: CD8 encephalitis in HIV-infected patients receiving cART: a treatable entity, *Clinical Infectious Diseases* 57(1):101-108, 2013.

McArthur JC et al: Human immunodeficiency virus-associated neurocognitive disorders: mind the gap, *Ann Neurol* 67(6):699-714, 2010.

Zarkali A, Gorgoraptis N, Miller R et al: CD8+ encephalitis: a severe but treatable HIV-related acute encephalopathy, *Practical Neurology* 17:42-46, 2017.

第87章 多重耐药革兰氏阴性杆菌
Multidrug-Resistant Gram-Negative Rods（MDR-GNRs）

Glenn G. Fort

杜英臻 译 张骅 审校

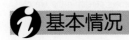 基本情况

定义

对抗菌谱范围内三类或三类以上抗菌药物（抗假单胞菌青霉素类，三代头孢菌素类，氟喹诺酮类，碳青霉烯类和氨基糖苷类）不敏感的革兰氏阴性菌。

同义词：

耐碳青霉烯类肠杆菌科细菌（CRE）

超广谱 β - 内酰胺酶（ESBL）

多重耐药革兰氏阴性杆菌（MDR-GNB）

多重耐药有机体（MDRO）

新德里金属 β - 内酰胺酶 -1（NDM-1）

ICD–10CM 编码

Z16.10 对未指明 β - 内酰胺类抗生素的耐药

Z16.30 对未指明抗微生物药的耐药

流行病学和人口统计学

发病率： 在美国和世界各地医院和护理机构，耐药细菌感染发病率呈现上升趋势。在欧洲 1984 年和美国 1988 年，ESBL 第一次被发现。CRE 第一次被描述在 20 世纪 90 年代末的美国。在 2009 年瑞典，NDM-1 首次在一个来自印度的患者发现

好发年龄和性别： 耐药菌发病率没有年龄差异，可在任何年龄段患者身上发现。由于女性患尿路脓毒症风险较高，耐药菌在女性患者中发生更加频繁

危险因素： 一般来说，在医院和长期护理机构，耐药菌感染发

病率更高，然而患者护理使耐药菌在院内广泛传播，导致社区耐药菌发病率开始逐渐增加。特定危险因素包括：

- 住院时间
- ICU 住院时间
- 中心静脉导管的使用
- 腹部外科手术
- 有胃造口术或者空肠造口术管
- 先前服用任何抗生素
- 先前长期居住在护理机构
- 留置导尿管

体格检查和临床表现

这些耐药菌都具有引起感染的能力，包括：

- 肺炎
- 菌血症
- 尿路脓毒症
- 中心静脉导管相关感染
- 呼吸机相关肺炎（VAP）
- 外科手术感染
- 鲍曼不动杆菌引起的 VAP 占 ICU GNR 肺炎的 8.4%

病因学

- 不同种类 MDR-GNRs 耐药机制
  1. ESBL：这些细菌产生酶，通过破坏青霉素、头孢菌素和氨曲南的 β - 内酰胺环，从而使抗生素失活。这些相关酶包括：

     a. TEM β - 内酰胺酶

     b. SHV β - 内酰胺酶

     c. CTX-M β - 内酰胺酶

     d. OXA β - 内酰胺酶

     e. 这些酶通过质粒介导，在革兰氏阴性杆菌之间传播，最终导致机构内细菌多重耐药的发生
  2. CRE：这些细菌产生耐药性的酶包括：

     a. A 类 β - 内酰胺酶：基因编码序列在染色体或质粒上［例如，肺炎克雷伯菌碳青霉烯酶（KPC），已在世界各地的

医院暴发］

　　b. B 类 β - 内酰胺酶：金属 β - 内酰胺酶（如 NDM-1），基因编码序列通过移动质粒转移到其他革兰氏阴性菌

　　c. C 类和 D 类 β - 内酰胺酶

3. *MCR-1* 基因：2016 年 5 月，*MCR-1* 基因在来自美国一名患者（尿液细菌培养）的大肠埃希菌中首次发现。*MCR-1* 基因使细菌对用于治疗其他 MDR-GNR 的黏菌素产生耐药性。这种编码基因可能会通过质粒扩散到 CRE，引起担忧

- 嗜麦芽窄食单胞菌：在大多数住院患者中，MDR-GNR 作为一种机会致病菌，具有高发病率和高死亡率。这些细菌通过先天性或获得性耐药机制对多种抗生素耐药，同时也能通过黏附在异物表面，形成生物膜，从而逃避宿主的防御攻击

- 不动杆菌属（如鲍曼不动杆菌）：已经出现了对所有有效抗生素的耐药菌株。这些细菌有能力获得多种耐药机制，包括：
1. AmpC β - 内酰胺酶
2. β - 内酰胺酶：丝氨酸和金属 β - 内酰胺酶

Dx 诊断

鉴别诊断

其他革兰氏阴性菌：

- 铜绿假单胞菌
- 非 ESBL 或 CRE 耐药机制的肺炎克雷伯菌
- 摩氏摩根菌
- 普鲁威登菌，变形杆菌属，沙雷菌

评估

- 检测 ESBL 和 CRE 给临床微生物实验室提出一些问题：
1. 检测 ESBL：自动化系统，如 Vitek 使用纸片扩散或肉汤稀释技术，或使用双纸片测试或克拉维酸盐的 E- 测试条
2. 检测 CRE：改良霍奇试验检测产碳青霉烯酶菌。聚合酶链式反应检测，脉冲场凝胶电泳，以及全基因组测序有助于检测 CRE
3. 2010 年，通过对几种 β - 内酰胺类抗生素的敏感性检测指

南进行修改，自动化系统可以更好地识别这些细菌

实验室检查

对感染耐药菌和非耐药菌的患者临床检查是相同的：

- 伤口、血、痰、尿、导管尖端培养
- CBC、肝功能检查、尿液分析

Rx 治疗

- 因为这些细菌的多重耐药，所以只有一小部分抗生素能有效治疗多重耐药菌感染

  1. ESBL 细菌：碳青霉烯类抗生素，如亚胺培南、美罗培南、厄他培南，头孢菌素类头孢西丁，替加环素

  2. CRE 细菌：抗生素的选择取决于实验室检查，但是替加环素可用于临床。其他备选方案包括：

     a. 四代黏菌素

     b. 嗜麦芽窄食单胞菌：唯一有用的是复方磺胺甲噁唑（首选药物），左氧氟沙星制剂和米诺环素

     c. 鲍曼不动杆菌：药物的选择取决于药敏试验，但氨苄西林–舒巴坦，亚胺培南或美罗培南，或替加环素可用于 MDR 菌株。对于广泛耐药菌株，可以使用四代黏菌素 ± 利福平。吸入黏菌素可用于肺炎患者

     d. 较新一代的抗生素，例如：如头孢噻嗪 / 他唑巴坦和头孢他啶 / 阿维巴坦，可以覆盖部分产耐药酶菌，但不是全部，因此需要通过药敏试验确认

     e. 新一代氨基糖苷类抗生素普拉斯菌素（Zemdri）于 2018 年被批准用于治疗复杂的尿路感染，并对 CRE 有效

预后

- 多重耐药细菌感染的发病率和死亡率相当高

  1. 医院获得性不动杆菌肺炎死亡为 35% ～ 70%

  2. 嗜麦芽窄食单胞菌感染的死亡率为 21% ～ 69%

  3. 尽管使用碳青霉烯类抗生素治疗，ESBL 感染的死亡率仍为 3.7%

推荐阅读

Avery LM, Nicolau DP: Investigational drugs for the treatment of infections caused by multidrug-resistant gram-negative bacteria, *Expert Opin Investig Drugs* 27:325-338, 2018.

Elbadawi LI: Carbapenem-resistant enterobacteriaceae transmission in health care facilities–Wisconsin, February-May 2015, *MMWR* 65(34):906-909, 2016.

Hebert C, Weber SG: Common approaches to the control of multidrug-resistant organisms other than methicillin-resistant Staphylococcus aureus (MRSA), *Infect Dis Clin North Am* 25:181-200, 2011.

Iovleva A, Doi Y: Carbapenem-resistant enterobacteriaceae, *Clin Lab Med* 37:303-315, 2017.

Lim LM et al: Resurgence of colistin: a review of resistance, toxicity, pharmacodynamics, and dosing, *Pharmacotherapy* 30:1279-1291, 2010.

Perez F, Van Duin D: Carbapenem-resistant enterobacteriaceae: a menace to our most vulnerable patients, *Cleve Clin J Med* 80(4):225-233, 2013.

Teerawattanapong N et al: Prevention and control of multidrug-resistant gram-negative bacteria in adult intensive care units: a systematic review and network meta-analysis, *Clin Infect Dis* 64(Suppl 2):S51-S60, 2017.

第88章 耐甲氧西林金黄色葡萄球菌
Methicillin-Resistant Staphylococcus aureus（MRSA）

Glenn G. Fort

邢西迁 译 胡晶晶 童瑾 审校

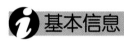 基本信息

定义

耐甲氧西林金黄色葡萄球菌（MRSA）是一种常见的病原菌，对多种抗生素耐药。其被定义为苯唑西林的最低抑菌浓度（MIC）大于或等于 4 μg/ml 的金黄色葡萄球菌。MRSA 有两种类型：

- HA-MRSA：医院获得性 MRSA，通常为多药耐药
- CA-MRSA：社区获得性 MRSA，一种新出现的致病菌，通常在医院外获得；耐药性可能不同于 HA-MRSA，通常比 HA-MRSA 对更多的抗生素敏感

同义词

多重耐药金黄色葡萄球菌

耐苯唑西林金黄色葡萄球菌

ICD-10CM 编码

A41.02 耐甲氧西林金黄色葡萄球菌脓毒症

A49.02 耐甲氧西林金黄色葡萄球菌感染，部位不明

B95.62 耐甲氧西林金黄色葡萄球菌作为其他疾病分类的原因

J15.212 耐甲氧西林金黄色葡萄球菌肺炎

Z22.322 携带者或疑似携带耐甲氧西林金黄色葡萄球菌

Z86.14 个人耐甲氧西林金黄色葡萄球菌感染病史

流行病学和人口统计学

发病率：1 : 3000

发病高峰：全年发生；CA-MRSA 可能在夏季和秋季为发病高峰

701

患病率： 美国全国耐甲氧西林金黄色葡萄球菌定植或感染率为每万名住院患者中有 46.3 人。MRSA 在医院的感染率高达 60%，这意味着该院 60% 的金黄色葡萄球菌菌株将是 MRSA

好发年龄和性别： 所有年龄和性别

危险因素：

- HA-MRSA：住院、侵入性医疗器械、长期居住在护理机构
- CA-MRSA：最初见于从事体育活动，或在健身房、监狱、军营等地工作的年轻男子，但现在已蔓延至包括新生儿和老年人在内的整个年龄段

体格检查和临床表现

- CA-MRSA：可出现皮肤感染，与皮肤裂口有关；红肿、脓疱或脓肿；红斑、肿胀、水肿，常波动且非常疼痛
- HA-MRSA：菌血症；静脉内装置相关感染：
  1. 导管：肺炎
  2. 皮肤：蜂窝织炎
  3. 骨骼：骨髓炎
  4. 心内膜炎
  5. 脓肿：皮肤或器官
  6. 肺炎：医院相关

病因学

- CA-MRSA：在美国，脉冲电场电泳（PFGE）最流行的菌株被称为 USA-300 型
  1. CA-MRSA：急诊室常见皮肤和软组织感染的病因。它也可以引起坏死性肺炎、脓毒症、骨髓炎等
  2. CA-MRSA 特有的毒力因子：潘顿-瓦伦丁杀白素（PVL）、α-溶血素、苯酚可溶性调节素等，可增强致病能力
- HA-MRSA：PFGE 上的大多数菌株是 USA-100 型或 USA-200 型，而且往往具有多重耐药性。感染 HA-MRSA 的患者比感染甲氧西林敏感金黄色葡萄球菌（MSSA）的患者死亡率和并发症发生率更高
- 根据定义，所有 MRSA 菌株都携带 *mecA* 基因，该基因对包括头孢菌素和碳青霉烯类在内的所有 β-内酰胺类抗生素都具有耐药性

Dx 诊断

实验室检查

- MRSA 快速检测方法：
  1. 快速培养方法：使用显色琼脂，其在金黄色葡萄球菌存在的情况下变色，然后在培养基中加入抗生素，只允许 MRSA 菌株生长。这样可以在 24 ～ 48 h 内及早检测出 MRSA
  2. 针对细菌基因序列的分子检测方法：聚合酶链式反应（PCR）和基因探针杂交。例如 IDI-MRSA、直接基因分型 MRSA 和基因专家 MRSA 分析。与传统培养方法相比，这些方法的敏感性和特异性分别为 90% ～ 98% 和 91% ～ 99%
- PFGE 通常仅用于流行病学或疾病暴发的情况下

影像学检查

- 疑似病变器官的 X 线检查或 CT
- 超声心动图：所有患有金黄色葡萄球菌血症的成人患者都应接受超声心动图检查

Rx 治疗

- CA-MRSA：可能有效的口服抗生素包括复方磺胺甲噁唑、多西环素、米诺环素或克林霉素；利奈唑胺和替地唑胺是其他选择，但价格昂贵
- HA-MRSA：静脉注射抗生素、万古霉素、利奈唑胺、替地唑胺、达托霉素、替加环素和新药伊拉环素

急性期治疗

- 复方磺胺甲噁唑是一种双效片，可用于 CA-MRSA 病例，因为 95% 的社区获得性 MRSA 菌株对其敏感。其他可用于 CA-MRSA 的药物包括：
  1. 克林霉素：300 ～ 450 mg，6 ～ 8 h 1 次，也能抑制毒素的产生。如果菌株对克林霉素敏感但对红霉素耐药，则必须进行 D 试验，以确保在使用克林霉素治疗时不会产生诱导

耐药性

2. 多西环素：100 mg，口服，每 12 h 1 次，米诺环素对 MRSA 也有一定的抑制作用

3. 利福平：不能单独使用，但可以与其他口服药物一起使用

- 静脉注射万古霉素 15 ~ 20 mg/kg，8 ~ 12 h 1 次，是治疗 MRSA 感染的主要静脉药物。MRSA 菌株对万古霉素产生耐受性，需要更高的剂量才能根除，这一点越来越令人担忧。真正的万古霉素耐药株（最低抑菌浓度为 ≥ 32 mg/L）仍很少见。治疗 MRSA 感染时，推荐使用至少 15 ~ 20 μg/ml 的万古霉素

- 利奈唑胺是一种合成的噁唑烷酮，FDA 批准用于 MRSA 皮肤和软组织感染以及肺炎，可以 600 mg，口服，或静脉注射每天两次。它已被证明比万古霉素治疗 MRSA 肺炎更有效。替地唑胺是一种类似的药物（200 mg 静脉注射或口服 6 天），是治疗皮肤和软组织感染的有效药物。这些药物比万古霉素贵得多

- 达托霉素：每日 4 ~ 6 mg/kg，静脉注射对皮肤和软组织感染、菌血症和右侧心内膜炎有改善作用，但不能用于肺炎，因为它可被肺表面活性物质灭活

- 替加环素：100 mg 静脉注射，首剂负荷剂量，然后 50 mg 静脉注射，12 h 1 次，是治疗 MRSA 皮肤软组织感染和腹腔脓肿的有效药物

- 四环素的衍生物依拉环素覆盖 MRSA、VRE 和耐药 GNR，但目前仅被批准用于复杂的腹腔感染

- 头孢罗膦是第五代头孢菌素，对耐甲氧西林金黄色葡萄球菌（MRSA）也有效，但只对皮肤和软组织感染有效，而不是肺炎：600 mg 静脉注射，12 h 1 次

- 新型糖肽类药物：达巴万星（1000 mg 静脉注射，一周后 500 mg 静脉注射，用于复杂的皮肤和软组织感染）和替拉凡星（每日 10 mg/kg 静脉注射，连续 7 ~ 14 天）用于治疗皮肤感染或肺炎；这些都是万古霉素的昂贵替代品

慢性期治疗

- 耐甲氧西林金黄色葡萄球菌（MRSA）定植患者可能会再次暴露或无法根除定植状态

- 用于根除 MRSA 鼻腔定植的口服药物有利福平、四环素和米

诺环素

- 用于根除 MRSA 鼻腔携带的局部药物包括莫匹罗星鼻膏，每日 2 次，共用 5 天。如果对莫匹罗星耐药，可以使用杆菌肽或多黏菌素
- 一些杀菌剂可以在皮肤上使用，如氯己定和莫匹罗星鼻膏，以消除体内携带的 MRSA。出院后使用氯己定和莫匹罗星的患者再感染 MRSA 的风险降低 30%

推荐阅读

Calfee DP et al: Quantitative results of a national intervention to prevent hospital-onset methicillin-resistant Staphylococcus aureus bloodstream infection: a pre-post observational study, *Ann Intern Med* 171(7_Supplement):S66-S72, 2019.

Hassoun A et al: Incidence, prevalence, and management of MRSA bacteremia across patient populations, a review of the recent developments in MRSA management and treatment, *Crit Care* 21:211, 2017.

Hirvonen JJ: The use of molecular methods for the detection and identification of methicillin-resistant *Staphylococcus aureus*, *Biomark Med* 8:1115-1125, 2014.

Holland TL et al: Clinical management of *Staphylococcus aureus* bacteremia, a review, *JAMA* 312(13):1330-1341, 2014.

Huang SS et al: Decolonization to reduce postdischarge infection risk among MRSA carriers, *N Engl J Med* 380:638-650, 2019.

Liv C et al: Clinical practice guidelines by the Infectious Diseases Society of America for the treatment of methicillin resistant *Staphylococcus aureus* infections in adults and children, *Clin Infect Dis* 52:285-292, 2011.

Wunderink RG et al: Linezolid in methicillin-resistant *Staphylococcus aureus* nosocomial pneumonia: a randomized, controlled study, *Clin Infect Dis* 54:621-629, 2012.

第 89 章　万古霉素耐药肠球菌
Vancomycin-Resistant Enterococcus（VRE）

Glenn G. Fort

刘凯雄　译　柳威　审校

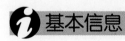 基本信息

定义

肠球菌是革兰氏阳性兼性厌氧菌，通常呈椭圆形，可以单个、成对或链状排列。万古霉素耐药肠球菌（vancomycin-resistant enterococcus，VRE）是对万古霉素和常用治疗肠球菌感染的抗生素耐药的肠球菌。

同义词

VRE

ICD-10CM 编码
Z16.39　对其他特定抗微生物药物耐药

流行病学和人口统计学

发病率：VRE 可能与使用特定种类抗生素有关

发病高峰：VRE 于 1986 年在欧洲首次报道，此后肠球菌对万古霉素耐药率逐渐上升。2007 年，80% 屎肠球菌和 7% 粪肠球菌分离株对万古霉素耐药

患病率：80% 的屎肠球菌是 VRE；69% 的粪肠球菌是 VRE

危险因素：

- 既往使用抗微生物药物，特别是万古霉素
- 长期住院
- 慢性病，肾衰竭
- 侵入性装置
- 住 ICU
- 定植：VRE 可在胃肠道定植；皮肤或肛拭子培养或粪便培养

阳性

体格检查和临床表现

　　患者可无症状，并有胃肠道定植；可能与腹泻有关。住院患者的感染与定植有关，可引起伤口感染、菌血症、脓肿（腹腔内），很少引起肺炎、尿路感染和心内膜炎。

病因学

- 临床和实验室标准协会采用以下最低抑菌浓度（MIC）界定肠球菌对万古霉素的敏感和耐药：
  1. 万古霉素敏感：$\leqslant 4 \mu g/ml$
  2. 万古霉素耐药：$\geqslant 32 \mu g/ml$
  3. 万古霉素中间值：$8 \sim 16 \mu g/ml$（不推荐万古霉素）
- 肠球菌主要存在于人体消化道和女性生殖道中，在健康人上述部位的正常细菌数量中占很大比例。肠球菌可引起尿路、伤口、血流、心脏瓣膜和脑感染。VRE 感染多发生住院免疫抑制宿主。大多数 VRE 由粪肠球菌引起，与其他细菌接触并共享遗传信息获得耐药性
- VRE 主要由医护人员的手沾染 VRE 携带者的粪便或体液传播给其他患者。VRE 不通过空气传播，但可在物体表面存活数周

Dx 诊断

鉴别诊断

- 血液、伤口或尿液中的其他细菌
- 一旦定植，感染的发生率就会增加

实验室检查

- VRE 肛拭子培养
- VRE 粪便培养
- 血、尿液和伤口分泌物培养

Rx 治疗

- 对于直肠或粪便定植，不建议治疗
- VRE 对许多常用抗生素天然耐药，治疗复杂

- 超过 80% 的万古霉素耐药屎肠球菌对氨苄西林耐药
- 在有症状的患者中，若已知对 VRE 菌株易感，可用的治疗药物包括：
1. 利奈唑胺：600 mg 静脉注射或口服每 12 h 1 次
2. 达托霉素：4 mg/（kg·d）静脉注射用于非菌血症感染，6 mg/（kg·d）静脉注射治疗菌血症
3. 替加环素：负荷剂量为 100 mg 静脉注射，然后 50 mg 每 12 h 1 次静脉注射。替加环素目前未获得 FDA 批准治疗 VRE，但可用于不耐受其他药物的患者
4. 奎奴普丁-达福普汀（共杀素）仅对屎肠球菌有效，对粪肠球菌无效：7.5 mg/kg 每 8～12 h 1 次。因有肌痛、关节痛以及静脉刺激而需要中心静脉输液等副作用，其临床应用受限
5. 严重 VRE 感染的挽救治疗方案包括：
   a. 达托霉素联合庆大霉素和（或）氨苄西林或头孢罗膦
   b. 达托霉素联合替加环素
6. 医疗保健感染控制实践咨询委员会建议，每周行粪便/肛拭子培养，连续三次阴性者无需接触隔离预防

转诊

转诊至感染科专家。

 # 重点和注意事项

专家点评

- VRE 定植患者住院期间或出院后发生真正 VRE 感染的概率约为 8%。在免疫功能低下和重症患者中该概率更高
- 发病率随合并症和住院次数增加而升高
- 特定区域 VRE 定植患者数量（定植压力）是预测 VRE 感染的最重要因素
- 据报道血液恶性肿瘤患者中 VRE 定植与艰难梭菌感染之间存在关联

预防

- 手卫生：防止医院环境中传播的最重要且实用的方法。肥皂

和水（冲洗 30 秒）和酒精擦手效果与氯己定接近

- 隔离措施和技术：单间、隔离服和手套可以降低耐多药细菌传播风险
- 使用标准的医院消毒剂清洁污染的物体或表面、抗菌管理（谨慎使用万古霉素）和监测有助于防止扩散

相关内容

卫生保健相关感染（相关重点专题）

推荐阅读

Faron ML et al: Resistance mechanisms, epidemiology, and approaches to screening for vancomycin-resistant enterococcus in the health care setting, *J Clin Microbiology* 54:2436-2447, 2016.

Kohinke RM, Pakyz AL: Treatment of vancomycin-resistant enterococci: focus on daptomycin, *Curr Infect Dis Rep* 19:33, 2017.

Reyes K et al: Vancomycin-resistant enterococci: epidemiology, infection prevention, and control, *Infect Dis Clin North Am* 30:953-965, 2016.

第90章 淋巴管炎
Lymphangitis

Russell J. McCulloh

张龙举 译 李爱民 方年新 审校

 基本信息

定义

淋巴管炎是指由感染或非感染因素引起的淋巴管炎症。感染原因包括细菌、分枝杆菌、病毒、真菌和寄生虫。

同义词

结节性淋巴管炎

孢子丝菌淋巴管炎

ICD-10CM 编码
I89.1 淋巴管炎

流行病学和人口统计学

发病率（美国）：孢子样淋巴管炎为真菌感染，其发病率为每年数百例；细菌性淋巴管炎较常见，但其发病率未见报道

体格检查和临床表现

急性淋巴管炎：

- 通常伴有细菌性蜂窝织炎
- 通常由微生物经破损皮肤蔓延至淋巴管内，或由于远端感染传播
- 可能有或无皮肤损伤（如撕裂、穿刺、溃疡）
- 数小时至数天内，远端出现红斑、水肿和压痛，线状红斑条向近端延伸至局部淋巴结
- 可能表现为淋巴结炎和发热
- 血糖控制不佳的糖尿病患者、慢性淋巴水肿和浅表真菌感染（如足癣）的人群容易发生 A 组链球菌感染

孢子样或结节性淋巴管炎：

- 沿受累淋巴管蔓延的皮下结节
- 通常发生于皮下感染或手部外伤后
- 感染一周至数周后病变逐渐扩大
- 最初表现为结节样或丘疹样病变；可能会伴随溃疡
- 疼痛取决于个体
- 可能有明显的脓液或血性分泌物
- 全身症状并不常见，但某些微生物感染伴随着发热、寒战、肌痛和头痛

病因学

- 急性淋巴管炎：通常与化脓性链球菌（A 组链球菌）有关，其次是葡萄球菌，包括社区获得性耐甲氧西林金黄色葡萄球菌（CA-MRSA）
- 由以下病原菌引起的结节性淋巴管炎：
  1. 申克孢子丝菌（"玫瑰园丁病"，玉米栽培）
     a. 美国最常见的病原菌，通常在中西部地区
     b. 在土壤和植物碎片中发现
  2. 巴西诺卡菌：革兰氏阳性杆菌，通常于土壤中发现
  3. 海分枝杆菌：一种与水中创伤相关的分枝杆菌，如水族馆、游泳池、鱼
  4. 巴西利什曼原虫：通过白蛉传播给人类的原生动物寄生虫，主要传给流行地区的旅行者（得克萨斯州、中南美洲农村、非洲、亚洲亚热带地区）
  5. 土拉热弗朗西丝菌：革兰氏阴性菌，也会导致淋巴结炎：
     a. 最常见于南部 / 中西部各州（阿肯色州、密苏里州、俄克拉荷马州）
     b. 与接触受感染的哺乳动物（如兔、松鼠、猫）、蜱叮咬和水接触（很少）有关

Dx 诊断

鉴别诊断

- 结节性淋巴管炎
  芽生菌或球孢子菌、组织胞浆菌、炭疽杆菌、足菌肿

- 昆虫或蛇咬伤
- 丝虫病

评估

- 急性淋巴管炎：血培养
- 结节性淋巴管炎：感染部位引流液的各种染色及培养或标本活检

实验室检查

- 蜂窝织炎可能导致白细胞升高
- 蠕虫感染常见嗜酸性粒细胞增多
- 结节性淋巴管炎的确诊可能需要皮肤活检和病原学培养

 治疗

非药物治疗

肢体抬高。

急性期治疗

- 青霉素足够有效，但通常使用 1 周的双氯西林或口服头孢氨苄 500 mg，每日 4 次，以确保覆盖葡萄球菌；如果怀疑为耐甲氧西林金黄色葡萄球菌，则使用复方磺胺甲噁唑一片口服，一天两次或克林霉素 300 mg 口服，每 6 h 一次。对于需要静脉注射的患者，每 12 h 静脉注射 1 g 万古霉素
- 如果对青霉素过敏：
  1. 克林霉素 300 mg，口服，每日 4 次，连续 7 天或
  2. 红霉素 500 mg，口服，每日 4 次，连续 7 天
  3. 左氧氟沙星每日 500 mg 口服或莫西沙星每日 400 mg 口服，连续 7 天
- 结节性淋巴管炎：针对病因的特异性治疗
- 浅表真菌感染：相关治疗可以预防急性淋巴管炎的复发

预后

- 急性淋巴管炎：通常治疗后痊愈
- 反复发作：可能导致四肢慢性淋巴水肿，很少导致慢性链球菌性淋巴水肿或象皮病（非丝虫性象皮病）

- 结节性淋巴管炎：通常对恰当的治疗有反应

转诊

- 如果急性淋巴管炎较重或者累及面部
- 如果怀疑结节性淋巴管炎或丝虫病

 重点和注意事项

专家点评

- 在美国以外，由马来丝虫引起的丝虫病最初发作类似于急性淋巴管炎
- 反复发作导致慢性淋巴水肿或象皮病
- 对于慢性淋巴水肿，坚持肢体抬高、压迫 / 支撑袜和充分的血糖控制（对于糖尿病患者）都可以降低急性淋巴管炎发生的风险

推荐阅读

Cohen BE et al: Nonbacterial causes of lymphangitis with streaking, *J Am Board Fam Med* 29:808-812, 2016.

Takashima S, Ota M: Creeping lymphangitis, *BMJ* 351:h5416, 2015.

Tirado-Sanchez A, Bonifaz A: Nodular lymphangitis (sporotrichoid lymphocutaneous infections). Clues to differential diagnosis, *J Fungi (Basel)* 4(2), 2018, https://doi.org/10.3390/jof4020056.

第 91 章　不明原因发热
Fever of Undetermined Origin

Alexandra Abrams-Downey，Erna Milunka Kojic

杨礼腾　译　刘红梅　张骅　审校

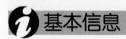 基本信息

定义

　　不明原因发热（fever of undetermined origin，FUO）由 Petersdor 和 Beeson 于 1961 年首次提出，并定义为一种以体温＞ 38.3℃（101℉），病程＞ 3 周，在医院诊治 1 周后诊断仍不确定为特征的疾病。随着门诊评估有效性的增加，取消了住院诊断的要求。截至 2017 年，普遍接受的不明原因发热定义为：

- 至少两次测量体温≥ 38.3℃（101℉）
- 疾病持续时间≥ 3 周或多次发热≥ 3 周
- 没有免疫功能不全：
  1. 在最近 3 个月内中性粒细胞减少超过 1 周
  2. 已知的 HIV 感染
  3. 低丙种球蛋白血症
  4. 服用泼尼松 10 mg 或同等剂量激素至少 2 周

　　FUO 可分为经典型、住院患者型（医疗相关型）、中性粒细胞减少型（免疫缺陷型）和 HIV 相关型。表 91-1 概述了不明原因发热亚型的定义和主要特征。

同义词

　　FUO
　　发热待查

ICD-10CM 编码
R50.9　未指明的发热

流行病学和人口统计学

- 随着医学知识和技术的进步，不明原因发热病因的分类发生

表91-1 四种FUO亚型的定义和主要特征综述

特征	经典型	医疗相关型	免疫缺陷型	HIV相关型
定义	>38℃(100.4°F)>3周,>2次求诊或住院1周	≥38℃(100.4°F)>1周,入院时无症状或在潜伏期	≥38℃(100.4°F)>1周,48h后培养阴性	≥38℃(100.4°F),门诊患者>3周,住院患者>1周,证实HIV感染
发病场所	社区,门诊或院内	急诊,重症病房	院内或门诊	社区,门诊或院内
主要原因	癌症,感染,炎症性疾病,诊断未明,习惯性高热	医疗相关感染,术后并发症,药物热	大多数是由感染引起的,只有40%~60%明确病因	HIV(原发感染),结核和非结核性分枝杆菌,CMV,淋巴瘤,弓形虫病,隐球菌病,免疫重建炎症综合征(IRIS)
重点病史	旅游史,接触史,动物和昆虫暴露史,用药及免疫接种史,家族史,心脏瓣膜疾病史	手术和操作,装置使用,解剖位置,药物治疗	化疗史,用药史,潜在的免疫抑制性疾病史	毒品使用及暴露史,危险因素,旅行史,接触史,HIV感染阶段
体检重点	眼底,口咽,颞动脉,腹部,淋巴结,脾,关节,皮肤,指甲,生殖器,直肠或前列腺,下肢深静脉	伤口,引流管,植入装置,鼻窦,尿液	皮肤皱褶处,IV注射针孔,肺,肛肠区域	口,鼻窦,皮肤,淋巴结,眼,肺,肛肠区域
检查重点	影像学,活检,红细胞沉降率,皮肤试验	影像学,细菌培养	CXR,细菌培养	红细胞和淋巴细胞计数,血清学检查;CXR;粪便检查,肺,骨髓和肝穿刺培养,细胞学检查;脑成像

续表

特征	经典型	医疗相关型	免疫缺陷型	HIV 相关型
管理	观察，门诊体温表，检查，避免经验性药物治疗	视情况而定	抗菌治疗方案	抗病毒和抗菌方案，疫苗，治疗方案的修订，良好的营养
病程	数月	数周	数天	数周到数月
调查速度	数周	数天	数小时	数天到数周

CMV，巨细胞病毒；CXR，胸部 X 线片；FUO，不明原因发热；HIV，人类免疫缺陷病毒；IV，静脉注射。

Adapted from Mandell GL et al（eds）: Mandell, Douglas, and Bennett's principles and practice of infectious diseases, ed 7, Philadelphia, 2010, Churchill Livingstone.

Borrowed from Kliegman RM et al: Nelson textbook of pediatrics, ed 19, Philadelphia, 2011, WB Saunders.

了变化

- 改进的影像学和培养技术导致继发于恶性肿瘤或感染的诊断减少

- 在最近几年，更多的 FUO 尚未查明原因并难以诊断：在 73 例免疫功能正常的不明原因发热患者的前瞻性研究中，51% 的患者原因不明

临床表现

严重发热［≥ 38.3℃（101℉）］持续时间超过急性自限性疾病，尽管在合适的条件下进行了合理的检查，但未得到所期待的结果，病因依然未明确。

病因学

不明原因发热可分为四类：

- 感染性（17% ～ 35%）

  1. 局部感染：

     a. 脓肿（腹腔，盆腔，肾，牙，颅内）

     b. 心内膜炎（包括亚急性和培养阴性）

     c. 周围血管感染

     d. 骨髓炎

     e. 尿路感染

     f. 鼻窦炎

     g. 艰难梭菌性结肠炎

  2. 全身感染：

     a. 细菌：伤寒、巴尔通体病，布鲁氏菌病，Q 热

     b. 病毒：HIV，巨细胞病毒（CMV），EB 病毒（EBV），多中心型巨大淋巴结增生症

     c. 真菌：组织胞浆菌病，芽生菌病，隐球菌病，球孢子菌病

     d. 分枝杆菌：结核（肺外的，粟粒型的）

     e. 寄生虫病：疟疾，弓形虫病，内脏利什曼病，阿米巴脓肿

- 非感染性炎症（24% ～ 36%）

  1. 成年斯蒂尔（Still）病

  2. 巨细胞动脉炎，颞动脉炎，风湿性多肌痛

  3. 其他血管炎：结节性多动脉炎、大动脉炎、肉芽肿性多血管炎、混合性冷球蛋白血症

4. 其他风湿病：系统性红斑狼疮，类风湿关节炎

- 恶性肿瘤（10% ～ 20%）
  1. 淋巴瘤
  2. 白血病
  3. 骨髓增生异常综合征
  4. 实体肿瘤：肾细胞癌，肝细胞癌，转移性肿瘤

- 其他（3% ～ 15%）
  1. 药物热
  2. 炎性肠病
  3. 结节病
  4. 肺栓塞/深静脉血栓形成
  5. 酒精性肝炎
  6. 家族性地中海热
  7. 人为发热

- 有 16% ～ 39% 的病例未能确诊

Dx 诊断

鉴别诊断

可能的 FUO 诊断超过 200 个。

评估

- 根据定义，FUO 的诊断是挑战性的。由于所列的可能原因是广泛的，没有可用的、清晰的处理方法
- 准确的病史和仔细的体格检查是必不可少的。表 91-2 描述了一种基于病史和体检治疗 FUO 患者的方法
- 实验室和影像学检查依赖病史线索和体检发现
- 当有疑问时，进行另一次完整的病史询问和体格检查。表 91-3 描述了 FUO 患者细微的体检发现的例子

病史线索

- 持续时间，伴随症状（僵直，大汗淋漓）：发热程度、发热曲线的性质、明显的毒性反应及对退热的反应均发现对诊断没有帮助
- 不明原因体重下降

表 91-2 发热和中性粒细胞减少的处理

病史和体检发现	抗微生物药物覆盖范围或诊断试验中的指导修正
中性粒细胞减少期间发热，稳定期患者	升级方法：血流动力学稳定的轻度至中度患者使用有抗假单胞菌 β-内酰胺类抗生素的单药治疗，如果患者正在接受抗生素预防，那么经验性治疗必须基于与预防不同的一类药物（例如，如果患者正在接受基于氟喹诺酮类的预防，则切换到基于 β-内酰胺类的方案）
低血压，严重脓毒症或脓毒症休克的征象	降级方法：最初的广谱抗微生物药物覆盖，采用三联抗生素方案（推荐用碳青霉烯类加氨基糖苷类）；如果革兰氏阳性菌培养阳性，考虑在 3 天后停止万古霉素
在抗生素治疗第 5 天或之后持续或复发的发热	经验性抗真菌治疗：如果患者还没有接受霉菌活性药物的预防，增加两性霉素 B，棘白菌素或伏立康唑；胸部 CT 扫描有助于识别真菌感染；考虑在中性粒细胞减少期间进行胸部 CT 扫描和频繁的半乳甘露聚糖测试，以指导早期治疗，可作为经验性抗真菌治疗的替代策略
严重口腔或食管黏膜炎	咽状子病毒（HSV）培养；如果还没有给予抗病毒治疗，增加抗病毒药物；食炎发生在中性粒细胞减少过程中的晚期，要考虑抗病毒前药的预防；为可能的食管念珠菌增加抗真菌药物；食管镜检查可有所提示
导管出口部位或隧道红斑，压痛，任何部位的排出物或蜂窝织炎	培养任何分泌物；加用万古霉素；对于隧道感染（红斑和压痛高于出口部位 2 cm），一般需拔除导管及周围的万古霉素；将链球菌覆盖范围到万古霉素
可能的厌氧菌感染	如果使用的广谱抗生素对厌氧菌无效，则增加甲硝唑
腹痛，尤其是右下腹，提示中性粒细胞组织肿胀	对受影响区域进行 CT 扫描 支持性护理：如果可能的话，对中性粒细胞减少的患者避免手术干预

续表

病史和体检发现	抗微生物药物覆盖范围或诊断试验中的指导修正
新的肺部浸润	支气管镜检查（有或没有活检）是评估高危患者新浸润病灶的首选方法 结节性：加入伏立康唑、波泊沙康唑或两性霉素 B 制剂覆盖真菌 肺泡性：扩大革兰氏阴性覆盖，并增加军团菌覆盖（喹诺酮类或大环内酯类） 间质性：送样本用于呼吸道病毒、PJP 和疱疹病毒，特别是 CMV 的检测 回顾感染结核或地方真菌的危险因素病史
秋季或冬季、鼻炎、充血的上呼吸道症状	送鼻腔冲洗液或拭子进行呼吸道病毒检查（如培养、PCR、快速抗原检测）
出血性膀胱炎	指示研究包括尿病毒培养和 BK 病毒 PCR 检测有助于诊断（用于造血干细胞移植受者）

CMV，巨细胞病毒；CT，计算机断层成像；HSV，单纯疱疹病毒；PJP，肺孢子虫病；PCR，聚合酶链式反应。
From Niederhuber JE: Abeloff's Clinical Oncology, ed 6, Philadelphia, 2020, Elsevier.

表 91-3 不明原因发热患者细微生理表现特殊意义举例

身体部位	体检发现	诊断
头	鼻窦压痛	鼻窦炎
颞动脉	结节，缓脉	颞动脉炎
口咽部	溃疡	播散性组织胞浆菌病
	牙压痛	根尖周脓肿
眼底或结膜	脉络膜结节	播散性肉芽肿病 *
	瘀点，罗特斑	心内膜炎
甲状腺	肿大，压痛	甲状腺炎
心脏	杂音	感染性或非细菌栓塞性心内膜炎
腹部	髂嵴淋巴结肿大，脾大	淋巴瘤，心内膜炎，播散性肉芽肿病 *
直肠	直肠周围波动，压痛	脓肿
	前列腺压痛，波动	脓肿
生殖器	睾丸结节	结节性动脉周围炎
	附睾结节	播散性肉芽肿病
下肢	深静脉压痛	血栓或血栓性静脉炎
皮肤和指甲	瘀斑，裂片样出血，皮下结节，杵状指	血管炎，心内膜炎

* 包括结核、组织胞浆菌病、球孢子菌病、结节病和梅毒。
From Mandell GL et al（eds）: Mandell, Douglas, and Bennett's principles and practice of infectious diseases, ed 7, Philadelphia, 2010, Churchill Livingstone.

- 夜间盗汗
- 皮疹
- 肌痛
- 关节痛
- 单侧眶后头痛或颌跛行
- 免疫抑制病史
- 血栓栓塞危险因素（以往发作、长时间不动、口服避孕药、近期手术）
- 用药史
- 疾病接触史
- 生活史

1. 饮酒
2. 职业暴露
3. 动物接触
4. 昆虫叮咬
5. 性接触
6. 旅行史
- 家族史
1. 自身免疫性疾病
2. 恶性肿瘤
3. 家族性地中海热

体格检查

- HEENT（头，耳，眼，鼻，喉）：鼻窦压痛，牙脓肿，眼底病变
- 颈部：腺病，可触及甲状腺
- 肺：听诊闻及啰音
- 心：杂音
- 腹部：脏器肿大
- 直肠：前列腺压痛
- 盆腔：宫颈触痛，基底或附件肿块或疼痛，腹股沟淋巴结肿大
- 四肢：杵状指、裂片样出血、静脉注射部位的压痛或波动
- 肌肉骨骼：关节积液
- 皮肤：皮疹，伤口

实验室检查

- 初步实验室检测：
1. 全血细胞分类计数
2. 综合代谢检测
3. 炎症标志物（红细胞沉降率，C 反应蛋白）
4. 尿液分析
5. 乳酸脱氢酶
6. 血培养
7. 促甲状腺激素
8. HIV 抗体检测

- 考虑：
  1. HIV 病毒载量
  2. 肝炎血清学
  3. 结核检测（纯化蛋白衍生物或 γ 干扰素释放试验）
  4. 地方性真菌感染的检测（基于地理位置和暴露）
  5. 外周涂片（厚和薄）
  6. 肌酸激酶
  7. 铁蛋白
  8. 抗核抗体检测
  9. 类风湿因子
  10. 血清蛋白电泳
  11. 腰椎穿刺
  12. 活检（根据临床和实验室检查结果）
- 可能需要定期重复测试，直到诊断成立

影像学检查

- 初始：
  1. 胸部 X 线检查
  2. 腹部成像［CT 或超声（美国）］
- 考虑：
  1. 静脉双链体成像
  2. 氟脱氧葡萄糖（FDG）正电子发射断层显像（PET）
     a. 局部增加 FDG 摄取的解剖定位
     b. 当初始检查时阴性，没有明确的诊断线索时考虑

Rx 治疗

- 一旦 FUO 病因明确，立即确定治疗方案
- 当发热的原因尚不清楚时，应予重症患者广谱抗生素经验性治疗

预后

- 预后主要由潜在疾病决定
- 经过充分评估后仍未确诊的不明原因发热患者通常有良好的预后

转诊

若经过详细检查，诊断仍未明，请咨询感染科专家、血液学家或风湿病专家。

推荐阅读

Arnow PM et al: Fever of unknown origin, *Lancet* 350:575-580, 1997.

Attard L et al: Overview of fever of unknown origin in adult and paediatric patients, *Clin Exp Rheumatol* 36:S10-S24, 2018.

Beresford RW et al: Pyrexia of unknown origin: causes, investigation and management, *Intern Med J* 46(9):1011-1016, 2016.

Bleekers-Rovers CP et al: A prospective multicenter study of fever of unknown origin: the yield of a structured diagnostic protocol, *Medicine (Baltim)* 86:26-38, 2007.

Hirschmann JV et al: Fever of unknown origin in adults, *Clin Infect Dis* 24(3):291-300, 1997.

Horowitz HW: Fever of unknown origin or fever of too many origins? *N Engl J Med* 368(3):197-199, 2013.

Knockaert DC et al: Long-term follow-up of patients with undiagnosed fever of unknown origin, *Arch Intern Med* 156(6):618-620, 1996.

Kouijzer IJE et al: Fever of unknown origin: the value of FDG-PET/CTT, *Semin Nucl Med* 48:100-107, 2017.